Vom Gen zum Verhalten

Der Mensch als biopsychosoziale Einheit

Mit Beiträgen von:

H. Bach, G. L. Belkina, G. Dörner, B. H. J. Eichler, A. Ermisch, J. Erpenbeck, Ingeborg Förster, H.-A. Freye, W. Friedrich, I. T. Frolov, E. Geissler, R. Hagemann, H. Hörz, Gerda Jun, S. Kirschke, A. Kossakowski, R. Löther, H.-G. Mehlhorn, R. Mocek, L. Pickenhain, M. Ruse, Sigrid Sander, H.-D. Schmidt, Eva Schmidt-Kolmer, G. S. Stent, G. Tembrock, F. Vogel, O. Wasz-Höckert, K. Wenig, K. F. Wessel, E. O. Wilson, G. Wolf

Vom Gen zum Verhalten

Der Mensch als biopsychosoziale Einheit

Herausgegeben von

Erhard Geißler
Herbert Hörz

Akademie-Verlag Berlin 1988

Prof. Dr. Erhard Geißler
Zentralinstitut für Molekularbiologie der Akademie der Wissenschaften, Berlin

Prof. Dr. Herbert Hörz
Zentralinstitut für Philosophie der Akademie der Wissenschaften, Berlin

ISBN 3-05-500319-5

1988
Erschienen im Akademie-Verlag Berlin, DDR-1086 Berlin, Leipziger Str. 3—4

Lizenznummer: 202 · 100/489/87
Printed in the German Democratic Republic
Gesamtherstellung: VEB Druckhaus „Maxim Gorki“, 7400 Altenburg
Einbandgestaltung: Ralf Michaelis
Lektor: Sabine Astrath
LSV: 1375
Bestellnummer: 763 6938 (9055)
03800

Vorwort

Biologen, Mediziner, Pädagogen, Philosophen, Psychologen und andere Experten versuchen seit Jahren, den Erkenntnisfortschritt auf natur- und gesellschaftswissenschaftlichem Gebiet, speziell die neuen Ergebnisse der Biowissenschaften, zu nutzen, um begründete Antworten auf die Frage nach dem Wesen des Menschen zu geben und so das existierende Menschenbild zu präzisieren. Das ist deshalb wichtig, weil Einsichten in den Zusammenhang von natürlichen Bedingungen, sozialen Determinanten und psychischen Reaktionen in der Individualentwicklung Bedeutung für die humane Gestaltung von Sozialstrukturen haben und Konsequenzen für Bildungsstrategien mit sich bringen. Die Komplexität des interdisziplinären Anliegens wird mit dem Terminus „biopsychosoziale Einheit Mensch" thematisiert. Stimuliert wurden solche Positionsbestimmungen international durch — mitunter mit großem Anspruch vorgetragene — neue Konzeptionen etwa der Art der „Soziobiologie".
In der Deutschen Demokratischen Republik wurden derartige Diskussionen vor allem vor, während und nach den interdisziplinären „Kühlungsborner Kolloquien über philosophische und ethische Probleme der Biowissenschaften" geführt und zumindest zum Teil in ausführlichen Protokollbänden dokumentiert. (Einige der in diesem Band aufgenommenen Aufsätze gehen auf Beiträge zurück, die 1985 auf dem X. Kühlungsborner Kolloquium vorgetragen wurden.) Zahlreiche andere Veranstaltungen, darunter auch einige Jahrestagungen der Wissenschaftsphilosophen der DDR in Kühlungsborn, dienten dem gleichen Ziel.
Wie eine Umfrage der Redaktion der Deutschen Zeitschrift für Philosophie zeigt, die 1984 veranstaltet und 1985 auszugsweise (in den Heften 2 und 3) veröffentlicht wurde, wird die interdisziplinäre Erforschung der genetisch-biotischen, psychischen und gesellschaftlichen Determinanten der Persönlichkeitsentwicklung dringend gefordert. Die Problematik eines solchen komplexen Forschungsgegenstandes ist erkannt. Es existieren disziplinäre Vorleistungen, konzeptionelle Vorstellungen zur Lösung der komplexen Aufgabe und unterschiedliche Positionen zu den Hauptdeterminanten.
Im vorliegenden Buch wird nun der Versuch unternommen, in dieser Diskussion, soweit möglich, eine Zwischenbilanz zu ziehen und zu zeigen, was seitens der unterschiedlichsten Disziplinen und auch von einigen Experten anderer Staaten über die biopsychosoziale Einheit Mensch beigetragen werden kann und muß.
Die Aufsätze — mit deren Aussagen wir nicht immer übereinstimmen — behandeln das Thema aus unterschiedlicher Sicht, wobei verschiedene Struktur- und Entwicklungsniveaus der biopsychosozialen Einheit — von der DNA bis zu den „zwei Kulturen" — ins Visier genommen werden — mit zum Teil beträchtlich differierenden Ergebnissen.

Daß dabei mitunter die gleichen Fakten höchst kontrovers beurteilt und eingeschätzt werden, empfinden die Herausgeber nicht als Mangel — im Gegenteil: Die hier zum Ausdruck kommende Widerspiegelung der Meinungsvielfalt kann für die weitere Arbeit erkenntnisfördernd sein. Sie deutet an, daß zu unserem Thema insgesamt und zu zahlreichen Detailfragen tatsächlich nur Ansätze zu Problemlösungen existieren, wenngleich Übereinstimmung hinsichtlich der biotischen, psychischen und sozialen Bedingtheit des menschlichen Wesens und der Kritik einseitigen Herangehens besteht. Deshalb hoffen wir, daß die Unterschiede in der Bewertung der Einflußfaktoren menschlichen Verhaltens und ihres Zusammenwirkens zu weiterem Fragen, Nachdenken, Forschen und Spekulieren anregen möge.
Schließlich möchten wir uns auch an dieser Stelle sehr herzlich bei all den Kollegen bedanken, die unserer Bitte zur Mitarbeit an diesem Buch gefolgt sind, und bei der Leitenden Lektorin, Frau Christiane Grunow, für die große Mühe und Umsicht, die sie bei der Herausgabe dieses Bandes walten ließ.

Im Mai 1986 Die Herausgeber

Inhalt

Der Mensch als biopsychosoziale Einheit — Wesen, Genese und Determinanten

H. Hörz

Der Mensch ist ein komplexes Forschungsobjekt. Mit ihm beschäftigen sich direkt und indirekt alle Wissenschaften. Direkt werden die natürlichen Grundlagen menschlicher Existenz, die Entstehung des Menschen, die genetisch-biotischen Prädispositionen und gesellschaftliche Determinanten menschlichen Verhaltens und die Beziehungen zwischen Individuum und Gesellschaft untersucht. Indirekt tragen alle Wissenschaften dazu bei, Einsichten in die historischen und systematischen Zusammenhänge des Menschen zur Natur, zur Gesellschaft, zu sich selbst und zur Technik zu gewinnen. Spezialwissenschaftliche Einsichten sind Grundlage philosophischer Reflexionen über Wesen und Genese des Menschen sowie über die Determinanten seines Verhaltens. Jene werden durch die Philosophie in die Komplexität eingeordnet, um mit einem wissenschaftlich begründeten Menschenbild nicht nur den Menschen zu erklären, sondern auch um Orientierungswissen zu erhalten. So können sich philosophische Gesamtsicht und empirisch überprüfbares Spezialwissen sinnvoll beim Studium des komplexen Phänomens ergänzen. Den Menschen als biopsychosoziale Einheit begreifen heißt, der alten Diskussion nach dem Verhältnis von Ererbtem und Erlerntem nachzugehen.
Goethe stellte in seinen „Maximen und Reflexionen" fest: „Nicht allein das Angeborene, sondern auch das Erworbene ist der Mensch."[1] Das ist Position und Aufgabe zugleich. Als Position auf Erfahrung, Charakterbildung und Erziehung der Gefühle, auf die Wirkungen der vom Menschen geschaffenen Kultur auf ihn selbst verweisend, ist die damit gestellte Aufgabe, die Einheit und den Unterschied von Angeborenem und Erworbenem zu erklären, zu lösen. Gegenwärtig ist das sicher unter günstigeren wissenschaftlichen Voraussetzungen möglich, als zu Goethes Zeiten, aber keineswegs leichter. Auch hier zeigt sich: Je umfangreicher unser Wissen über einen komplexen Gegenstand wird, desto mehr erkennen wir, was wir noch nicht wissen und wie kompliziert die Erklärungen sind. Die metaphysische Haltung, der Mensch sei entweder durch Angeborenes oder durch Erworbenes bestimmt, war schon immer problematisch. Aber auch die Neometaphysik, die die auch prozentual faßbaren, wesentlichen Verflechtungen zwischen beiden Faktorengruppen nutzt, um, ohne ausreichende empirische Befunde, noch genauere rechnerische Bestimmungen der Korrelationen zu geben, hilft nicht weiter.
In seiner Einführung zum Leopoldina-Meeting „Biologische Grundlagen der Geschichtlichkeit des Menschen" von 1981 bemerkte H.-A. Freye: „Der immer wieder aufflammende Streit, ob der Mensch als Produkt der sozialen Umwelt oder seiner Stammesgeschichte anzusehen ist (der häufig von außerwissenschaftlichen Motiven überlagert wird), ist im Grunde genommen in dieser Form unsinnig und obsolet.

Jedes menschliche Verhalten hat eine erbliche Grundlage, andererseits vermag der Mensch aufgrund seiner Erziehung, Tradition und Kultur seine archaischen Antriebe zu lenken und zu überformen."[2] Eben dieser Zusammenhang zwischen genetischem Programm, biotischen Realisierungsbedingungen und gesellschaftlich determinierten konkret-historischen Arbeits- und Lebensweisen, also zwischen Gen und Verhalten, ist Gegenstand vieler Forschungen und Streitgespräche. Es ist dafür sicher nützlich, philosophische Positionen zum Zusammenwirken unterschiedlicher Faktoren im menschlichen Verhalten, zum Menschen in seinem Wesen und seiner Genese sowie zum System der den Menschen prägenden Determinanten zu diskutieren. Die Bedeutung der Philosophie hebt auch F. Vogel mit der Feststellung hervor: „Die Geschichtlichkeit des Menschen ist ein Aspekt der Erfahrung unserer selbst in der Welt; in der Kommunikation mit anderen Menschen; und in unserer Beziehung zum letzten Sinn unseres Lebens. Sie übersteigt also den Bereich der Erfahrungswissenschaften und ist Gegenstand des Philosophierens."[3]

Problemsituation

Der Mensch ist schon immer Gegenstand wissenschaftlicher, philosophischer und religiöser Reflexionen gewesen. Auch mit unseren gegenwärtigen Überlegungen stehen wir in der Tradition der antiken Philosophie, der Menschenbilder von Weltreligionen und den dadurch geprägten Diskussionslinien, die sich vor allem auf den Unterschied von Mensch und Tier, von Individuum und politischem Gemeinwesen, von Körper und Seele (Psyche), auf die Entstehung des Menschen und auf die Begründung seines vernünftigen und moralischen Handelns beziehen. Mit der industriellen Revolution und verschärft mit der wissenschaftlich-technischen Revolution entstand dann das wichtige Problem, wie sich der Mensch zu den Technologien als den eigenen Herrschaftsmitteln verhält. Außerdem wird mit der Ökologiediskussion deutlich, daß der Mensch seine Beziehungen zur Natur neu überdenken muß. Es ist also stets die Kontinuität und Diskontinuität der Problemsituation zu beachten, die, traditionell beeinflußt und durch qualitativ neue Faktoren bestimmt, gerade existiert.
Wir können uns diese dialektische Beziehung zwischen allgemeinem Problem und konkret-historischer Lösung mit der Jahrhunderte lang währenden Diskussion um den neuen Menschen plausibel machen. Sie vollzog sich unter verschiedenen gesellschaftlichen Bedingungen[4]. Das Ideal des neuen Menschen drückte stets die Forderung nach prinzipieller Veränderung menschlicher Daseinsweise aus. Es projizierte illusionär-utopische und realisierbare Wünsche in die Zukunft. Zugleich wurde das Ideal in Leitbildern konkretisiert, die als Vorbild persönlichen Handelns dienten. Im mittelalterlichen Christentum ist der neue Mensch der gläubige Mensch. Für Augustinus gilt: „Denn wie der Tod das Endziel des alten M., des M. der Sünde ist, so ist das ewige Leben Endziel des neuen, des M. der Gerechtigkeit."[5] Neu wird der Mensch durch den Glauben. Dieser gläubige Mensch, der sich an die kirchlichen Rituale, wie Messe, Taufe, hält, wird in der Reformation als der alte Mensch diffamiert. Er gilt nun als der Götzendiener, der Neider, der Hochmütige, der zu wenig vom inneren Glauben besitzt. In der Theologie Luthers erfolgte die Rechtfertigung des Menschen allein aus dem Glauben. „Es war der Ansatzpunkt zu einer neuen Gewissensethik. Von hier aus konnte sich der Widerstand des einzelnen gegen klerikal-obrigkeitliche Bevormundung legitimieren.

Die Entscheidung darüber, was in der Kirche und letztlich in der Gesellschaft als Norm und was als Abweichung zu gelten habe, wurde damit dem Gewissen des Individuums anheimgestellt. In der gesellschaftlichen Krisensituation, in der sich Deutschland damals befand, übte diese Gewissensethik eine wichtige Funktion aus, gab sie doch geistig den Weg frei für die Negierung und Infragestellung aller bestehenden Zustände."[6] Der Streit um den neuen Menschen wurde zum Bestandteil der weltanschaulichen Auseinandersetzung mit dem Feudalabsolutismus und vor allem mit der Feudalmacht Kirche.

Während im Pietismus der Mensch durch die Verinnerlichung des Glaubens neu geboren wird, kritisierte Kant diese mystische Gefühlstheorie „die nur auf die durch übernatürliche Gnadenwirkung zu erreichende Bekehrung hofft."[7] In der Philosophie von Kant, die durch den kategorischen Imperativ geprägt ist, nach dem der Mensch so handeln soll, daß die Maxime seines Handelns stets als allgemeines Gesetz gelten kann, muß der neue Mensch sittlich gut handeln. Er zeichnet sich durch Selbstbewußtsein, durch schöpferische Leistungen und hohes Verantwortungsgefühl aus. Nicht der gläubige Mensch, sondern der moralische Mensch wird zum Ideal. Diese Traditionslinie wird fortgesetzt, wenn im Frühsozialismus die Forderung nach dem politischen Menschen erhoben wird. Bei W. Weitling wird mit der Abschaffung des Geldes „der M. den alten M. ausgezogen haben und die Gesellschaft wie von neuem geboren sein."[8]

Die industrielle Revolution und die mit ihr verbundene revolutionäre Umwälzung der Produktionsverhältnisse, die Ablösung des Feudalismus durch den Kapitalismus, gab auch der Diskussion um den neuen Menschen neue Akzente. K. Marx stellte für das 19. Jahrhundert fest: „Auf der einen Seite sind industrielle und wissenschaftliche Kräfte zum Leben erwacht, von der keine Epoche der früheren menschlichen Geschichte je eine Ahnung hatte. Auf der anderen Seite gibt es Verfallssymptome, welche die aus der letzten Zeit des Römischen Reiches berichteten Schrecken bei weitem in den Schatten stellen.

In unsern Tagen scheint jedes Ding mit seinem Gegenteil schwanger zu gehen. Wir sehen, daß die Maschinerie, die mit der wundervollen Kraft begabt ist, die menschliche Arbeit zu verringern und fruchtbarer zu machen, sie verkümmern läßt und bis zur Erschöpfung auszehrt. Die neuen Quellen des Reichtums verwandeln sich durch einen seltsamen Zauberbann zu Quellen der Not. Die Siege der Wissenschaft scheinen erkauft durch Verlust an Charakter. In dem Maße, wie die Menschheit die Natur bezwingt, scheint der Mensch durch andere Menschen oder durch seine eigene Niedertracht unterjocht zu werden."[9] K. Marx charakterisiert damit die von ihm gründlich untersuchten dialektischen Widersprüche zwischen Produktivkräften und Produktionsverhältnissen, zwischen Basis und Überbau. Die neuen Menschen, die auf humane Weise die entstandenen objektiven dialektischen Widersprüche lösen können, sind für ihn die Arbeiter, denn die historische Mission des Proletariats besteht, wie von ihm ausführlich begründet, in der Beseitigung des Klassenantagonismus und im Aufbau der klassenlosen Gesellschaft. Dieser Gedanke kommt auch in seiner Feststellung zum Ausdruck: „Wir wissen, daß die neuen Kräfte der Gesellschaft, um richtig zur Wirkung zu kommen, nur neuer Menschen bedürfen, die ihrer Meister werden — und das sind die Arbeiter."[10] K. Marx baute so auf den Erkenntnissen über die Rolle des Klassenkampfes als Triebkraft revolutionärer Veränderungen auf und begriff den Menschen als ein gesellschaftliches Wesen, das sich zur Durchsetzung seiner Interessen politisch organisiert.

In der zweiten Hälfte des 20. Jahrhunderts kam es nach der Zerschlagung des Faschismus zur Forderung, neue Menschen zu erziehen, die demokratische und humanistische Ziele durchsetzen. Heroische Ideale vom gerechten Menschen entstanden. In umfangreichen Analysen aus marxistisch-leninistischer Sicht wurden die Probleme und Schwierigkeiten untersucht, die mit der Entwicklung sozialistischer Persönlichkeiten verbunden sind.[11]

Wir bewegen uns nicht nur in der Traditionslinie der Diskussion um den neuen Menschen, sondern beziehen in unsere Erklärungsversuche auch andere Zusammenhänge ein. Besondere Bedeutung hat dabei das genetisch-biotische Möglichkeitsfeld, das den Rahmen für die Ausbildung von Fähigkeiten und Fertigkeiten bestimmt, Entwicklungspotenzen enthält und in seinen Realisierungsmechanismen genauer erforscht werden muß. So weist die gegenwärtige Problemsituation neue Züge auf, die auf eine neue Qualität der Problemstellung verweisen.

Neue Aspekte in der Diskussion

Nachdenken über sich selbst setzt beim Menschen die Fähigkeit voraus, das eigene Handeln als Determinante stets mitzudenken, Erkenner und Bekenner, Gelehrter, Lehrer und Belehrter zugleich zu sein. Es müssen also gesellschaftliche Voraussetzungen existieren, in denen der Mensch relativ unabhängig von elementaren Existenzsorgen und nicht behindert durch komplizierte Struktur- und Klasseneinteilung über sich selbst nachdenken kann. Solche Voraussetzungen bildeten sich durch die industrielle Revolution, durch den Kapitalismus mit seiner Klassenpolarisierung. In der bürgerlichen Revolution entwickelten sich Ideen von der Freiheit, Gleichheit, Brüderlichkeit der Menschen, von ihrer schöpferischen Kraft und ihrem Selbstbewußtsein. Damals begründet, sind sie heute durch das Umweltsyndrom vom globalen Krieg mit Massenvernichtungswaffen über Energie- und Rohstoffsorgen bis zur Umweltverschmutzung in Frage gestellt. Es ist so ein Zwang zur Selbsterkenntnis als Grundlage der Selbsterhaltung entstanden. Will die Menschheit keine Katastrophen-, sondern eine konstruktive Interessengemeinschaft zur humanen Lösung globaler Probleme sein, dann braucht sie mehr Wissen über sich selbst, über reale Entwicklungsmöglichkeiten und humane Ziele.

Neue wissenschaftliche Erkenntnisse über die Rolle natürlicher Bedingungen gesellschaftlicher Existenz, über die genetisch-biotischen, psychischen und gesellschaftlichen Faktoren der Persönlichkeitsentwicklung, über Einflüsse auf das werdende Leben, über die Entstehung des Menschen u. a. liegen vor. Sie drängen zur Synthese. Der Mensch als biopsychosoziale Einheit ist Gegenstand interdisziplinärer Forschungen. Das erfordert Überlegungen zu den theoretischen und methodologischen Grundlagen für die Erforschung dieses komplexen Phänomens. Eine wesentliche Rolle spielen dabei die statistische Gesetzeskonzeption, die philosophische Entwicklungstheorie, die Persönlichkeits- und Gesellschaftstheorie. Immer besser wird der Mensch als gesellschaftliches Wesen in individueller Ausprägung begriffen. Der Zusammenhang zwischen natürlichen und gesellschaftlichen Determinanten der Persönlichkeitsentwicklung, zwischen emotionalen und rationalen Faktoren im personalen Leben, zwischen materiellen und ideellen Stimuli wird untersucht. So wird der Zwang zur Selbsterkenntnis durch wissenschaftliche Einsichten gefördert.[12]

Große heuristische Bedeutung für die Erforschung des Menschen hat das Entwicklungsprinzip[13]. In unserer Zeit stehen eine Reihe von Entwicklungszyklen vor ihrem Abschluß. So verweist die Ökologiediskussion darauf, daß das Mensch-Natur-Verhältnis zu einer Mensch-Natur-Union drängt, in der unter entsprechenden gesellschaftlichen Verhältnissen der Stoffwechsel mit der Natur auf rationelle und humane Weise geregelt wird. Der Mensch, als Naturwesen entstanden, negierte dialektisch seine Beziehung zur Natur und wurde durch Raubbau an der Natur zu ihrem Feind. Mit der möglichen Gestaltung einer menschenfreundlichen natürlichen Umwelt vollzieht sich, sicher unter schwierigen Bedingungen und Komplikationen, die dialektische Negation der Negation. Auch das Verhältnis von Mensch und Gesellschaft hat sich gewandelt. Mit der sozialistischen Revolution entsteht die Möglichkeit, den Klassenantagonismus in der Gesellschaft zu beseitigen. Der Zyklus von der klassenlosen Urgemeinschaft über die Klassengesellschaft bis zur klassenlosen Gesellschaft, in der Konflikte auf humane Weise gelöst werden, ist in seine letzte Phase eingetreten. Auch die Wissenschaftsentwicklung, als Typenwandel verstanden, erreicht mit der wissenschaftlich-technischen Revolution eine neue Einheit von Wissen und Können, von Forschung und Produktion, von Wissenschaft und materiellem Lebensprozeß der Gesellschaft[14]. Der Mensch kann, mit dem Abschluß dieser Entwicklungszyklen, auf denen sich neue aufbauen werden, als historisches Wesen aus seiner eigenen Geschichte heraus besser begriffen werden, wenn die mit dem Entwicklungsprinzip verbundene Zyklizität von natürlichen und gesellschaftlichen, persönlichen und wissenschaftlichen Veränderungen berücksichtigt wird.
Als wesentliche Voraussetzung einer synthetischen Theorie der Persönlichkeit erweist sich auch die Individualität der Menschen, die sich in der Geschichte herausgebildet hat und heute ein wesentlicher Faktor der schöpferischen Gestaltung der Zukunft ist. Die Rolle der Persönlichkeit als hemmender und fördernder Faktor der Entwicklung, die generell beachtet werden muß, gilt auch für die Wissenschaftsentwicklung, weil herangereifte wissenschaftliche Aufgaben durch Wissenschaftlerpersönlichkeiten in ihrer Lösung positiv oder negativ beeinflußt werden können.
Die Philosophie hilft bei der Erforschung des Menschen als biopsychosoziale Einheit integratives und strategisches Denken zu fördern, um mit dem dialektischen Determinismus und der philosophischen Entwicklungstheorie, mit Begriffsanalysen und der Kritik des philosophischen Reduktionismus die Synthese der Erkenntnisse zu fundieren. Durch philosophische Verallgemeinerung spezialwissenschaftlicher Erkenntnisse trägt sie dazu bei, mit einem wissenschaftlich begründeten Menschenbild und daraus abgeleiteten Idealen und Leitbildern strategische Orientierungen für die Durchsetzung humaner Gesellschaftsprogramme zu erarbeiten, um damit Initiativen von Persönlichkeiten auslösen zu können. Man könnte sich dabei die Frage stellen, ob bei der Unterschiedlichkeit der genetischen, biotischen, psychischen und gesellschaftlichen Determinanten der Terminus „biopsychosoziale Einheit" philosophisch überhaupt gerechtfertigt ist. Dazu ist festzuhalten, daß der Terminus keine Antwort auf Fragen nach dem Verhältnis von genetischem Programm und gesellschaftlichem Verhalten gibt, wohl aber die Aufforderung enthält, die entsprechenden Bindeglieder zu untersuchen. Der Terminus „biosoziale Einheit", der seit langem benutzt wird, verleitet dazu, den unmittelbaren Zusammenhang von Gen und Verhalten herzustellen und die Rolle des Psychischen als die Rolle des Selbstbewußtseins und der Widerspiegelung als Grundlage von Verhaltensregulationen im individuellen Verhalten zu vernachlässigen.
Gerade deshalb ist die Feststellung vom Menschen als biopsychosoziale Einheit eine

Aufforderung zur Analyse von Beziehungen, aber keine Antwort auf die Frage nach dem Wesen des Menschen. Die sprachliche Kopplung von Faktoren, die nicht gleichwertig sind, weist kritisch einseitige Haltungen zurück, die den Menschen nur als gesellschaftliches Wesen oder nur als Naturwesen erfassen. Im Determinationssystem, das genetisches Programm, biotische Bedingungen der Realisierungen von Möglichkeiten aus dem Möglichkeitsfeld und die gesellschaftliche Bedingtheit und Bestimmtheit menschlichen Verhaltens umfaßt, hat für das Individuum die Psyche eine zentrale Bedeutung insofern, als sie das Verhalten reguliert. Sie muß den Freiheitsspielraum, der durch genetisch-biotische Faktoren, soziale Verhaltensformen und gesellschaftliche Bedingungen bestimmt ist, erfassen, damit sachkundige Entscheidungen für das Verhalten von Individuen gefällt werden können. Während im Verhältnis von Individuum und Gesellschaft die gesellschaftlichen Rahmenbedingungen für die freie Entfaltung der Fähigkeiten und Fertigkeiten des Individuums entscheidend sind, spielen für das konkrete Individuum seine genetisch-biotischen Prädispositionen und sein individueller Entwicklungsweg eine entscheidende Rolle dafür, wie es seinen Entscheidungsspielraum nützen kann. Die Wertigkeit der angegebenen Faktoren in der biopsychosozialen Einheit ist also relativ. Sie hängt davon ab, welche Beziehungen im Vordergrund des wissenschaftlichen Interesses stehen. Dabei ist stets die Verflechtung der Faktoren in konkret-historischen Zusammenhängen und die Zyklizität der Entwicklung von Sozialformen, von Mensch-Umwelt-Beziehungen und von gesellschaftlichen Determinanten des biopsychischen Individualverhaltens zu beachten.
Auch der Hinweis darauf, daß wir mit dem Terminus „biopsychosoziale Einheit" verschiedene semantische Stufen ausdrücken, sollte beachtet werden. Erforscht werden biotische, psychische und soziale gesellschaftliche Faktoren in Genese- und Strukturzusammenhängen. Dafür existieren biologische, psychologische und soziologische Theorien zur Erklärung. Darüber hinaus wird der Mensch immer mehr zum integralen Bestandteil moderner Theorienentwicklung. Erkenntnis hat nämlich die Auswirkungen von technologisch verwerteten Fortschritten der Wissenschaftsentwicklung auf den Menschen zu berücksichtigen. Aber damit wird noch nicht die Synthese wissenschaftlicher Erkenntnisse über den Menschen erreicht. Der Mensch als komplexes wissenschaftliches Forschungsobjekt umfaßt die Verflechtung von Ererbtem und Erworbenem, von Aneignung und Gestaltung der Wirklichkeit, von Normenanpassung und Normenveränderung, von der Realisierung von Idealen und vom Wertewandel. So ist die Feststellung, daß der Mensch eine biopsychosoziale Einheit ist, ein umfangreiches komplexes Forschungsprogramm der Gegenwart.

Ergebnisse

Die bisherige Diskussion um den Menschen als biopsychosoziale Einheit hat zu einer Reihe von Ergebnissen geführt, die ich kurz charakterisieren möchte, wobei festzuhalten ist, daß auch Ergebnisse dem Meinungsstreit weiter unterliegen.
Die **natürlichen Grundlagen der gesellschaftlichen Existenz des Menschen** sind anerkannt. Selbst in den Zeiten, in denen bei der Vermittlung der marxistischen Theorie die Rolle der Produktionsverhältnisse als Determinationsfaktor gesellschaftlicher Entwicklung im Mittelpunkt stand, wurde auf die Bedeutung des geographischen Milieus und der Bevölkerung verwiesen. Es war jedoch berechtigt, die Art und Weise der Pro-

duktion materieller Güter, wie sie durch die Stellung der Menschen zu den Produktionsmitteln, durch ihren Platz im Produktionsprozeß und durch ihren Anteil am gesellschaftlichen Reichtum bestimmt ist, als entscheidende Determinante der Gesellschaftsentwicklung zu betrachten. Einseitige Haltungen, in denen die Rolle der natürlichen Bedingungen für die gesellschaftliche Existenz des Menschen vernachlässigt wurden, sind durch die gesellschaftliche Praxis selbst korrigiert worden. So sind heute Überlegungen zur Energie- und Rohstoffsituation, zur Umweltproblematik, zu Ernährung und Gesundheit wichtig für alle Gesellschaftsprogramme. Die Genese der spezifisch menschlichen Leistungen und Verhaltensweisen aus dem Tierverhalten werden erforscht und die **neue Qualität des Menschen** betont. Dabei spielen verschiedene Qualitätsbestimmungen eine Rolle. Zu ihnen gehören: Aufrechter Gang, Bewußtsein, Sprache, Werkzeugproduktion, u. a. Entscheidend für diese neue Qualität ist die auf der Erkenntnis der Gesetze des eigenen Erkennens und Handelns beruhende bewußte Gestaltung der Umwelt, um materielle und kulturelle Bedürfnisse zu befriedigen.
Die **genetisch-biotischen Prädispositionen menschlichen Verhaltens** werden untersucht und der Einfluß der natürlichen Umwelt auf die Tätigkeit und ihre Organisationsformen analysiert. Zu dieser Diskussion meint I. EIBL-EIBESFELDT: „Immerhin mangelt es nicht an Bemühungen, die Rolle des Angeborenen im menschlichen Verhalten als unbedeutsam herunterzuspielen, obgleich der extrem behavioristische Standpunkt, demzufolge der Mensch als unbeschriebenes Blatt zur Welt komme und einzig über Lernprozesse programmiert werde, heute kaum noch vertreten wird[15]. Der Streit wird vor allem um die „Verflechtungsbilanzen" geführt. Er ist dann konstruktiv, wenn die genetische Individualität, die Existenz genetisch-biotisch determinierter Individualitätstypen, die Rolle der Psyche für die Verhaltensregulation und der Einfluß gesellschaftlicher Bedingungen auf die Realisierung des genetisch-biotisch bestimmten Möglichkeitsfeldes anerkannt werden. Das hebt aber die Untersuchung spezifischer Wirkungsmechanismen nicht auf. So werden interessante Fragen nach dem Verhältnis von genetischem und sozialem Erbe gestellt. Sicher ist dabei schon zu berücksichtigen, daß das genetische Programm ein Möglichkeitsfeld enthält, das unter biotischen Bedingungen realisiert wird und so wiederum Möglichkeiten entstehen, deren gesellschaftliche Realisierungsbedingungen zu erforschen sind. Das genetische Erbe unterscheidet sich vom sozialen dadurch, daß unterschiedliche Träger existieren, die Weitergabemechanismen verschieden sind und die Erhaltung des Erbes an unterschiedliche Bedingungen geknüpft ist. Interessant ist auch die Frage, ob es eine universelle Grammatik menschlichen Sozialverhaltens gibt, die für verbale und nicht-verbale Interaktionen gilt[16].
Das menschliche Individuum wird in seinen gesellschaftlichen Determinanten begriffen, ohne seine genetisch-biotische, psychische und soziale Individualität zu leugnen. Damit wird die Überschätzung des gesellschaftlichen Wesens des Menschen, die zu einer Mißachtung der natürlichen Bedingungen führte, abgebaut. Es ist jedoch wichtig, die Gründe dafür zu beachten, die den Marxismus zur Hervorhebung des gesellschaftlichen Wesens des Menschen führten. So war die Anerkennung der natürlichen Bedingungen menschlichen Verhaltens, die Berücksichtigung des Menschen als Naturwesen, zur Zeit von MARX und ENGELS kein theoretisches Problem. Dagegen wurde der Mensch als gesellschaftliches Wesen nicht genügend erklärt. Das führte dazu, daß die Begründung für das Wesen des Menschen als Ensemble gesellschaftlicher Verhältnisse, wobei die dialektischen Beziehungen zwischen Produktivkräften und Produktionsverhältnissen,

zwischen gesellschaftlicher Basis und ideologischem Überbau zu beachten sind, als spezifisch marxistisch-leninistische Leistung bei der Erforschung des Menschen betrachtet wurde. Das ist richtig, hebt aber die Rolle des Menschen als Naturwesen nicht auf. Nach der Zerschlagung des Faschismus 1945 gab es eine Reihe zusätzlicher Gründe, die dafür sprachen, den Menschen vor allem in seinen gesellschaftlichen Existenzbedingungen zu beachten. Dazu gehörte die Kritik des Rassismus, der genetisch-biotische Unterschiede aus ökonomischen, politischen und ideologischen Interessen heraus zu gesellschaftlichen Bewertungen nutzte, um hoch- und minderwertige Rassen zu bestimmen. Hinzu kam die notwendige Auseinandersetzung mit allen naturalistischen Varianten, mit denen sozial-ökonomische Ungleichheit durch natürliche Unterschiede erklärt wurde, ohne auf ihre Ursachen in gesellschaftlichen Verhältnissen für Klassen, Schichten, Gruppen einzugehen. Sicher darf dem Naturalismus kein Vulgärsoziologismus entgegengesetzt werden. Es gilt stets die marxistisch-leninistischen Hinweise zu berücksichtigen, daß natürliche und soziale Unterschiede der Individuen existieren und in kommunistischen Gesellschaftsstrategien zu der Forderung führen: Jeder nach seinen Fähigkeiten, jedem nach seinen Bedürfnissen.
Wichtig war auch die Auseinandersetzung mit einseitigen Begabungs- und Elitetheorien, die gesellschaftlich determinierte Unterschiede aus genetisch-biotischen Faktoren erklärten. Versteht man unter Elite die Fähigkeiten und Fertigkeiten von Persönlichkeiten, bei der theoretischen und praktischen Aneignung der Wirklichkeit unsere Umwelt auf neue Art und Weise zu beherrschen, dann sind die genetisch-biotischen Prädispositionen gerade die Grundlage dafür, solche Eliten in allen Bereichen des gesellschaftlichen Lebens auszubilden. Die Diskussion um das gesellschaftliche Wesen des Menschen war jedoch erforderlich, um begründet die Auffassung zurückweisen zu können, daß die Zugehörigkeit zu einer bestimmten Gesellschaftsklasse oder einer bestimmten Rasse schon die höhere Begabung impliziere. Nach 1945 war es auch wichtig, die erhöhte soziale Aktivität der Menschen in der politischen Organisation durch die Auseinandersetzung mit dem Individualismus zu unterstützen. Es sind also verschiedene Gründe, die zur Hervorhebung des gesellschaftlichen Wesens des Menschen führten. Dabei kam es zu Überspitzungen, in denen die genetisch-biotischen Faktoren vernachlässigt, die Psyche nicht berücksichtigt und die Individualität nicht gefördert wurde. Die Kritik solcher einseitiger Haltungen darf nicht dazu führen, in ein anderes Extrem zu verfallen. Der Mensch ist seinem Wesen nach Ensemble der konkret-historischen gesellschaftlichen Verhältnisse, die den gesellschaftlichen Rahmen individuellen Handelns bestimmen.

Die Individualentwicklung besteht aus verschiedenen Phasen. Wir unterscheiden zwischen dem vorpersonalen und dem personalen Leben des Menschen. Die Forschungen zur pränatalen Entwicklung werden sicher interessante Einsichten in die Determinanten der Ausgestaltung des Fetus vermitteln. Das personale Leben umfaßt selbst wieder verschiedene Phasen wie Kindheit, Jugend, Erwachsensein mit der gesellschaftlich notwendigen Arbeitstätigkeit, Rentnerzeit, Sterben und Tod. Dabei kann man die interessante Feststellung treffen, daß in unserer Zeit die Jugend älter ist als früher. Während in den revolutionären Umbruchzeiten nach 1945 sehr viele Menschen in den 20er Jahren verantwortungsvolle Funktionen übernahmen, wird heute nicht selten auf deren Jugend verwiesen, weshalb erst noch Erfahrungen gesammelt werden müßten. Es ist sicher ein bevölkerungspolitisches Phänomen, das gesellschaftlich determiniert ist, wenn der soziale Status des Jungseins gegenwärtig in der Wissenschaft auch noch

Wissenschaftlern um vierzig zugesprochen wird. Ein interessantes theoretisches Problem ergibt sich daraus, wenn man verschiedene Alter berücksichtigt. Im allgemeinen rechnen wir mit dem biographischen Alter, mit der Zeit seit der Geburt. Das kann sich vom biotischen Alter unterscheiden, das die Reifestadien in der körperlichen Entwicklung umfaßt. Stadien im Selbstbewußtsein als Selbsterkenntnis kennzeichnen das psychische Alter. Es ist mit dem moralischen Alter verbunden, das die Stufenfolge in den Einsichten betrifft, die zu den Pflichten zur Gattungserhaltung gewonnen wurden. Das politische Alter drückt die Entscheidungsfähigkeit für gesellschaftliche Entwicklungen aus. Biotisches und psychisches Alter sind die Grundlage für das Produktivkraftalter, das Phasen in den Fähigkeiten und Fertigkeiten zur Produktion materieller Güter erfaßt. Die Individualität drückt sich sicher auch in Phasenverschiebungen der verschiedenen Alter zueinander aus, die alle auf dem durch das biographische Alter gegebenen Rahmen projiziert werden können.

Die Entscheidungsfreiheit des Individuums unterliegt äußeren Zwängen und inneren Einflüssen. Wie schon betont, bedingt der gesellschaftliche Rahmen, der durch die gesellschaftlichen Verhältnisse gegeben ist, unter denen das Individuum lebt, den Freiheitsraum für seine Entscheidungen. Dabei sind seine sozialen Erfahrungen Grundlage von sachkundigen Entscheidungen. Die Psyche des Individuums, sein Charakter als Einheit von Ererbtem und Erworbenem umfassen Verhaltensmechanismen, mit denen Probleme gelöst werden. Aus dem Wohlbefinden der Persönlichkeit, aus seinem Gesundheits- oder Krankheitszustand, aus eventuell vorhandenen Anomalien u. a. ergeben sich wichtige Einflüsse auf die Entscheidungsfreiheit.

Die charakterisierten Diskussionsergebnisse sind Grundlage dafür, nun einige philosophische Positionen zum Wesen, zur Genese und zu den Determinanten des Menschen als biopsychosoziale Einheit genauer zu bestimmen.

Wesen des Menschen

Bei den Diskussionen um das Wesen des Menschen spielen begriffliche Unterscheidungen eine wichtige Rolle, die in der Diskussion beachtet werden müssen. Dabei haben bestimmte Begriffe vor allem in der Reflexion auf andere ihre Bedeutung erhalten. Es kommt deshalb zu solchen Begriffspaaren, wie Mensch—Tier; Individuum und Gesellschaft; Person—Embryo (Fetus); Masse—Persönlichkeit; Subjekt—Objekt. In diesen Begriffspaaren drücken sich unterschiedliche Merkmale des Menschseins aus.

Der Mensch, ob Homo erectus, Homo faber, Homo sapiens sapiens, Homo ludens, wird dem Tier entgegengestellt. Mit dem Begriff Mensch wird die prinzipiell neue Qualität dieses Lebewesens gekennzeichnet, das in der Lage ist, die Gesetze seines Erkennens und Handelns selbst zu erkennen und seine Existenzbedingungen bewußt zu produzieren. Da der Mensch ein sozial organisiertes Wesen ist, bildete sich die Gegenüberstellung von Individuum und Gesellschaft heraus, womit der Platz eines bestimmten Menschen in der gesellschaftlichen Organisation bestimmt wird. Dabei zeigt die Gesellschaftsgeschichte, daß die Qualität des Menschseins und auch die der Individualität nicht allen Menschen zu allen Zeiten in gleicher Weise zuerkannt wurde. So wurde in der Antike der Sklave dem Tier gleichgesetzt. Unter den Bedingungen der Apartheit werden Rassenunterschiede zu Qualitätsunterschieden im Menschsein erklärt. Mit gesellschaftlichen Umwälzungen sind Massenbewegungen verbunden, die durch Persön-

lichkeiten geführt und beeinflußt werden. Persönlichkeit drückt deshalb die soziale Qualität der Individuen aus, ihren Einfluß auf die Masse.
Durch die Geburt entsteht eine Person, die sich vom Embryo (Fetus) unterscheidet, wobei letzterer nicht selbständig existiert. Mit Person wird also die selbständige Existenz des Menschen ausgedrückt. Bei der Auseinandersetzung mit seiner Umwelt ist der personale Mensch erkennendes und handelndes Subjekt, das seine Erkenntnis- und Handlungsobjekte verändert. Subjekt umfaßt die Aktivität des Menschen bei der bewußten Gestaltung der Umwelt.
Der Mensch unterscheidet sich vom Tier, er ist Individuum der Gesellschaft, selbständige Person, handelnde Persönlichkeit und gestaltendes Subjekt. Das führt nun dazu, das Wesen des Menschen genauer zu bestimmen.
Es gibt eine Reihe von Wesensbestimmungen, die verschiedene Aspekte des Menschen erfassen:

- Der **Mensch als Naturwesen** unterliegt den Naturgesetzen. Er ist ein Lebewesen, das sich ernährt, fortpflanzt, auf seine Umgebung reagiert, das hoch differenzierte natürliche Grundlagen zur Erkenntnis, zur spezifischen Tätigkeit, zur Kommunikation, zur Gefühlsäußerung besitzt.
- Der **Mensch als Verstandeswesen** hat Kriterien wissenschaftlicher Rationalität entwickelt, an denen er seine Analysen und Synthesen zur Erklärung der Welt mißt, wobei er den Verstand dann vernünftig einsetzt, also auch Vernunftwesen ist, wenn er seine spezifischen menschlichen Bedürfnisse und ihre Befriedigung als Ziel seiner Verstandesleistungen nutzt.
- Der **Mensch als Gestaltungswesen** schafft in der Tätigkeit, im Spiel, in der Produktion, in der gegenständlichen Auseinandersetzung mit der Wirklichkeit Nützliches und Schönes.
- Der **Mensch als Sozialwesen** entwickelt Organisationsformen zur Befriedigung der materiellen und kulturellen Bedürfnisse in Kommunikation und Arbeitsteilung.
- Der **Mensch als Moralwesen** bewertet die eigenen Handlungen und die anderer Individuen und Gruppen als gut oder schlecht. Er setzt sich humane Ziele, um sein Wohlbefinden und das der Gattung zu fördern.

Als Fazit dieser Überlegungen zum Wesen des Menschen ergibt sich folgende Bestimmung: Der Mensch ist seinem Wesen nach (a) Ensemble der konkret-historischen gesellschaftlichen Verhältnisse, in der (b) Einheit von natürlichen und gesellschaftlichen, materiellen und ideellen, rationalen und emotionalen, unterbewußten, unbewußten und bewußten Faktoren in individueller Ausprägung, das (c) bewußt seine Existenzbedingungen immer effektiver und humaner gestaltet.

Genese des Menschen

Die Genese des Menschen umfaßt verschiedene Entwicklungszyklen. Zu ihnen gehören die Entwicklung der Gesellschaft, der Individualität, des Mensch-Natur-Verhältnisses, der Wissenschaft. Der wesentliche marxistische Gesichtspunkt zum Verständnis der Genese des Menschen ist dessen Einsicht in die mögliche Selbstbefreiung des Menschen aus antihumaner Unterdrückung und Ausbeutung. Das drückt sich im Verständnis der verschiedenen Entwicklungszyklen aus.

Die Genese des Menschen aus dem Tierreich und die Entstehung der Gesellschaft führt zur **Entwicklung der Gesellschaft** selbst, deren erster Entwicklungszyklus erst abgeschlossen ist, wenn mit der klassenlosen Gesellschaft der Übergang vom Reich der Notwendigkeit ins Reich der Freiheit gelungen ist, was bedeutet, daß nach einem Gesamtplan das Gesamtziel, die effektivere und humanere Befriedigung sinnvoller menschlicher Bedürfnisse, mit dem Gesamtwillen erreicht wird, wobei die Leistungen für das Gemeinwohl entsprechend den Fähigkeiten und Fertigkeiten der Individuen erbracht und die Bedürfnisse, die abhängig von natürlichen und gesellschaftlichen Unterschieden der Individuen sind, befriedigt werden. Mit der Entwicklung der Gesellschaft erfolgt die **Entwicklung der Individualität** als sozialpsychische Erscheinung des gesellschaftlichen Wesens. Durch Arbeitsteilung entstanden Eliten auf handwerklichen, religiösen, politischen und wissenschaftlichen Gebieten, also herausragende Persönlichkeiten. Bereits die frühbürgerlichen Revolutionen zeigten die Rolle der Volksmassen in revolutionären Auseinandersetzungen. Es gibt also einen Entwicklungszyklus, der das Wechselspiel von revolutionären Massenbewegungen und Führerpersönlichkeiten, von Produzentenmassen und Herrschern zeigt und mit der Gesellschaft frei assoziierter Produzenten abgeschlossen wird, die als humanes Ziel den Freiheitsgewinn der Persönlichkeit durch gesellschaftlichen Fortschritt im Frieden hat. Im Sozialismus kommt es zu einer massenhaften Entwicklung von Persönlichkeiten.
Ein weiterer Entwicklungszyklus umfaßt das **Mensch-Natur-Verhältnis.** Mit der Entstehung des Menschen bildet sich der ökologische Grundwiderspruch zwischen den Naturzyklen und dem ständigen Eingreifen des Menschen zur Befriedigung seiner Bedürfnisse mit immer neueren effektiveren Technologien als Herrschaftsmittel heraus. Der Mensch als Natur- und Sozialwesen stellt selbst die Einheit der Gegensätze dar. Er kann diesen Widerspruch auch nur selbst lösen. So hat er sich historisch aus dem Naturwesen Mensch zum Beherrscher der Natur entwickelt, wobei der Raubbau an der Natur durch eine neue Mensch-Natur-Union zu überwinden ist. Mit der Entwicklung der Gesellschaft, der Individualität und des Mensch-Natur-Verhältnisses ist auch die **Genese der Wissenschaften** verbunden. Aus der Einheit von Wissen und Können im Nulltyp der Wissenschaft entstand die Trennung von rationaler Wirklichkeitserklärung und gesellschaftlicher Praxis, die erst mit der Produktivkraftfunktion der Wissenschaft in der industriellen Revolution überwunden wird und in der wissenschaftlich-technischen Revolution ihren relativen Abschluß findet. Dabei entdeckt der Mensch sich selbst als Grenze der Wissenschaften, die sich in der Humanität, Spontaneität, Emotionalität und Entscheidungsfreiheit ausdrückt[17]. Die Genese des Menschen ist also eine Einheit von Gesellschafts-, Individual-, Mensch-Natur- und Wissenschaftsgenese in Zyklen. Das ist zu beachten, wenn der Mensch als biopsychosoziale Einheit in historischen Dimensionen untersucht wird.

Determinanten der Individualentwicklung

Die weitere heuristische Nutzung des Entwicklungsprinzips zwingt dazu, die Determinanten der Individualentwicklung in ihrer Verflechtung zu untersuchen. Dabei sind wesentliche Komponenten zu berücksichtigen. Sie betreffen die genetisch-biotische, gesellschaftliche, psychische, sozialpsychische, psychobiotische und psychogesellschaftliche Komponente.

Mit der **genetisch-biotischen Komponente** wird das genetische Programm der Individualentwicklung erfaßt, das unter bestimmten gesellschaftlichen Bedingungen, wie Ernährungsgrundlage, Sitten u. a. biotisch realisiert wird. So hat jedes Individuum genetisch-biotische Prädispositionen, die es in Abhängigkeit von den Anforderungen und Möglichkeiten der Gesellschaft an die Entwicklung der Produktivkraft Mensch und der Persönlichkeit realisieren kann. Diese **gesellschaftliche Komponente** führt zu unterschiedlichen Anforderungen an die Produktivkraft- und Persönlichkeitsentwicklung des Individuums in unterschiedlichen Gesellschaftsordnungen. Der Kapitalismus braucht Personen mit Produktivkrafteigenschaften als Produzenten und Konsumenten, die als Nichtbesitzer von Produktionsmitteln auswechselbar sind, wenn Persönlichkeitseigenschaften den herrschenden Kreisen mißfallen. Der Sozialismus hat als Ziel der Persönlichkeitsentwicklung die Herausbildung schöpferischer Fähigkeiten und die Erziehung zum verantwortungsbewußten Handeln. Er sichert die soziale Existenz jedes Individuums mit dem Recht auf Arbeit. Die **psychische Komponente** drückt sich im Charakter, in den Wertvorstellungen, in den sozialen Erfahrungen aus, die den Grad an Sachkunde in den individuellen Entscheidungen bestimmen, wodurch der Freiheitsgewinn des Individuums determiniert ist.

Als **sozialpsychische Komponente** kann das Phänomen betrachtet werden, das die Gesellschaft unter konkret-historischen Bedingungen solche Auslesemechanismen herausbildet, die das Überleben und Wohlbefinden der Individuen in Abhängigkeit von ihrer Disposition und ihren erworbenen Fähigkeiten bestimmt. Vermittelt wird die genetisch-biotische, die psychische und sozialpsychische Komponente durch die **psychobiotische Komponente,** die sich in den Funktionen des Gehirns und des Zentralnervensystems zeigt. Das Funktionieren dieser psychobiotischen Komponente garantiert erst, daß die psychischen Widerspiegelungsprozesse zur Verhaltensregulation genutzt werden können. Der Mensch ist Entwicklungsprodukt und Gestalter gesellschaftlicher Verhältnisse, indem er auf Zustände in Abhängigkeit von seinen unterschiedlichen Altern reagiert und diese Zustände entsprechend seinen Zielen verändert. Das ist die **psychogesellschaftliche Komponente.**

Die Komplexität des Forschungsgegenstandes ist, das zeigt der Hinweis auf die Verflechtung der verschiedenen Komponenten, nur mit der statistischen Gesetzeskonzeption erfaßbar, weil sie den Zusammenhang von Tendenzgesetzen und zufälliger Verwirklichung von Möglichkeiten, von System und Element herstellt[18]. Dabei ist das methodologische Zwei-plus-eins-Prinzip zu beachten. In komplexen Phänomenen sind stets zwei Integrationsebenen zu berücksichtigen, nämlich das Verhältnis von System und Element, wobei das System mit einer Rahmentheorie beschrieben werden muß, die die theoretischen Voraussetzungen für das komplexe Untersuchungsobjekt erfaßt. Es geht also um zwei Integrationsebenen und eine Rahmentheorie. Der Versuch, die Totalität von Beziehungen und Komponenten in einem Determinantensystem vollständig zu erfassen, ist methodologisch zum Scheitern verurteilt. Deshalb ist es wichtig, das eigentliche Forschungsobjekt als das zu erforschende System zu bestimmen, dessen Systemgesetze untersucht werden, dessen Elementverhalten in die Betrachtung eingeht und das eine Verhaltenserklärung in der Rahmentheorie erhält. Bei der Untersuchung des Menschen als biopsychosozialer Einheit wird die Rahmentheorie durch die Gesellschaftstheorie gegeben, die das Wesen des Menschen, seine Genese und sein Determinantensystem aus der gesellschaftlichen Entwicklung heraus bestimmt. Persönlichkeitstheorie im umfassenden Sinne, d. h. als theoretische Erklärung der historischen und systematischen Beziehungen der Menschen untereinander und zu ihrer Umwelt sowie der Individualentwicklung, basiert auf den Ergebnissen der Spezialwissenschaften und ihrer philosophischen Synthese zum Verständnis des Menschen als biopsychosozialer Einheit. Ein abarbeitbares Forschungsprogramm muß deshalb zu einer differenzierten Untersuchung des Determinantensystems für die Individualentwicklung auffordern, wobei die über das Elementverhalten erworbenen Erkenntnisse in die Persönlichkeitstheorie so eingebaut werden müssen, daß Beziehungen und Gesetze für das menschliche Verhalten im Zusammenhang mit dem genetischen Programm und der biotischen Grundlage sowie den psychischen Komponenten erkannt und erklärt werden.

Rätsel

Als Konsequenz aus den bisherigen Überlegungen soll auf offene Probleme verwiesen werden, die als lösbare Rätsel formuliert werden können. Dabei ist zu berücksichtigen, daß philosophisch formulierte Welträtsel meist Jahrhundertprogramme sind, die jedoch stufenweise abgearbeitet werden. So gibt es auch zu den von mir formulierten vier Welträtseln bereits wichtige Erkenntnisse. Ihr Charakter als Welträtsel zeigt sich jedoch darin, daß die Mechanismen der zugrunde liegenden Prozesse noch ungenügend erkannt sind.
Als erstes Rätsel sei das **Verhältnis von genetischen Programmen und gesellschaftlichem Verhalten** genannt. Berechtigt werden Kurzschlüsse zurückgewiesen, nach denen die Gene eindeutig das Verhalten bestimmen. Wir wissen jedoch noch zu wenig über die Bindeglieder zwischen dem genetischen Programm und dem gesellschaftlichen Verhalten, obwohl Hormonforschung, Pädagogik, Psychologie und andere Wissenschaften interessantes Material dafür bereitstellen. Die prinzipielle philosophische Lösung besteht darin, daß das genetische Programm in seinem Möglichkeitsfeld mehr Möglichkeiten enthält, als bisher unter biotischen Bedingungen gesellschaftlich realisiert wurden. Es kann jedoch nur ein Hinweis darauf sein, daß auch in der Zukunft noch Neues entsteht.
In der Vergangenheit gab es gerade um dieses Rätsel viele philosophische Auseinandersetzungen und auch Mißverständnisse. Es kam zu Auseinandersetzungen mit dem „reaktionären Mendelismus-Morganismus". Sicher führte ein Komplex von Ursachen zum Lyssenkoismus[19]. Das soll uns hier nicht beschäftigen. Die Korrektur ist erfolgt. Es ist jedoch interessant, aus erkenntnistheoretischer Sicht Argumente noch einmal zu analysieren, die zur Kritik an der Genetik führten. So wurde die **Unveränderlichkeit der Gene** behauptet. „Vom metaphysischen Standpunkt der Morganisten aus verharren die genetischen Faktoren Jahrhunderte lang in einem Zustand der Ruhe und Unbeweglichkeit, des Stillstands und der Unveränderlichkeit. Sie besitzen eine fast absolute Beständigkeit und unterliegen nicht der Einwirkung der Lebensbedingungen, sondern sind unabhängig von diesen."[20] Das wurde als Leugnung der dialektischen Entwicklung der Natur kritisiert. Sicher ist es wichtig, sich mit der Entstehung komplizierter genetischer Programme weiter zu befassen, ohne die relative Stabilität genetischer Programme in Frage zu stellen. Die Lyssenkoisten beriefen sich auf die Dialektik, waren aber Metaphysiker bezogen auf das Systemverhalten mit stabilen Strukturen. Entwicklung ist kein Chaos, sondern Strukturbildung und -auflösung, bei relativer Stabilität der Funktionserfüllung von Strukturen.

Abgesehen davon wurde von E. Geissler herausgearbeitet, daß man den Gen-Begriff präzisieren und zwischen **genetischer Information** und **genetischem Material** unterscheiden muß[21], eine Erkenntnis, der sich unterdessen u. a. auch R. Hagemann angeschlossen hat[22]. Berücksichtigt man diese Tatsache, so ergibt sich, daß mit der von den „klassischen Genetikern" im Experiment beobachteten, von Lyssenko — und interessanterweise auch von J. Monod[23] — als mit der materialistischen Dialektik für unvereinbar erklärten Unveränderlichkeit der „Gene" in Wirklichkeit nur die (weitgehende) Unveränderlichkeit der genetischen Information gemeint ist. Das genetische Material dagegen, DNA sowie die RNA der RNA-Viren, ist dagegen in hohem Maße variabel, beispielsweise durch solche Mutationen, die wegen der Degeneration des genetischen Codes keine Veränderung der genetischen Information zur Folge haben.
Zwar wurde in der Diskussion der Zufall anerkannt, aber die zufällige Veränderung des genetischen Programms durch Mutationen wurde als **Leugnung der Gesetzmäßigkeit** interpretiert. So wurde festgestellt: „Außerdem entsteht die Veränderung erstens außerhalb jeden Zusammenhanges und unabhängig von den vorhergegangenen Jahrtausenden, zweitens geht sie katastrophenartig vor sich."[24] Die dialektische Struktur der Gesetze zeigt die Einheit von notwendiger Verwirklichung von Systemmöglichkeiten und zufälliger Verwirklichung von Elementmöglichkeiten in ihrem inneren Zusammenhang. So gibt es Entwicklungsgesetze der Natur, die aber keine notwendige Realisierung der Elementmöglichkeiten verlangen, sondern den Rahmen für die zufällige Verwirklichung von Möglichkeiten geben. So spielen Zufälle bei der Selbstreproduktion eine Rolle.
Behauptet wurde auch, daß der **Mensch als Schöpfer der Natur** durch die Genetik negiert würde[25]. Es ist interessant, daß die Lyssenkoisten dort, wo sie praktisch tätig waren, als Züchter wirkten. Auf der Grundlage der Genetik entstand jedoch mit den Gentechnologien erst die Möglichkeit, daß der Mensch immer mehr vom Nachahmer der Natur zum Konstrukteur biotischer Systeme im Rahmen der Naturgesetze werden kann. Auch das Argument, daß Autogenese Teleologie sei[26], ist nicht stichhaltig. Entwicklungsprozesse haben relative Ziele[27]. Wenn es richtig ist, daß objektive Gesetze die notwendige Verwirklichung von Möglichkeiten ausdrücken, dann sind diese Möglichkeiten relative Ziele des Geschehens. Auch genetische Programme enthalten solche relativen Ziele, wobei die Varianzbreite in der Realisierung beachtet werden muß. Eine dialektisch-materialistische Philosophie muß sich gegen die Anerkennung einer reinen Ablaufkausalität ohne Zufall ebenso wenden, wie gegen die Behauptung von der Existenz absoluter Ziele ohne Zufall.
Auch in der Beziehung zwischen genetischen Programmen und gesellschaftlichem Verhalten gibt es keinen Automatismus, der Zufälle ausschließt, wohl aber existieren relative Ziele des natürlichen und gesellschaftlichen Geschehens, die auf objektiven Gesetzmäßigkeiten basieren. Der dabei sich vollziehende Prozeß der Herausbildung von Möglichkeitsfeldern, der Realisierung von System- und Elementmöglichkeiten, der Modifizierung von Gesetzen durch Veränderung des Möglichkeitsfeldes und der stochastischen Verteilungen bei der Realisierung von Möglichkeiten ist genauer zu untersuchen.
Ein zweites Rätsel betrifft die **Mechanismen geistiger Tätigkeit.** Das hängt damit zusammen, daß Schöpfertum zum Welträtsel Nummer 1 geworden ist. Die Mechanismen geistiger Tätigkeit sind einer der wesentlichen Faktoren, die den Menschen vom Tier unterscheiden. Obwohl er in der Lage ist, selbst künstliche Intelligenz zu schaffen, ist er mit seinen Intelligenzleistungen nicht nur dem Tier, sondern auch der Intelligenz

von Automaten überlegen. Sicher gilt das nicht für Spezialleistungen. Auch spezialisierte Tiere sind dem Menschen unter bestimmten Bedingungen überlegen. Das kann seine Sinnesleistungen betreffen, sein Verhalten unter extremen Bedingungen oder seine Leistungsfähigkeit. Es gibt jedoch ein prinzipielles Argument, das die historisch bedingte Überlegenheit des Menschen gegenüber den von ihm geschaffenen künstlichen intelligenten Systemen zum Ausdruck bringt. Wenn wir annehmen, daß in einer Intelligenzhierarchie die Kenntnis einer Theorie über das Verhalten von Systemen eine Intelligenzordnung höher ist als das Verhalten der Systeme selbst, dann ist der Mensch als gesellschaftliches Gesamtsubjekt, bezogen auf die Schöpfer der künstlichen Intelligenz, immer eine Intelligenzstufe weiter, weil er zur Konstruktion der Systeme die Theorie über ihr Verhalten erst ausarbeiten muß. Das trifft auch auf mögliche sich selbst reparierende, sich reproduzierende und entwickelnde künstliche Systeme zu. Auch für sie braucht der Mensch eine Theorie der Selbstorganisation, eine Entwicklungstheorie. Die Lösung der mit den Mechanismen geistiger Tätigkeit verbundenen Rätsel könnte jedoch dazu beitragen, nicht nur die Leistungsfähigkeit des Menschen selber zu erhöhen, weil seine Bedingungen besser erkannt sind, sondern auch mithelfen, neue Konstruktionsprinzipien leistungsfähigerer intelligenter Systeme zu entwickeln.

Das dritte Rätsel betrifft **die Psyche als Fokus gesellschaftlicher Rahmenbedingungen, sozialer Erfahrungen und natürlicher Grundlagen und Einwirkungen.** Alles geht durch das Bewußtsein, was für das Individuum strategisch und operativ entscheidend ist. Deshalb ist es wichtig, weiter darüber nachzudenken, wie Normen verinnerlicht werden, ob es gesellschaftssystemspezifische Auswirkungen auf Sozialverhalten und Psyche gibt und welche sensiblen Phasen in welchen Altersstufen zur Entwicklung von Tätigkeiten, zur Bildung und zur sittlichen Reife existieren. Dabei ist die Auseinandersetzung mit einem vereinfachten Verständnis der sensiblen Phasen wichtig[28]. Sensible Phasen charakterisieren m. E. gesteigerte Aufnahmebereitschaft für Umwelteinflüsse, die den Übergang zu neuen Stufen im biotischen, psychischen, moralischen, politischen und Produktivkraftalter erleichtern. Dabei gibt es sicher keinen Automatismus. Auch ist die Individualität zu berücksichtigen. Es wäre deshalb die Frage zu stellen, ob es solche sensiblen Phasen für bestimmte Typen gibt. Das wiederum würde zu der Frage führen, ob es spezifische Aneignungstypen der Wirklichkeit gibt. Der Mensch eignet sich empirisch-induktiv und logisch-deduktiv die Wirklichkeit an. Wenn es gelänge, nachzuweisen, daß es Typen gibt, die sich aufgrund der genetisch-biotischen Prädispositionen mit der Wirklichkeit vor allem gegenständlich auseinandersetzen, sie begreifen, indem sie gegenständlich zugreifen, während andere die Wirklichkeit vor allem begrifflich erfassen, dann hätte das Bedeutung für zukünftige Bildungsstrategien in kommunistischen Dimensionen, die Unterschiede in den natürlichen und sozialen Bedingungen des Individualverhaltens, soweit sie typischer Art sind, berücksichtigen müssen.

Als viertes Rätsel sei die Frage genannt: **Wie entsteht die sittliche Haltung des Menschen?** Mit soziobiologischen Forschungsprogrammen wird versucht, Genese und Determinanten sittlichen Verhaltens genauer zu erklären. Dabei wird manchmal der sich entwickelnden Natur ein abstrakter Mensch entgegengestellt, der aus den ihn wesentlich bestimmenden gesellschaftlichen Entwicklungszyklen herausgelöst wird. Das kann zu einseitigen Auffassungen über die Verhaltensdeterminationen des Menschen führen[29]. Neben der Soziomoralgenese ist für das sittliche Verhalten vor allem die Rolle von Traditionen, von Sitten und Gebräuchen zu berücksichtigen.

Zu allen genannten Rätseln gibt es interessante Lösungsvorschläge. Für unsere Arbeit wird es deshalb wichtig sein, die Synthese der analysierten Wesensmomente so durchzuführen, daß Strategien für menschliches Verhalten wissenschaftlich fundiert werden. Dazu sind Studien zu integrativen Problemen erforderlich, um neue wissenschaftliche Beiträge zur Lösung von Welträtseln zu leisten.

Literatur

1 Goethe: Maximen und Reflexionen. Leipzig 1953. S. 141.

2 Biologische Grundlagen der Geschichtlichkeit des Menschen. in: Nova acta Leopoldina. Neue Folge. Nr. 253. Band **55**. Halle 1983. S. 7.

3 Ebenda, S. 9.

4 J. Ritter/K. Gründer (Hrsg.): Historisches Wörterbuch der Philosophie. Band **5**. Basel/Stuttgart 1980. Stichwort: Mensch, neuer. Sp. 1112ff.

5 Ebenda.

6 G. Brendler: Martin Luther. Theologie und Revolution. Berlin 1983. S. 146.

7 Historisches Wörterbuch der Philosophie. a. a. O. Sp. 1114.

8 Ebenda, Sp. 1115.

9 MEW, Band **12**. Berlin 1961. S. 3f.

10 Ebenda, S. 4.

11 W. Eichhorn I: Von der Entwicklung der sozialistischen Menschen. Berlin 1964; H. E. Hörz: Frau als Persönlichkeit. Berlin 1968; I. S. Kon: Soziologie der Persönlichkeit. Berlin 1971; H. E. Hörz: Blickpunkt Persönlichkeit. Berlin 1975; K.-F. Wessel: Pädagogik in Philosophie und Praxis. Berlin 1975; L. Seve: Marxismus und Theorie der Persönlichkeit. Berlin 1972; D. Bergner (Hrsg.): Der Mensch. Neue Wortmeldungen zu einem alten Thema. Berlin 1982.

12 Der Mensch als biopsychosoziale Einheit. Umfrage. in: DZfPh. Heft **2** u. **3** (1985).

13 H. Hörz/K.-F. Wessel: Philosophische Entwicklungstheorie. Weltanschauliche, erkenntnistheoretische und methodologische Probleme der Naturwissenschaften. Berlin 1983.

14 H. Hörz: Wissenschaft als Prozeß. Grundlagen einer dialektischen Theorie der Wissenschaftsentwicklung (Manuskript). Biologische Grundlagen der Geschichtlichkeit des Menschen, a. a. O., S. 21.

15 S. 2.

16 Ebenda, S. 45.

17 P. Feyerabend/Ch. Thomas (Hrsg.), Grenzprobleme der Wissenschaften, Zürich 1985.

18 H. Hörz, Zufall. Eine philosophische Untersuchung, Berlin 1980.

19 H. Hörz/K.-F. Wessel, Philosophische Entwicklungstheorie, a. a. O., S. 65f.

20 W. N. Stoletow, Die materialistische Lehre von der Entwicklung der lebenden Natur im Kampf gegen den reaktionären Weismanismus-Morganismus, in: Gegen den reaktionären Mendelismus-Morganismus, Berlin 1953, S. 26.

21 E. Geissler, Die Gentheorie ist mit der materialistischen Dialektik vereinbar, in: Deutsche Zeitschrift für Philosophie, **26** (1978), S. 765–770: E. Geissler, Einige Bemerkungen zum Thema T. D. Lyssenko und die moderne Genetik, in: Philosophie und Naturwissenschaften in Vergangenheit und Gegenwart, Heft **12**, Berlin: Humboldt-Universität 1978, S. 22–30: E. Geissler, Beziehungen zwischen genetischem Material und genetischer Information, in: genetic engineering und der Mensch, hrsg. E. Geissler, W. Scheler, Berlin 1981, S. 209–221.

22 R. Hagemann, Allgemeine Genetik, Jena 1984, S. 74.

23 J. Monod, Zufall und Notwendigkeit, München 1971, S. 53, 132.

24 W. N. Stoletow, Die materialistische Lehre von der Entwicklung der lebenden Natur im Kampf gegen den reaktionären Weismanismus-Morganismus, a. a. O., S. 27.

25 Ebenda, S. 31.

26 Ebenda, S. 32.

27 H. HÖRZ, Philosophische Entwicklungstheorie und die Existenz relativer Ziele im objektiven Entwicklungsgeschehen, in: DZfPh, **33** (1985) 8, S. 726ff.

28 H.-A. FREYE/U. FREYER, Humanethologische Bemerkungen zur frühkindlichen Sozialentwicklung, in: Wiss. Zeitschr. der Humboldt-Univ., Ges. u. sprachwiss. R., (1984) **5**, S. 562; D. T. LYKKEN/Th. J. BOUCHARD, Genetische Aspekte menschlicher Individualität, in: mannheimer forum 83/84, S. 79ff.

29 H. HÖRZ, Soziobiologie zur Verhaltensdetermination des Menschen, in: Wiss. Zeitschr. der Martin-Luther-Univ., Halle, (1985) **1**, S. 153ff.

Neurobiologische Forschungsansätze in der Verhaltensgenetik des Menschen

F. Vogel

Das Thema „Der Mensch als biopsychosoziale Einheit" muß offenbar auf mehreren Ebenen untersucht und diskutiert werden, und es ist notwendig, daß diese Ebenen zueinander in Beziehung gesetzt werden. In dem folgenden Beitrag wird eine solche Synthese ganz bewußt nicht versucht; ja, es sollen nicht einmal alle Aspekte der Biologie des Menschen einbezogen werden. Wir beschränken uns bewußt darauf, *einen* wissenschaftlichen Zugang darzustellen, — den Zugang von der Humangenetik her. Dieser Zugang soll großenteils anhand von Beispielen aus der eigenen Erfahrung geschildert werden, wobei es nicht ohne kritische Bewertung verschiedener Aspekte abgehen wird. Den direkten Bezug zum Tagungsthema sollte dann die Diskussion herstellen.

Genetische Forschung basierte bis vor kurzem weitgehend auf der Analyse individueller Unterschiede. Abweichend von allen vorhergehenden Versuchen, die Phänomene der Vererbung zu analysieren, war es die Leistung Mendels, daß er

1) in seiner Analyse von einfachen, qualitativen Unterschieden ausging (gelbe vs. grüne; runde vs. eckige Erbsen),
2) die Nachkommen zählte, und vor allem
3) eine kausale Theorie, — wir würden heute sagen, die Theorie des Gens, — entwickelte, um diese Zahlverhältnisse zu erklären.

Diese drei Aspekte machten es möglich, daß seine Arbeit zum Kern einer ungewöhnlich erklärungskräftigen Theorie wurde, aus der — in Wechselwirkung mit Beobachtung und Experiment — die moderne Genetik entstand.

Der Teil der Genetik, der sich mit dem Menschen selbst befaßt, ist die *Humangenetik*. Sie zieht demnach ihre Schlüsse weitgehend aus der kausalen Analyse von Unterschieden zwischen Menschen. Dieses Vorgehen war und ist in verschiedenen Merkmalsbereichen außerordentlich erfolgreich. Dabei kann man in dem an sich kontinuierlich verlaufenden Forschungsprozeß verschiedene Stufen unterscheiden, die durch die Einführung neuer Methoden verursacht waren:

1.) In den ersten Jahren nach Wiederentdeckung der Mendelschen Gesetze (1900) wurden Mendelsche Erbgänge für eine zunehmende Zahl von Merkmalen nachgewiesen. Wie ein Vergleich der verschiedenen Auflagen von McKusicks "Mendelian Inheritance in Man" von 1966 bis 1986 zeigt, ist dieser Prozeß noch in vollem Gange; ja, er hat sich in den letzten Jahren eher noch beschleunigt; in erster Linie durch Entdeckung einer zunehmenden Zahl von genetischen Polymorphismen in DNA-Anteilen, die außerhalb konventioneller Gene liegen und nicht transkribiert werden. Nach McKusick

(1986) wurden bisher etwa 4000 monogen bedingte Merkmalsunterschiede beim Menschen beschrieben; der größte Teil davon sind Anomalien und Krankheiten. Bis zum Sommer 1985 konnten etwas über 700 menschliche Gene auf bestimmten Chromosomen lokalisiert werden (vgl. VOGEL und MOTULSKY, 1986).

2.) Schon 1902 zeigte GARROD am Beispiel der Alkaptonurie, einer Anomalie des Aminosäure-Stoffwechsels, daß genetische Unterschiede letztlich biochemische Ursachen haben. Anfang der 40er Jahre entwickelten BEADLE und TATUM ihre Ein-Gen-ein-Enzym-Hypothese, die sich kurz darauf auch für die Analyse beim Menschen als fruchtbar erwies: Zur Zeit kennt man mehrere hundert Erbkrankheiten, die auf bestimmte, gut definierte Enzymdefekte oder andere Defekte spezifischer Proteine zurückgeführt werden können. Während die Verhältnisse zu Anfang einfach erschienen, hat sich das Bild inzwischen kompliziert; z. B. kann ein Gen durchaus auch Information für zwei verschiedene Peptide enthalten (vgl. FRÉZAL, 1983), und es kann in verschiedenen Geweben teilweise unterschiedliche Wirkstoffe bilden; einer der Mechanismen der Differenzierung (vgl. AMARA et al., 1982).

3.) Das führt uns bereits zu der dritten Beschleunigungs-Stufe, die wir seit einigen Jahren fasziniert miterleben: Der Einführung molekularbiologischer Denkweisen und Methoden.

Die Molekularbiologie begann in den 40er und 50er Jahren mit der Identifikation der DNA als genetisches Material und der Aufklärung ihrer Struktur. Ende der 50er und Anfang der 60er Jahre folgte die Erforschung von Transkription und Translation, also des Weges vom Gen (als Informationsträger) zum Protein (als Energie-Beschaffer), und die Aufklärung des genetischen Codes (vgl. KNIPPERS, 1985). Schließlich eröffnete die Einführung neuer Methoden, besonders die Verwendung der Restriktionsendonukleasen, ganz unerwartet neue Wege für die Analyse des menschlichen Genoms — mit entsprechenden praktischen Anwendungen in der Diagnose und Vorbeugung genetischer Erkrankungen. Wahrscheinlich werden sich in absehbarer Zeit aus molekularbiologischen Ansätzen heraus auch Therapie-Möglichkeiten entwickeln (vgl. FRENCH-ANDERSON, 1984).

Alle drei Schritte — Aufklärung von Erbgängen, biochemische und molekularbiologische Analyse — waren bisher in der Humangenetik am erfolgreichsten bei einigen Anomalien und Krankheiten. Der Grund ist, daß dort oft einfache Verhältnisse herrschen: Die Mutation eines bestimmten Gens führt zu einer bestimmten, gut definierbaren Anomalie; diese zeigt also, wo sie vorhanden ist, das Vorhandensein der Mutation direkt an. — Auch im Bereich des „Normalen" hat man genetische Varianten mit einfachem Erbgang entdeckt; die sog. „Polymorphismen". Beispiele sind die Oberflächen-Antigene der Erythrocyten, die wir als „Blutgruppen" bezeichnen; Transplantations-Antigene des HLA-Systems; oder Normvarianten von Enzymen. Bei einem Teil von ihnen konnte man einen Einfluß auf die Anfälligkeit für bestimmte Krankheiten, oder auf Stoffwechsel, Wirkungen und Nebenwirkungen von Medikamenten und anderen Fremdstoffen nachweisen (vgl. VOGEL und MOTULSKY, 1986; TIWARI und TERASAKI, 1985).

Diese — recht umfangreich geratene — Vorrede war nötig, um begreiflich zu machen, wo wir bei der Analyse genetischer Faktoren stehen, die das Befinden und Verhalten des Menschen und seine geistige Leistungsfähigkeit beeinflussen; genauer gesagt: Die zu Unterschieden im Befinden und Verhalten zwischen Individuen beitragen:

1. Am weitesten ist die Forschung fortgeschritten, wo bestimmte Enzymdefekte mit einfachem Mendelschen Erbgang sich auf das Befinden und Verhalten ihrer Träger auswirken. Ein großer Teil der bekannten erblichen Stoffwechselkrankheiten hat — neben anderen Symptomen — auch einen Einfluß auf Struktur und Funktion unseres Gehirns. Das bekannteste Beispiel dieser Art ist die Phenylketonurie — ein Defekt des Enzyms Phenylalaninhydroxylase. Dieses Beispiel soll aus zwei Gründen auch hier wieder erwähnt werden: Einmal, weil man inzwischen mit Hilfe moderner DNA-Techniken dieses Gen auf dem Chromosom No. 12 lokalisiert hat und dabei ist, es nicht nur, wie bisher, auf der Ebene der Gen*wirkung*, sondern auch auf DNA-Ebene zu analysieren (Woo, 1984). Unter anderem würde das in vielen Fällen eine pränatale *Diagnose* dieser Krankheit erlauben, vorausgesetzt, daß man sie als ärztlich indiziert ansieht. Zweitens — und das ist in unserem Zusammenhang wichtiger — wirft gerade diese Krankheit auch ein Licht auf genetische Variabilität im Bereich des „Normalen".

Die Phenylketonurie ist ein autosomal-rezessives Erbleiden; d. h. ihre Träger sind homozygot für das mutierte Gen. In mittel- und westeuropäischen Bevölkerungen hat sie eine Häufigkeit von ca. 1:6 000—1:10.000. Nach dem Hardy-Weinberg-Gesetz (vgl. Vogel und Motulsky, 1986) folgt aber, daß mindestens jeder fünfzigste unserer Bevölkerung *heterozygot* für dieses Gen ist. Diese Heterozygoten sind in der Regel nach allen vernünftigen Kriterien gesund. Bei ihnen ist jedoch die Aktivität des Enzyms auf (weniger als) die Hälfte vermindert. Unter normalen Lebensbedingungen wirkt sich diese Verminderung nicht oder kaum aus; die Befunde mehren sich jedoch, wonach sie spezifischen Belastungen dieses Systems gegenüber offenbar weniger widerstandsfähig sind. So steigt der Phenylalaninwert im Blut etwa bei Fieber oder Schwangerschaft deutlich stärker an als normal, was durchaus zu leichter Hirnschädigung führen könnte, und erwachsene Heterozygote haben im Durchschnitt einen um einige Punkte verminderten I. Q.

Auch bei anderen erblichen Stoffwechselstörungen, wie den autosomal-rezessiv erblichen Lipidosen oder dem X-chromosomal erblichen Ornithin-Transcarbamylasemangel (Batshaw et al., 1980) wurden leichte I. Q.-Veränderungen und andere psychische Besonderheiten bei Heterozygoten beschrieben (vgl. Vogel, 1984a). Diese Beispiele zeigen, wie Befunde, die von seltenen, durch Mutation eines einzelnen Gens verursachten Anomalien ausgehend erhoben wurden, auch für unser Verständnis genetisch bedingter Variabilität im normalen Bereich Bedeutung gewinnen können. Immerhin gibt es gute Gründe für die Annahme, daß jeder von uns heterozygot für ein oder mehrere Gene ist, die in homozygotem Zustand zu einer schweren Krankheit führen. Wahrscheinlich sind unsere persönlichen Stärken und Schwächen, die Leistungsmängel, auch unsere Krankheits-Anfälligkeiten durch das Muster der Heterozygotien im Wechselspiel mit spezifischen äußeren Belastungen deutlich mitbedingt.

2. Ein anderes Zustandsbild möge zeigen, in welche — auch bevölkerungs- und sozialbiologischen — Probleme uns die Analyse einzelner, monogen erblicher Anomalien hineinführt.

In den letzten Jahren wurde ein mit oft schwerer geistiger Behinderung einhergehendes X-chromosomal erbliches Syndrom besonders beachtet. Außer ihrer geistigen Behinderung fallen die Patienten durch eine besondere Kopf- und Gesichtsform mit vorspringendem Kinn, großem Hirnkopf, relativ kleinem Mittelgesicht und großen, lappigen Ohren auf. Außerdem sind oft die Testes vergrößert. Das Gen liegt nahe dem Ende des langen Arms des X-Chromosoms; als besonderes Merkmal findet man in einem wechselnden Prozentsatz der Metaphasen dieser Patienten ein Anhängsel am X-Chromosom, das auch zur Bezeichnung „*Marker(X)Syndrom*" geführt hat.

Dieses Syndrom ist für eine monogene Anomalie des Menschen ungewöhnlich häufig; man rechnet (mindestens) mit einem Patienten auf 2—4000 Männern. Die Penetranz der geistigen Behinderung ist jedoch nicht vollständig; bei etwa 20% der männlichen Träger dieses Gens findet man keine klinisch relevante geistige Behinderung. Andererseits sind auch ca. 30% der heterozygoten Frauen geistig deutlich bis schwer behindert. Die 80% schwer behinderten Männer können sich nicht fortpflanzen; auch die durchschnittliche Kinderzahl der behinderten 30% heterozygoter Frauen ist sehr gering. Warum ist das Zustandsbild trotzdem so häufig?

Zuerst versuchte man das durch eine besonders hohe *Mutationsrate* zu erklären. Danach sollte der für die Generation eintretende Verlust mutierter Gene infolge der verminderten Fortpflanzung ihrer Träger immer wieder durch Neumutationen ausgeglichen werden (Sherman et al., 1984); die Annahme eines derartigen Gleichgewichtes zwischen Selektion gegen dieses Gen und Mutation hat sich für viele andere Erbkrankheiten des Menschen als richtig erwiesen. Sie hätte aber in diesem Falle eine ganz ungewöhnlich hohe Mutationsrate erfordert — viel höher als wir sie von anderen Genen des Menschen kennen (vgl. Vogel und Rathenberg, 1975). Diese Mutationen hätten außerdem noch alle in Keimzellen von Männern auftreten müssen. Wie jedoch eine genaue Untersuchung dieses Problems ergab, reicht die beobachtete Mutationsrate längst nicht aus, den Verlust an Genen Generation für Generation zu kompensieren (Vogel et al., 1985); die große Häufigkeit dieser Anomalie muß anders erklärt werden.

Hier richtet sich die Aufmerksamkeit nun auf die 70% nicht manifest behinderten heterozygoten Frauen und auf die 20% „normalen" männlichen Genträger. Kompensiert eine überdurchschnittliche Fortpflanzung bei diesem Personenkreis teilweise den Verlust an Genen durch fehlende oder stark verminderte Fortpflanzung der schwer geistig behinderten Genträger? Untersuchungen an diesem — als klinisch „normal" bezeichneten — Personenkreis sind bisher selten; eine Studie (Paul et al., 1984) deutet jedoch darauf hin, daß jedenfalls die klinisch nicht befallenen 70% der heterozygoten Frauen durchschnittlich — wenn auch nicht in jedem Fall — einen deutlich verminderten I. Q. haben. Bei Frauen mit I. Q. im Bereich der leichteren Lernbehinderung wurde aber — insbesondere in den ersten Jahrzehnten dieses Jahrhunderts — eine erhöhte eheliche Kinderzahl vielfach beschrieben. Zusammen mit einer hohen — aber nicht exzeptionell hohen — Mutationsrate würde sie die ungewöhnliche Häufigkeit des Marker(X)Syndroms erklären (Vogel, 1984). Das wäre die Bestätigung an einem Sonderfall für ein Argument, das Penrose (vgl. Penrose, 1965) schon sehr früh den alten Eugenikern entgegengehalten hat, die aufgrund dieser erhöhten Fruchtbarkeit von Menschen mit unterdurchschnittlicher geistiger Leistungsfähigkeit einen allgemeinen intellektuellen Abstieg der Menschheit befürchtet hatten: Die vermehrte Fortpflanzung unterdurchschnittlich Begabter wird dadurch kompensiert, daß schwer geistig Behinderte in den gleichen Familien sich nicht fortpflanzen. Auch so kann es zu einer Art von Gleichgewicht kommen. Andererseits spalten in den gleichen Familien auch immer wieder normal Begabte heraus.

3. Was hier an Einzel-Beispielen aus dem komplexen Gebiet der geistigen Minderbegabung gezeigt wurde, gilt auch für den Bereich der geistigen und seelischen Er-

krankungen — etwa der Schizophrenie. Auch hier handelt es sich offenbar um eine besondere Reaktionsweise des Gehirnes, die von Fall zu Fall von einer Familie zur anderen ganz verschiedene Ursachen haben kann (vgl. u. a. PROPPING, 1983; VOGEL und PROPPING, 1984). Allerdings ist man hier in der Analyse der Einzel-Ursachen noch nicht so weit fortgeschritten wie bei der geistigen Behinderung.

Die „*Biologische Psychiatrie*" sieht das Schwergewicht ihrer Forschungen in den physiologischen, vor allem biochemischen Unterschieden zwischen Geisteskranken und Gesunden. Eine Fülle derartiger Unterschiede z. B. in Neurotransmittern, ihren Enzymen und Rezeptoren, in Hormonen und immunbiologischen Parametern wurde im Laufe der Jahrzehnte von den einen behauptet, von den anderen bestritten (für einen Überblick vgl. die Proceedings des Int. Congr. of Biological Psychiatry, Philadelphia 1985). Leider hat sich die Hoffnung im Ganzen nicht erfüllt, man könne auf diesem Wege zu den letzten, genetisch bedingten Teilursachen genetischer Erkrankungen vorstoßen, wie das bei der Analyse von Schwachsinnsformen vielfach gelungen ist; die Analyse verfing sich vielmehr in einem Gestrüpp von Regulationen, Therapie-Effekten und teilweise Hospitalisierungs-Folgen. In letzter Zeit gibt es Ansätze zu einer umgekehrten Strategie: Man geht nicht vom komplexen Endprodukt aus, der geistigen Erkrankung, sondern von genetischen Elementen, die zu diesem Endprodukt beitragen. So fiel schon vor längerer Zeit auf, daß Kranke mit einem von Schizophrenie nicht unterscheidbarem Zustandsbild vermehrt unter Trägern der Erwachsenen-Form der metachromatischen Leukodystrophie beobachtet wurden. Kürzlich konnte PROPPING zeigen, daß Homozygote und — besonders interessant — auch Heterozygote dieser — an sich sehr seltenen — rezessiv erblichen Krankheit in einer auslesefreien Serie von Aufnahmen eines psychiatrischen Landeskrankenhauses vermehrt vertreten sind (PROPPING und FRIEDL, 1985).

4. Die gleiche Strategie — vom klar definierten Merkmal hin zum psychologischen Phänotyp — bewährt sich jetzt auch bei der Analyse genetischer Anteile an der psychologischen Variabilität im Bereich des „*Normalen*". Wie erwähnt, hat hier die humangenetische Forschung eine große Zahl genetischer Polymorphismen aufgedeckt. Könnten nicht einige dieser Polymorphismen auch einen Einfluß auf unser Befinden und Verhalten haben? Hier gibt es zweifelhafte Befunde für die ABO-Blutgruppen und auch für die Transplantations-Antigene des HLA-Systems. Unabhängig davon aber, ob sich die hier durch einige Untersuchungen nahegelegten Zusammenhänge einmal bestätigen oder nicht — sie wären doch vorläufig nur mäßig interessant; denn ihr biologischer Mechanismus bliebe unklar. Besser sieht es aus für einen genetischen Polymorphismus der Hirnfunktion, wie er sich am Muster der spontanen elektrischen Aktivität des Gehirnes, dem Elektroenzephalogramm (EEG) ablesen läßt.

Das normale, von der intakten Kopfhaut abgeleitete Ruhe-EEG des Menschen zeigt ein hohes Maß von interindividueller Variabilität bei individueller Konstanz. Diese Variabilität bezieht sich nicht nur auf das „reife" EEG-Muster des Erwachsenen, sondern auch auf seine Entwicklung in Kindheit und Jugend. Wie Untersuchungen an gemeinsam und getrennt aufgewachsenen eineiigen Zwillingen gezeigt haben (vgl. u. a. VOGEL, 1958; PROPPING, 1977; JUEL-NIELSEN und HARVALD, 1958; LYKKEN und BOUCHARD, 1984), ist sie unter normalen Bedingungen fast ausschließlich durch genetische Unterschiede bedingt. Die durch das EEG angezeigten individuell unterschiedlichen Funktionsweisen des Gehirns beeinflussen offenbar auch die psychische Entwicklung in Kindheit und Jugend (VOGEL et al., 1982) und im Erwachsenenalter das

Risiko, unter geeigneten Belastungen von seiten der sozialen Umwelt alkoholsüchtig zu werden (vgl. PROPPING; in Zang 1984).
Noch aufschlußreicher sind hier Studien, wie wir sie seit vielen Jahren an genetischen Varianten des normalen Erwachsenen-EEG durchführen. Drei Varianten haben hier vor allem wesentliche Informationen geliefert: Bei dem Niederspannungs-EEG fehlt die sonst mehr oder weniger stark ausgeprägte α-Wellen-Tätigkeit fast völlig. Es findet sich in ca. 4% unserer erwachsenen Bevölkerung; sein Erbgang ist einfach autosomal-dominant. Sein Gegentyp ist das EEG mit „monomorphen" Alpha-Wellen. Hier ist das ganze EEG von der Stirn bis zum Hinterhaupt von regelmäßigen Alpha-Wellen hoher Amplituden besetzt. Auch dieser Typ hat eine Häufigkeit von ca. 4%; sein Erbgang ist nicht ganz so klar; aber ein dominantes Gen scheint auch hier die Hauptrolle zu spielen (für eine Diskussion dieser genetischen Grundlagen vgl. VOGEL, 1970). Bei einem dritten, noch etwas häufigeren EEG-Typ mischen sich die α-Wellen mehr oder weniger stark mit Wellen höherer Frequenz; den β-Wellen. Dieser EEG-Typ ist bei Frauen häufiger als bei Männern; er nimmt bei beiden Geschlechtern mit dem Alter zu. An ihm sind nach Ergebnissen der genetischen Analyse mehrere, vielleicht zahlreiche Gene beteiligt.
An einer größeren Zahl von Probanden mit diesen EEG-Typen wurden vergleichende Untersuchungen mit verschiedenen psychologischen Methoden durchgeführt (VOGEL et al., 1979a, b, c). Neben Intelligenztests wurden auch Spezialmethoden zur Prüfung der Arbeits- und Konzentrationsfähigkeit, Persönlichkeits-Fragebogen sowie psychophysische Methoden zur Prüfung der Reaktionszeit und der motorischen Geschicklichkeit angewandt. Es ergaben sich im einzelnen kleine, aber doch insgesamt deutliche Gruppenunterschiede, die den Gedanken nahelegten, wir hätten es mit Unterschieden in der Informationsverarbeitung im Gehirn zu tun. Kürzlich wurde dies an einer neuen, größeren Serie von Trägern der gleichen EEG-Varianten mit Hilfe der einzigen Methode nachgeprüft, die es möglich macht, Aspekte der Informationsverarbeitung am Gehirn des lebenden Menschen zu untersuchen: der Messung (optisch und akustisch) evozierter Potentiale. Für die beiden hier am meisten interessierenden EEG-Typen, das Niederspannungs-EEG und das EEG mit monomorphen α-Wellen, haben diese Untersuchungen die erwarteten Unterschiede gezeigt; so tritt jetzt ein Gesamtbild über den Einfluß genetisch gut definierter Variabilität in einem genetisch determinierten Aspekt der Gehirnfunktion auf das Befinden und Verhalten gesunder Menschen in Umrissen hervor.
Um dieses Gesamtbild zu verstehen, muß man zunächst einen Blick auf die Bildung des EEG im Gehirn und auf seine durch die neurophysiologische Forschung nahegelegte Funktion werfen.
Das EEG entsteht in der Hirnrinde als Summation der Potentiale gemeinsam sich entladender Neuronen. Die Schrittmacher für diese rhythmische Aktivität liegen jedoch im Thalamus, einem Teil des Mittelhirnes zwischen Hirnstamm und Hirnrinde, der Umschalt-Zentrale für viele zentripetale Reize und Informationen. Das Wechselspiel zwischen Hirnrinde und Thalamus im Hervorbringen der EEG-Rhythmen wird außerdem von anderen Teilen des Gehirnes sehr beeinflußt; so führt eine erhöhte Aktivität im retikulären System des Hirnstammes meist zu einer Desynchronisation der α-Tätigkeit, während Einflüsse vom limbischen System her etwas langsamere Wellen erzeugen. Nach einer gut begründeten Hypothese von ANDERSEN und ANDERSSON (1968) besteht die physiologische Funktion derjenigen rhythmischen Aktivität, die wir als EEG messen,

darin, daß einlangende Einzelimpulse vom Informationsgehalt moduliert und selektiv verstärkt werden; Einzel-Impulse sollen in Impuls-Ketten umgewandelt werden, was zu einer wirksameren zentralen Verarbeitung führen könnte.
Macht man mit dieser Hypothese ernst, dann ergeben sich Folgerungen für die drei hier betrachteten EEG-Varianten: Bei dem EEG mit monomorphen α-Wellen, wo die α-Tätigkeit also sehr ausgeprägt ist, sollte dieser Modulations-Prozeß besonders wirkungsvoll ablaufen; dafür sollte der Informationsfluß vielleicht etwas mehr Zeit in Anspruch nehmen. Beim Niederspannungs-EEG sollte er insgesamt schwächer ausgeprägt sein; dafür aber etwas rascher verlaufen. Der EEG-Typ, bei dem die α-Wellen mit raschen β-Wellen gemischt sind, läßt sich am ehesten so erklären, daß das Wechselspiel zwischen Hirnrinde und Thalamus durch erhöhte desynchronisierende Einflüsse von seiten des retikulären Systems im Hirnstamm (ARAS) gestört wird; demnach wird man am ehesten Störungen in der Informationsverarbeitung erwarten.
Im Lichte dieser durch die neurophysiologische Theorie nahegelegten Erwartungen sollen nun zunächst die Ergebnisse für die beiden „Gegentypen", das Niederspannungs-EEG und das EEG mit monomorphen α-Wellen betrachtet werden.
Neben entsprechenden psychologischen Unterschieden fanden sich solche in der (einfachen und komplexen) Reaktionszeit; diese ist bei Probanden mit monomorphen α-Wellen im Durchschnitt etwas länger. Außerdem waren alle Amplituden der evozierten EEG-Potentiale bei Probanden mit monomorphen α-Wellen deutlich höher, — als Zeichen größerer Intensität neuronaler Prozesse; und die Latenzen hatten eine deutliche Tendenz dazu, länger zu sein (für Einzelheiten vgl. Vogel et al., 1986). Auch die psychologischen Unterschiede zwischen den beiden Gruppen ordnen sich in das Gesamtbild — Unterschiede in der Stärke der Modulation und selektiven Verstärkung einlangender Informationen — zwanglos ein; die gleiche Tendenz wird auch in einem humoralen Parameter des autonomen Nervensystems — dem durchschnittlichen Unterschied in der Aktivität der Dopamin-Betahydroxylase (DBH) im Blut — sichtbar. Auch diese ist bei Personen mit monomorphen α-Wellen deutlich höher.
Im Vergleich dazu seien die psychologischen Ergebnisse bei dem dritten, hier untersuchten EEG-Typ betrachtet, bei dem die α-Wellen mit raschen β-Wellen durchmischt vorkommen. Eine im Durchschnitt schlechtere Konzentrationsfähigkeit, Ungenauigkeiten in der Test-Durchführung und eine gewisse Schwäche im räumlichen Vorstellungsvermögen sind zwanglos mit der Annahme eines durch Impulse vom ARAS her leicht gestörten Informations-Systems vereinbar.
Hier wurde zum ersten Male der Weg von erblichen, elektrophysiologisch charakterisierten Merkmalen des Menschen über die dadurch angezeigten Unterschiede in der zentralen Informations-Verarbeitung bis zu den daraus folgenden Unterschieden im Befinden und Verhalten und der Leistungsfähigkeit ihrer Träger wenigstens in den Umrissen nachgezeichnet. Sicher bedarf diese Zeichung noch der Ergänzung und möglicherweise auch in einigen Strichen der Korrektur. Das Beispiel wurde etwas ausführlicher dargestellt, weil es eine Forschungs-Strategie zeigt — das Fortschreiten vom genetisch wie physiologisch gut definierten, relativ gennahen Merkmal über die beteiligten physiologischen Mechanismen bis hin zum mit psychologischen Methoden faßbaren Phänotyp.
5. An einigen Beispielen wurde gezeigt, wie die genetische Forschung am Menschen sich Schritt für Schritt dem Ziel nähert, den genetischen Einfluß auf die beobachteten psychischen Unterschiede zwischen Menschen zu analysieren. Man könnte auch noch

andere Beispiele nennen, so etwa die psychischen Besonderheiten bei Trägern von *Chromosomen-Aberrationen* (vgl. VOGEL und PROPPING, 1981; VOGEL und MOTULSKY, 1986). Trotzdem bleibt eine traurige Diskrepanz bestehen zwischen den — im Ganzen doch eher mäßigen — Erfolgen der genetischen Forschung auf diesem Gebiet und den glänzenden, oft revolutionären, die etwa bei der Analyse von Varianten des roten Blutfarbstoffes, des Hämoglobins, und der sie determinierenden Gene gemacht wurde (vgl. VOGEL und MOTULSKY, 1986). Dort kennt man den gesamten Weg von der Lokalisation und dem genauen Aufbau der beteiligten Gene über die Aminosäure-Sequenz und die funktionellen Eigenschaften der Gen-determinierenden Proteine und ihrer mutativ bedingten Varianten bis hin zu den Krankheiten, die durch die verschiedenen Typen von Mutationen verursacht werden. Warum ist unser Kenntnisstand bezüglich der genetischen Variation, die zu individuellen Unterschieden im Befinden und Verhalten führt, so viel geringer?
Das hat vor allem zwei Gründe: Einmal sind die Verhältnisse bei der Determinierung unseres zentralen Nervensystems offenbar tatsächlich viel komplizierter; es entwickelt sich im engen Zusammenspiel sehr zahlreicher determinierender Gene mit den verschiedenen Reizen aus der Umwelt, deren zeitgerechtes Einwirken ebenfalls für die Funktion — ja sogar für die anatomisch nachweisbare Reifung — sehr wichtig ist. Zweitens aber ist das Gehirn des lebenden Menschen aus naheliegenden ethischen Gründen dem untersuchenden Eingriff wesentlich schwerer zugänglich als etwa die Erythrocyten. Man kann einem Menschen ohne weiteres zumuten, er möge sich einige ccm Blut zur Untersuchung aus wissenschaftlichen Gründen abnehmen lassen. Für eine Hirnbiopsie etwa wäre das vollkommen unmöglich. Hier ist man viel ausschließlicher auf indirekte Methoden angewiesen.
Ein Weg aus dieser Schwierigkeit heraus ist das *Tierexperiment.* Auf vielen Gebieten der Naturwissenschaft untersucht man Modellsysteme beim Tier, um über die Grenzen der Species Mensch hinaus gültige biologische Zusammenhänge aufzuklären und Arbeitshypothesen zu gewinnen, die dann am Menschen selbst gezielt geprüft werden können. Die Analyse eines Aspektes der Lernfähigkeit bei der Maus möge als Beispiel dienen (vgl. BUSELMAIER et al., 1981; SCHWEGLER et al., 1981, 1985; LIPP et al., 1984).
Bei der Maus konnte durch Kreuzungs-Analysen zwischen verschiedenen Inzuchtstämmen ein genetisch bedingter und wahrscheinlich sogar durch ein einfach mendelndes Gen verursachter Unterschied in einer besonderen Form des Lernens, dem Vermeidungs-Lernen in der "Shuttle-box", nachgewiesen werden. Das Tier muß lernen, einen leichten Stromstoß zu vermeiden, der durch das Fußbodengitter der Versuchskammer gesendet wird, indem es auf ein Licht- oder Tonsignal hin in eine andere Kammer springt. Hier ergaben Kreuzungen nach den bekannten Regeln genetischer Forschung nicht nur einen einfachen Mendelschen Erbgang, sondern es zeigte sich auch eine enge Beziehung zu einem hirnmorphologisch nachweisbaren Unterschied zwischen den beteiligten Tierstämmen. Sie bezieht sich auf die Anordnung und Verbreitung bestimmter Synapsen, der mit einer Spezialfärbung nachweisbaren „Moosfaser-Endigungen" in der regio inferior des Hippokampus. Bei verschiedenen Versuchsanordnungen auch mit Mäusen eines genetisch gemischten Stammes sowie mit Ratten, die auf gutes oder schlechtes Lernen hin selektioniert waren, bestätigte sich die enge Korrelation zwischen Vermeidungs-Lernen und Moosfaser-Verteilung immer wieder, so daß wohl ein direkter kausaler Zusammenhang angenommen werden darf. Dieses System läßt sich sogar durch Einwirkung von außen manipulieren: So führt Behand-

lung der Tiere im frühen Lebensalter mit dem Schilddrüsenhormon Thyroxin späterhin nicht nur zu einer Verschlechterung der Lernleistung, sondern auch zu einer Veränderung der Moosfaser-Endigungen im Hippokampus (LIPP et al., 1984). Hier werden offenbar Hirnstruktur, und daraus folgend, Lernleistung durch einen und denselben gezielten experimentellen Eingriff gleichsinnig modifiziert. Eine vorübergehende, aber offenbar sehr spezifische Verminderung der Lernleistung läßt sich auch erreichen, wenn man den Neurotransmitter Glutamat mit einem spezifischen Antagonisten hemmt (SAHAI et al., 1985).

Wie dieses Beispiel zeigt, kann man am Versuchstier mit etwas Umsicht und Glück klare funktionelle Beziehungen zwischen morphologischen Feinstrukturen und Neurotransmittern im Gehirn einerseits, einer bestimmten psychischen Leistung andererseits herausarbeiten. Diese Feinstrukturen sind genetisch determiniert, aber durch gezielt einwirkende Außenfaktoren modifizierbar. Es ist nur vernünftig anzunehmen, daß solche Beziehungen — auch im Bereich des sog. Normalen — auch beim Menschen bestehen. Bezüglich spezifischer Schlußfolgerungen sollte man gegenwärtig noch sehr zurückhaltend sein.

Auf den ersten Blick scheinen die dargestellten theoretischen Konzepte und Forschungsergebnisse weitab von dem Thema dieses Bandes zu liegen. Viel umfangreicher sind ja die in der Fachliteratur dokumentierten humangenetischen Ergebnisse, die mit älteren, „klassischen" Methoden erarbeitet wurden. So hat man für eine Fülle von Merkmalen des Befindens und Verhaltens und der geistigen Leistungsfähigkeit die bei eineiigen, also erbgleichen Zwillingen vorkommenden Unterschiede zu den bei zweieiigen Zwillingen beobachteten in Beziehung gesetzt, Familienangehörige untersucht und Adoptivkinder einerseits mit ihren biologischen Eltern, andererseits mit ihren Adoptiveltern verglichen. Besonders für den Intelligenz-Quotienten (I. Q.) wurden aus derartigen Daten „Heritabilitäten" berechnet; d. h. man bemühte sich zu ermitteln, wie groß der Anteil genetischer Unterschiede einerseits, umweltbedingter Unterschiede andererseits an der beobachteten Variabilität ist. Mit Hilfe der prinzipiell gleichen Methoden hat man Daten über den Anteil genetischer Dispositionen etwa am Erkrankungsrisiko für Suchtverhalten oder für Geistes- und Gemütskrankheiten zu ermitteln versucht. Solche Ergebnisse sind wertvoll, z. B. als Grundlagen für die genetische Beratung. Teilweise wurde der Lebenslauf eineiiger Zwillinge über viele Jahrzehnte hin verfolgt, um damit einen Einblick in das Ausmaß zu gewinnen, in dem trotz gleicher genetischer Dispositionen Unterschiede im Lebenslauf auftreten (Lit. für ldiesen gesamten Bereich bei VOGEL und PROPPING, 1981). Alle diese Untersuchungen assen wieder und wieder anschaulich werden, wie Unterschiede den Menschen im psychologischen Bereich — einmal stärker, in anderen Fällen weniger stark — auch durch die Erbanlagen mitverursacht werden. Sie haben aber eine Schwäche gemeinsam: Der „Genotyp" wird in ihnen pauschal als Ganzes betrachtet. Man betrachtet ihn als eine "black box", eine schwarze Kiste, für deren Inhalt man sich zunächst im einzelnen nicht interessiert. Dazu kommt, daß es bei statistischen Untersuchungen am Menschen fast niemals gelingt, die für die Fragestellung kritischen, idealen Bedingungen herzustellen im Gegensatz zum naturwissenschaftlichen Experiment. Deshalb sprechen die Ergebnisse auch oft nicht völlig eindeutig für oder gegen die eine oder die andere Hypothese; sie müssen interpretiert werden. In diese Interpretation gehen die Einstellungen — man möchte etwas bösartig sagen, Vorurteile — der beteiligten Wissenschaftler notwendig mit ein. Liest man verschiedene, oft gegensätzliche Interpretationen der gleichen Daten von verschiedenen Autoren etwa zu der Frage, ein wie großer Anteil der beobachteten I. Q.-Unterschiede in unseren Bevölkerungen durch genetische Unterschiede verursacht sind — oder ob durchschnittliche I. Q.-Unterschiede zwischen amerikanischen Weißen, Gelben und Schwarzen jedenfalls teilweise eine genetische Ursache haben (Jensen, 1973; Kamin, 1974; Scarr, 1981) — so sollte man nicht vergessen, daß hier keineswegs Bösewichte oder ideologisch vorgeprägte Ignoranten am Werk sind. Sondern die Frage ist falsch, weil zu pauschal gestellt, und die Methoden in ihrer Bearbeitung waren bisher unzureichend (vgl. Vogel, 1981; Weiss, 1983). Erst eine Einbeziehung genetischer und neurobiologischer Konzepte und Methoden wird hier allmählich Wandel schaffen, indem vorgefaßte Meinungen aufgrund mehrdeutiger Befunde nach und nach durch eindeutiges Wissen ersetzt werden.

Mein Ziel war es, zu zeigen, auf welchen Wegen dieses eindeutige Wissen beschafft werden kann. Fragt man sich, ob und inwiefern Ergebnisse derartiger Forschungen einen Bezug zu Konzepten und Ergebnissen der Soziobiologie haben, so muß man berücksichtigen:

1. Der Soziobiologie liegt nicht ein individual- und familiengenetisches, sondern ein populationsgenetisches Konzept zugrunde. Mit Hilfe einer mathematischen Analyse der *Selektion* — (Selektionsvorteil nicht unbedingt des Individuums, sondern seiner Gene, die z. B. auch in Nachkommen vorhanden sind — kin selection) — bemüht sie sich, Verhaltensweisen rational zu erklären, die bisher scheinbar dem darwinistischen Konzept der Auslese durch "surviving of the fittest" zu widersprechen schienen; so z. B. altruistisches Verhalten.

2. Wenn der Ethologe (Verhaltensforscher) und weitgehend auch der Soziobiologe über die genetische Grundlage von Verhalten spricht, so hat er vor allem die Wirkungen solcher Erbanlagen vor Augen, die mehr oder weniger allen Mitgliedern einer Species gemeinsam sind. Der Genetiker dagegen, — und auch der Humangenetiker, — geht in seinen Analysen vor allem von genetischen *Unterschieden* zwischen verschiedenen Mitgliedern einer Species aus.

3. Durch diese verschiedenen Ausgangspunkte ist mitbedingt, daß der Genetiker vor allem an genetischen *Mechanismen* interessiert ist, d. h. daß er sich bemüht, in erster Linie die Struktur des genetischen Materiales sowie seine Wirkung auf den Phänotyp aufzuklären. Auch aus derartigen Analysen ergeben sich wichtige Rückschlüsse auf Mutation und Selektion, d. h. auf die wesentlichsten Mechanismen der Evolution. Der Soziobiologe dagegen setzt seine Analyse, wie in der Regel auch der Ethologe, auf der phänotypischen, oft auch „organismisch“ genannten Ebene an. Er betrachtet z. B. Verhaltensweisen, bei denen aufgrund von Beobachtungen über ihr regelmäßiges Auftreten bei Mitgliedern einer Species in einem bestimmten Alter und in einer bestimmten Situation geschlossen wird, daß sie eine genetische Grundlage haben. Die von ihm betrachteten Merkmale finden deshalb auch oft unmittelbar das Interesse der Sozialwissenschaften (wie Psychologie und Soziologie) — ihre „allgemein-menschliche“ Bedeutung erscheint zunächst größer. Diesen Vorteil tauscht man ein gegenüber dem Nachteil einer geringeren Präzision in der Merkmalsfeststellung und damit einer stärkeren Vermischung gut empirisch belegter Aussagen mit hypothetischen, aus dem theoretischen Konzept stammenden Interpretationen.

4. Wenn man diese Interpretationen (wissenschaftlich vollkommen legitim) kritisch diskutiert, dann sollte man nicht vergessen, daß es den Gründern der Soziobiologie

primär darum gegangen ist, scheinbar mit der gängigen Evolutionstheorie schwer vereinbare Beobachtungen mit Hilfe einer Erweiterung der „klassischen", neodarwinistischen Populationsgenetik zu erklären. Derartige Konzepte haben in erster Linie eine *heuristische Bedeutung.* Sie müssen sich nicht unbedingt in ein philosophisches Weltbild einordnen lassen. Ihr Wert für die Forschung richtet sich vielmehr danach, ob sie Anlaß geben, vernünftige, d. h. wissenschaftlich produktive Fragen zu stellen.

5. Die in diesem Beitrag geschilderten Forschungsansätze der Verhaltensgenetik haben *zunächst* zu dem Erklärungs-Modell der Soziobiologie keine *direkte* Beziehung. Auf längere Sicht wird jedoch auch auf die von der Soziobiologie analysierten Verhaltensweisen neues Licht fallen, wenn man zunächst einmal genetische Mechanismen von Verhaltensunterschieden nach den Prinzipien der Genetik analysiert.

Literatur

AMARA, S. G., V. JONAS, M. G. ROSENFELD, E. S. ONG and R. M. EVANS: Alternative DNA processing in calcitionin gene expression generates mRNAs encoding different polypeptide products. Nature **298** (1982), 240–244.

ANDERSEN, P. and S. A. ANDERSSON: Physiological basis of the alpha-rhythm. New York: Appleton Century Crofts, 1968.

BATSHAW, M. L., J. ROAN, A. L. JUNG, L. A. ROSENBERG and S. W. BRUSILOW: Cerebral dysfunction in asymptomatic carriers of ornithine transcarbamylase deficiency. New Engl. J. Med. **302** (1980), 482–482.

BUSELMAIER, W., T. VIERLING, W. BALZEREIT and H. SCHWEGLER: Genetic analysis of avoidance learning by means of different psychological testing systems with inbred mice as model organisms. Psychol. Res. **43** (1981), 317–333.

FRENCH-ANDERSON, W.: Prospects for human gene therapy. Science **226** (1984), 401–409.

FRÉZAL, J., A. MUNNICH and G. MITCHELL: One gene, several messages. From multifunctional proteins to endogenous opiates. Hum. Genet. **64** (1983), 311–314.

GARROD, A. E.: The incidence of alcaptonuria: A study in chemical individuality. Lancet 1902/II, 1616–1620.

JENSEN, A. R.: Educability and group differences. London: Methuen 1973.

JUEL-NIESEN, H. and B. HARVALD: The electroencephalogram in univolar twins brought up apart. Acta Genet (Basel) 8 (1958), 57–64.

KAMIN, L. J.: The science and politics of I. Q. Potomac: Erlbaum 1974.

KNIPPERS, R.: Molekulare Genetik. Stuttgart, New York: Thieme Verlag, 4. Auflg. 1985.

LIPP, H.-P., H. SCHWEGLER and P. DRISCOLL: Postnatal modification of hippocampal circuitry alters avoidance learning in adult rats. Science **225** (1984), 80–82.

LYKKEN, D. T. and T. J. BOUCHARD: Genetische Aspekte menschlicher Individualität. Mannheimer Forum, 79–117. Boehringer Mannheim 1983/84.

McKUSICK, V. A.: Mendelian Inheritance in Man. 7. Auflg. Baltimore, London: The Johns Hopkins University Press 1986.

PAUL, J., U. FROSTER-ISKENIUS, W. MOJE and E. SCHWINGER: Heterozygous female carriers of the marker-X-chromosome: IQ estimation and replication status of fra (X) (q). Hum. Genet. **66** (1984), 344–346.

PENROSE, L. S.: Einführung in die Humangenetik. Berlin—Heidelberg—New York: Springer Verlag 1965.

PROPPING, P.: Genetic control of ethanol action in the central nervous system. An EEG study in twins. Hum. Genet. **35** (1977), 309–344.

Propping, P.: Genetic disorders presenting as "schizophrenia". Karl Bonhoeffer's early view of the psychoses in the light of medical genetics. Hum. Genet. **65** (1983), 1—10.

Propping, P., W. Friedl, K. H. Schlor and F. Reimer: Monogenic diseases presenting with psychiatric symptoms: Clues to genetic heterogeneity. Vortrag beim IV. World Congress of Biological Psychiatry, Philadelphia, USA, Sept. 1985.

Sahai, S., W. Buselmaier and A. Brussmann: 2-amino-4-phosphonobutyric acid selectively blocks two-way avoidance learning in the mouse. Neuroscience Letters **56** (1985), 137—142.

Scarr, S.: Race, social class, and individual differences in I.Q. Hillsdale: Erlbaum 1981.

Schwegler, H., H.-P. Lipp, E. Van der Loos and W. Buselmaier: Individual hippocampal mossy fiber distribution in mice. Correlates with two-way avoidance performance. Science **214** (1981), 817—819.

Schwegler, H., B. Heimrich, W. E. Crusio and H.-P. Lipp: Hippocampal mossy fiber distribution and two-way avoidance learning in rats and mice. In: Will, B. E. et al. (eds). Brain plasticity, learning and memory, pp. 127—138. New York: Plenum Publ. Corp. 1985.

Sherman, S. L., N. E. Morton, P. A. Jacobs and G. Turner: The marker(X)syndrome: A cytogenetic and genetic analysis. Ann. Hum. Genet. **48** (1984), 21—37.

Tiwari, J. L. and P. I. Terasaki: HLA and disease associations. Berlin—Heidelberg—New York: Springer Verlag 1985.

Vogel, F.: Über die Erblichkeit des normalen Elektroenzephalogramms. Stuttgart: Thieme Verlag 1958.

Vogel, F.: The genetic basis of the normal human electroencephalogram (EEG). Humangenetik **10** (1970), 91—114.

Vogel, F.: Vererbung und Psyche — der Weg vom Vorurteil zur Wissenschaft. In: Reproduktion des Menschen. Schriften der Carl Friedrich von Siemens-Stiftung (Peisl, A., Mohler, A., eds.). Frankfurt—Berlin—Wien: Ullstein 1981.

Vogel, F.: Clinical consequences of heterozygosity for autosomal-recessive diseases. Clin. Genet. **25** (1984), 381—415.

Vogel, F.: Mutation and selection on the marker(X)syndrome. Ann. Hum. Genet. **48** (1984), 327—332.

Vogel, F., E. Schalt, J. Krüger, P. Propping and K. F. Lehnert: The electroencephalogram (EEG) as a research tool in human behavior genetics: Psychological examinations in healthy males with various inherited EEG variants. I. Rationale of the study. Material. Methods. Heritability of test parameters. Hum. Genet. **47** (1979a), 1—45.

Vogel, F., E. Schalt and J. Krüger: II. Results. Hum. Genet. **47** (1979b), 47—80.

Vogel, F. and E. Schalt: III. Interpretation of the results. Hum. Genet. **47** (1979c), 81—11.

Vogel, F., J. Krüger, K. Brøndum-Nielsen, H. P. Fryns, D. Schindler, A. Schinzel, A. Schmidt and E. Schwinger: Recurrent mutation pressure does not explain the prevalence of the marker(X)syndrome. Hum. Genet. **71** (1985), 1—6.

Vogel, F., J. Krüger, H.-P. Höpp, E. Schalt and R. Schnobel: Visually and auditory evoked EEG potentials in carriers of four hereditary EEG variants. Human Neurobiology **5** (1986), 49—58.

Vogel, F. and A. G. Motulsky: Human Genetics — Problems and Approaches. 2nd. ed. Heidelberg—Berlin—New York—Tokyo: Springer Verlag 1986.

Vogel, F. and P. Propping: Ist unser Schicksal mitgeboren? Berlin: Severin und Siedler Verlag 1981.

Vogel, F. and P. Propping: Genetic variability and its influence on the risk to schizophrenia. In: Proc. of the Intern. Symp. Moscow, May 1982 — Theoretical Problems of Modern Psychiatry, pp. 59—73. Basel: Sandoz 1984.

Vogel, F. and R. Rathenberg: Spontaneous mutation in man. Adv. Hum. Genet. **5** (1975), 223—318.

Vogel, F., E. Schalt, J. Krüger and G. Klarich: Relation between behavior maturation measured by the "Baum" test and EEG frequency. A pilot study on monozygotic and dizygotic twins. Hum. Genet. **62** (1982), 60–65.

WEISS, V.: Psychogenetik – Humangenetik in Psychologie und Psychiatrie. Jena: VEB Gustav Fischer Verlag 1982.

WOO, S. L. C.: Prenatal diagnosis and carrier detection of classic phenylketonuria by gene analysis. Pediatrics **74** (1984), 412–423.

ZANG, K. D. (ed.): Klinische Genetik des Alkoholismus. Stuttgart–Berlin–Köln–Mainz: Kohlhammer Verlag 1984.

Der Beitrag der Zwillingsforschung zur Analyse der genetischen Grundlagen von Intelligenzleistungen des Menschen

R. Hagemann

Einleitung

Seit vielen Jahrzehnten werden von Psychologen, Humangenetikern, Pädagogen, Anthropologen, Medizinern, Soziologen und Angehörigen anderer Wissenschaftsdisziplinen Untersuchungen über die ontogenetische Herausbildung der Intelligenz, die Verteilung der Intelligenz in Populationen sowie über den Einfluß von Erbgut und Umwelt auf die Bestimmung von Intelligenzleistungen und Intelligenzunterschieden durchgeführt. Zahlreiche Einzelergebnisse wurden erarbeitet und viele Gesamtkonzepte entwickelt. Dies alles vollzog sich in Verbindung mit intensiven Diskussionen, die zum Teil zu gewissen Übereinstimmungen, zum Teil aber auch zu vehement geführten Debatten und massiven Auseinandersetzungen führten.

Schon seit Beginn der zwanziger Jahre wurde erkannt, daß die Existenz von Zwillingen (auch Drillingen, Vierlingen, Fünflingen usw.) beim Menschen einen hervorragenden Ansatzpunkt darstellt, um das Problem des Anteiles von Erbgut und Umwelt bei der Bestimmung von Merkmalen und Eigenschaften des Menschen einer Lösung näher zu bringen.

Das Auftreten von Zwillingen, besonders die außerordentliche Ähnlichkeit von eineiigen Zwillingen, ihre Übereinstimmung im Körperbau, im Verhalten, im Lebensweg bis in kleine Details haben das Interesse der Menschen seit Jahrhunderten erregt (vgl. Friedrich, 1983; Lotze, 1937; von Bracken, 1969).

Zum gegenwärtigen Zeitpunkt (Ende 1985) gibt es nach meinem Eindruck in der DDR in bezug auf Zwillinge, ihre menschliche und gesellschaftliche Problematik und ihre wissenschaftliche Erforschung eine eigenartige Diskrepanz.

In der gesellschaftlichen Öffentlichkeit wird gerade heute Zwillingen ein großes Interesse entgegengebracht. In Werdau (Sachsen) fand im Oktober 1985 ein Treffen von 50 Zwillingspaaren aus allen Teilen der DDR statt, organisiert vom 1. Zwillingsklub der DDR in Werdau (unter Leitung der eineiigen Zwillinge Hans und Gerhard Fischer). Darüber wurde sowohl im Fernsehen der DDR (Sendung „Außenseiter — Spitzenreiter") als auch in mehreren Zeitungen berichtet („Neues Deutschland", „Der Morgen", „Neue Zeit" u. a.). — Vor etwas längerer Zeit lief im Fernsehen (DDR 1) ein mehrteiliger Fernsehfilm „Aber Vati", dessen (übrigens sehr schiefe) Fabel auf der Existenz und der häufigen Verwechslung eines eineiigen Jungen-Paares basierte. — Schließlich erschien das populäre Buch „Zwillinge" von W. Friedrich (1983) im VEB Deutscher Verlag der Wissenschaften Berlin.

Demgegenüber ist in den letzten Jahren die humangenetische Bearbeitung von Zwillingen zurückgetreten, jedenfalls, soweit sich die Problematik auf die Analyse von Intelligenzleistungen bezieht und sofern man Veröffentlichungen darüber verfolgt. Eine

erfreuliche Ausnahme in dieser Hinsicht stellt das Buch „Psychogenetik. Humangenetik in Psychologie und Psychiatrie“ von Volkmar WEISS (Jena, VEB Gustav Fischer Verlag, 1982) dar.
Ein Hauptgrund für die Zurückhaltung gegenüber den Analysen der Zwillingsforschung über die erblichen Grundlagen von Intelligenzleistungen des Menschen, für Irritationen oder für die pauschale Ablehnung der Resultate der Zwillingsforschung in bezug auf die Intelligenz sind Berichte über Fälschungen, die auf diesem Gebiet erfolgt sind bzw. sein sollen; sie beziehen sich auf die Veröffentlichungen des englischen Psychologen Sir Cyril BURT.
Dies hat dazu geführt, daß viele Interessierte, die aber dem Gebiet etwas ferner stehen, der Meinung sind, daß damit das Gesamtfeld der Zwillingsforschung bezüglich der Intelligenz-Analysen unzuverlässig geworden sei, diskreditiert — weil ein „Kronzeuge“ als Fälscher entlarvt sei — und damit keinerlei gesicherte Aussagen mehr möglich seien. Es gibt eine ganze Reihe von Äußerungen von Genetikern, Anthropologen und Psychologen, die diese — nach meiner Ansicht unzutreffende — Auffassung fördern. So sagte z. B. P. STARLINGER (Köln) in einer Fernsehdiskussion des WDR: „Wenn man sich die Studien im einzelnen ansieht, dann sind sie mäßig oder gar kriminell gefälscht. Die berühmte Geschichte von der Erblichkeit der Intelligenz: Die ausführlichste dieser Studien von Cyril BURT ist eine Fälschung.“ (Westermanns Monatshefte; von CUBE et al., 1985).
Mein Beitrag in diesem Band hat drei Ziele. Erstens soll auf die Frage eingegangen werden, welche Studien über die genetischen Grundlagen der Intelligenz es gibt und welche Untersuchungsverfahren dabei angewandt werden. Zweitens sollen die Fakten dargestellt werden, welche dazu geführt haben, daß die BURTschen Daten als wertlos verworfen werden müssen und in der wissenschaftlichen Zwillingsforschung keine Rolle mehr spielen dürfen. Drittens schließt sich die Frage an, welche Konsequenzen die Aussonderung der BURTschen Daten für die Zwillingsforschung am Menschen hat.

Zwei Grundverfahren der genetischen Begabungs-Analyse

Der Nachweis von erblichen Grundlagen für bestimmte Begabungen kann auf zwei sehr unterschiedlichen Wegen geführt werden, die erstmals in den sechziger Jahren des vorigen Jahrhunderts begründet worden sind, und zwar von Gregor MENDEL (1866) und Francis GALTON (1869). Der *mendelsche Forschungsansatz* wird auch als „mendelistische Genetik“ bezeichnet und der *galtonsche Ansatz* als „biometrische Genetik“. Diese beiden humangenetischen Forschungsansätze sind keineswegs als antagonistisch anzusehen. Ihre Resultate schließen einander nicht aus. Im Gegenteil, der Idealfall humangenetischer Forschung wäre es, wenn man die Ergebnisse beider Methoden zu einem Gesamtbild zusammenfügen könnte. Ansatzpunkte dafür gibt es.

Der mendelistische Forschungsansatz

Dieser Ansatz ist identisch mit dem im Gesamtgebiet der Genetik weit verbreiteten und auf Gregor MENDEL zurückgehenden Verfahren: Es wird in aufeinanderfolgenden Generationen die Vererbung von Merkmalsunterschieden verfolgt; es wird versucht, die

Individuen einer Generation in bestimmte Merkmalsklassen einzuordnen und daraus Schlußfolgerungen über die den Merkmalsunterschieden zugrunde liegenden Erbanlagen zu ziehen.
Mit diesem Verfahren hat man schon im 19. Jahrhundert und dann sehr erfolgreich im 20. Jahrhundert bestimmte Erbkrankheiten des Menschen analysiert und in ihrem Erbgang aufgeklärt (den erblichen Veitstanz: Lyon, 1863, und die Alkaptonurie: Garrod, 1902).
Aber für ‚normale', genetisch sicher komplexer bedingte Merkmale war dieser Weg anfangs nicht gangbar. Man beschritt daher zunächst die sog. „genealogische Methode", welche bestimmte Familien bzw. Verwandtschaftskreise in der Generationenfolge in bezug auf bestimmte Merkmale bzw. Merkmalsunterschiede analysierte: musikalische Begabung (am Verwandtschaftskreis von J. S. Bach), mathematische Begabung (Familie Bernoulli), bildkünstlerische Begabung (Familie Tizian), naturwissenschaftliche Begabung (Familie Darwin-Galton) [Literatur bei Weiss (1982)].
Die Auswertung derartiger Stammbäume gibt zwar Hinweise auf die Häufung hervorragender Leistungen in bestimmten Familien. Eine genauere genetische Analyse über Anzahl und Art der zugrunde liegenden Erbanlagen ist aber (bis jetzt) nicht möglich gewesen.
Neuere Arbeiten haben in zwei Richtungen interessante Ansatzpunkte für weiterführende Untersuchungen erschlossen. **Mathematische Begabung:** Die humangenetische und anthropologische Untersuchung der Teilnehmer an der „Olympiade Junger Mathematiker" (DDR-Stufe) und ihrer Verwandtschaftskreise durch Weiss erbrachte klare Befunde für eine relativ gut überschaubare genetische Basis. Entsprechende Testuntersuchungen an Schülern von Mathematik-Spezial-Klassen stehen damit in Übereinstimmung. Weiss hat die Arbeitshypothese formuliert, daß es ein Hauptgen M für mathematische Begabung gibt. Dabei ist das Allel M_1 für besondere mathematische Leistungen verantwortlich, hingegen das Allel M_2 für nur durchschnittliche mathematische Leistungen; M_1 und M_2 wirken in Heterozygoten additiv. Danach zeichnen sich Menschen der erblichen Konstitution M_1M_1 durch besonders hohe Leistungsfähigkeit auf mathematischem Gebiet aus (und werden bevorzugt gefunden unter Dipl.-Physikern, Dipl.-Mathematikern, Dipl.-Ingenieuren, Dipl.-Finanzwissenschaftlern u. ä.). Personen der genetischen Konstitution M_1M_2 und noch deutlicher diejenigen der Konstitution M_2M_2 weisen eine deutlich geringere bzw. gar keine besondere mathematische Leistungsfähigkeit auf. Durch sehr sorgfältige statistische Analysen der Teilnehmer an den Mathematik-Olympiaden (der höchsten DDR-Stufe) sowie der Angehörigen von Mathematik-Spezialklassen und ihrer Geschwister, Eltern sowie weiterer Verwandter konnte Weiss eine erstaunlich gute Übereinstimmung zwischen dem von ihm erarbeiteten Modell und den empirischen Daten feststellen. (Zusammenfassende Darstellung mit entsprechenden Literaturangaben bei Weiss, 1982).
Selbstverständlich soll damit nicht etwa gesagt werden, daß besondere mathematische Leistungen nur auf der Wirkung **eines** Gens (M) beruhen. Die Hypothese besagt vielmehr, daß ein bestimmtes Gen (M) im Zusammenwirken mit zahlreichen anderen Genen, welche die Basis für eine allgemeine intellektuelle Leistungsfähigkeit schaffen, zu besonderer mathematischer Leistungsfähigkeit führt.
Diese Analyse hat sich auch deshalb als besonders fruchtbar erwiesen, weil sich ein deutlicher Zusammenhang abzeichnet zwischen dieser Fähigkeit zu besonderen mathematischen Leistungen und der zentralen Informationsverarbeitungsgeschwindigkeit im

Gehirn, die mit einer ganzen Reihe physiologischer und psychologischer Tests bestimmbar ist (Literatur bei WEISS, 1982; vgl. Abb. 1).
Es ist durchaus vorstellbar und wünschenswert, von diesen Untersuchungen auf mendelistischer Basis eine Verbindung zu den Analysen zu schlagen, die sich aus den Ergebnissen der Zwillingsforschung an eineiigen und zweieiigen Zwillingen ergeben haben (wie sie im folgenden Absatz dargestellt werden).

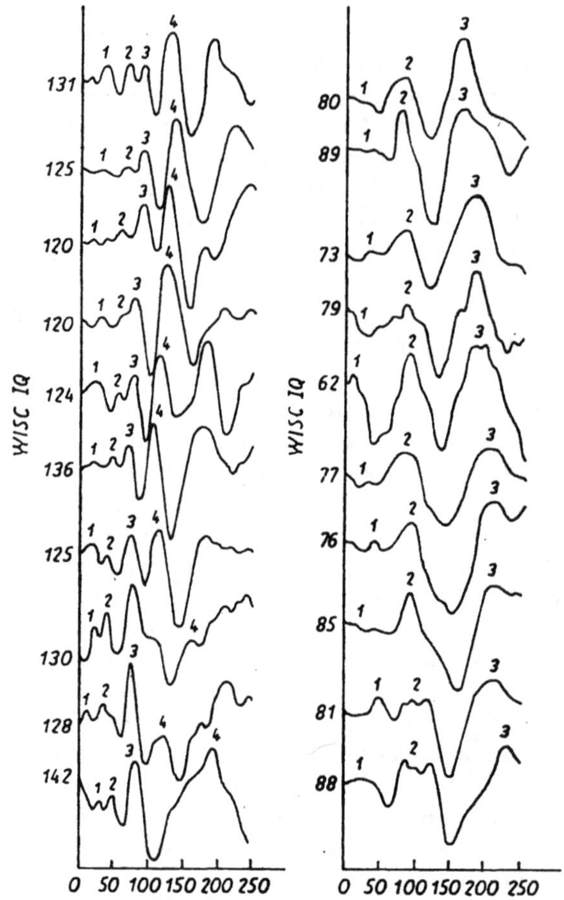

Abb. 1. Visuell evozierte Potentiale des EEG für je 10 Personen mit hohem bzw. niedrigem IQ (Nach ERTL und SCHAFER, 1969 aus WEISS, 1982)

Genetische Varianten im Elektroenzephalogramm (EEG): Das menschliche Gehirn erzeugt in seiner Tätigkeit Schwankungen der elektrischen Spannung, die von der Kopfoberfläche abgeleitet und als Elektroenzephalogramm (EEG) aufgezeichnet werden können. Unter „Standardbedingungen" weist eine Person ein bestimmtes EEG-Muster auf, das über eine gewisse Zeit konstant und für diese Person typisch ist. Diese EEGs haben eine Reihe genetischer Untersuchungen ermöglicht:

— Zahlreiche Untersuchungen ergaben, daß die EEGs von eineiigen Zwillingen einander so ähnlich sind wie zwei aufeinanderfolgende EEGs von derselben Testperson (VOGEL, 1984; WEISS, 1982).
— Als besonders interessant für die Genetik erwiesen sich abweichende EEG-Muster, sog. „Varianten", die bei bestimmten Personen gefunden wurden. VOGEL und MOTULSKY (1986) sowie VOGEL (1974, 1985) beschrieben verschiedene derartige Varianten und führten entsprechende Familienanalysen durch. Dabei war es möglich, für die sog. „schnelle alpha-Variante (16—19/s)" in der Generationsfolge einen autosomal-dominanten Erbgang festzustellen.
— In sorgfältigen Untersuchungen wurden die EEGs von Personen bestimmt, die sich deutlich in ihrem Intelligenz-Quotienten unterschieden. Dabei zeigten sich — nach einem Licht-Reiz — deutliche Korrelationen zwischen dem Intelligenzquotienten und den typischen Charakteristika (Abb. 1) der sog. visuell evozierten Potentiale des EEG (Art und Geschwindigkeit in der Aufeinanderfolge der Wellen) (ERTL und SCHAFER, 1969).

Ich bin ziemlich ausführlich auf den mendelistischen Ansatz zur Analyse von Begabungen und psychischen Leistungen des Menschen eingegangen. Man ersieht meines Erachtens aus dieser Darstellung, daß sich praktisch erst im letzten Jahrzehnt Ansatzpunkte und erste Ergebnisse auf diesem Weg ergeben haben und daß noch die meisten Fragen offen bleiben mußten und einer weiteren Bearbeitung harren.
Deshalb war es nur verständlich, daß man — angeregt durch die Schriften von F. GALTON und die Entwicklung der Genetik seit 1900 — bereits in den zwanziger Jahren begann, mit Hilfe biometrischer Verfahren Schlußfolgerungen aus der genauen Analyse von Zwillingen und anderen Mehrlingen (Drillingen, Vierlingen, Fünflingen usw.) zu ziehen.

Die biometrische Analyse von eineiigen und zweieiigen Zwillingen

Ansatzpunkt für die Untersuchung der Frage nach dem Anteil von Erbgut und Umwelt bei der Bestimmung von Merkmalen und Eigenschaften des Menschen ist die Tatsache, daß es beim Menschen (wie auch bei einer Reihe anderer Wirbeltiere) eineiige und zweieiige Zwillinge gibt. (Dasselbe gilt für die anderen, seltener auftretenden Mehrlinge; auch bei ihnen gibt es sowohl eineiige als auch mehreiige Formen. Ich beschränke mich im folgenden auf die Analyse von Zwillingen.)
Eineiige Zwillinge entstehen dadurch, daß zunächst eine Eizelle von einem Spermium befruchtet wird; danach aber wird — als seltener Ausnahmefall — der Keim in einem sehr frühen Stadium zweigeteilt, und jeder Teilkeim entwickelt sich zu einem ganzen Einzelwesen (LOTZE, 1937; SCHUMACHER, 1977). Demgegenüber gehen *zweieiige* Zwillinge aus zwei verschiedenen Eizellen hervor, die von unterschiedlichen Spermien etwa gleichzeitig befruchtet worden sind; vom genetischen Standpunkt sind sie daher anderen (älteren oder jüngeren) Geschwistern gleich. Eineiige Zwillinge haben folglich immer das gleiche Geschlecht; zweieiige Zwillinge können das gleiche oder unterschiedliches Geschlecht haben.

Da eineiige Zwillinge (und Mehrlinge) aus einer befruchteten Eizelle hervorgegangen sind, besitzen sie dasselbe Erbgut (von ganz seltenen pathologischen Fällen abgesehen). Es ist allgemein bekannt, daß eineiige Zwillinge die einander ähnlichsten Menschen sind, die es gibt.
Eineiige und zweieiige Zwillinge stellen für die Humangenetik ein hervorragendes Untersuchungsmaterial dar, weil sich aus ihrer Untersuchung und ihrem Vergleich Aussagen über den Einfluß von Erbgut und Umwelt auf die Ausbildung einzelner Eigenschaften und Merkmale machen lassen.
Die ideale Untersuchungssituation (die aber nicht immer verwirklicht werden kann) ist folgende. Man vergleicht:

(1) eineiige Zwillinge, die unter (weitgehend) den gleichen Umweltbedingungen zusammen aufgewachsen sind (*EZZ*),
(2) eineiige Zwillinge, die schon bald nach ihrer Geburt oder in frühem Kindesalter voneinander getrennt wurden und unabhängig voneinander unter verschiedenen Umweltbedingungen aufgewachsen sind (*EZG*),
(3) zweieiige Zwillinge unter gleichen Umweltbedingungen (*ZZZ*),
(4) zweieiige Zwillinge unter verschiedenen Umweltbedingungen (*ZZG*) und
(5) andere, jüngere oder ältere Geschwister.

Das Prinzip der Analyse ist nun klar (vgl. Tab. 2—4):

— Der Vergleich von EZZ und EZG (d. h. zusammen bzw. getrennt aufgewachsenen eineiigen Zwillingen) liefert Daten über die Veränderlichkeit von Merkmalen unter dem *Einfluß unterschiedlicher Umweltbedingungen*; denn in ihrem Erbgut sind EZZ und EZG völlig gleich.
  Gewisse Aufschlüsse gibt auch der Vergleich von ZZZ und ZZG; aber da sich ZZ erblich unterscheiden, ist deren Vergleich nicht so stichhaltig wie der o. g. von EZZ und EZG.
— Demgegenüber liefern die Vergleiche zwischen EZ und ZZ (besonders zwischen EZZ und ZZZ) Daten über den *Einfluß unterschiedlichen Erbgutes* auf die Ausprägung bestimmter Eigenschaften und Merkmale. Die Einbeziehung anderer Geschwister in den Vergleich stützt diese Ergebnisse noch weiter ab.

Die biometrische Zwillingsforschung arbeitet somit nicht mit Erbgängen (dem Studium aufeinanderfolgender Generationen), sondern sie arbeitet vergleichend. Sie untersucht Übereinstimmungen, Ähnlichkeiten oder Verschiedenheiten zwischen gleichzeitig bzw. parallel untersuchten Individuen. Damit gewinnt die Zwillingsforschung auch einen Zugang zu den zahlreichen polygen bedingten Eigenschaften und Merkmalen, für die eine spezifische mendelistische Gen-Analyse (zumindest gegenwärtig noch) nicht möglich ist.
Bei diesen Untersuchungen haben sich immer wieder zwei Grunderkenntnisse ergeben — von welchen Bearbeitern und in welchen Ländern derartige Untersuchungen auch durchgeführt worden sind:

(1) Zwischen eineiigen Zwillingen sind geringere Merkmalsunterschiede viel häufiger als zwischen zweieiigen Zwillingen. Mit anderen Worten: Die Korrelationen zwischen EZ sind in der Regel eindeutig höher als zwischen ZZ.
(2) Die zweite sehr allgemeine Erkenntnis ist von grundlegender Bedeutung. Sie besagt: Ein Lebewesen ist durch seine Erbanlagen nicht starr in allen Einzelheiten seiner

Merkmale, Eigenschaften und Leistungen festgelegt. Die Erbanlagen bestimmen die Reaktionsnorm des Organismus. Erst im Zusammenwirken der Erbanlagen mit den äußeren und inneren Bedingungen entsteht der fertige ausdifferenzierte Organismus. Dabei ist die Erkenntnis sehr wichtig, daß für unterschiedliche einzelne Merkmale und Eigenschaften der Anteil von Erbgut und Umwelt bei der Merkmalsbestimmung unterschiedlich groß ist. Es gibt umweltstabile und umweltlabile Merkmale, und es gibt unterschiedliche Grade der *Umweltstabilität* und *-labilität*. Gerade die Humangenetik hat mit Hilfe der Zwillingsforschung eine große Fülle überzeugenden Untersuchungsmaterials erarbeitet, das die unterschiedliche Umweltabhängigkeit in der Ausbildung verschiedener Merkmale belegt (Stern, 1968; Freye, 1981; Lenz, 1978, 1983; Vogel und Motulsky, 1986).

- Es gibt völlig umweltstabile Eigenschaften des Menschen; dies sind viele Blutgruppen und Serumgruppen, die eindeutig durch entsprechende Gene bestimmt werden (Prokop und Göhler, 1986). Deshalb werden derartige Merkmale in der forensischen Medizin z. B. für den Vaterschaftsnachweis verwendet.
- Für viele andere Merkmale ist eine geringere, aber doch deutliche Umweltstabilität festgestellt worden, so etwa für die Kopflänge, Kopfbreite und die Anzahl der Hautleisten auf den Fingerkuppen.
- Demgegenüber ist für das Körpergewicht eine stärkere Umweltlabilität beobachtet worden — was jedermann aus Alltagserfahrungen bestätigen kann.
- Schließlich gibt es ausgesprochen umweltlabile Merkmale. So ist bei allen Menschen der kaukasischen Rasse, die auf Grund ihrer erblichen Konstitution Sonnen-Bräune ausbilden können, der Grad der Bräunung nahezu völlig umweltlabil. (Dasselbe gilt für bestimmte Infektionskrankheiten, z. B. die Masern; deren Ausbruch hängt praktisch nur davon ab, ob man angesteckt wurde oder nicht.)

Mit den Methoden der Verwandtschafts- und Zwillingsforschung können auch sehr aufschlußreiche Resultate über die genetische Basis von Intelligenzleistungen des Menschen erzielt werden. Ausgangspunkt dafür ist die Bestimmung des „*Intelligenz-Quotienten*" der untersuchten Personen. Die Methoden der Bestimmung des Intelligenz-Quotienten (= IQ) gehen auf den französischen Psychologen Alfred Binet zurück, der im Jahre 1905 die ersten Tests ausarbeitete und durchführte. Seitdem ist die Intelligenz-Testung immer besser ausgearbeitet, verfeinert und standardisiert worden. Zusätzlich zu solchen Tests, welche ein gewisses Niveau der Schulbildung voraussetzen, wurden auch sog. ‚kulturneutrale Tests' (Abb. 2) ausgearbeitet. Übersichten über die gesamte Test-Problematik geben die Veröffentlichungen von: Guthke, 1980; Gutjahr, 1974; Mehlhorn u. Mehlhorn, 1981; Eysenck, 1956, 1985; v. Bracken, 1969; Wolf u. Hess, 1985. Wenn auch noch viele methodologische Fragen der Intelligenz-Testung intensiv diskutiert werden, so steht doch außer Frage, daß man mit den heute verfügbaren Intelligenztests, wenn sie von Fachleuten durchgeführt werden, klare Ergebnisse über unterschiedliche Intelligenzleistungen von Testpersonen erhalten kann. Derartige Intelligenztests bei zahlreichen Personen unterschiedlichsten Verwandtschaftsgrades, aber auch an Zwillingen (EZZ, EZG, ZZZ, ZZG) brachten interessante Resultate. Erlenmeyer-Kimling und Jarvik haben 1963 52 Publikationen ausgewertet, in denen über 99 verschiedene Stichproben von Test-Personen unterschiedlichen Verwandtschaftsgrades berichtet worden ist, und die entsprechenden Korrelationen des IQ graphisch dargestellt (Abb. 3). Die Korrelationswerte liegen zwischen 1,00 (= völlige

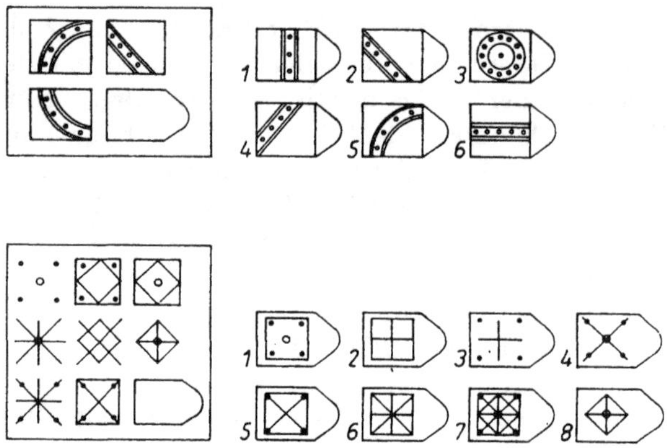

Abb. 2. Zwei Aufgaben aus den sog. Progressiven Matrizen nach RAVEN, einem weitgehend „kulturneutralen" Intelligenztest
(Aus WOLF und HESS, 1985)

Übereinstimmung der verglichenen Testpersonen) und 0,00 (= keine größere Übereinstimmung als zwischen Nicht-Verwandten in einer großen Bevölkerung). Die Abbildung 3 zeigt sehr klar, daß die höchsten Korrelationen der Intelligenz-Quotienten zwischen gemeinsam aufgewachsenen eineiigen Zwillingen (EZZ) gefunden wurden. Je nach dem abnehmenden Ausmaß genetischer Übereinstimmung nehmen auch die Korrelationswerte ab. Insgesamt macht diese auf sehr großem Untersuchungsmaterial basierende Abbildung das Ausmaß der erblichen Bedingtheit von Intelligenzleistungen deutlich.

Wie bereits auf Seite 38 ausgeführt, erlaubt der Vergleich von zusammen aufgewachsenen eineiigen Zwillingen (EZZ) mit getrennt aufgewachsenen (EZG) klare Aussagen über den Einfluß unterschiedlicher Lebensbedingungen (bei gleichem Erbgut). Demgegenüber ergibt der Vergleich von eineiigen Zwillingen (EZ) mit zweieiigen Zwillingen (ZZ) Resultate über den Einfluß unterschiedlichen Erbgutes (bei gleicher Umwelt, wenn man EZZ mit ZZZ vergleicht).

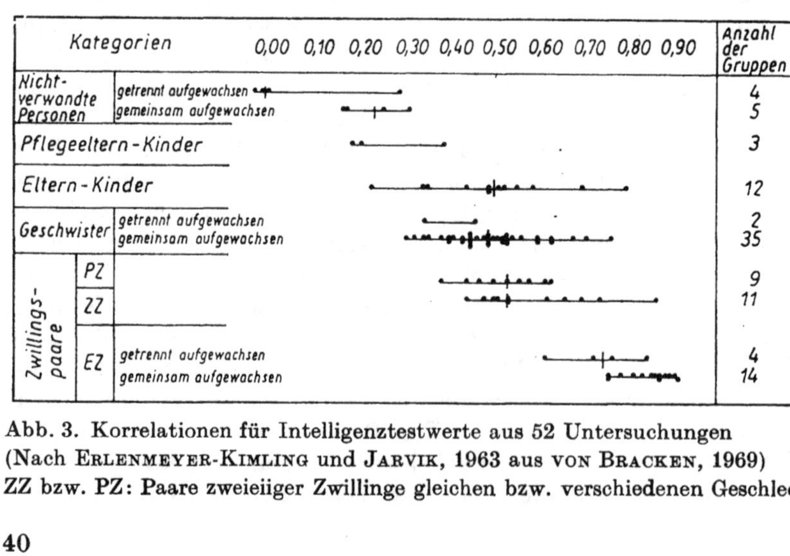

Abb. 3. Korrelationen für Intelligenztestwerte aus 52 Untersuchungen
(Nach ERLENMEYER-KIMLING und JARVIK, 1963 aus VON BRACKEN, 1969)
ZZ bzw. PZ: Paare zweieiiger Zwillinge gleichen bzw. verschiedenen Geschlechts

Aufschlußreiche Ergebnisse bezüglich des Intelligenz-Quotienten (IQ) liefern Vergleiche von eineiigen mit zweieiigen Zwillingen. In Tabelle 3 sind die Resultate von sechs unabhängigen Studien zusammengefaßt. Sie zeigen übereinstimmend, daß die Korrelationen für den Intelligenz-Quotienten bei EZ immer größer als bei ZZ sind, so wie dies auch aus Abb. 3 zu ersehen ist (vgl. auch die Tabellen 4 und 5).

Die Berechnung der Heritabilität

Unter Heritabilität (im weiteren Sinne) versteht man denjenigen Anteil an der gesamten phänotypischen Variabilität (Varianz) eines Merkmals(komplexes), der auf genetische Unterschiede zurückzuführen ist. Meist wird die Heritabilität mit dem Symbol h^2 bezeichnet und als der Anteil der genetischen Varianz an der phänotypischen Gesamtvarianz eines Merkmals definiert.
Die Bestimmung der Heritabilität ist für mehrere Zweige der angewandten Genetik, z. B. für die Haustiergenetik, von großer praktischer Bedeutung (Lush, 1945; Falconer, 1984; LeRoy, 1960). Deshalb sind gerade von diesen genetischen Spezialdisziplinen wesentliche Beiträge zur Heritabilitätsforschung geliefert worden.
Auch in der Humangenetik wird seit vielen Jahren über die Berechnung von Heritabilitäten für bestimmte Merkmale diskutiert, u. a. auch über die Berechnung der Heritabilität des Intelligenz-Quotienten.
Gegenwärtig wird am häufigsten aus Korrelations-Daten die Heritabilität des IQ nach folgender Formel berechnet:

$$h^2 = \frac{r_{EZ} - r_{ZZ}}{1 - r_{ZZ}}:$$

dabei ist r_{EZ} die Korrelation zwischen eineiigen Zwillingen und r_{ZZ} die Korrelation zwischen zweieiigen Zwillingen (vgl. Lenz, 1983).
Die Diskussionen über die besten und korrektesten Berechnungs-Verfahren für die Heritabilität sind gegenwärtig noch in vollem Gange (vgl. hierzu Jensen, 1972; Smith, 1974; Lenz, 1983 — dort weitere Literatur).
Die ausführliche Diskussion dieses Fragenkreises und der damit zusammenhängenden allgemeinen Probleme würde den Rahmen des vorliegenden Beitrages sprengen; daher unterbleibt sie hier. Es sei auf die oben zitierte Literatur verwiesen.

Analyse getrennt aufgewachsener eineiiger Zwillinge

Das veröffentlichte Material

Man hat der biometrisch-genetischen Zwillingsforschung gelegentlich vorgeworfen, sie habe die soziale Lebensweise und das Mikromilieu im familiären Umfeld nicht gebührend berücksichtigt oder gar nicht untersucht. Das ist unrichtig. Bereits in den zwanziger Jahren wurde in den USA und in Deutschland — bald auch in zahlreichen anderen Ländern — damit begonnen, nach getrennt aufgewachsenen eineiigen Zwillingen zu suchen, weil man aus der genauen Analyse ihrer unterschiedlichen Lebens- und Entwicklungsbedingungen Rückschlüsse gewinnen wollte auf den Einfluß verschiedener Lebensbedingungen, unterschiedlicher Erziehung und spezifischer Einflußfaktoren in der Familie und dem direkten sozialen Umfeld. Die genauen Schilderungen der Lebensgeschichten getrennt aufgewachsener Zwillingspaare, die in den Publikationen von

Newman et al., 1937; Lotze, 1937; auch Weiss, 1982 sowie (kürzer) Lykken und Bouchard, 1984 u. a. gegeben sind, zeigen eindrucksvoll Umfang und Art des vorliegenden Materials.
In den USA berichtete erstmals Popenoe (1922) über ein Paar getrennt aufwachsender Zwillinge (Jessie und Bessie); es wurde danach von Muller und Koch (1925) genauer untersucht. (Der Erstautor dieser Studie ist übrigens der spätere Nobelpreisträger und Drosophila-Genetiker H. J. Muller). Daran schlossen sich dann die Arbeiten von Newman, Freeman, Holzinger u. a. an (s. u.). In Deutschland erhielten die Arbeiten zur Ähnlichkeitsdiagnose von eineiigen und zweieiigen Zwillingen und die Suche nach getrennt aufgewachsenen Zwillingspaaren wesentliche Anstöße durch das Werk von Siemens (1924).
Bis jetzt sind neben mehreren Einzelpublikationen und kürzeren Berichten (z. B. von Gottschaldt, 1960) fünf unabhängig voneinander durchgeführte umfangreiche Studien an getrennt aufgewachsenen eineiigen Zwillingen veröffentlicht worden. (Zum Teil sind in diese Untersuchungen auch noch zweieiige Zwillinge einbezogen worden.) Es sind dies die Veröffentlichungen von

a) Newman, Freeman und Holzinger (USA), 1937, an 19 Paaren EZG,
b) Shields (Großbritannien), 1962, an 38 Paaren EZG,
c) Juel-Nielsen (Dänemark), 1965, an 12 Paaren EZG,
d) Lykken und Bouchard, „Minnesota-Studie“ (USA), 1984, an 32 Paaren EZG (und zusätzlich 15 Paaren ZZG).

Außerdem liegen die umstrittenen Veröffentlichungen von

e) Cyril Burt (Großbritannien), 1943 bis 1972, über (zuletzt) 53 Paare EZG vor.

Da die inzwischen vielfach zum Ausdruck gebrachte Kritik an den Veröffentlichungen von Burt großes allgemeines Interesse gefunden und die gesamte Forschung auf diesem Gebiet mit in die Diskussion gezogen hat, soll im folgenden zuerst auf den ‚Fall Burt‘ und danach auf die anderen vier umfangreichen Studien eingegangen werden.

Der Fall Cyril Burt

Der englische Psychologe Cyril Burt veröffentlichte von 1921 bis zu seinem Tode (im Oktober 1971) zahlreiche Publikationen über psychologische Testverfahren, Intelligenztests, Untersuchung getrennt aufgewachsener Zwillinge und über die Vererbung der Intelligenz. Er galt über Jahrzehnte als die englische Autorität auf diesem Gebiet und wurde deshalb vielfach ausgezeichnet und auch geadelt. Zwischen 1943 und 1972 veröffentlichte er Daten über die IQ-Untersuchung einer immer größer werdenden Anzahl von getrennt aufgewachsenen Zwillingspaaren (1943: 15; 1955: 21; 1966–1972: 53 EZG).
Bei der statistischen Überprüfung und Auswertung des Burtschen Zahlenmaterials kamen im Jahre 1973/74 zwei Untersucher zur Feststellung von bemerkenswerten Ungereimtheiten in diesem Zahlenmaterial. Dies waren

— Dr. Arthur Jensen, Professor für Pädagogische Psychologie an der Universität von Californien in Berkeley und
— Dr. Leon Kamin, Professor für Psychologie an der Universität in Princeton, N. J.

Diese beiden Personen repräsentieren zugleich die beiden Arten der Stellungnahme zu BURTS Zahlen. Viele andere Autoren schlossen sich später der einen oder anderen Betrachtungsweise an. Ich lege zunächst die Stellungnahme von JENSEN dar, danach die von KAMIN.

Jensens Analyse der Burtschen Daten:

A. R. JENSEN hat in seiner Arbeit "Kinship correlations reported by Sir Cyril BURT" (zum Druck eingereicht am 26. April 1973, erschienen 1974) alle Verwandtschaftskorrelationen und Stichprobengrößen analysiert und in tabellarischer Form zusammengestellt. Besonders hat er sich für die Daten über eineiige Zwillinge interessiert, die gemeinsam oder getrennt aufgewachsen sind. In aufeinanderfolgenden Publikationen hatte BURT zwischen 1943 und 1972 (s. o.) über eine zunehmende Anzahl von Zwillingspaaren berichtet (anfangs 15, später schließlich 53). Dabei stellte JENSEN fest (vgl. Tabelle 1), daß zwar die Anzahl der von BURT in die Analysen einbezogenen Fälle zunahm, aber dennoch die Korrelationen zwischen den Zwillingen zum Teil von Analyse zu Analyse gleich blieben, sogar bis zur dritten Dezimalstelle (Tabelle 1, Intelligence, group test: 1955: N 21, r 0.771; 1966: N 53, r 0.771).

JENSEN schrieb hierzu: „Irgendein besonderer Fall eines gleichbleibenden r trotz eines veränderten N kann rational als nicht zu unwahrscheinlich erklärt werden. Aber zwanzig solcher Fälle strapazieren die Gesetze des Zufalls über alle Maßen und können nur auf Irrtum beruhen, zumindest in einigen Fällen. Aber Irrtum muß da gewiß vorliegen ... Die Korrelationen sind wertlos ... Wenn nicht neue Beweise auftauchen, welche die Unstimmigkeiten in BURTS Daten aufklären, was zum jetzigen Zeitpunkt zweifelhaft ist, dann sehe ich keine andere gerechtfertigte Alternative" (als sie als wertlos zu betrachten, Hg) (JENSEN, 1974; S. 24, übersetzt).
Über die Gründe schreibt JENSEN (1974): „Die Bekanntgabe von Verwandtschaftskorrelationen, das eine Mal mit und das andere Mal ohne dabei die Stichprobengröße zu notieren, die ziemlich inkonsequente Berichterstattung über den Stichprobenumfang, die außergewöhnlich hohe Anzahl von Druckfehlern in den von BURT veröffentlichten Tabellen ... sowie die sehr saloppe Beschreibung der Tests und genauen Verfahrensweisen und Methoden der Datenanalyse stehen in einem recht seltsamen und deutlichen Kontrast zu den theoretischen Aspekten von BURTS Schriften auf diesem Gebiet, die elegant und peinlich genau verfaßt sind, mit gründlichem Wissen und beeindruckender technischer Brillanz. Es scheint beinahe, als hätte BURT die tatsächlichen Daten als nur nebensächlichen Hintergrund zur Illustration der theoretischen Fragen der quantitativen Genetik betrachtet, die für ihn immer im Mittelpunkt zu stehen schienen" (1974, S. 25; Übersetzung nach EYSENCK, 1980).
In ganz ähnlicher Weise beurteilt EYSENCK (1980) die Situation, wenn er schreibt: „Darüber hinaus betrachtete Sir Cyril BURT seine Daten nicht so sehr als Beweis für ein Problem, das die meisten Psychologen zu dieser Zeit bereits als gelöst betrachtet hatten, sondern eher um neue Methoden der Analyse, die er vorlegte, zu illustrieren, und die eindeutig eine große Verbesserung gegenüber den früher verwendeten Methoden darstellten. So war er mehr mit den didaktischen Gesichtspunkten seiner Schriften beschäftigt als mit den realen, konkreten. Dies mag seine offensichtliche Nachlässigkeit bei der Behandlung von Daten zum Teil erklären — wenn es diese auch nicht entschuldigt.
Die Frage, ob BURT, zusätzlich dazu, daß er seine Daten mit beinahe krimineller Nachlässigkeit behandelt hat, tatsächlich mindestens einige dieser Daten gefälscht hat, ist weiterhin ungelöst. Einige bedeutende Experten, wie etwa JENSEN, haben gefolgert, daß das Beweismaterial nicht ausreichend ist. Andere, gleichermaßen bedeutende Experten (z. B. A. D. B. CLARKE, Anne CLARKE und J. TIZARD) glauben, daß dies bewiesen ist." (EYSENCK, 1980, S. 27).

Tabelle 1

Zusammenstellung der Daten von C. Burt über getrennt aufgewachsene eineiige Zwillinge (aus Jensen, 1974)

	1943, p. 91		1955, p. 168 Table 1		1956, p. 125		1958, p. 6 Table 1		1966, p. 146 Table 2		1971, p. 15 Table 4		1972, p. 186 Table 3	
	N	*r*	*N*	*r*	*N*	*r*	*N*	*r*	*N*	*r*[1]	*N*	*r*	*N*	*r*
Intelligence														
Group test			21	0.771	?	0.7706	?	0.771	53	0.771				
Individual test	15	0.77	21	0.843			?	0.843	53	0.863				
Final assessment			21	0.876	?	0.8756	?	0.876	53	0.874[2]	?	0.874	53	0.874
Scholastic														
Reading and spelling			21	0.647			?	0.647	53	0.597				
Arithmetic			21	0.723			?	0.723	53	0.705				
General attainments			21	0.681			?	0.681	53	0.623	?	0.623	53	0.623
Physical														
Height			21	0.951					53	0.943	?	0.943	53	0.943
Weight			21	0.897					53	0.884				
Head length			?[3]	0.959					53	0.958				
Head breadth			?[3]	0.962					53	0.960				
Eye color			?[3]	1.000					53	1.000				

[1] Figures for boys and girls have been calculated separately and then averaged.

[2] This is apparently a double-entry Pearson *r*, which, computed from Burt's data in Table 4, comes out exactly 0.8749 by my own calculation. The unbiased intraclass $r = 0.8771$.

[3] 1955, p. 167, footnote 3 states: "The figures for head-length, head-breadth, and eye color are based on much smaller numbers in every batch."

JENSEN (1970, 1974, 1978) hat auf zwei interessante Tatsachen hingewiesen, die in diesen Zusammenhang gehören. (1) In seinen Schriften hat BURT nicht nur eigene Daten in Tabellen mitgeteilt; er hat auch die Ergebnisse anderer Autoren tabellarisch zusammengestellt und mit den eigenen verglichen. Wenn man die Tabellen, welche fremde Daten (z. B. die von NEWMAN, FREEMAN u. HOLZINGER, 1937) mitteilen, analysiert, dann ist festzustellen, daß in ihnen die Anzahl von Abschreibfehlern bzw. Druckfehlern genau so groß ist wie in den Tabellen mit BURTS eigenen Zahlen. Dies spricht für eine generelle große Nachlässigkeit von BURT bei der Zusammenstellung von Zahlenmaterial. JENSEN (1978) wertet dies als ein Argument gegen den Vorwurf, daß BURT absichtlich und geplant sein Zahlenmaterial gefälscht habe.

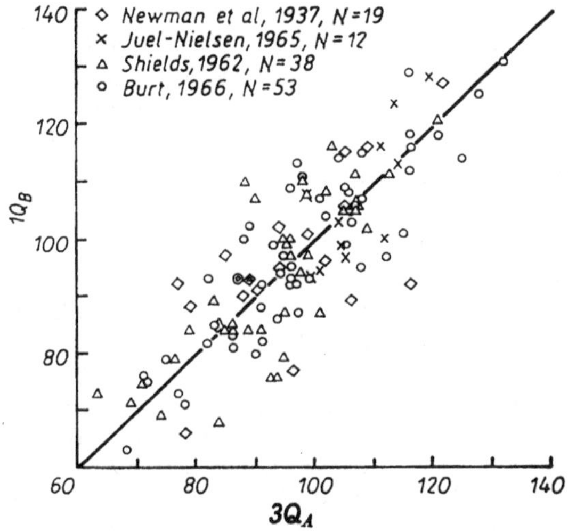

Abb. 4. Verteilungsdiagramm für die Korrelationen zwischen 122 Paaren getrennt aufgewachsener Zwillingspaare bezüglich des IQ mit Einschluß der Werte von BURT (aus JENSEN, 1970)

(2) Wenn man die Korrelationswerte von NEWMAN et al. (1937), SHIELDS (1962), JUEL-NIELSEN (1965) und BURT (1966) in ein Diagramm einzeichnet (siehe Abb. 4, aus JENSEN, 1970), dann zeigen die BURTschen Werte dieselbe Streubreite wie die Werte der anderen drei Studien. Es ist nicht so, daß die BURTschen Werte der Erwartung auf hohe Korrelation besser entsprechen als die Daten der anderen drei Untersucher (was man bei einer gezielten Fälschung annehmen sollte). — Das hat folgende Konsequenz: Wenn man aus der Abbildung 4 die BURTschen Werte herausnimmt, dann ändert sich an dem Verteilungs-Diagramm praktisch überhaupt nichts.

Kamins Stellungnahme zu Burt:

In dem Buch über den „Intelligenz-Quotient in Wissenschaft und Politik“ (1974, deutsch 1979) setzt sich Leon KAMIN sehr kritisch mit allen Aspekten der Bestimmung des IQ auseinander und analysiert insbesondere die Studien an eineiigen bzw. zweieiigen Zwillingen sowie an getrennt aufgewachsenen Zwillingspaaren in sehr engagierter, teilweise sarkastischer oder ironisierender Form. Dieselbe Position kommt in einem Aufsatz von LEWONTIN, ROSE und KAMIN (1985) zum Ausdruck. KAMIN schildert viele Überspitzungen bei IQ-Bestimmungen in den zwanziger und dreißiger Jahren und deckt

viele Schwachstellen bei der Testdurchführung auf sowie bei der Abschätzung des Ausmaßes unterschiedlicher Lebensbedingungen von getrennt aufgewachsenen Zwillingen. KAMIN (1979) vertritt in der Frage des Intelligenz-Quotienten und des Ausmaßes seiner erblichen Bedingtheit einen sehr extremen Standpunkt: ,,Es existieren keine Daten, die einen besonnenen Mann dazu bringen könnten, die Hypothese zu akzeptieren, daß IQ-Werte in irgendeinem Maße erblich sind" (1979, S. 18).
Seit 1973 haben KAMIN und LEWONTIN, oft gemeinsam mit mehreren Coautoren, zum Fall BURT Stellung genommen (vgl. KAMIN, 1979, sowie LEWONTIN et al., 1985). Sie sind der Meinung, daß die Zwillingsdaten von BURT vollständig gefälscht sind, um BURTS vorgefaßte Ansichten über die erbliche Basis von Intelligenzleistungen ,,wissenschaftlich" zu fundieren. KAMINS und LEWONTINS Auffassungen teilen andere Autoren, wie A. D. B. CLARKE, Anne CLARKE, J. TIZARD, M. MCASKIE, O. GILLIE, S. ROSE, M. W. FELDMAN u. a. Sie betrachten die Publikationen von BURT als ein Musterbeispiel von Vorurteil und Fälschung. Damit sei das ganze Gebiet der genetischen Intelligenzforschung mit Hilfe von Zwillingen am Menschen diskreditiert. KAMIN schreibt: ,,Folgende Schlußfolgerung kann man nicht vermeiden: Die Zahlen, die Professor BURT hinterlassen hat, sind unserer gegenwärtigen Aufmerksamkeit einfach nicht wert." (1979, S. 61.)
Dieser Ansicht hat sich FRIEDRICH (1983) in seinem Buch ,,Zwillinge" voll angeschlossen: ,,Sir Cyril BURT hatte, wie inzwischen vielfach bewiesen, Fälschungen und grobe Unterlassungen in großem Stil begangen ... Mehrfach wurden von ihm Zahlen gefälscht, natürlich tendenziös im Sinne seiner dogmatischen Erbtheorie" (S. 35).

In diesen Diskussionen und Auseinandersetzungen spielt folgendes Einzelargument eine besondere Rolle: Dr. O. GILLIE, Korrespondent der „Sunday Times" (London), hat 1976 in dieser Zeitung den Vorwurf erhoben, daß Cyril BURT die Existenz von zwei Mitarbeiterinnen „erfunden" habe, deren Namen in früheren Veröffentlichungen aus dem BURTschen Institut erscheinen, zum Teil als Coautorinnen von BURT: M. HOWARD und J. CONWAY. „Gillie konnte keinerlei schriftliches Zeugnis für die Existenz dieser Forscherinnen auffinden. Keiner von BURTS Mitarbeitern hatte sie je gesehen, noch wußte irgend jemand von ihrer Existenz. ... Die ... Nachforschungen ... vermochten keine irdischen Spuren von einer Miß Conway oder Miß Howard oder irgendwelcher getrennt aufgewachsener Zwillinge zu erbringen" (LEWONTIN et al., 1985, S. 25 und S. 26).
Diese Behauptungen werden — zumindest bezüglich der Person von Margaret HOWARD — von JENSEN und EYSENCK bestritten. Sie verweisen auf die Aussage des Psychologie-Professors John COHEN, Universität Manchester, daß er während seiner Tätigkeit als Doktorand am University College London Margaret HOWARD kennengelernt hat — sie also sehr wohl existierte (EYSENCK, 1976). JENSEN (1978) weist ergänzend darauf hin, daß der Psychologe L. HEARNSHAW ihn darüber informierte, daß er bei seinen Untersuchungen einen Zwilling kennenlernte, der ihm davon berichtete, daß er vor längerer Zeit von BURTS Assistentin Margaret HOWARD getestet worden ist.

Schlußfolgerung:

Der ,Fall BURT' läßt nach wie vor viele Einzelfragen offen. Soweit die Ansichten von JENSEN und KAMIN in der Beurteilung der Person von Cyril BURT und seiner Leistungen bzw. Verfehlungen auch auseinander gehen; in dem für die wissenschaftliche Zwillingsforschung wichtigen Punkt stimmen sie völlig überein: Die von BURT veröffentlichten Daten müssen als wertlos verworfen werden und dürfen in der wissenschaftlichen Zwil-

lingsforschung keine Rolle mehr spielen! ‚BURTS Daten haben heute keine wissenschaftliche Relevanz mehr' (JENSEN 1978, S. 15).
‚BURTS Daten zur Vererbbarkeit der Intelligenz dürfen nicht ernst genommen werden' (LEWONTIN, ROSE, KAMIN 1985, S. 26). Diese Auffassung hat auch der britische Psychologie-Professor Leslie HEARNSHAW in der von ihm im Jahre 1979 veröffentlichten kritischen Biographie über Cyril BURT zum Ausdruck gebracht.

Die Konsequenzen der Aussonderung der Burtschen Daten

Welche Konsequenzen hat die Aussonderung aller BURTschen Daten für die Zwillingsforschung am Menschen und für die Bestimmung der erblichen Komponente für menschliche Intelligenzleistungen? Haben nunmehr die ‚Milieutheoretiker' recht, welche zwar „in der Theorie" und in allgemeinen Aussagen das Vorhandensein von genetisch bedingten Begabungsunterschieden zwischen einzelnen Menschen verbal akzeptieren (am ehesten noch für sportliche und musikalische Begabungen), aber in der Praxis, z. B. des Schulwesens, möglichst wenig davon wissen wollen? Solche Milieutheoretiker gibt es wohl in allen Ländern. Ihre extrem formulierte Auffassung sei durch die folgenden beiden Zitate belegt: Der amerikanische Psychologe J. B. WATSON, Begründer des Behaviorismus, schrieb bereits in den dreißiger Jahren: „Gebt mir ein Dutzend gesunder wohlgebildeter Kinder und meine eigene Umwelt, in der ich sie erziehe, und ich garantiere, daß ich jedes nach dem Zufall auswähle und es zu einem Spezialisten in irgendeinem Beruf erziehe — zum Arzt, Richter, Künstler, Kaufmann oder zum Bettler und Dieb ohne Rücksicht auf seine Begabungen, Neigungen, Fähigkeiten, Anlagen und die Herkunft der Vorfahren." (WATSON 1930, S. 103.)
Und der Populationsgenetiker R. LEWONTIN behauptet, die Formbarkeit der menschlichen Erbausstattung sei so groß, daß jeder von uns imstande sei, „praktisch jede denkbare Identität zu entwickeln, die überhaupt im Bereich des Menschlichen liegt" (zitiert nach LYKKEN und BOUCHARD, 1984).
Eine genauere Prüfung der Fakten gibt aber ein ganz anderes Bild. Wie bereits auf Seite 42 erwähnt, liegen gegenwärtig — neben mehreren Berichten über Einzelfälle — vier sehr umfangreiche Studien über getrennt aufgewachsene eineiige Zwillingspaare vor von: NEWMAN et al., 1937; SHIELDS, 1962; JUEL-NIELSEN, 1965; sowie LYKKEN und BOUCHARD, 1984. Sie berichten über 101 analysierte Zwillingspaare (EZG). Natürlich wären die 53 BURTschen Paare eine wesentliche Erweiterung des Datenmaterials gewesen — wenn sie korrekt erarbeitet und analysiert worden wären. (Da das nicht der Fall ist, sind sie auszuschließen.) Aber auch 101 korrekt untersuchte Zwillingspaare liefern ein so umfangreiches und einwandfreies Datenmaterial, daß daraus klare Schlußfolgerungen gezogen werden können. Man kommt deshalb bezüglich der eingangs gestellten Frage nach den Konsequenzen zu einer auf den ersten Blick erstaunlichen, bei genauerem Nachdenken aber offenkundigen Antwort: *Die Aussonderung der Burtschen Daten hat keine entscheidenden Konsequenzen für die Aussagen einer verantwortungsbewußten Zwillingsforschung über die erblichen Grundlagen von Intelligenzleistungen.* Es ist eindeutig unberechtigt, wegen der Zweifelhaftigkeit der BURTschen Daten und ihrer deshalb vorgenommenen Aussonderung das Gesamtgebiet der Intelligenzforschung am Menschen als unsicher, zweifelhaft und diskreditiert zu bezeichnen und zu behandeln. Zweifelhaft sind die BURTschen Zahlen und diskreditiert ist seine Glaubwürdigkeit — mehr nicht.

Wie bereits geschildert, muß wohl im Augenblick offen bleiben, ob bei Burt nur unverzeihliche Nachlässigkeit und Schludrigkeit im Spiele war oder beabsichtigte Fälschung. Wie dies auch sei, auf eines muß hingewiesen werden: In den vergangenen Jahrzehnten sind nahezu regelmäßig Fälle von Fälschungen im Bereich der Naturwissenschaften, Landwirtschaft und Medizin aufgedeckt und in wissenschaftlichen Zeitschriften analysiert worden. Persönlicher Ehrgeiz, der Wunsch nach ‚wissenschaftlichem Vorwärtskommen' bei großem Konkurrenzdruck und wenig eigener Arbeitslust, aber auch das Verlangen, eine eigene Hypothese unbedingt zu ‚beweisen', waren die Triebfeder zu solch unwissenschaftlichem Verhalten. Aber deshalb kann man nicht die wissenschaftliche Disziplin, in der ein solcher Fälscher ‚tätig' war, für diese Entgleisungen verantwortlich machen. Die Wissenschaft ignoriert die ‚frisierten' Daten; der Fälscher aber ist auf Lebenszeit ‚gebannt' (was dann in mehreren Fällen dessen Selbstmord zur Folge hatte). Die wissenschaftliche Forschung geht darüber unverzüglich zur Tagesordnung über, zu weiterer exakter Arbeit. So ist es in Biochemie, experimenteller Medizin, Genetik und Züchtung nach Fälschungen gewesen (z. B. im Rahmen der lyssenkoistischen „Theorien"), und so muß es auch in der Intelligenzforschung am Menschen sein.

Schlußbetrachtungen

Die umfangreichen Studien von Newman, Freeman und Holzinger (1937), Shields (1962), Juel-Nielsen (1965) sowie Lykken und Bouchard (1984) an getrennt aufgewachsenen Zwillingen und zahlreiche weitere Untersuchungen, von denen mehrere in Tabelle 3 und in Abb. 3 genannt sind, haben ein sehr umfangreiches Datenmaterial zur Frage des Einflusses von Erbgut und Umwelt auf den Intelligenz-Quotienten geliefert. Auf dieser Basis müssen die allgemeinen Schlüsse beruhen, welche über die genetische Basis von Intelligenzleistungen gezogen werden.
Zwar haben Kamin (1979) und Lewontin et al. (1985) aus diesem großen Material Einzelfälle herausgegriffen und methodische Gesichtspunkte kritisiert (z. B. daß einzelne Zwillingspaare nicht lange genug völlig voneinander getrennt aufgewachsen sind); aber die Aussagekraft des sehr umfangreichen Datengutes ist damit nicht zu entkräften.
Aus der genauen Untersuchung von eineiigen und zweieiigen Zwillingen und ihrem Vergleich ergeben sich folgende Schlußfolgerungen:

— Eineiige Zwillinge weisen für physische Merkmale höhere Korrelationswerte auf als zweieiige. In Tabelle 2 sind die Ergebnisse der Analyse von vier physischen Merkmalen zusammengestellt, und zwar getrennt für EZZ, EZG, ZZZ und ZZG. EZ zeigen höhere Korrelationen als ZZ; und EZZ ergeben — besonders deutlich bei dem umweltlabilen Körpergewicht — höhere Korrelationen als EZG.
— Auch bezüglich des Intelligenz-Quotienten sind EZ deutlich stärker korreliert als ZZ. Tabelle 3 enthält die Werte für den IQ aus 6 umfangreichen Untersuchungen aus verschiedenen Ländern zwischen 1928 und 1973; sie stimmen in diesem Resultat ohne Ausnahme überein. (Der interessierte Leser berechne daraus h^2.)
— Tabelle 4 gibt die Resultate aus der bekannten Studie von Newman, Freeman und Holzinger (1937) über eineiige Zwillinge, die zum Teil gemeinsam und zum Teil getrennt aufgewachsen sind (verglichen mit ZZZ und anderen Geschwistern), für physische Merkmale und den Intelligenz-Quotienten wieder. Angegeben sind die Differenzen

der bestimmten absoluten Werte; je geringer die Zahlen, desto größer die Ähnlichkeit. Auffallend ist der klare Unterschied zwischen einem relativ umweltstabilen Merkmal (Körpergröße) und einem umweltlabileren Merkmal (Körpergewicht). — Der Intelligenz-Quotient liegt hinsichtlich seiner Bestimmung durch Erbgut und Umwelt offensichtlich zwischen Körpergröße (diese ist umweltstabiler) und dem Körpergewicht (dies ist umweltlabiler als der IQ). — Ganz deutlich ist auch, daß ZZ und andere Geschwister unter gleicher Umwelt gleich stark von den EZ abweichen.

Tabelle 2

Korrelationen für unterschiedliche physische Merkmale zwischen ein- und zweieiigen Zwillingen, zusammen oder getrennt aufgewachsen (nach LYKKEN und BOUCHARD, 1984)

Anthropometrische Variable	EZZ (N = 274)	EZG (N = 34)	ZZZ (N = 146)	ZZG (N = 16)
Zahl der Hautleisten an den Fingerkuppen	0,96	0,98	0,46	0,38
Körpergröße	0,93	0,92	0,52	0,49
Körpergewicht	0,86	0,71	0,46	0,74
Schädelindex	0,73	0,71	0,39	0,27

Tabelle 3

Korrelationen im IQ bei eineiigen (EZ) und zweieiigen (ZZ) Zwillingen (aus W. LENZ, 1978)

Autoren	EZ	ZZ
WINGFIELD (1928)	0,84	0,55
DAY (1932)	0,92	0,61
HERRMAN und HOGBEN (1932/33)	0,86	0,48
NEWMAN et al. (1937)	0,88	0,63
ZAZZO (1960)	0,90	0,60
DRABKOVA (1973)	0,91	0,61

Tabelle 4

Unterschiede in fünf Merkmalen zwischen ein- und zweieiigen Zwillingen sowie Geschwistern unter gleichen oder unterschiedlichen Umweltbedingungen
(Nach NEWMAN, FREEMAN u. HOLZINGER, 1937 sowie SINOTT, DUNN u. DOBZHANSKY, 1958)

Merkmale	EZZ	EZG	ZZZ	Geschwister (Z)
Körpergröße (cm)	1,7	1,8	4,4	4,5
Körpergewicht (Pfund)	4,1	9,9	10,0	10,4
Schädellänge (mm)	2,9	2,2	6,2	—
Schädelbreite (mm)	2,8	2,9	4,2	—
IQ (Punkte im Binet-Test)	5,9	8,2	9,9	9,8

— In Tabelle 5 sind die Korrelationswerte zusammengestellt, die in den vier großen Studien an getrennt aufgewachsenen eineiigen Zwillingen (EZG) bestimmt worden sind. Sie liegen in ihren absoluten Werten alle zwischen 0,67 und 0,78. Der Vergleich mit den Werten in Tabelle 3 zeigt: Die Werte für EZZ liegen höher; die Werte für ZZ sind deutlich niedriger.

Tabelle 5

Korrelationen (r) der Intelligenz-Quotienten (IQ) getrennt aufgewachsener eineiiger Zwillinge (EZG) (aus JENSEN, 1970 sowie LYKKEN und BOUCHARD, 1984)

Autoren	N	r	IQ	Streuung
NEWMAN, FREEMAN u. HOLZINGER, 1937 USA	19	0,67	95,7	13,0
SHIELDS, 1962 Großbritannien	38	0,78	93,0	13,4
JUEL-NIELSEN, 1965 Dänemark	12	0,68	106,8	9,0
LYKKEN u. BOUCHARD, 1984 USA	32	0,74	102,2	14,9

Dies bedeutet: *Die Intelligenz eines Menschen entwickelt sich als Resultante von Wechselwirkungen zwischen einer klar nachweisbaren erblichen Komponente und vielfältigen Umwelt- und Erziehungsfaktoren.* Der Korrelationswert für die in Tabelle 5 zusammengestellten 101 getrennt aufgewachsenen eineiigen Zwillingspaare liegt bei 0,73 und dokumentiert damit klar die genetische Basis von Intelligenzleistungen. Dabei darf man den Einfluß von Umwelt- und Erziehungsfaktoren keinesfalls vernachlässigen oder ignorieren. Die Daten von NEWMAN, FREEMAN und HOLZINGER in Tabelle 4 machen den Umwelteinfluß deutlich: Die Unterschiede im IQ betragen bei EZZ 5,9, bei EZG 8,2 und bei ZZZ 9,9. Hieraus wird das Zusammenwirken von Erbgut und Umwelt bei der Bestimmung von Intelligenzleistungen des Menschen ganz deutlich.

Literatur

ERLENMEYER-KIMLING, L. and L. F. JARVIK: Genetics and intelligence: A review, Science **142** (1963), 1477–1478.

ERTL, J. P. and E. W. P. SCHAFER: Brain response correlates of psychometric intelligence, Nature **223** (1973), 421–422.

EYSENCK, H. J.: Wege und Abwege der Psychologie, Rowohlt, Hamburg 1956.

EYSENCK, H. J.: Intelligenz. Struktur und Messung, Springer-Verlag, Berlin, Heidelberg, New York 1980.

EYSENCK, H. J.: Intelligenztest, Rowohlt, Hamburg 1985.

FALCONER, D. S.: Einführung in die Quantitative Genetik, (UTB 1334), Verlag Eugen Ulmer, Stuttgart 1984.

FREYE, H.-A.: Humangenetik, Volk und Gesundheit, Berlin 1981.

FRIEDRICH, W.: Zwillinge: Wissenswertes über Zwillinge aus Forschung und Alltag, VEB Deutscher Verlag der Wissenschaften, Berlin 1983.

GALTON, F.: Hereditary genius, Macmillan, London 1869.

GARROD, A. E.: Inborn errors of metabolism, Oxford University Press, Oxford 1909.

GOTTSCHALDT, K.: Das Problem der Phänogenetik der Persönlichkeit, In: „Handbuch der Physiologie", Bd. 4, Hrsg. PH. LERSCH und H. THOMAE. Hogrefe, Göttingen 1960.

GUTHKE, J.: Ist Intelligenz meßbar? VEB Deutscher Verlag der Wissenschaften, Berlin 1980.

GUTJAHR, W.: Die Messung psychischer Eigenschaften, VEB Deutscher Verlag der Wissenschaften, Berlin 1974.

HAGEMANN, R. unter Mitarb. v. T. BÖRNER, R. PIECHOCKI, F. SIEGEMUND: Allgemeine Genetik, VEB Gustav Fischer, Jena, und Gustav Fischer, Stuttgart 1984.

HEARNSHAW, L. S.: Cyril Burt: Psychologist, London 1979.

JENSEN, A. R.: IQs of identical twins reared apart, Behavior Genetics 1 (1970), 133–148.

JENSEN, A. R.: Genetics and education, Methuen & Co Ltd, London 1972.

JENSEN, A. R.: Kinship correlations reported by Sir Cyril Burt, Behavior Genetics 4 (1974), 1–28.

JENSEN, A. R.: Sir Cyril Burt in Perspective, American Psychologist 33 (1978), 499–503.

JENSEN, A. R.: The current status of the IQ controversy, Australian Psychologist 13 (1978), 7–27.

JUEL-NIELSEN, N.: Individual and environment (Acta Psychiat. Scand. 40, Suppl. 183) Munksgaard, Kopenhagen 1965.

KAMIN, L.: Der Intelligenzquotient in Wissenschaft und Politik, Steinkopf, Darmstadt (1979). (Übersetzung von: The science and politics of IQ, Erlbaum, Potomac 1974).

LENZ, W.: Humangenetik in Psychologie und Psychiatrie. (UTB 825), Quelle und Meyer, Heidelberg 1978.

LENZ, W.: Medizinische Genetik, Georg Thieme, Stuttgart 1983.

LEROY, H. L.: Statistische Methoden der Populationsgenetik, Reihe der Experimentellen Biologie, Band 15, Birkhäuser Verlag, Basel, Stuttgart 1960.

LEWONTIN, R. C., S. ROSE und L. J. KAMIN: Zu Paaren treiben. Lehren aus der Zwillingsforschung. In: „Kursbuch" 80, Rotbuch Verlag 1985, 22–38.

LOTZE, R.: Zwillinge, Verlag Ferd. Rau, Oehringen 1937.

LUSH, J.: Animal Breeding Plans, Iowa State College Press, Ames 1945.

LYKKEN, D. T. and T. J. BOUCHARD: Genetische Aspekte menschlicher Individualität. Untersuchungen an getrennt aufgewachsenen eineiigen Zwillingen, Mannheimer Forum 83/84 (1984), 79–117.

LYON, I. W.: Chronic hereditary chorea, Amer. med. Times 7 (1863), 289.

MEHLHORN, G. und H.-G. MEHLHORN: Intelligenz. Zur Erforschung und Entwicklung geistiger Fähigkeiten. VEB Deutscher Verlag der Wissenschaften, Berlin 1981.

MULLER, H. J.: Mental traits and heredity. Journ. Heredity 16 (1925), 433–448.

NEWMAN, H. H., F. N. FREEMAN and K. J. HOLZINGER: Twins: A study of heredity and environment, The University of Chicago Press, Chicago 1937.

POPENOE, P.: Twins reared apart, Journ. Heredity 13 (1922), 142–144.

PROKOP, O. und W. GÖHLER; unter Mitarbeit von W. R. MAYR, G. RADAM und G. GESERICK: Die menschlichen Blutgruppen, VEB Gustav Fischer, Jena 1986.

SAUER, W.: Zwillinge und Zwillingsforschung in pädagogischer Sicht, Dissertation Universität Tübingen 1937.

SCHUMACHER, G.-H.: Embryonale Entwicklung des Menschen, Verlag Volk und Gesundheit, Berlin 1977.

SHIELDS, J.: Monozygotic twins brought up apart and brought up together, Oxford University Press, London 1962.

SIEMENS, H. W.: Die Zwillingspathalogie, Springer-Verlag, Berlin 1924.

SMITH, C.: Concordance in twins: Methods and interpretation, Amer. J. hum. Genet. 26 (1974), 454–466.

STERN, C.: Grundlagen der Humangenetik, VEB Gustav Fischer, Jena 1968.

STERN, C.: Principles of human genetics, W. H. Freeman and Company, San Francisco 1973.

VOGEL, F.: The genetic basis of the normal human electroencephalogram (EEG), Hum. Genet. **10** (1974), 91–114.

VOGEL, F.: Wir sind nicht die Sklaven unserer Gene, Mannheimer Forum 84/85 (1985), 61–113.

VOGEL, F. und A. G. MOTULSKY: Human Genetics: Problems and approaches, Springer-Verlag, Heidelberg 1986.

VON BRACKEN, H.: Humangenetische Psychologie, In: „Humangenetik", Bd. 1/2, Hrsg. P. E. BECKER, Georg Thieme Verlag, Stuttgart 1969, 409–562.

VON CUBE, A. et al.: Evolution zum Untergang. Muß der Mensch verschwinden? Westermanns Monatshefte 1985, 126–135.

WATSON, J. B.: Behaviorism, Chicago 1930, (deutsch: Behaviorismus, Köln 1968).

WEISS, V.: Psychogenetik. Humangenetik in Psychologie und Psychiatrie, VEB Gustav Fischer, Jena 1982.

WOLF, G. und J. HESS: Seele oder Programm, Urania, Leipzig, Jena, Berlin 1985.

Einige empirische Ergebnisse der Zwillingsforschung

W. Friedrich

Die in letzter Zeit erneut aufgeflammten Diskussionen zum „biopsychosozialen Problem“ sind sehr zu begrüßen. Letztlich zielen sie auf die Grundlagen (Ursachen/Determinanten) der menschlichen Persönlichkeitsentwicklung. Jedenfalls zeigen die Stellungnahmen der verschiedenen Autoren, daß dies für sie das interessanteste und bedeutsamste Problem ist. Dabei steht die Frage nach den Determinanten **intellektueller Fähigkeiten,** nach den Entwicklungsfaktoren der **menschlichen Intelligenz** im Vordergrund. Das überrascht durchaus nicht:

- weil das ein Problem von rapid wachsender gesellschaftlicher Relevanz ist (frühzeitige Diagnostik und optimale Förderung von Begabten/Talenten);
- weil unser gegenwärtiger Erkenntnisstand auf diesem Gebiet bei weitem noch nicht befriedigen kann;
- weil infolgedessen nicht selten noch recht einseitige Auffassungen vertreten, kurzschlüssige Reduktionen mit scheinbar hohem Plausibilitätsgrad verbreitet werden.

Häufig wird dabei auf Ergebnisse der Zwillingsforschung verwiesen. Manchmal wird geradezu der Eindruck erweckt, als habe man damit die unwiderlegbaren Beweise in der Hand, das non plus ultra sei erreicht, ein methodologisches Hinterfragen solcher Forschungsergebnisse sei nicht nötig oder gar töricht.

Bekanntlich widerspiegelt diese Diskussion ein ideologisch und emotional stark besetztes „Reizthema“ des 20. Jahrhunderts, das mehrfach unter den Termini „Anlage-Umwelt“, „Biologisches und Soziales“ aufgeflackert ist sowie meist nach heftigen Kontroversen, Unterstellungen und Abstreiten der wissenschaftlichen Kompetenz der anderen Seite ein vorläufiges Ende fand.

Soll der jetzt in Gang gekommene Meinungsaustausch zwischen Philosophen, Psychologen, Genetikern, Pädagogen, Soziologen u. a. dauerhaft und konstruktiv weitergeführt und zu dem gewünschten Erkenntnisprofit führen, dann sollten allerdings einige weitere Bedingungen beachtet werden. Nach meiner Auffassung müßten z. B. empirische Forschungsergebnisse künftig stärker in die Debatten eingebracht werden. Wenn über einen Gegenstand genügend theoretisiert worden ist, wenn die verschiedensten, auch konträren Aussagen/Hypothesen ausgiebig debattiert wurden, dann sollte man mehr die Empirie zu Worte kommen lassen, also sich verstärkt mit den Ergebnissen empirischer Analysen beschäftigen bzw. sie organisieren. Einer solchen Zäsur sind wir m. E. gegenwärtig in der Diskussion der biopsychosozialen Determinanten der menschlichen Persönlichkeits-, speziell der Intelligenzentwicklung, sehr nahe. Deshalb möchte ich hier einige empirische Ergebnisse der Zwillingsforschung in die Diskussion einbringen.

Die (psychologisch orientierte) traditionelle Zwillingsforschung hat sich von Anfang an stark auf die Intelligenzunterschiede bei Zwillingen konzentriert. Tausende von Zwillingspaaren wurden inzwischen mit den verschiedensten IQ-Tests untersucht.
Seit ERLENMEYER-KIMLING, JARVIK (1963) sind diese Daten von mehreren Autoren pauschal zusammengefaßt (was schon für sich methodologisch sehr riskant ist) und mit denen anderer Verwandten-Paare, wie z. B. Geschwister, Eltern:Kinder, Adoptiveltern:Adoptivkinder usw. verglichen worden (vgl. BOUCHARD/McGUE, 1981).
Diese Übersichtstabellen werden seitdem in vielen Lehrbüchern zitiert und gelten als **die** Zentralaussage der Zwillingsforschung zur genetischen Determination der interindividuellen Intelligenzunterschiede. Aus diesen Daten der Zwillings- und Familienforschung wurden Erblichkeitsschätzwerte (Heritabilitätswerte) ermittelt. Lange Zeit meinte man, damit die empirischen Belege für einen sehr hohen Einflußgrad genetischer Faktoren (h = etwa 0,80) auf die Intelligenzentwicklung, genauer auf die Ausprägung interindividueller Unterschiede der Intelligenz exakt nachweisen zu können. Doch ist das alles nicht so einfach, wie es auf den ersten Blick scheint und wie es anfangs enthusiastisch verkündet wurde. In den letzten Jahren wurde auch massive Kritik an dieser Konzeption geübt. Ein großer Teil der methodologischen Gegenargumente und Gegenfakten findet sich bei KAMIN (1979, vgl. auch FRIEDRICH und SCHULZE, 1986; SCHULZE, 1986).
Wir wollen an dieser Stelle auf **ein** Problem hinweisen: auf die krassen Veränderungen der empirischen Korrelationswerte und damit der Heritabilitäten in den letzten 20 Jahren.
Der Vergleich der beiden Übersichten von ERLENMEYER und JARVIK, die Untersuchungsergebnisse bis 1963, und BOUCHARD und McGUE, die Ergebnisse bis 1980 zusammengefaßt haben, liefern dafür klare Beweise (siehe Tabelle 1).

Tabelle 1

Mittlere Korrelationswerte für Paare einiger Verwandtschaftskategorien nach ERLENMEYER und JARVIK und BOUCHARD und McGUE:

erwandtschaftskategorien:	theoret. Werte:	ERLENMEYER Studien bis 1963	BOUCHARD Studien bis 1980	BOUCHARD nur Studien 1963–1980
gemeinsam aufgewachsen:				
MZ	1,0	0,87	0,86	0,85
DZ gg (1)	0,5	0,53	0,62	0,66
Geschwister, gg	0,5	0,50	0,48	0,45
Elternteil/Kind	0,5	0,50	0,42	0,385
getrennt aufgewachsen:				
Geschwister	0,5	0,40	0,24	0,13
Elternteil/Kind	0,5	0,50	0,22	(2)
Adoptivgeschwister	0,0	0,23	0,34	(2)

(1) DZ = dizygote Zwillinge; MZ = monozygote; gg = gleichgeschlechtlich
(2) konnte nicht berechnet werden.

Die Tabelle indiziert ein enormes Abdriften der empirischen Werte von den theoretischen Werten des polygenen Heritabilitätsmodells. Während die Daten von ERLENMEYER und JARVIK noch auf eine frappierende Übereinstimmung hinweisen, sieht das bei denen von BOUCHARD und McGUE doch beträchtlich anders aus. Dieser Trend verstärkt sich noch in hohem Grade, wenn man die nach 1963 durchgeführten Zwillings- und Familienstudien **gesondert** analysiert. BOUCHARD und McGUE haben die Daten von ERLENMEYER und JARVIK **und** von 59 späteren Studien genutzt, letztere aber unverständlicherweise **nicht** gesondert analysiert. Wir haben das nachgeholt.
Wird nach den neueren Daten von BOUCHARD und JARVIK der Heritabilitätswert nach FALCONER berechnet, dann ergibt sich h = 0,48, bei den Studien seit 1963 sogar nur h = 0,40.
Eine solche Bewegung der empirischen Korrelations- und Heritabilitätswerte in Richtung einer Abschwächung genetischer Einflüsse kann natürlich nur methodologisch erklärt werden. Weder die genetischen noch die Umwelteinflüsse auf die Intelligenzentwicklung dürften sich in den vergangegen Jahren (in den USA und anderswo) gravierend verändert haben. Es kann dafür wohl nur die von Jahrzehnt zu Jahrzehnt verbesserte Präzision der Analyseinstrumente/IQ-Tests und der Testdurchführung verantwortlich gemacht werden.
Die Folgerung daraus ist: Heute kann wirklich niemend mehr unter Berufung auf Zwillings- und Verwandtschaftsforschungen behaupten, die interindividuellen Differenzen der Intelligenz seien zu über 70% (h über 0,7) genetisch determiniert.
Man muß die **neuen** Ergebnisse der Zwillingsforschung endlich zur Kenntnis nehmen und theoretisch berücksichtigen.
Selbst SCARR, eine bekannte genetisch ausgerichtete Psychologin, schreibt, daß „neuere Forschungen nur eine Heritabilität der intellektuellen Parameter im Bereich von 0,4 bis 0,7 nicht aber von 0,8 stützen“ (1979, S. 21).
Wenn wir heute bereits Heritabilitätswerte um 0,40 haben, so ist mit Recht zu fragen, in welcher Region diese sich morgen wiederfinden lassen. Vielleicht kehrt sich die lange Zeit geglaubte Erbe:Umwelt-Proportion von 80:20 noch total um?
Damit wäre selbstverständlich auch noch nichts über die tatsächliche Wirkung genetischer Faktoren auf die menschliche Intelligenzentwicklung ausgesagt. Nur die psychologischen und statistischen Erkenntnismethoden, auf die zahlreiche Forscher so fest gebaut haben, werden wohl dann von jedem in Frage gestellt werden. Die vor allem unter Nicht-Psychologen verbreitete Illusion von der unbezweifelbaren Exaktheit der Meßinstumente (der älteren IQ-Tests) dürfte man dann wohl aufgeben.
Daß genetische Faktoren die intellektuelle Leistungsfähigkeit der Individuen, besonders auch die Extremvarianten im Positiv-Negativ-Bereich mitbringen, ist unbestritten, nur besitzen wir gegenwärtig noch keine zuverlässigen Methoden, um zahlenmäßige Anteile zu bestimmen, was überhaupt kaum zu erreichen ist.
Mit Hilfe der Zwillingsforschung sind also gerade die **unerhofften** (von manchen unerwünschten) Ergebnisse bestätigt worden. Indem durch sie die Komplexität des biopsychosozialen Problems „Intelligenzentwicklung“ erneut sichtbar geworden ist, hat sie zweifellos zum Erkenntnisfortschritt beigetragen. Dafür sollte man dankbar sein. Ihren Wert hat die Zwillingsforschung damit **nicht** verloren!
Die Zwillingsforschung ist bisher viel zu wenig für sozialpsychologische Zielstellungen genutzt worden, obwohl sie sich dafür hervorragend eignet. Mit den verschiedenen methodologischen Varianten (Versuchsplänen) können ja einige wichtige Variablen-

komplexe wie genetische Identität/Verschiedenheit, gleiche Entwicklungsbedingungen in den ersten Lebensjahren, Leben im Paarverband, relativ gleiche Lebenserfahrungen u. a. kontrolliert werden.

Am Zentralinstitut für Jugendforschung werden — nach einer längeren Vorbereitungsphase — seit 1980 Untersuchungen bei Zwillingen im Vorschul- und im Jugendalter durchgeführt.

Die Hauptuntersuchung bezog sich auf 338 Zwillingspaare im Alter von 13 bis 16 Jahren, eine unausgelesene, für diese Altersstufe repräsentative Stichprobe. 55% dieser Zwillingspaare waren monozygot, 45% dizygot. Anfang 1985 konnten knapp 200 dieser (jetzt 18- bis 21jährigen) Paare erneut untersucht werden. Leider liegen die Vergleichsdaten dieses Längsschnitts zur Zeit noch nicht vor. Einige Hauptergebnisse sollen kurz genannt werden:

1. Zwillinge, sowohl DZ wie MZ, sind in vielen Merkmalen ihres Leistungs- und Sozialverhaltens verschieden (diskordant). Das trifft auch auf die Ausprägung ihrer intellektuellen Fähigkeiten zu, die durch Tests und Schulzensuren ermittelt werden.
2. MZ-Zwillinge sind insgesamt gesehen einander ähnlicher als DZ-Zwillinge. Sie erreichen bei zahlreichen Verhaltensmerkmalen, darunter auch bei intellektuellen Fähigkeiten, höhere Konkordanzwerte. Die Intrapaardifferenzen sind bei ihnen niedriger, die Intrapaarkorrelationen entsprechend höher als bei DZ. Das kann jedoch nicht genetisch erklärt werden, denn
3. nahezu alle Merkmale, einschließlich der intellektuellen Fähigkeiten (Testwerte) variieren stark in Abhängigkeit von sozialen Lebensbedingungen und Lebenserfahrungen der MZ- wie DZ-Zwillinge. Das drückt sich in den beträchtlich veränderten Werten der Merkmalsdifferenzen und -korrelationen aus. Solche sozial-psychischen Einflußfaktoren sind beispielsweise
   - die unterschiedliche Identifizierung mit dem Zwillingspartner,
   - die unterschiedliche Identifizierung mit den Eltern bzw. Elternteilen,
   - die elterliche Erziehungsstrategie,
   - die unterschiedliche Ausprägung bestimmter Persönlichkeitseigenschaften wie Selbstbewußtsein, Leistungsmotivation, Konzentrationsfähigkeit u. a.,
   - die Zahl der vorhandenen Geschwister.

Werden die Zwillinge nach diesen Kriterien differenziert, dann können zwischen den entstandenen Gruppen sehr große Unterschiede zutage treten, z. B. können DZ-Gruppen mit stark ausgeprägten Kriterien Konkordanzwerte erreichen, die denen von MZ-Gruppen mit schwach ausgeprägten Kriterien nahekommen bzw. sie sogar übertreffen. Zwei Beispiele dazu zur Veranschaulichung zeigt Tabelle 2.

Die betont zur Konformität erzogenen Zwillinge sind sich also hinsichtlich ihrer Intelligenz ähnlicher, gemessen an Testleistungen und Lehrerurteilen.

Besonders groß sind die Differenzen bei der MZ-Gruppe. Ihre Werte fluktuieren stärker als die tendenziellen der DZ, was gewiß nicht für genetische Effekte spricht.

Individuell erzogene DZ und MZ kommen sich in ihren Werten sehr nahe.

Ein weiteres exemplarisches Ergebnis unserer Untersuchungen ist folgendes: Wir ermittelten, inwieweit das Zwillingsgeschwister (aber auch die Eltern und andere Personen) als bevorzugte Berater fungieren. Die Befunde zeigen, daß bei den MZ das Zwillingsgeschwister häufiger als bei den DZ als Berater bei Fragen und Problemen in der Freizeit, Schule und in anderen Lebensbereichen bevorzugt wird. Es darf angenom-

Tabelle 2

Intrapaarvarianzen (V_i) und Intraklaßkoeffizienten (r') bei MZ und DZ, in Abhängigkeit von der elterlichen Erziehungsstrategie

Erziehungsstrategie		V_i	r'	n-Paare
	Merkmal: reasoning Faktor (Subtests 3 und 4/LPS nach HORN)			
MZ	Konformitätserziehung	$0{,}96_{(s)}$	0,75	53
	Individualerziehung	2,15	0,57	22
DZ	Konformitätserziehung	$1{,}78_{(ns)}$	0,33	24
	Individualerziehung	2,77	0,41*	29
	Merkmal: produktiv schöpferische Intelligenz (gemittelte Lehrerurteile)			
MZ	Konformitätserziehung	$0{,}26_{(s)}$	0,73	74
	Individualerziehung	0,48	0,52	24
DZ	Konformitätserziehung	$0{,}59_{(ns)}$	0,46	30
	Individualerziehung	0,77	0,40	42

* Hier tritt die Problematik des Intraklaßkoeffizienten zutage. Trotz vergleichsweise höherer Intrapaarvarianz erscheint ein so hoher Koeffizient. Das geht auf die unterschiedliche Streuung der Interpaarvarianzen zurück.

(s) = Signifikant; (ns) = nicht Signifikant

men werden, daß die psychischen Intrapaarähnlichkeiten der MZ davon beeinflußt werden, ob die Zwillinge sich gegenseitig als Berater bevorzugen oder anderen Personen (den Eltern) zuwenden.

Um diese Annahme empirisch zu prüfen, bildeten wir bei den MZ unserer Untersuchungspopulation drei Gruppen:

1. Gruppe: Für **beide** Zwillinge des jeweiligen Paares ist das Zwillingsgeschwister bei Fragen und Problemen bezüglich der **Freizeitgestaltung** der bevorzugte Berater.

Tabelle 3

Intrapaarvarianzen und -korrelationen für MZ bei intellektuellen Fähigkeiten

MZ-Gruppen		Konkordante Paare (in %)	V_i	r'	n-Paare
			PMT (nach RAVEN)		
MZ	1. Gruppe	43	0,57	0,78	37
	2. Gruppe	30	$0{,}72)_{(s)}$	0,35	23
	3. Gruppe	33	$3{,}43)_{(s)}$	0,17	15
			reasoning Faktor (nach HORN)		
MZ	1. Gruppe	19	1,62	0,66	36
	2. Gruppe	45	$1{,}14)_{(s)}$	0,68	22
	3. Gruppe	9	$3{,}21)_{(s)}$	0,33	13

2. Gruppe: Nur für **einen** Zwilling (Paarling) fungiert das Zwillingsgeschwister als bevorzugter Berater.
3. Gruppe: Für **keinen** der beiden Zwillinge der Paare ist das Zwillingsgeschwister die bevorzugte Beraterperson.

Es darf konstatiert werden:

Die MZ der Gruppen 1 und 2 sind sich in ihren Testleistungen deutlich ähnlicher (signifikant kleinere Intrapaarvarianzen und höhere Intraklaßkorrelationen) als die MZ der Gruppe 3, in der für **keinen** der Zwillinge das Zwillingsgeschwister als bevorzugter Berater fungiert.
Zwischen den Intrapaarvarianzen der 1. und 2. Gruppe besteht kein signifikanter Unterschied.
Ein Beleg für die Wirkung psychischer Variablen:

Testleistungen von MZ, differenziert nach ihrer Konzentrationsfähigkeit (reasoning Faktor/Subtest 4 nach HORN)

Konzentrationsfähigkeit	C	IQ	n
besser	5.31	$102.3_{(s)}$	36
schlechter	4.19	93.9	36

Werden Zwillingspaare mit **unterschiedlicher** Konzentrationsfähigkeit differenziert, dann zeigen sich hohe signifikante Differenzen in den Testleistungen, wie sie die C-Werte und umgerechneten IQ-Werte ausweisen.
Auch in den anderen Untertests des LPS von HORN wurden ähnliche Ergebnistrends erreicht.
Ausführlicher werden diese und viele andere Ergebnisse dargestellt in FRIEDRICH und KABAT VEL JOB, 1986a, dort besonders in den Beiträgen von FRIEDRICH und SCHULZE, KABAT VEL JOB, SCHMIDT (vgl. weiter SCHULZE, 1986; KABAT VEL JOB, 1986; SCHMIDT, 1985; FRIEDRICH und KABAT VEL JOB, 1986b).
Die angeführten empirischen Ergebnisse belegen den Einfluß sozialer und psychischer Faktoren auf die Intelligenz- und Persönlichkeitsentwicklung. Trotz gleicher genetischer Dispositionen bei MZ kann es doch bei unterschiedlicher Präsenz von sozialen und psychischen Kriterien zu großen Differenzen in der Ausprägung intellektueller Merkmale kommen.
Vor allem zeigen die Ergebnisse unserer Zwillingsforschungen, daß man den Persönlichkeitsfaktor aus der Intelligenz- und Persönlichkeitsforschung nicht ausklammern kann. Genau das aber hat die traditionelle Zwillingsforschung bis auf den heutigen Tag getan. Ihre Reduktion auf genetische und Umweltfaktoren (Anlage:Umwelt-Modell) abstrahiert weitgehend von der Persönlichkeit, von den verinnerlichten psychischen Dispositionen und Besonderheiten des Individuums. Damit aber wird eine relativ eigenständige Klasse von Wirk- und Regulationsfaktoren übersehen, die für die Herausbildung des konkreten Leistungs- und Sozialverhaltens, der konkreten Persönlichkeit von großer Bedeutung sind.
Zu Recht sprechen wir von der biopsychosozialen Einheit der Menschen und der Dialektik dieser drei Variablengruppen.
In unseren künftigen Forschungen, die sich besonders auf MZ-Zwillingspaare konzentrieren, werden wir dem Persönlichkeitsfaktor noch größere Aufmerksamkeit schenken.

Literatur

BOUCHARD, Th. and J. MCGUE: Familial studies of intelligence. Science **29** (1981).

ERLENMEYER-KIMLING, L. and L. F. JARVIK: Genetics and intelligence. Science **142** (1963).

FRIEDRICH, W.: Zwillinge. Berlin 1983.

FRIEDRICH, W.: Zwillingsforschung und das Problem der Determiniertheit der Persönlichkeit. In: DZfPH. **9** (1985).

FRIEDRICH, W. und O. KABAT vel JOB: Zwillingsforschung international. Berlin (1986a).

FRIEDRICH, W. und O. KABAT vel JOB: Psychologische Zwillingsforschung: Möglichkeiten, Grenzen, neue Ergebnisse. Psychologie für die Praxis **3** (1986).

KABAT vel JOB, O.: Ergebnisse der Zwillingsforschung zur Determination der Persönlichkeit. Diss. B, Leipzig 1986.

KAMIN, L.: Der Intelligenzquotient in Wissenschaft und Politik. Darmstadt 1979.

LIEBING, M.: Zur Spezifik der physisch-psychischen Entwicklung von Zwillingen bis zum frühen Schulalter unter besonderer Berücksichtigung des Aspekts der Schulfähigkeit. Diss. B, Leipzig 1986.

SCARR, S.: Genetic difference in "g" and real life. Vortrag auf der NATO Int. Conference on intelligence and learning New York 16.—20. 7. 1979.

SCHMIDT, L.: Paarbeziehungen bei jugendlichen Zwillingen und der Einfluß auf deren Persönlichkeitsentwicklung. Diss. A, Leipzig 1985.

SCHULZE, H.: Methodische und methodologische Probleme bei der Erforschung der menschlichen Intelligenz in klassischen Zwillingsstudien. Diss. A, Leipzig 1986.

Stammesgeschichtliche Grundlagen von Motivationen und Emotionen

A. Ermisch

Motivationen und Emotionen sind Hirnleistungen. Dies weiß jeder. Aber was liegt ihnen zugrunde? Zur Antwort sind auch Biologen aufgerufen. Ein Ansatz wird vorgestellt.

Motivationen und Emotionen als Hirnleistungen

Alle Hirnleistungen entstehen durch Kommunikationsketten. Kommunikationsketten (Nachrichtenketten) sind Beziehungen eines Senders, eines Kanales und eines Empfängers durch ein Signal. Der Sender bildet, verschlüsselt und sendet das Signal. Der Kanal transportiert das freigesetzte Signal zum Empfänger. Dieser empfängt, entschlüsselt und verwertet es (Abb. 1). Die Verwertung, das ist die Reaktion des Empfängers. Das Prinzip kann durch ein einfaches Beispiel veranschaulicht werden. Stellen wir uns eine Verkehrsampel vor, dann ist „Grün" eines ihrer Signale. Es veranlaßt „Gehen". Als Ampelzeichen hat „Grün" Signalcharakter, weil es uns eine Nachricht, eine Information übermittelt, auf die wir reagieren. Das Signal entstammt einem Sender, der Ampel, und es passiert einen Kanal, die Übertragungsstrecke „Luft", den Raum; im Empfänger, in dem Verkehrsteilnehmer, wird eine Reaktion ausgelöst — er geht.

Das Nervensystem besteht aus verschalteten Nervenzellen. Jeweils zwei verschaltete Neuronen sind eine Kommunikationskette. Eines dieser Neurone bildet ein (chemisches) Signal, d. h. Moleküle einer bestimmten Sorte (Transmittermoleküle), und setzt es frei. Der Kanal für das Signal, seine Übertragungsstrecke, ist der Spalt zwischen den beiden Neuronen, der Raum zwischen Prä- und Postsynapse (vgl. Beitrag G. Wolf in diesem Band). Die Moleküle mit dem Wert von Signalen besetzen Rezeptoren, spezifische Proteinmoleküle an der anderen Nervenzelle, also an der postsynaptischen Membran. Dieser Signal-Empfänger- (Ligand-Rezeptor-) kontakt löst eine Reaktion aus. Die Primärreaktion erweist sich als das Öffnen von Ionenkanälchen in der postsynaptischen Membran. Dadurch entstehen elektrophysiologische Erscheinungen im Empfängerneuron, z. B. sogenannte Erregungen. Folgereaktionen können zur Fortleitung von Erregungen, zu Aktionspotentialen führen.

Erregungen sind ein Typ von Leistungen einzelner Nervenzellen. Solche und andere Nervenzelleistungen liegen den Motivationen und Emotionen zugrunde. Doch, was Motivationen und Emotionen genannt wird, sind komplexe Hirnleistungen. Komplexe Hirnleistungen kommen durch die Leistungen vieler und auch verschiedenartiger Neuronen als Sender zustande. Die Neuronen unterscheiden sich beispielsweise darin, welche Typen von Transmittermolekülen sie freisetzen. Auch werden diese Signale von vielen

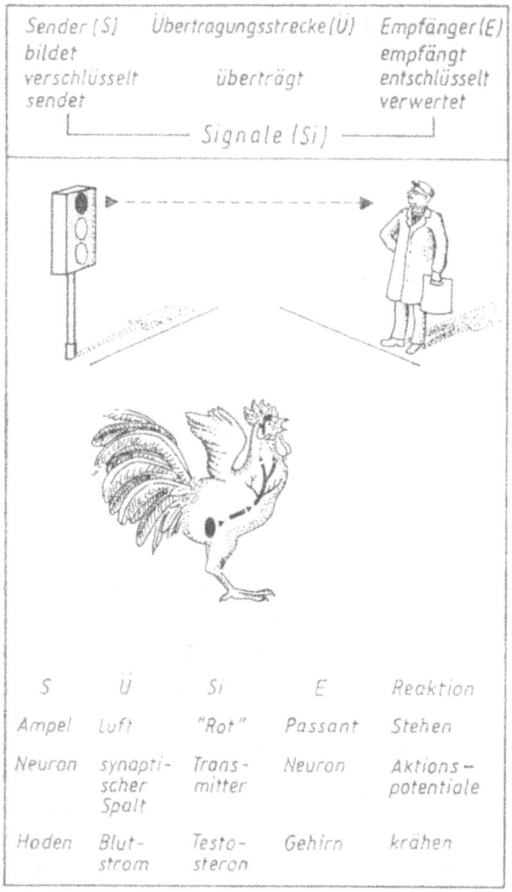
Sender (S)
Übertragungsstrecke (Ü)
Empfänger (E)
bildet
verschlüsselt
sendet
überträgt
empfängt
entschlüsselt
verwertet
Signale (Si)
S
Ü
Si
E
Reaktion
Ampel
Luft
"Rot"
Passant
Stehen
Neuron
synaptischer Spalt
Transmitter
Neuron
Aktionspotentiale
Hoden
Blutstrom
Testosteron
Gehirn
krähen

Abb. 1. Beispiele für Kommunikationsketten (Erklärungen im Text)

und verschiedenen Neuronen als Empfänger rezipiert. Die Empfänger können auf das gleiche Signal unterschiedlich reagieren. Die Reaktion vermag weiterhin zu einem Signal für den Sender selbst zu werden, d. h., es besteht Rückkopplung. Summarisch gesagt entsteht das, was wir Motivationen und Emotionen nennen, durch das Zusammenwirken sehr vieler und auch verschiedener Kommunikationsketten zu komplexen Kommunikationseinheiten. Diese sind als funktionsspezifische Systeme aufzufassen. In neuerer Zeit ist sehr deutlich geworden, daß sich die hier interessierenden komplexen Kommunikationseinheiten, beispielsweise bei Vertretern unserer Art, im sogenannten limbischen System befinden. Man nennt das limbische System daher manchmal geradezu „Emotionalhirn“. Das limbische System stellt Motivationen und Emotionen her. Das limbische System kann und tut dies unter bestimmten Bedingungen. Motivationen und Emotionen sind seine Reaktionen. Sie können im limbischen System durch bestimmte Signale ausgelöst werden. Das limbische System, das aus vielen verschalteten Nervenzellen, vielen Kommunikationsketten besteht, wird im folgenden vorerst allgemein als ein einziger („großer“) Empfänger aufgefaßt, der auf Signale reagiert. Diese Signale können sehr verschieden sein. Beispielsweise können sexuelle Motivationen und Emotionen u. a. durch (1) „Bilder“, (2) Berührungen, aber auch (3) durch Steroidpegeländerungen ausgelöst werden. Im ersten Falle wären als Sender z. B. „Bilder" andersgeschlechtlicher Partner zu betrachten. Diese würden zunächst mit Hilfe des visuellen Systems rezipiert. Alle, im einzelnen auf viele Kommunikationsketten zurückgehenden Geschehnisse im visuellen System werden aus der allgemeineren Sicht als Vorgänge in der Übertragungsstrecke zwischen Sender und Empfänger betrachtet. Was durch das visuelle System erarbeitet wird, erreicht nach vielen Umschaltungen auch das limbische System, den Empfänger. Hier lösen die eingehenden Informationen sexuelle Motivationen und Emotionen aus. Im zweiten Falle werden Sinneszellen in sogenannten erogenen Zonen des Körpers durch Berührung gereizt. Das Signal ist die Berührung. Die Reaktion der primären Empfänger, Erregungen, die im Rückenmark an nachgeschaltete Nervenzellen übermittelt werden, würden aus der allgemeineren Sicht wiederum als Vorgänge in der Übertragungsstrecke betrachtet werden, die letztlich gleichfalls auch den hier interessierenden Empfänger, das limbische System, erreichen. In diesem System entstünden, ausgelöst durch Berührungen und nicht durch „Bilder", dennoch gleiche Reaktionen, sexuelle Motivationen und Emotionen. Im dritten Falle schließlich sind als Sender die Keimdrüsen zu betrachten (vgl. Abb. 1). Zellen in den Keimdrüsen produzieren und sezernieren Keimdrüsenhormone. Bei männlichen Wirbeltieren wird Testosteron gebildet und in den Blutstrom entlassen. Die Testosteronmoleküle, Moleküle mit dem Wert chemischer Signale für bestimmte Rezeptoren, erreichen über eine völlig andere Übertragungsstrecke, den Blutstrom, letztlich Nervenzellen im Gehirn. In bestimmten Neuronen des limbischen Systems lösen diese Signale Reaktionen aus, die ihrerseits die Leistungen eben dieser Nervenzellen, nämlich sexuelle Motivationen und Emotionen hervorbringen zu können, fördern.

Wenn man die in den Beispielen erwähnten Einzelheiten auf das Grundsätzliche reduziert, dann liefern Sender ganz unterschiedlichen Typus Signale ganz unterschiedlichen Typus. Die Sender und Signale entstammen entweder der Außenwelt oder der Innenwelt des Individuums. Die äußeren oder inneren Signale erreichen über ganz unterschiedliche Übertragungsstrecken, verschaltete Nervenzellen oder den Blutstrom und die Flüssigkeitsumgebung von Zellen, einen bestimmten Empfänger. Dieser Empfänger, das limbische System, verwertet die Signale mit einer Reaktion, zu der er genetisch befähigt ist. Seine Reaktion nennen wir entweder Motivation oder Emotion. Anders formuliert: Bestimmte äußere oder innere Sender setzen bestimmte Signale frei, die in bestimmten Empfängern bestimmte Reaktionen auslösen. Einen bestimmten Typ der Reaktionen auf Signale nennen wir Motivationen, einen anderen Emotionen.

Daraus sei noch zweierlei abgeleitet: Motivationen und Emotionen sind 1. Typen von komplexen Hirnleistungen. Es gibt keinerlei Hinweise dafür, daß diesen Hirnleistungen im Prinzip andere Ereignisse zugrunde liegen als anderen komplexen Hirnleistungen, z. B. „Sehen" oder „Lernen". Es ist 2. überprüfbar, ob Motivationen und Emotionen auf Kommunikationsketten zurückgeführt werden können. So sollten diese Hirnleistungen z. B. ausfallen, wenn die Sender und damit die Signale, oder wenn die Empfänger und damit deren spezifische Reaktion entzogen werden. Dafür gibt es Belege. Zwei Beispiele seien erwähnt. 1. Kapaunisierte Hähne kümmern sich nicht um Hennen. Dies hat A. Berthold bereits 1849 herausgefunden. Den Tieren sind durch die Keimdrüsenentnahme letztlich innere (chemische) Signale (Sexualsteroide) für bestimmte funktionsspezifische Systeme im Gehirn, die sexuelle Motivationen und Emotionen hervorbringen, entzogen worden[1]. Wird ein bestimmter Anteil des limbischen Systems, ein definierter Bereich des lateralen Hypothalamus, bei Laborratten zerstört, dann fressen die Tiere nicht mehr. Dieses funktionsspezifische, im genannten Experiment gezielt zerstörte System gilt als Appetitszentrum. Wenn dieses System nicht vorhanden ist, erfahren die Tiere keinen Hunger. Sterben sie an Nahrungsmangel, sind sie nicht „verhungert". Die lädierten Laborratten besitzen kein System mehr, welches ihnen vermittelt, was Hunger ist.

Gefühle und Existenz

Nervensysteme dienen dazu, die Organismen in die Umwelt einzupassen, damit sie überleben. Sie lösen diese Aufgabe durch zahlreiche Leistungen. Eine Leistung vollbringen die Kommunikationsketten der Sinnessysteme. So erfassen Sinneszellen des Auges und diesem zugeordnete Nervenzellverbände bestimmte Bereiche des Spektrums elektromagnetischer Wellen, wodurch „Bilder" der Welt entstehen. Andere Nervenzellen und diesen zugeordnete Systeme erfassen Tatbestände der Welt im Inneren eines Individuums. Sie registrieren z. B., ob der Magen gefüllt oder leer ist. Eine solche Auflistung von Tatbeständen der Welt genügt aber nicht, um den Organismus in die Welt einzupassen. Vielmehr kann er nur überleben, wenn aus der Auflistung, aus dem Meßergebnis, eine Schlußfolgerung gezogen wird. Die erfaßten Tatbestände sind mithin zu bewerten. Auf den Bewertungen wiederum baut sich eine Handlung, eine Verhaltensweise auf.
Nunmehr sollte man leicht verstehen, was Emotionen als Hirnleistung für die Existenz eines Individuums darstellen. Emotionen sind ein Typ der Bewertung von Tatbeständen. Die Verwertung in Kommunikationseinheiten dieses bestimmten Typs entspricht einer Bewertung von Tatbeständen für den Organismus. Der Tatbestand des leeren Magens z. B. wird durch Sinneszellen registriert. Die Bewertung dieses Tatbestandes vergegenwärtigt sich in einem nicht angenehmen Gefühl. Eine gegenteilig verspürbare Bewertung erfolgt beim Tatbestand des gefüllten Magens. Das durch eine Emotion bewertete Meßergebnis „satt" ist angenehm, positiv getönt. Emotionen können auf Tatbestände oder „Sendungen" aus der Außenwelt, auf solche aus der Innenwelt oder auf beide zugleich zurückgehen. Das Gehirn stellt eine Zusammenschau von äußeren und inneren Tatbeständen her. So erscheinen Emotionen gleichsam als „Zensuren für Lebenssituationen". Man versteht, warum diese Bewertungen einmal positiv, ein andermal negativ ausfallen. Um zu erfassen, was die Motivationen bedeuten, soll die Aussage, daß aus Bewertungen eine Handlung aufgebaut werden kann, präzisiert werden. Der emotional negativ bewertete Tatbestand des leeren Magens löst die Handlung Nahrungssuche aus. Diese Verhaltensweise wiederum führt einen Organismus unter den in der Natur gegebenen Normalbedingungen zur Nahrung. Schlußgefolgert, die emotionale Bewertung und darauf aufbauendes Verhaltens ermöglichen das Überleben. Bezogen auf den Informationswechsel im Gehirn ließe sich das Geschilderte folgendermaßen erklären: Emotionale Bewertung ist eine Reaktion des Nervensystems. Genauer, es gibt Verwertungen bestimmter komplexer Kommunikationseinheiten, die man Emotionen nennt. Die emotionale Bewertung als Leistung bestimmter Kommunikationseinheiten wird aber zum Signal für bestimmte andere komplexe Kommunikationseinheiten. Deren Reaktion auf das Signal, die Motivation, wiederum wird selbst zum Signal für andere Kommunikationsketten oder Kommunikationseinheiten, nämlich jener, die die Handlung

Nahrungssuche bedingen. Bezogen auf das, was hier interessiert, folgt aus der emotionalen Bewertung zugleich ein Antrieb. Der Antrieb wird als Motivation bezeichnet. So erklärt sich, wie Bestehen in der Welt durch Antriebe und Bewertungen erreicht wird.
Es sollte die Aussagen noch verdeutlichen, wenn man berücksichtigt, was Organismen brauchen, um in der Welt zu bestehen. Organismen können in der Welt nur bestehen, wenn sie mindestens zwei Lebensnotwendigkeiten sicherstellen: Ernährung und Schutz. Wird Bestehen in der Welt nicht nur individuell, sondern im Sinne des Bestehens über Generationen gesehen, kommt die Fortsetzung über Generationen hinzu. Die Fortpflanzung zählt demnach als dritte Mindestnotwendigkeit für das Fortbestehen von Arten. Diese Mindestnotwendigkeiten zählen zu den verhaltensbestimmenden Umweltansprüchen[2]. Mit diesen Überlegungen haben wir einen Ansatz, um Gefühle zu ordnen. Wenn Emotionen Bewertungen von Tatbeständen darstellen und Motivationen Antriebe, um bestimmte Tatbestände zu erreichen, dann können solche in Zusammenhang mit Nahrung, Schutz und Fortpflanzung als grundlegend betrachtet werden. Sie wirken als mächtige Grundbewertungen und Grundantriebe. Als Antriebe erhalten sie den Charakter von Grundansprüchen. Zu den Grundansprüchen unserer Art und der Säugetiere wird auch der Informationsanspruch gezählt. Letztlich bedingen Emotionen und Motivationen ganz bestimmte Verhaltensweisen, wie Nahrungssuche, Angriff, Flucht usw. Diese Verhaltensmuster verlaufen nach einem Grundschema: Zuwendungen (Appetenzen) und Abwendungen (Aversionen) sind zu beobachten. Zuwendungen und Abwendungen können so als Ausdruck grundlegender Bewertungen gesehen werden. Unter natürlichen Bedingungen gehen solche Zuwendungen und Abwendungen oft ineinander über: Hunger verzehrt sich in Sättigung.
Das Leben eines Individuums besteht aus vielen ständigen Zuwendungen und Abwendungen, weil dadurch die Bewertungen und deren Umsetzung in Verhalten ein Auskommen mit der Welt erreicht wird. Damit sind Motivationen und Emotionen ständig ablaufende, gleichsam völlig normale Hirnleistungen, um Existenz zu garantieren. Man sollte sich jedoch vergegenwärtigen, daß Emotionen und Motivationen nicht als passive Reaktionen auf Situationen angelegt sind, die die Umwelt fortlaufend zur Bewertung anbietet. Um dies an einem winzigen Beispiel zu verdeutlichen, seien nochmals sexuelle Emotionen und Motivationen erwähnt. „Bilder" von Partnern und Berührungen wurden als äußere Signale gekennzeichnet, die sexuelle Motivationen und Emotionen auslösen können. Sexualität steht hier in Verbindung mit Sinneseindrücken und wird durch sensorische Stimuli bewirkt. Warum jedoch Sinneseindrücke sexuelle Motivationen auslösen können, erklärt sich aus der inneren Situation, aus Fließgleichgewichten in einem Individuum.
Wie bedeutsam die innere Situation ist, zeigt ein Blick ins Leben. Tier- und Menschenkinder haben zunächst kein Interesse am anderen Geschlecht. Im Tierreich, besonders bei Nichthaustieren, geht die Interessenlosigkeit noch weiter, sie greift zeitweise auf Erwachsene über. Viele Arten haben bekanntlich nur einmal im Jahr Jungtiere, z. B. Wiesel, Füchse, Rehe. Also gibt es bei diesen Arten nur einmal im Jahr eine Zeit mit fortpflanzungsgestimmten Partnern. Nur in dieser Zeit können sensorische Stimuli überhaupt sexuelle Motivationen auslösen.
Die innere Situation für Sexualität wird insbesondere durch Kommunikationsketten mit Steroiden als Signalen eingestellt. Die komplexe Problematik[3] soll für unsere Blickrichtung durch ein Beispiel abgegolten sein. Untersuchungen belegen, daß der Testo-

steronpegel bei Knaben in der Zeit, in der sie sich zum erstenmal verlieben, etwa das Zehnfache der Kindheitswerte erreicht. Sind also die entsprechenden Kommunikationsketten ausgebildet, vereinfacht gesagt, wenn ein bestimmter Signalpegel gemessen werden kann, dann entsteht ein Antrieb auf sexuelle Realisierung. Dann werden äußere, sensorische Stimuli gesucht. Letztlich, dies kann hier nur sehr knapp dargestellt werden[1], blicken Individuen, wie gesagt worden ist, von innen nach außen. Sie haben ein Programm, um mit der Welt auszukommen. Sie sind der Welt nicht passiv bewertend ausgeliefert. Sie „tasten" sie sozusagen fortlaufend mit einem inneren Programm, mit den Antrieben auf Grundansprüche ab, um zu erreichen, was sie benötigen, um zu bestehen. In Hinblick auf die riesigen Informationsmengen, die die Außenwelt enthält, ist es bei der verfügbaren Verarbeitungskapazität des Nervensystems für Informationen aus naturgesetzlichen Gründen überhaupt nicht anders möglich.

Stammesgeschichte und Gefühle

Grundansprüche bestehen durchweg für jegliches Individuum, für Amöben, wie für Vertreter unserer Art. Das ist fraglos. Hingegen fragt sich, ob Amöben, uns gleich, Grundansprüche durch Motivationen und Emotionen realisieren. Aus mancherlei Gründen sollte man diese Frage nicht von den Ursprüngen her aufarbeiten.
Einer von denen, die sich ein Urteil darüber zutrauen dürfen, was Tiere vermögen, war O. Koehler, Freiburg (Breisgau), der viel über das „unbenannte Denken" herausfand. Die Physiologie der Stimmungen, so schreibt er, sei bei allen Wirbeltieren, den Menschen eingeschlossen, gleich. Subjektiv gipfeln Stimmungen in Affekten. Dasselbe wird bei Tieren vermutet[4]. Koehler stützt seine Ansicht mit Kenntnissen aus der Stammesgeschichte. Stammesgeschichtliche Vergleiche werden durch Homologiekriterien ermöglicht (Remane[5]). Homologien belegen identische Informationen, d. h., sie schließen, wenn die als homolog erkannten Merkmale von einiger Komplexität sind, zufällige Identität aus. Die identische Information kann dann nur auf gemeinsame Herkunft, hier interessiert die Phylogenie, zurückgehen. Eine der Fragen, um die es geht, wenn man versucht, Erscheinungen, die bei unserer Art als Motivationen und Emotionen auftreten, mit Erscheinungen zu homologisieren, wie sie bei anderen Arten, bisher sind mehr als eine Million Tierarten beschrieben, auftreten, ist, welchen Typ von Erscheinungen man eigentlich vergleichen soll. Im folgenden werden Erscheinungen homologisiert oder als homolog bewertet, denen viele und nicht einzelne genetische Informationen zugrunde liegen: Bestimmte Hirnstrukturen, bestimmte Kommunikationsketten, bestimmte Verhaltensmuster. Es bestehen keine Schwierigkeiten, bei Säugetieren das limbische System zu homologisieren. Anschaulicher: Menschen und Schimpansen, Wale und Fledermäuse, Ratten und Ochsen, Hunde und Katzen haben ein limbisches System. Einschließlich zahlreicher Untereinheiten gilt dieses System als homolog. Weil aber Systeme des Gehirns Verhaltensmuster erzeugen, überrascht nicht, wenn Säugetiere Verhaltensmuster hervorbringen, wie sie für Emotionen und Motivationen charakteristisch sind. So gibt es aus der neuronalen Struktur sich herleitende Erklärungen für Beobachtungen von Hundebesitzern über verschiedenartiges Bellen ihrer Vierbeiner, etwa „zornig" oder „freudig". Diesbezügliche Verhaltensmuster sind auch mit Veränderungen der Herzschlagrate, verbunden. Meerschweinchen beispielsweise, die in eine unbekannte Kiste gesetzt werden, ohne die Möglichkeit, sie zu ver-

lassen, zeigen Herzklopfen und Erscheinungen, die auf Angst schließen lassen. Das heißt, Emotionen und Motivationen werden wie bei uns durch vegetative Reaktionen angezeigt.

Was bestimmten Antrieben und Bewertungen zugrunde liegt, und wie es sich äußert, sei an wenigen Beispielen etwas genauer vorgestellt.

Zum Grundanspruch Ernährung zählt der Flüssigkeitsbedarf. Die Wasserbalance im Körper ist mehrfach gesichert. Die verschiedenen Sicherungen übersetzen sich uns persönlich in einer Gemütsbewegung. Ein Tatbestand, eine gestörte Wasserbilanz, macht sich uns als Durst bemerkbar. Eine der Sicherungen der Wasserbilanz verläuft über das sogenannte Renin-Angiotensinsystem, das aus zahlreichen Kommunikationsketten besteht. So bilden (Abb. 2) manche Körperzellen, z. B. Nierenzellen, das Enzym Renin, welches aus einem bestimmten Protein der α -Globulinfraktion im Blutplasma, dem

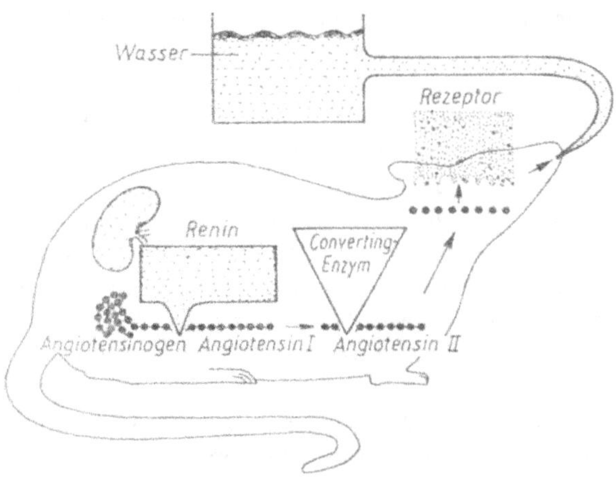

Abb. 2. Trinken und Angiotensin II. Die Kreise symbolisieren Aminosäuren, so besteht das Octapeptid Angiotensin II z. B. aus 8 chemisch verknüpften Aminosäureresten. (Weitere Erklärungen im Text.)

Angiotensinogen, das Angiotensin I, ein Dekapeptid, abspaltet. Durch das sogenannte Converting Enzyme entsteht aus Angiotensin I das Octapeptid Angiotensin II. Angiotensin II erreicht Rezeptoren im Gehirn, z. B. im Subfornikalorgan. Neuronen im Subfornikalorgan reagieren durch diesen Signal-Empfänger-Kontakt mit einer Erregung. Diese Erregung erreicht komplexe Kommunikationseinheiten, die Durst und dann Trinken bewirken. Die Kommunikationsketten, die das Signal Angiotensin II entstehen lassen, sind eine der Sicherungen der Wasserbilanz. Wenn sie arbeiten, entsteht Durst. Sehr verkürzt dargestellt, gilt Angiotensin II als Signal, das Durst auslösen kann. Aus dieser verkürzten Darstellung ergeben sich übrigens Fehler, auf die später noch hingewiesen werden wird. Angiotensin II ist, anbei erwähnt, auch Signal in Kommunikationsketten, die keine sich vergegenwärtigende Bewertung auslösen, z. B. in der Blutdruckregulation. Hier interessiert zunächst, daß Angiotensin II, welches unterdessen auch synthetisiert worden ist, Trinken bei zahlreichen untersuchten Säugerarten, Vögeln und bei einer bisher untersuchten Reptilien- und einer Knochenfischart auslöst. Die Kommunikationsketten mit Angiotensin II als Signal können homologisiert werden. Sie entstammen dem phylogenetischen Erbe jener Wirbeltiere, bei denen diese Kommunikationskette vorkommt. Es gibt aber beträchtliche Unterschiede zwischen Trinkverhalten und Angiotensin II innerhalb der Säuger, Vögel und vermutlich auch der

Reptilien. Vögel, die in wüstenähnlichen Gebieten leben, trinken wenig Wasser. Sie decken ihren Bedarf wohl mit der aufgenommenen Nahrung. Bei diesen Arten hat Angiotensin nur einen geringen Trinken auslösenden Effekt. Die gleiche Erscheinung wurde bei Greifvögeln beobachtet. Falken und Eulen realisieren den Wasseranspruch vorwiegend mit der Fleischnahrung. Diesen Arten und einigen Säugerarten, die in sehr trockenen Gebieten leben, fehlt wahrscheinlich Durst als eigenständige Motivation und Emotion.

So wie die mit dem Signal Angiotensin II arbeitenden Kommunikationsketten, die der Wasserbilanz dienen, hat man zahlreiche andere, oder Ansätze zu solchen, vorgestellt, die für andere Grundansprüche verantwortlich gemacht werden[1]. Vielfach sind die entsprechenden Signale Peptide. Bezüglich der Emotionen und Motivationen „hungrig" und „satt" sind augenblicklich die Peptide Cholecystokinin, Somatostatin, Insulin, Glukagon, Dynorphin und das Satietin (Glykoprotein) in Diskussion. In diesen Untersuchungen wird mit zahlreichen Säugetierarten, z. T. auch mit Vögeln, gearbeitet.

Angriff und Flucht sind zwei von mehreren sogenannten agonistischen Verhaltensmustern, um unter einer Vielzahl von Bedingungen, in der Natur unter Kompetitionsbedingungen, individuelle Sicherheit, Schutz zu erhalten. Was Angriff und Flucht auslöst, entstammt vielfach der Außenwelt. Allerdings sorgen innere Kommunikationsketten dafür, daß Angriff und Flucht ausgelöst werden. Fragen wir nach den Signalen in den Kommunikationseinheiten des Gehirns, die Bewertungen wie „Zorn" oder „Angst" hervorbringen, so finden sich in einer umfangreichen Literatur sehr viele Vorschläge, insbesondere zahlreiche Transmittertypen, d. h., bestimmte Monoamine und bestimmte Peptide. Die Anzahl der Vorschläge wächst. Erst ganz neuerdings ist ein bestimmtes endogenes Peptid sogar unter der Bezeichnung „anxiety peptide" vorgestellt worden.

Funktionsspezifische Systeme, die Emotionen und Motivationen im Zusammenhang mit Kampfverhalten hervorbringen, sollen sich insbesondere im Mandelkernkomplex, einem bestimmten Areal des limbischen Systems, befinden. Darauf wurde publikumswirksam durch ein Experiment von J. M. R. Delgado (Madrid) aufmerksam gemacht. Er stoppte einen hochgereizten, angriffslustigen Kampfstier mit einem UKW-Sender. Delgado hatte dem Stier Reizelektroden in einen Gehirnbezirk eingepflanzt, der das „Angriffszentrum" hemmt. Jahrelange Arbeiten von Physiologen an Gehirnen verschiedener Säugetierarten, einschließlich Raubkatzen und Affen, waren dem erfolgreichen Experiment vorausgegangen. Die beidseitige Zerstörung des Mandelkerngebietes führte zur Zahmheit.

Zu den Signalen, die in Angriffs- bzw. Fluchtbereitschaft eingeschaltet sind, gehören nicht nur die Transmitter der hirneigenen funktionsspezifischen Systeme, z. B. im Mandelkernkomplex. Im Blickpunkt stehen wiederum Steroidhormone und deren Konzentrationen. Viele Untersuchungen gelten dem Zusammenhang zwischen Testosteron und Angriffshandlungen bei männlichen Säugetieren. Testosteron wird u. a. auch im Mandelkerngebiet konzentriert. Es gibt einleuchtende Vorstellungen, was die in bestimmten Neuronen sich anreichernden Steroidhormone bewirken. Sie stimulieren mit hoher Wahrscheinlichkeit die Expression bestimmter Gene, solcher, durch die bestimmte Proteine der Nervenzellmembran codiert werden. Die entstehenden Proteine, schließlich in die Nervenzellmembran eingebaut, führen dazu, daß die Erregungsschwellen von Neuronen gesenkt werden. Testosteron, ein Hormon aus den Keimdrüsen, erzeugt also nicht Zorn, sondern es schafft Gehirnbedingungen für agonistische Verhaltensweisen.

Damit wird auch erklärlich, warum bei Tierarten die Angriffsbereitschaft in Abhängigkeit vom Testosteronpegel wechselt. Zu Zeiten der Fortpflanzung ist bei männlichen Tieren der Testosteronpegel erhöht. So überrascht nicht, daß hartnäckiger Kampf zwischen Männchen oft nur zu Zeiten der Fortpflanzung eintritt. Vor der Geschlechtsreife hingegen finden bestimmte Kampfhandlungen gar nicht statt. Männliche Mäuse beginnen im Alter zwischen 35 und 55 Tagen miteinander zu kämpfen, wenn sie die sexuelle Reife erreichen. Werden die Tiere vor diesem Zeitpunkt kastriert, setzen die geschilderten Kämpfe um die Rangordnung nicht ein.

Aus solchen Untersuchungen ergibt sich ein weiterer Aspekt. Testosteron stimuliert nicht nur Nervenzellverbände, die Kampfbereitschaft bewirken, es veranlaßt auch die Prägung solcher Nervenzellen und bewirkt die Differenzierung von Nervenzellverbänden für Kampfbereitschaft. Die Kommunikationsketten mit Testosteron als Signal, d. h. sowohl die Sender, wie das Signal und auch die Empfänger können innerhalb der Säugetiere homologisiert werden. Bei den übrigen Wirbeltieren sind die Sender und die Signale mit denen der übrigen Wirbeltierklassen homolog. Weit weniger untersucht ist, inwiefern dies auf die Empfänger zutrifft. So besteht sowohl bei Vogel- (vgl. Abb. 1) als auch bei bestimmten Fischarten eine Korrelation zwischen Testosteron-Konzentrationen und den Attacken auf gleichgeschlechtliche Artgenossen. Das Vertebraten-Gehirn hat aber in der Stammesgeschichte unterschiedliche Strukturentwicklungen erfahren, so daß Homologisierungen bestimmter Strukturen quer durch die Klassen der Wirbeltiere nicht abgeschlossen sind. Das heißt, es bleibt vorerst unsicher, ob alle Gehirnanteile ursprünglicher Wirbeltiere, zu denen Neuronen gehören, die Testosteron konzentrieren, auch komplexe Leistungen wie Motivation und Emotion hervorbringen können.

Ein letztes Beispiel, das belegen soll, was bestimmten Antrieben und Bewertungen zugrunde liegt, sei mit dem System zur Belohnung vorgestellt. Vor etwa drei Jahrzehnten teilten J. Olds und Mitarbeiter (Pasadena, Kalifornien) erstmals mit, daß Ratten sich selbst reizen, wenn ihnen Reizelektroden in bestimmte Hirngebiete eingesetzt worden waren und sie die Möglichkeit hatten, den Kontakt mit der Reizquelle, einem Stromgeber, wie etwa einer Taschenlampenbatterie, selbst herzustellen. Stundenlang und bis zu Tausenden von Malen stellten sie den Kontakt her. Die Laborratten bereiteten sich offenbar eine elektrisch ausgelöste Belohnung. Sie überwanden Hindernisse und nahmen Bestrafungen hin, um die Stromquelle zu erreichen.

Solche Untersuchungen wurden später an mehreren Arten, meist Säugern, durchgeführt und auch auf unterschiedliche Bereiche des Gehirns ausgedehnt. Bei allen Arten ergab sich eine enge Beziehung zwischen Selbstreizung und limbischem System. Der Kontakt mit dem Stromgeber wurde aber nur dann gesucht, wenn man die Reizelektrode in bestimmten Regionen, vor allem im Bereich des sogenannten medialen Vorderhirnbündels, lokalisierte. Befanden sich jedoch die Elektroden in anderen bestimmten Hirnregionen, und die Einschalttaste wurde zufällig berührt, dann mieden die Tiere künftig die Taste. Die verschiedenen Wertungen „Belohnung“ und „Bestrafung“ treten offenbar dann ein, wenn unterschiedliche Kommunikationsketten angeregt wurden. Aus den Selbstreizungsexperimenten folgt, daß im Säugergehirn Systeme bestehen, die Emotionen der „Belohnung“ oder „Bestrafung“ also „positive“ oder „negative“ hervorbringen können. Welche Bezeichnungen man wählt, kann vereinbart werden. Bei neurochirurgischen Eingriffen, die in Kliniken an ernst erkrankten Patienten vorgenommen werden mußten, erhielten die Chirurgen auch Kontakt mit Hirnbereichen,

in denen jene Systeme vorkommen, um die es hier geht. Man könnte bei Menschen solche Belohnungssysteme durchaus mit dem Zustand des „Glücklichseins" in Zusammenhang bringen.
In den letzten Jahren ist man von den Selbstreizungsexperimenten zu den Selbstinjektionsexperimenten gekommen. Dann wird Versuchstieren die Möglichkeit geboten, durch einen Hebeldruck Substanzen über eingeheilte Kanülen in bestimmte Hirnbereiche oder den Blutkreislauf zu injizieren. Ratten verabreichen sich bevorzugt Lösungen von Morphium oder auch bestimmten Endorphinen. Endorphine, dies sind in Organismen vorkommende Peptide, die Erscheinungen auslösen, wie sie z. B. vom Morphium bekannt sind.
Auch die bisher bekannten Elemente des Belohnungssystems, die funktionsspezifischen Systeme und in diesen vorkommende Signale, sind homolog, und so ist es nicht verwunderlich, daß die Verhaltensweisen, die Zuwendungen zu den Belohnungsmöglichkeiten, wie eine gewisse Unersättlichkeit, die Belohnung zu erfahren, im Prinzipiellen gleich sind.
Aus den genannten Gründen spricht alles dafür, daß Säugetiere, sowie auch Vögel, Tatbestände mit Emotionen und Motivationen bewerten. Aus der Hirnanatomie wird weiterhin gefolgert, daß die Emotionen bei vielen Säugern ursprünglicher und unbändiger ablaufen als bei Menschen. Bei den meisten Säugetieren, mit Ausnahme einiger Primaten, ist die Masse des limbischen Systems, bezogen auf die Masse der Großhirnrinde, hoch. Der Großhirnrinde kommen aber unter anderem integrierende Funktionen zu, d. h. Teile der Großhirnrinde sortieren und vergleichen Impulse aus anderen Hirnbereichen. Innerhalb der Rinde erfolgen Abstimmungen und Entscheidungen, die in das Verhalten eingreifen. Kein „ausgeprägter Verstand" beeinflußt Emotionen, wenn in bestimmten Säugerhirnen weniger Assoziationszentren in der Großhirnrinde vorhanden sind. Wegen einiger in der Evolution zu Menschen mutativ zugewonnener Verbindungen innerhalb der Großhirnrinde können Informationsverarbeitungen in dieser erfolgen, ohne daß notwendigerweise das limbische System eingreift. Somit ergibt sich[6], daß ein zusätzliches Assoziationszentrum zur Basis von „Trennung" wird. „Trennung" nennt Campbell das spezifische Potential, Reaktionen auszuführen, ohne daß emotionale Obertöne relativ stark hervortreten. Trennung ist die Basis für kühle Vernunft. Damit besagen die neueren Ergebnisse, Menschen heben sich von den Säugern nicht durch den Besitz von Motivationen und Emotionen ab, unsere Art zeichnet sich durch die Fähigkeit aus, emotionsloser handeln zu können.
Vielleicht wird ohnehin niemand bezweifelt haben, daß bestimmte Emotionen und Motivationen bei Säugetieren als Bewertungen und Antriebe vorkommen: Sie werden durch Hunger und Durst zur Nahrungs- und Wassersuche, durch Angst zur Flucht und durch Sexualität zum Partner getrieben. Denn, wer würde diesen Tieren nicht ohne weiteres zugestehen, daß sie müde sein können, obwohl dies nur ihrem Verhalten, dem Schlaf zu entnehmen ist. Demgemäß wird aus dem Belohnungs- und Bestrafungsverhalten auf Bewertungen zu schließen sein, die eine positive bzw. negative Bezeichnung verdienen.
Unterschiedliche Auffassungen stellen sich ein, wenn gefragt wird, ob Säugetiere die Bewertungen subjektiv erfahren. W. R. Hess (Zürich), der 1949 den Nobelpreis erhielt, hatte 25jährige Erfahrungen mit Zwischenhirnreizungen bei Katzen (Abb. 3), als er schrieb: „Oft erfolgt eine sehr ausgesprochene Verschiebung in der Stimmungslage des Tieres, so daß sich z. B. eine vorher ganz vertraute Katze so benimmt, wie wenn sie

einem Hunde gegenüberstünde, also von einem auf Abwehr orientierten Affekt erfüllt ist. Es bestehen eindeutige Kriterien, daß der Zustand — im konkreten Fall die Wut — subjektiv bewußt wird. Denn die Katze sträubt nicht nur die Haare, schneuzt und faucht, sondern sie geht u. U. direkt zum gut gezielten Angriff über und bleibt, nach Reizschluß scheinbar vollständig zur Ruhe gekommen, noch einige Zeit reizbar"[7,8]. Wer allerdings wissen möchte, wie Tiere subjektive Bewertungen erleben, also wie einem Säugetier „ist", wenn es fühlt, erhält keine klare Antwort. Tieren fehlt die Wort-

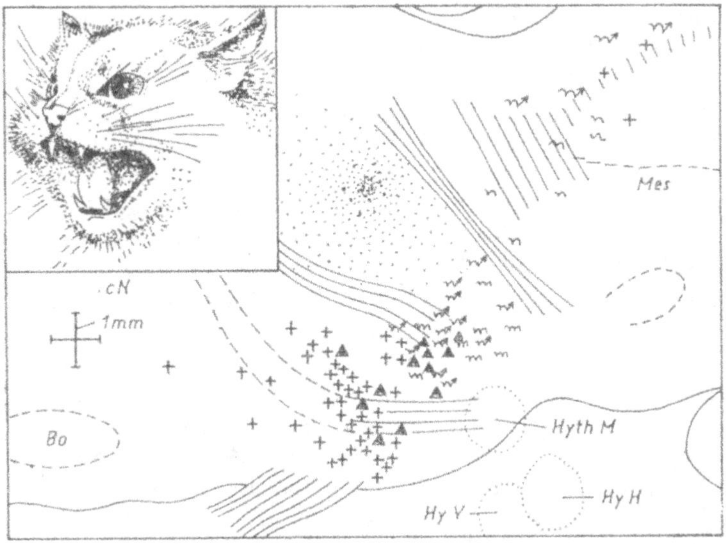

Abb. 3. Reizpunkte im Zwischenhirn von Hauskatzen, die bestimmte Reaktionen auslösen, auf einen Längsschnitt des Gehirnes projiziert.

+: affektive Abwehrreaktion (Einsatz links oben), n: erhöhte Reaktionsbereitschaft, m: Bewegungsantrieb, n↗: Bewegungsantrieb mit Übergang zur Flucht. Punktiertes Feld: Ruhigstellung des Tieres, sog. hypnogene Zone. Strichelungen geben den Verlauf einiger Nervenfasern wieder, weiterhin sind die Bezeichnungen für einige spezielle Regionen angegeben (nach [8]).

sprache, so daß sie uns ihr inneres Erleben nicht offenbaren können. Bliebe noch darauf zu verweisen, daß bei Individuen verschiedener Arten unterschiedliche Tatbestände Emotionen auslösen können. Kraß gesagt, kein Hund wird sich über eine Klaviersonate VAN BEETHOVENS freuen. Andererseits entziffern Menschen nicht den Geruch einer Hasenspur. Diese Verschiedenheiten basieren auf unterschiedlich empfindlichen Sinnessystemen, Verarbeitungseigenheiten und Lern- (Speicher-) Möglichkeiten. Menschen vermögen vermutlich Zehnerpotenzen mehr Informationen zu speichern als Säugetiere. Deshalb entstehen von Lerninhalten abhängige, differenzierte Emotionen in einer Weise bei Menschen, wie sie bei Säugern so nicht vorkommen können.

Wird der Blick auch auf andere Wirbeltiergruppen ausgedehnt, so stellen sich schwer lösbare Aufgaben. Das Gehirn der Reptilien kann zwar als Ganzes mit dem der Säuger homologisiert werden. Die Bezeichnung „limbisches System" wird jedoch nicht für Teile des Reptilien-Gehirnes verwendet. Dennoch gibt es dort Kerngebiete, die denen im limbischen System von Säugern entsprechen, etwa hypothalamische Kerngebiete.

Neuronen in solchen Kerngebieten produzieren und entlassen Peptide, die denjenigen von Säugern homolog sind und bei diesen als Hormone bzw. Transmitter auffällige Beziehungen zu emotionalen Geschehnissen haben, z. B. auch Endorphine. Auch verfügen Reptilien über Keimdrüsen und Nebennierenrindensteroide, die in bestimmten Neuronenpopulationen angereichert werden. Beobachtungen und Messungen belegen weiterhin, daß Reptilien gleichsam „den Kopf verlieren" können, eine Erscheinung, die bei Säugetieren in starken Angstzuständen eintritt. In solchen Situationen verändert sich der Herzschlag der Tiere.

Die Frage bezüglich der Emotionen und Motivationen bei allen Wirbeltierklassen kann somit noch nicht schlüssig beantwortet werden. Dennoch scheint die Antwort dahingehend auszufallen, daß wir mit positiven und negativen subjektiven Bewertungen auch bei Reptilien, Amphibien und Fischen rechnen können.

Wie aber steht es mit Emotionen und Motivationen bei Nichtvertebraten? Es ist unbekannt, ob beispielsweise Schmetterlinge positive oder negative Emotionen im Sinne eines Plus oder Minus bewegen. Wahrscheinlich bedarf es auch einiger Geduld, um diese Frage so oder so mit hinreichender Sicherheit beantworten zu können. Die Gehirne von beispielsweise Arthropoden und Wirbeltieren sind nicht homolog. Homolog sind lediglich deren Elemente, die Neuronen, und selbst die unterscheiden sich mindestens so wie eine menschliche Hand von der Bauchflosse einer Forelle. Es ist auch wenig gewonnen, wenn sich in Nervenzellen von Insekten, Regenwürmern, ja selbst in Quallen oder sogar Einzellern und Bakterien bestimmte Peptide, oft wird auf Endorphine hingewiesen, finden. Aus dem Vorkommen eines einzigen bestimmten Signales kann eben nicht auf Leistungen geschlossen werden, die komplexe Systeme, Kommunikationsketten, hervorbringen, in die auch dieses Signal eingeschaltet ist. Diesbezüglich wird gelegentlich sehr unbefangen verfahren, beispielsweise, wenn von Endorphinen schlechthin als „Glücksboten" gesprochen oder bei Regenwürmern über „Glücksgefühle" spekuliert wird, nur weil sich auch bei diesen Tieren Endorphine nachweisen lassen. Viel ernster zu nehmen sind dagegen Untersuchungen an der Meeresschnecke *Aplysia*, dem kalifornischen Seehasen. Hier wird aus den Ergebnissen bestimmter Konditionierungen geschlossen, daß ein funktionelles Korrelat von Furcht besteht[9,10]. Diese Arbeiten regen neue Diskussionen und Untersuchungen an. Insgesamt liegen bisher jedoch keine ausreichend tragfähigen Hinweise für eine emotionale Bewertung von Tatbeständen bei Wirbeltieren vor.

Leben ohne Emotionen ist immerhin denkbar, kann aber Leben ohne Motivationen auskommen. In Emotionen sehen wir eine Form vergegenwärtigter Benotung. Motivationen andererseits sind als Antriebe aufgefaßt worden, die entstehen, um Grundansprüche sicherzustellen. Man kann Regulationsmechanismen vorschlagen, die dies garantieren, ohne daß solche Erscheinungen mit Bewußtsein (Vergegenwärtigung) verbunden sind. Falls man Motivationen so allgemein auffaßt, wären sie allen Tieren eigen. Nicht notwendigerweise aber sollten Motivationen als eine Eigenschaft des Lebens an sich gelten. Als lebend werden Systeme definiert, die sich identisch reproduzieren und erblich wandeln. Unter den Bedingungen, die in der „Ursuppe" angenommen werden, sollten frühe, ursprüngliche Lebensformen über die Substanzen für die Reproduktion aus physikalisch-chemischen Gründen ständig im Überschuß verfügen und sie passiv erreichen. So sind dann auch Motivationen in diesem allgemeinen Sinne wohl eine relativ späte Erfindung in der Geschichte belebter Wesen.

Das Prinzip

Lebende Systeme befinden sich im Fließgleichgewicht. Diesen stationären Zustand zu halten, ist teuer. Er kann nur weit ab vom thermodynamischen Gleichgewicht realisiert werden und kostet deshalb ständig Energie und Stoffe. Energie und Stoffzufuhr verhindern das Gleichwerden des Organismus mit der Umgebung, das thermodynamische Gleichgewicht, dem Systeme zustreben. Ein Organismus besteht aus vielen einzelnen Systemen von Fließgleichgewichten, die auf eine bestimmte Homöostase eingepegelt sind. Alles in allem sind Fließgleichgewichte gleichsam „Fleißgleichgewichte". Setzen sie aus, bedeutet dies den Tod: Tod ist letztlich Ausgleich, Gleichgewicht mit der Umgebung.

Es wird allerlei benötigt, um dem Ausgleich zu entgehen. Die Möglichkeiten, das nicht zu erreichen, erweisen sich bei genauerem Durchdenken als enorm. Jeder Platzregen bringt Myriaden von Blattläusen aus ihrem Fließgleichgewicht in den Ausgleich mit der Natur. Andere Tierarten, die Platzregen problemlos überstehen und hoch in die Jahre kommen, überwinden kaum ein paar Wochen ohne Wasser und Nahrung. Aber was hat dies mit Emotionen und Motivationen zu tun? Fließgleichgewichte bestehen für Grundfunktionen. Und dort, wo Fließgleichgewichte die Existenz garantieren, muß dieser Zustand fortlaufend geregelt werden. Damit wären wir beim Nervensystem und bei Emotionen. Unser Energie- und Baustoffbedarf wird durch Nahrung gedeckt. Substanzen, die Energie liefern oder als Baustoff unentbehrlich sind, gelangen aus der Nahrung schließlich in das Blut, wo ein homöostatischer Pegel einreguliert wird. Bei Messungen solcher Pegel spielt das Nervensystem eine entscheidende Rolle. Es ist eingeschaltet, wenn Sollwerte garantiert werden. Ein Nervensystem kann Sollwerte dem Organismus aber auch noch zusätzlich anzeigen. Was gemeint ist, wird nun offenbar. Hat z. B. der Glucoseverbrauch einen bestimmten Pegelstand unterschritten, wird dies von Meßeinrichtungen „bemerkt". Die Anzeige des zu geringen Glucoseverbrauches erfolgt natürlich nicht durch Zeigerausschläge wie bei der Benzinuhr im Auto. Der Vergleich liegt nahe, denn ist nicht der Stillstand des Zuckerverbrauches des Körpers mit dem Stillstand im Treibstoffverbrauch des Kraftfahrzeuges, also dem Stillstand des Fahrzeuges, gleichzusetzen? Die Ankündigung einer drohenden Energiekrise des Körpers, eben bedingt durch zu geringen Glucoseverbrauch, gibt uns das Nervensystem in Form von Hunger. Fließgleichgewichtsveränderungen können demnach eine solche existentielle Bedeutung besitzen, daß eine unmittelbare Mitteilung, eine Anzeige, erfolgen kann. Organismen fühlen sich dann nicht mehr wohl, sie haben Hunger und Durst. Emotionen als Bewertungen letztlich nie völlig stabiler, sondern gefährdeter Zustände zu verstehen und Motivationen als Antriebe auf die stabilsten Zustände zu betrachten, das ist eine weitreichende Verallgemeinerung. Hier konnte nur der Ansatz vorgestellt werden. Letztlich gelten in diesem Ansatz Motivationen und Emotionen als komplexe Hirnleistungen, über die bestimmte Arten verfügen. Sie sind eine sich vergegenwärtigende, subjektiv empfundene Form von Bewertungen, die Individuen orientieren. Sie orientieren ursprünglich auf Existenz: „Friß!" (Hunger), „Fliehe!" (Angst), „Greife an!" (Zorn), „Paare dich" (Sexualität), „Meide Schmerz!", „Erkunde!". Sie orientieren, zusammen mit der Belohnungsbewertung, auf „Es bleibe so!" oder „Verändere!".

Literatur

1 Ermisch, A.: Gehirne und Gefühle. Urania-Verlag Leipzig, Jena, Berlin 1985.
2 Tembrock, G.: Grundriß der Verhaltenswissenschaften. 3. Aufl., VEB Gustav Fischer Verlag Jena 1980.
3 Dörner, G.: Hormones and brain differentiation. Elsevier, Amsterdam 1976.
4 Koehler, O.: In: Mensch und Tier. Hrsg. H. Friedrich, S. 126–143, Deutscher Taschenbuch Verlag München, 1968.
5 Remane, A.: Die Grundlagen des natürlichen Systems, der vergleichenden Anatomie und der Phylogenetik. 2. Aufl., Akademische Verlagsgesellschaft Geest und Portig Leipzig 1956.
6 Campbell, B. G.: Entwicklung zum Menschen. 2. Aufl., Gustav Fischer Verlag Stuttgart, New York 1979.
7 Hess, W. R.: In: Vierteljahresschrift Naturforsch. Ges. Zürich 95, S. 249–264, 1950.
8 Hess, W. R.: Das Zwischenhirn. Benno Schwabe und Co, Basel 1954.
9 Carew, Th. J., E. T. Walters and E. R. Kandel: Science **211**, (1981), 501.
10 Walters, E. T., Th. J. Carew and E. R. Kandel: Science **211**, (1981), 504.

Das Gehirn als Objekt und Subjekt[1]

G. Wolf

In weltanschaulichen Auseinandersetzungen über das Wesen des Menschen spielt das Gehirn zumeist eine untergeordnete Rolle, oft genug auch gar keine. Zwar wird die Bedeutung des Gehirns als organische Verkörperung der besonderen menschlichen Qualitäten von niemandem ernsthaft bezweifelt, gegenüber detaillierteren Aussagen der Hirnforschung aber zeigen sich die „höheren Etagen" des Wissenschaftsgebäudes bis heute eher zurückhaltend. Die Ursachen für solcherart Abstinenz mögen indes recht unterschiedlich sein.

In der Vergangenheit erwiesen sich „Lehren" über Bau und Funktionsweise des Gehirns als Instrument des Psychischen oft als unzuverlässig. Die äußerst verwickelten Struktur- und Funktionsprinzipien dieses Apparates wurden im Bemühen um Transparenz und erkenntnismäßige Handhabbarkeit meist allzu einfach gesehen. Das methodische Inventar war bis in die jüngere Zeit tatsächlich auch viel zu unvollkommen, um eine solche Komplexität wenigstens annähernd zu erfassen. Spekulationen nahmen gar nicht so selten die Stelle der wissenschaftlichen Beweisführung ein. Bis zur Absurdität führte z. B. die Kranioskopie oder Phrenologie des im vorigen Jahrhundert in Paris tätigen Arztes und Anatomen Franz Joseph Gall. Er glaubte, daß sich die Großhirnrinde an der Schädeloberfläche getreu abbilde und daß daher durch bloßes Abtasten des Schädels Eigentümlichkeiten der Rinde und die hier angeblich lokalisierten besonderen Fähigkeiten einer Person erkannt werden können. „Lokalisationslehren", die der Vorstellung ergeben waren, die Leistungen des Großhirns seien mosaikartig auf dessen Rinde verteilt, waren auch in unserem Jahrhundert noch üblich (vgl. den wissenschafts-historischen Abriß von Zülch, 1976). Sie mußten mehr und mehr der Einsicht weichen, daß Hirnfunktionen systemartig organisiert sind und kaum jemals durch ein anatomisch umschriebenes Areal oder Zentrum umfassend repräsentiert werden. Vielen Theorien über Funktionsmechanismen des Gehirns waren ganz ähnliche Schicksale widerfahren. Weder Reflextheorien noch Feldtheorien noch Molekular-Hypothesen vermochten ihren Anspruch auf allseitige Erklärung von psychischen und Verhaltensleistungen des Gehirns aufrechtzuerhalten. Andererseits lieferten sie ein weites Feld, auf dem so mancher nach Belieben erntete, um seine Art der Auffassung über das Verhältnis von Leib und Seele mit vermeintlich wissenschaftlichen Argumenten auszustaffieren.

---

[1] Herrn Prof. Dr. sc. nat. Dr. h. c. Günther Sterba zum 65. Geburtstag gewidmet.

Die Skepsis der Philosophie und Psychologie gegenüber der Hirnforschung erscheint aus solchen und ähnlichen Entwicklungen in der Vergangenheit verständlich. Bis heute ist in diesen Disziplinen die Tendenz vorherrschend, das Gehirn oder auch den ganzen Menschen als „black box“ zu betrachten und deren Eigenschaften im wesentlichen phänomenologisch aus Eingangs-Ausgangs-Relationen zu erfahren. Jedoch wird dabei der enorme Erkenntnisgewinn ignoriert, der die neurowissenschaftliche Forschung der Gegenwart kennzeichnet. International erscheinen etwa 180 neurowissenschaftliche Zeitschriften mit jährlich rund 2500 Originalbeiträgen, die von faszinierenden methodentechnischen Fortschritten zeugen (Wolf und Matthies, 1985) und auf allen Ebenen, von der molekularen bis hin zur psychosozialen, mit Ergebnissen aufwarten, die weltanschaulich relevant sind und dringend einer Aufbereitung durch Psychologie und Philosophie bedürfen. Eine wesentliche Präzisierung unseres Welt- und Selbstbildes ist davon zu erhoffen, so auch in Beziehung zu den von H. Hörz (dieser Band) eingangs formulierten „Welträtseln“. Der Progreß in den psychobiologischen Grundlagendisziplinen wird es erzwingen, daß die Antworten auf Fragen wie „Was ist der Mensch?“ oder „Wie erklärt sich seine Personalität, wie sein Wirken in der Gesellschaft?“ über solche phänomenologischer Art hinausgehen, wenn sich Kausalität als Alternative anbietet.
Eine besondere Schwierigkeit allerdings liegt in der außerordentlichen Komplexität des menschlichen Gehirns wie auch der seiner Interaktionsfähigkeit mit der Umwelt, wodurch innerhalb der Neurowissenschaften zum Teil ganz extreme Spezialisierungen bewirkt wurden. Die Fülle von Daten und von Hypothesen, mit denen sich die Daten erklären lassen, ist trotz des noch immer verhältnismäßig begrenzten Erkenntnisstandes für den Spezialisten, ja selbst für den Subspezialisten, längst nicht mehr zu überblicken. Damit wird der Versuch eines synthetischen Herangehens unter Extraktion des Wesentlichen für den Nicht-Neurowissenschaftler kaum noch zumutbar. Gewiß darf das bei der allumfassenden Bedeutung des Gegenstandes keine Freistellung von der Notwendigkeit sein, sich diesen Problemen auch und gerade aus allgemeinwissenschaftlicher Sicht zu stellen. Eine Lösung der Aufgaben bietet allein wohl die interdisziplinäre Zusammenarbeit.
Wie weit aber, wennschon wir ein „Ignorabimus“ weder akzeptieren wollen noch können, vermag das Studium des Gehirns überhaupt zu gehen? Kann ein menschliches Gehirn sich jemals auch wirklich selbst begreifen, Objekt und ausreichend erkennendes Subjekt in einem sein? In welchem Verhältnis stehen dabei Erkenntnisquantität und -qualität?

Das Gehirn in Selbstbauweise

Eine verlockende Möglichkeit, die Komplexität des Gehirns zu analysieren und zu begreifen, liegt im Verfolgen der Entstehungsprozesse während der Ontogenese. Beim Menschen bilden sich während der Ontogenese aus einer Zygote Billionen von Zellen, die sich zu Geweben, Organen und Organsystemen, darunter dem Nervensystem, differenzieren. Das reife Gehirn enthält neben Gliazellen und einigen anderen Zelltypen etwa 100 Milliarden Nervenzellen, auch Neuronen genannt (Abb. 1). Es handelt sich um hochgradig individualisierte Zellen mit jeweils Tausenden spezifischer Kontaktstellen, den Synapsen, über die die Kommunikation mit anderen solchen Zellen

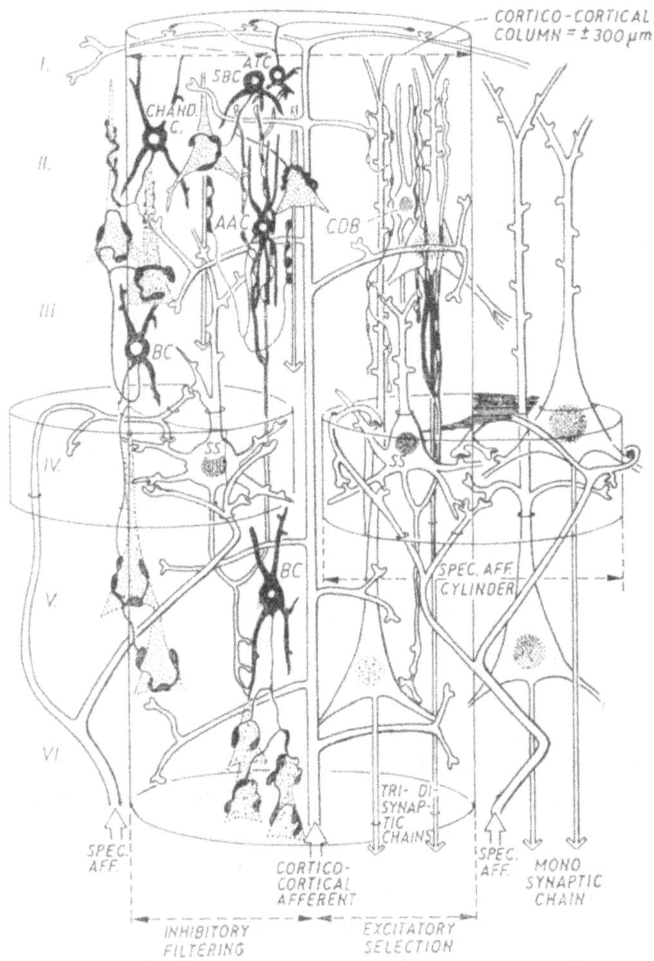

Abb. 1. Schematische Darstellung des zellulären Aufbaus der Großhirnrinde (nach SZENTAGOTHAI, 1978).

möglich wird. Diese Verbundelemente (Größenordnung 10^{15}) einzeln zu erfassen, ist praktisch unmöglich. Ein Mensch, der pro Sekunde eine dieser Synapsen zu registrieren hätte, benötigte hierfür mehr als 30 Millionen Jahre. Aussicht auf Erfolg haben demnach ohnehin nur Prinziplösungen, zumal überdies die individuellen Besonderheiten menschlicher Gehirne und die von ihnen repräsentierte Persönlichkeitsstruktur zu berücksichtigen sind. Tatsächlich dürften Prinziplösungen ausreichen, um alle heute formulierbaren Probleme theoretischer oder klinisch-praktischer Art beizulegen.

Die Entwicklung und Aufrechterhaltung nervaler Funktionen verlangen das Zusammenwirken einer großen Vielfalt von genetischen und epigenetischen Regulationsmechanismen. Bei allen Wirbeltieren sind dabei neben progressiven auch regressive Phänomene zu beobachten (JACOBSON, 1979). Embryonal werden sehr viel mehr Neuronen gebildet und miteinander „verdrahtet" als benötigt. Die überschüssigen, nicht ausreichend oder unzweckmäßig eingebauten Neuronen erleiden noch während der Embryogenese den

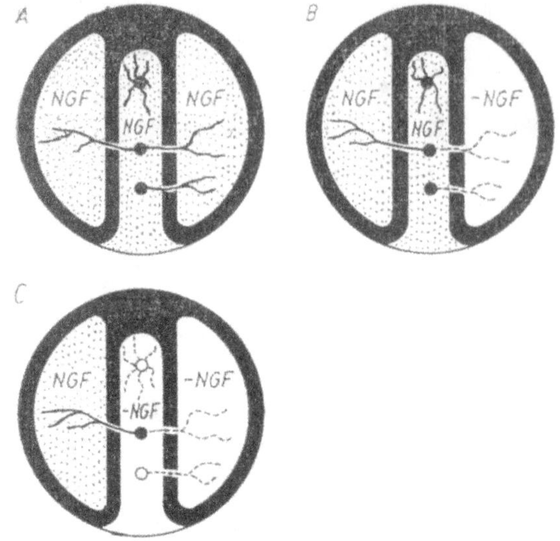

Abb. 2. Versuchsanordnung zur Demonstration der epigenetischen Strukturbildung in einer Nervenzellkultur. Die Gestaltung und Ausbreitung der Nervenzellfortsätze wie auch das Überleben der Nervenzellen hängt von der Anwesenheit des Nerv-Wachstumsfaktors ab (-NGF: Kompartiment frei von Nerv-Wachstumsfaktor) (aus COWAN und Mitarb., 1984).

Zelltod. In manchen Hirnregionen sind davon mehr als 80 Prozent der bereits gebildeten Nervenzellen betroffen (COWAN und Mitarb., 1984). Irrläufer unter den Zellfortsätzen werden ebenfalls frühzeitig eliminiert. Jedoch bleiben die Zellen wie auch deren Fortsätze erhalten, wenn man ihnen einen Wachstumsfaktor verabreicht. Prototyp ist der Nerv-Wachstumsfaktor (NGF), der seine Wirkung an Ganglien des peripheren Nervensystems (z. B. Sympathicus) entfaltet und, vor allem durch die Untersuchungen von LEVI-MONTALCINI (Nobelpreis 1986), schon seit den fünfziger Jahren bekannt ist (LEVI-MONTALCINI, 1964). Gegen den NGF gerichtete Antikörper verstärken die Zelluntergänge. In jüngster Zeit wurde eine Reihe solcher neurotrophen oder Nerv-Wachstumsfaktoren entdeckt, die im Gehirn wirksam sind (THOENEN und EDGAR, 1985), vermutlich steht die Forschung hier erst an einem Anfang. Die neurotrophen Faktoren werden den Kontakt suchenden Nervenzellfortsätzen in den jeweiligen Zielregionen dargeboten. Hat ein Nervenzellfortsatz die „richtige" Zielzelle gefunden und mit ihr Synapsen ausgebildet, dann fördern die hier aufgenommenen neurotrophen Faktoren das Überleben des Adressanten (Abb. 2). Es gibt eine Reihe von Hinweisen, wonach zusätzliche funktionelle Rückkopplungen auf dieses neurogenetische "survival of the fittest" Einfluß nehmen (FAWCETT und O'LEARY, 1985). Möglicherweise dienen neurotrophe oder ähnliche Substanzen auch als „Lockstoffe" für die Zielorientierung der Nervenzellfortsätze. Für die Zell-Zell-Erkennung wurden auf den Oberflächen der Zellen und ihrer Fortsätze spezielle Moleküle gefunden. REICHARDT (1984) berichtet über ein spezifisches neuronales und ein gliales Zell-Adhäsionsmolekül. Vermutlich aber gibt es sehr viel mehr solcher chemischer Erkennungsstrukturen, durch die der jeweilige Nervenzelltyp charakterisiert wird. So unterscheiden sich die Nervenzellen voneinander in ihrer Gestalt, nach Art ihrer Verbindungen mit anderen Zellen oder auch durch die Transmitter, die sie als chemische Signale zur synaptischen Kommunikation mit den nachgeschalteten Zellen produzieren. Neben etwa 20 niedermolekularen Substanzen rechnet man mit 50 oder mehr Peptiden, die in einem Säugetiergehirn als Neurotransmitter oder -modulatoren dienen. Sie alle erfordern spezifische Enzyme, Rezeptormoleküle und weitere

Membranmoleküle, die der Produktion und dem Abbau, der Informationsaufnahme durch die Empfängerzelle bzw. dem spezifischen Rücktransport in die Senderzelle dienen.

Die Vielfalt an solchen und weiteren chemischen Strukturen läßt eine entsprechende Anzahl von Genen erwarten, die bei der Hirnentwicklung und -reifung wirksam werden. Während man noch vor kurzem mit 30000 bis 50000 Genen rechnete, über die ein Säugetier, so auch der Mensch, insgesamt verfügt, wird ihre Anzahl heute auf 100000 bis 200000 veranschlagt. W. E. Hahn und Mitarbeiter (vgl. Chaudhari und Hahn, 1983) fanden im Gehirn der Maus eine zunächst unerwartet große Heterogenität an polysomaler Messenger-RNA, die, bei einer durchschnittlichen Kettenlänge von 1500 Nucleotiden pro Molekül, auf 150000 hirnwirksame Gene schließen läßt. Sehr viele, vielleicht mehr als die Hälfte dieser mRNA-Typen sind für das Gehirn spezifisch. Sie kommen dort aber oft in so geringer Menge vor, daß man sie erst mit Hilfe der neuentwickelten gentechnischen Methoden sicher nachweisen kann. Dabei werden bestimmte Gene nur in einigen der Nervenzellen abgerufen, so daß die Menge der in ihnen synthetisierten RNA-Moleküle oft sehr viel geringer ist als die der Nervenzellen insgesamt.

In den Genen sind die Umwelterfahrungen und die betriebstechnischen „Kniffe" konserviert, die die Art im Laufe ihrer Evolution durch äußere und innere Selektion gesammelt bzw. „erfunden" hat. Sie stellen die Bau- und Funktionsanleitung für den Organismus, die dank ihrer Planmäßigkeit den Eindruck einer „wunderbaren Voraussicht" erwecken könnte. So werden die neuronalen Schaltungen für die Steuerung und Regelung von organismusinternen Prozessen und von Organismus-Umwelt-Beziehungen bereits zur Zeit der Embryo- und Fetogenese ausgebildet, zumindest aber vorbereitet. Viele ihrer Funktionen vermögen oft erst mit der Geburt, analog etwa zu der der Lunge, oder gar noch später einzusetzen. Das gilt zum Beispiel für viele motorische oder Sinnesleistungen, für die nervale Steuerung des Verdauungssystems und ähnlich auch für unsere psychischen und geistigen Potenzen.

Das Gehirn — ein Diktat der Gene?

Gewiß läßt sich diese Frage nicht vorbehaltlos bejahen. Schon die Anmerkungen zum physiologischen Zelltod und zur Wirkung neurotropher Faktoren zeigen, daß die Rolle der Einzelzelle genetisch nicht streng determiniert sein kann, sondern in starkem Maße epigenetischen Einflüssen unterworfen ist. Epigenetische Gestaltungsprinzipien zeigen sich auch in Form der funktionellen Plastizität des Nervensystems, z. B. der Lernfähigkeit. Aus heutiger Sicht ist die Lernfähigkeit, zumindest die längerfristige Informationsspeicherung, notwendigerweise an Veränderungen der zellulären und/oder der chemischen Architektur des Nervensystems gebunden. Sie beinhalten die Effektuierung vorhandener bzw. die Bildung neuer synaptischer Verbindungen und damit Änderungen der neuronalen Konnektivität, m. a. W. der Verschaltung von Nervenzellen, durch die ihrerseits der Informationsinhalt repräsentiert wird (Jork und Matthies, 1985). Wennschon auch dafür genetische Voraussetzungen unumgänglich erscheinen, sind doch die durch den Inhalt der gespeicherten Information modulierten chemischen oder zellulären Strukturen, so subtil sie sein mögen, Ausdruck einer epigenetischen Gestaltbildung. Eineiige Zwillinge werden sich daher trotz identischer

Genome hinsichtlich der Hirnstrukturen und -funktionen stets mehr oder weniger voneinander unterscheiden (GEISSLER, dieser Band). Nur so ist die Tatsache überhaupt erklärbar, daß sie jeweils über eine eigene Personalität verfügen.

Indes dauert der Meinungsstreit über die Anteile von Genen und Umwelt bei der Ausformung von Hirnleistungen international noch immer an (HAGEMANN, dieser Band). Hierbei entspinnen sich oft fruchtlose Diskussionen, indem in unzulässig deduzierender Weise Behauptungen und vermeintliche Plausibilitätsgründe an die Stelle der noch immer dringend erforderlichen Beweisführung treten. Die Wirklichkeit liegt gewiß zwischen den Extremen. Im folgenden soll versucht werden, das „Kodominium von Erbe und Umwelt" (DOBZHANSKY, 1965; JOHST, 1981) grob zu skizzieren.

Man hat davon auszugehen, daß das Gehirn während der Ontogenese nach einem genetischen Programm durch Selbstorganisationsprozesse entsteht, was sich in dem für die jeweilige taxonomische Kategorie (bis hin zur Art) typischen Bauplan offenbart. Davon ist durchaus auch der Feinbau betroffen, z. B. Verschaltungsprinzipien von Nervenzellen oder die strukturelle, metabolische und funktionelle Diversifikation von Nervenzelltypen. Bei vielen Tieren, so auch und sogar ganz besonders beim Menschen, erstreckt sich die genetisch determinierte Hirnentwicklung nach Art von Reifungsprozessen noch weit über den Zeitpunkt der Geburt hinaus. Eine „normale" — d. h. eine physiologische (DÖRNER, dieser Band), den physischen Bedarf deckende sowie psychisch und sozial anregende — Umwelt ist für die optimale Realisierung der genetischen Vorlage Voraussetzung. In mancher Hinsicht liegt der Vergleich mit einem fotografischen Entwicklungsprozeß nahe. Auch hier ist die Prinzipstruktur des fotografischen Abbildes durch die Vorlage gegeben, die Güte ihrer Herausbildung aber hängt von den Milieufaktoren ab, der Zusammensetzung und Qualität der Entwicklerlösung, der Bad-Temperatur usw. Daß der Vergleich aber dennoch „hinkt", zumindest mit Bezug auf die Persönlichkeitsstrukturen, soll weiter unten deutlich gemacht werden.

Mit den genetisch vorgegebenen Strukturen, der „hardware", des Gehirns erklärt sich das Angeborensein der von ihnen gestalteten Informationsverarbeitungsprogramme. Gemeint sind die basalen, lebenswichtigen und arttypischen Hirnleistungen, zu denen auch unser psychischer Unterbau zählt, die emotionalen und psychosozialen Reaktionsmuster und die damit verbundenen primären Motivationen (TEMBROCK, 1982; WOLF, 1985; ERMISCH, dieser Band), ferner die kognitiven und Lernfähigkeiten, ja wahrscheinlich sogar so manche Grundlagen unserer moralischen Wertungssysteme (WILSON, 1980; RUSE, dieser Band). Da Gene grundsätzlich zur Variantenbildung neigen, ist in einer Population mit einer Vielzahl unterschiedlicher Zustandsformen eines jeweiligen Gens, mit Allelen, zu rechnen. Hieraus leiten sich die individuellen genetisch bedingten Unterschiede in den Hirnfunktionen ab, auch die Anlagen für die Persönlichkeitsstruktur, darunter Minus- und Plusvarianten der Norm bis hin zu pathologischen Defiziten bzw. ausgesprochenen Hochbegabungen (HAGEMANN, dieser Band).

Das Angeborensein von Hirnleistungen ist selbstverständlich nicht wörtlich, als „von Geburt an ausgeprägt", zu verstehen. Der Mensch wird mit einem Gehirn geboren, das morphologisch, physiologisch und biochemisch nachweisbare Zeichen der Unreife erkennen läßt. Die Volumenvergrößerung des Gehirns im Laufe der Kindheit auf das Vier- bis Fünffache hängt maßgeblich mit der Vermehrung informationeller Kontakte zwischen den Nervenzellen, mit der Synaptogenese, zusammen, die gerade für die „höheren Etagen", namentlich die Rinde des Groß- und Kleinhirns, charakteristisch ist. Solche Reifungsvorgänge finden bei allen Kindern in vergleichbarer Weise und

relativ unabhängig von der Umwelt statt. Sie führen daher auch zu arttypischen und weithin zeitgleichen Phasen ihrer psychischen und geistigen Entwicklung.
Andererseits wirkt sich von der Geburt an, zum Teil bereits pränatal (WASZ-HÖCKERT, dieser Band), zunehmend die Lernfähigkeit des Gehirns auf die Verhaltens„programmierung" aus. Der Umwelteinfluß auf die Persönlichkeitsstruktur ist so offenkundig, daß darüber die Evidenz der genetischen Veranlagung mitunter ganz vergessen wird. Natürlich sind für die Wirksamkeit des Milieus auch genetische Voraussetzungen unerläßlich. Wie sonst wäre zu erklären, daß ein Tier in menschlicher Umwelt eben nicht die spezifisch menschlichen Persönlichkeitseigenschaften zu entwickeln vermag?
In bezug auf die postnatale Reifung liefert die moderne molekulargenetisch orientierte Neurobiologie ebenfalls interessante Ansätze. So fanden CHAUDHARI und HAHN (1983), daß im Gehirn der Maus während der ersten Lebenswochen zunehmend nicht-polyadenylierte (Poly(A)$^-$) mRNA auftritt. Demgegenüber weist das pränatale Gehirn so wie bei erwachsenen Tieren auch alle übrigen Organe vorwiegend oder ausschließlich die polyadenylierte Form (Poly(A)$^+$mRNA) auf. Die hirnspezifische Poly(A)$^-$ mRNA, für die die größte Strukturmannigfaltigkeit erst im Adultstadium zu beobachten ist, läßt, so vermuten die Autoren, auf Beziehungen zu postnatalen Reifungs- und wohl auch Lernprozessen schließen. Allein vom 35. zum 45. Lebenstag der Maus sollen etwa 10000 neue, d. h. vorher nicht exprimierte, Proteintypen im Gehirn auftreten.
Im Gehirn integrieren sich während der Individualentwicklung die Eigenerfahrungen und die dem sozialen Mikro- und Makromilieu entstammenden Informationen mit den genetisch determinierten Informationsverarbeitungsprogrammen auf dialektische Weise zu einer höheren Ordnung (WESSEL, dieser Band). Bei Konsolidierung in Form von Gedächtnisspuren entsteht daraus gewissermaßen die „software" des Gehirns. Auch das menschliche Bewußtsein resultiert ganz sicher nicht aus einer bloßen passiven „Widerspiegelung" der Umwelt innerhalb der Matrix des Gehirns, sondern aus der aktiven Wechselwirkung der individuellen, genetisch determinierten psychischen und geistigen Anlagen eines konkreten Menschen mit seiner jeweiligen, ebenso konkreten Umwelt. Die „hard-wired" Hirnstrukturen und -leistungen sind wie die körperlichen Merkmale während der Evolution nach dem Prinzip biotischer und biosozialer Zweckmäßigkeit einem Selektionsdruck unterworfen gewesen und bilden heute den arttypischen und zugleich individualspezifischen Orientierungsrahmen für kultiviertes, vom Bewußtsein getragenes menschliches Verhalten. In der Interaktion von "nature and nurture" findet die Mannigfaltigkeit der Persönlichkeitsstrukturen wie sie selbst in einer relativ gleichartigen Umwelt zu beobachten ist, eine plausible Erklärung.

Das geteilte Gehirn, das Bewußtsein und die personale Identität

Die Kapitelüberschrift ist einem Aufsatz von Roger SPERRY (1984) entlehnt, der für seine spektakulären Forschungsergebnisse 1981 mit dem Nobelpreis ausgezeichnet wurde. Er untersuchte mit neuropsychologischen Methoden Patienten, an denen durch die Neurochirurgen P. VOGEL und J. BOGEN am White Memorial Medical Center (Los Angeles, USA) eine Kommissurotomie durchgeführt worden war, eine Durchtrennung des Balkens (Corpus callosum). Diese Operation wird in seltenen, besonders schweren Fällen einer anders nicht mehr beherrschbaren Epilepsie als ultima ratio angesehen. Der Balken ist eine aus etwa 200 Millionen Nervenfasern bestehende Platte, die als sog. Kommissur dem Informationsaustausch zwischen den beiden Großhirn-Hemisphären dient. Tatsächlich kann das Anfallsleiden durch die Kommissurotomie in vielen scheinbar hoffnungslosen Fällen recht gut unter Kontrolle gebracht werden.

Trotz dieses massiven Eingriffs verhalten sich die „Split-Brain"-Patienten, wie Sperry betont, äußerlich ganz normal. In speziellen Testsituationen zeigt sich aber, daß die Patienten eine eigenartige Teilung ihrer Wahrnehmungsfähigkeit erfahren haben, indem ihnen der Bewußtseinszugang zur inneren Welt der jeweils anderen Großhirnhälfte versperrt ist.

Eine Testmöglichkeit besteht darin, daß man die Personen auffordert, einen Punkt in der Mitte eines Projektionsschirmes zu fixieren. Mit einer Dauer von weniger als einer Zehntel Sekunde werden dann Bilder links oder rechts des Fixpunktes projiziert, wobei eine solch kurze Projektionszeit Nachfolgebewegungen der Augäpfel verhindert. Auf Grund der anatomischen Gegebenheiten unserer Sehbahn entstehen die visuellen Wahrnehmungen bei Projektionen im rechten Gesichtsfeld in der linken, im umgekehrten Fall in der rechten Hemisphäre. Der Informationsaustausch, der bei normalen Personen über den Balken mit der kontralateralen Hemisphäre erfolgt, ist bei den Kommissurotomie-Patienten nicht möglich. Eine Wahrnehmung in der linken Hemisphäre können sie gewöhnlich ohne Schwierigkeiten benennen, nicht aber eine solche in der rechten Hemisphäre. Das liegt daran, daß sich das Sprachvermögen bei etwa 98 Prozent der Rechtshänder und 60 Prozent der Linkshänder auf die linke Großhirnhälfte beschränkt. Jedoch läßt sich zeigen, daß die rechte Hemisphäre dennoch zur Bildwahrnehmung befähigt ist. Zwar sehen die Patienten in solchen Fällen angeblich nichts. Sie sind aber in der Lage, bei Aufforderung den projizierten Gegenstand aus einer Reihe von realen Gegenständen hinter dem Bildschirm, ohne Sichtkontrolle also, mit Hilfe der linken (nicht jedoch mit der rechten!) Hand herauszufinden. Interessanterweise glauben sie dann noch immer, von diesem Gegenstand nichts zu wissen. Ihre linke Hemisphäre kann tatsächlich auch gar nicht wissen, was die linke Hand

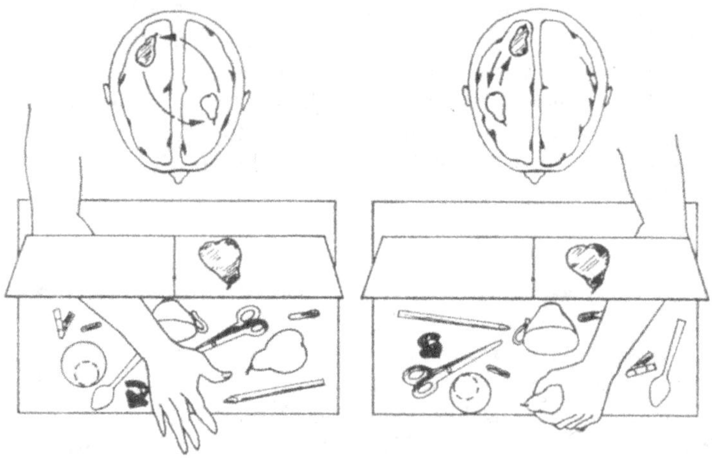

Abb. 3. Testsituation zur Demonstration der Wahrnehmungsteilung bei Kommissurotomie-Patienten. Das im linken Sehfeld projizierte Abbild einer Birne wird angeblich nicht erkannt, dennoch ist der Patient in der Lage, die Birne aus einer Reihe von weiteren Gegenständen mit Hilfe seiner linken Hand herauszufinden (nach Sperry, 1984).

tut: Die Nervenbahnen für die Tastempfindungen der Arme und Beine kreuzen (außerhalb des Balkens) bekanntlich nahezu vollständig zur Gegenseite, so daß das Großhirn die Sensorik für die linke und rechte Körperseite in umgekehrter Position repräsentiert. Der Informationsaustausch zwischen den beiden Hemisphären aber ist wegen des durchtrennten Balkens blockiert (Abb. 3).

Bei entsprechender Bildvorlage für die rechte Hemisphäre lassen sich auch emotionale Reaktionen auslösen, ohne daß sich die Patienten über die Ursache klarwerden können. Oder vermögen sie diese nur nicht zu artikulieren? Es ist sogar gelungen, in beiden Hirnteilen unterschiedliche, ja gegensätzliche Emotionen zu induzieren.

Durch die Experimente an Kommissurotomie-Patienten wie auch durch eine Reihe weiterer Untersuchungen (Harnad und Mitarbeiter, 1977; Bear, 1983; Strauss und Mitarb., 1983) stellte sich in wichtigen Positionen die Dominanz der linken Hemisphäre gegenüber der rechten heraus. Neben dem Sprech- und Schreibvermögen sind das Wortverständnis sowie logische Überlegungen und die Fähigkeit zu rechnen bei den meisten Menschen ganz wesentlich an diesen Hirnteil gebunden. Die rechte Hemisphäre scheint aber im Gegensatz zu früheren Auffassungen nicht einfach die weniger bedeutende zu sein. Sie verfügt über eigene kognitive und emotionale Fähigkeiten, auch ist sie durchaus nicht „wort-blind" und „wort-taub", sie hat eine eigene Vorstellungs- und Gedankenwelt sowie ein gesondertes Gedächtnis, wenngleich die Qualität all dieser Leistungen grundsätzlich von der der linken Hemisphäre abzuweichen scheint. In der Raumvorstellung wie auch hinsichtlich mancher emotionaler Leistungen (Bear, 1983) verhält sich die rechte Hemisphäre gegenüber der linken sogar deutlich dominant. Wahrscheinlich betrifft das auch die Gestalterkennung im Sinne der Ganzheitsbetrachtung, der synthetischen Fähigkeiten (Abb. 4).

Bogen (1969) und Pucetti (1973) gehen in ihren Betrachtungen bis zu der Annahme, die sogenannte Lateralisation des Gehirn entspreche selbst beim Normalen zwei personalen Instanzen innerhalb eines Schädels, nur daß die Intaktheit des Balkens und die damit verbundene Integrationsleistung dies eben nach außen hin nicht deutlich werden lassen. Eine gewissermaßen physiologische Eigenständigkeit beider Großhirnhälften scheint sich z. B. darin anzudeuten, daß sich situationsabhängig bald die eine, bald die andere Seite als dominant zu erkennen gibt. So tendieren Menschen dazu, wenn sie analytische Operationen (Rechenaufgabe, Buchstabieren) vornehmen, nach rechts zu blicken und umgekehrt nach links, wenn sie sich stärker emotional getönten Erwägungen hingeben (Gur und Gur, 1977). Die durch die funktionelle Asymmetrie bedingte Betonung einer der beiden Hemisphären bewirkt offenbar zeitweilig eine motorische Dominanz, der anatomischen Verhältnisse wegen jeweils mit kontralateralem Effekt. Entsprechende Befunde können schon bei Säuglingen erhoben werden (Turkewitz, 1977).

Die Auffassung von zwei Persönlichkeiten in einem Gehirn, von „zwei Seelen in einer Brust", dürfte aber doch wohl überzogen sein. Über die 200 Millionen Nervenfasern des Corpus callosum, das Balkens, können in jeder Sekunde Milliarden von Informationen zwischen beiden Seiten ausgetauscht werden. Schon jede einzelne der Bau- und Funktionseinheiten der Großhirnrinde, der aus einigen Tausend Neuronen bestehenden Columnen, ist über solche Kommissuralfasern mit Columnen der Gegenseite verbunden (Szentagothai, 1985). Dadurch findet die Integration der Informationsverarbeitungsprozesse bereits auf elementarem Niveau statt und läßt einem Doppelgängertum kaum eine Chance. Auch die Vermutung, das Bewußte sei in der linken, das Unbewußte in

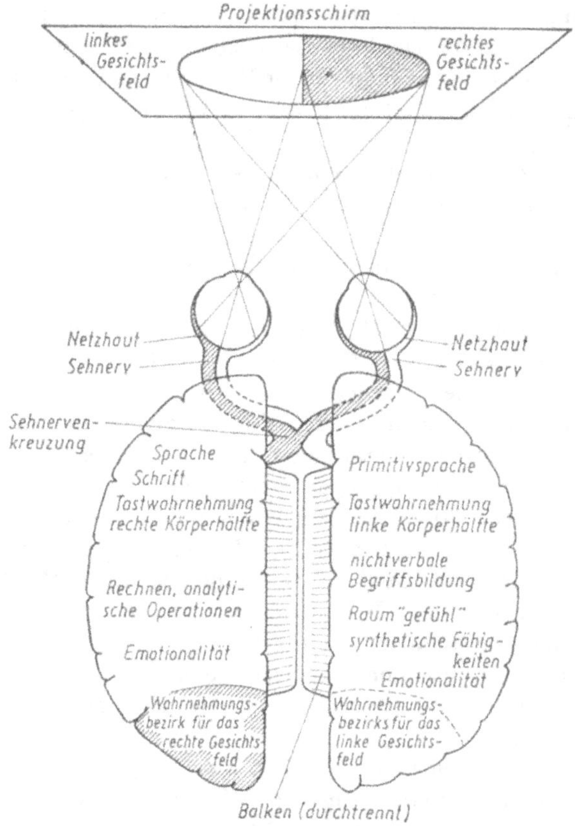

Abb. 4. Schematische Darstellung auffälliger Leistungen der beiden Großhirnhemisphären bei durchtrenntem Balken.

der rechten Hemisphäre lokalisiert, basiert allzu vordergründig auf den Ergebnissen an Split-Brain-Patienten und läßt die normalerweise intensive Verflechtung der beiden Hirnteile außer acht. SPERRY (1984), der Nestor solcher Studien, äußert dazu selbst:

"one must caution in this connection that the experimentally observed polarity in right-left cognitive style is an idea in general with which it is very easy to run wild. You can read today that things such as intuition, the seat of subconscious, creativity, parapsychic sensitivity, the mind of the Orient, ethnocultural disposition, hypnotic susceptibility, the roots of counter-culture, altered states of consciousness — and what not — all reside predominantly in the right hemisphere. The extent to which extrapolations of this kind may eventually prove to be more fact or fancy will require many years to determine."

Vom „Baum der Erkenntnis"

Eines der wichtigsten Merkmale, mit denen wir uns von unseren tierischen Vettern unterscheiden, ist die Vernunft, die Erkenntnisfähigkeit. Es gibt zwar hierfür interessante Ansätze bei einigen Tieren, insbesondere bei unseren nächsten Verwandten, den Menschenaffen, hier sogar gewisse Zeugnisse von Selbst-Bewußtheit (GALLUP, 1977; DAVIDSON und DAVIDSON, 1980). Menschenaffen und Menschen aber trennt eine Ent-

wicklungszeit von etwa 20 Millionen Jahren, wobei in den letzten Jahrmillionen die Evolution der Hominiden und zumal des Menschen einen enormen Entwicklungsschub erhielt (LÖTHER, dieser Band). Die kognitiven Fähigkeiten und die soziale Lebensweise bildeten in der Anthropogenese eine dialektische Einheit, die in einer sich selbst verstärkenden, sich positiv rückkoppelnden Weise Produkt und zugleich Substrat des Evolutionsprozesses verkörperten — ein Prinzip, das in bewunderungswürdiger Klarheit Friedrich ENGELS vor mehr als hundert Jahren (ENGELS, 1973) erkannt hat und das noch heute volle Gültigkeit beansprucht. Das Maß, in dem es dem Menschen dank dieser psycho- und soziobiotisch evolvierten Voraussetzungen gelungen ist, die Natur und sich selbst einschließlich seiner eigenen Sozialstruktur zu erkennen und nach seinen Bedürfnissen zu verändern, ist einmalig und unterscheidet uns himmelweit von jedem noch so progressiven Tier. Es scheint daher legitim, nach Besonderheiten des Gehirns zu fahnden, durch die sich die menschentypischen Potenzen reflektieren.
Bei der Suche nach qualitativen Kriterien ist man bisher jedoch kaum fündig geworden, von den neuronalen Instanzen für die spezifisch menschliche Sprache einmal abgesehen (PLOOG, 1985). Das menschliche Gehirn ist dem Bau- und Funktionsplan des Säugetiergehirns verpflichtet. Von den primitivsten Säugetieren bis hin zu den Raub- und Huftieren, den Delphinen, den Affen und dem Menschen zeigt sich die Hirnevolution vor allem in einer Vergrößerung der Großhirnrinde, speziell des Neocortex (Abb. 5). Unabhängig von der Säugetierart hat man mit etwa 146000 Neuronen pro Quadratmillimeter Cortexoberfläche zu rechnen. Die Ratte verfügt mit einem Cortex von 4—5 cm^2 allenfalls über 65 Millionen Neuronen, der Schimpanse mit durchschnittlich 490 cm^2 über 7,1 Milliarden und der Mensch mit 2200 cm^2 über etwa 30 Milliarden Neuronen im Cortex (POWELL und MOUNTCASTLE, 1959). Die Erforschung der mikroskopischen Struktur des Neocortex ergab, daß die in ihm enthaltenen Neuronen nach ziemlich einheitlichem Muster in Form von Säulen oder Modulen (Abb. 1) organisiert sind, die sich senkrecht zur Cortexoberfläche ordnen. Dieses Bauprinzip gilt wahrscheinlich für den gesamten Neocortex und für alle Säugetiere, einschließlich des Menschen (MOUNTCASTLE, 1978; SZENTAGOTHAI, 1985). Bei Mensch und Maus sind die Neuronen dieser Säulen gleichartig gestaltet. Auch enthalten die Säulen unabhängig von der Tierart die

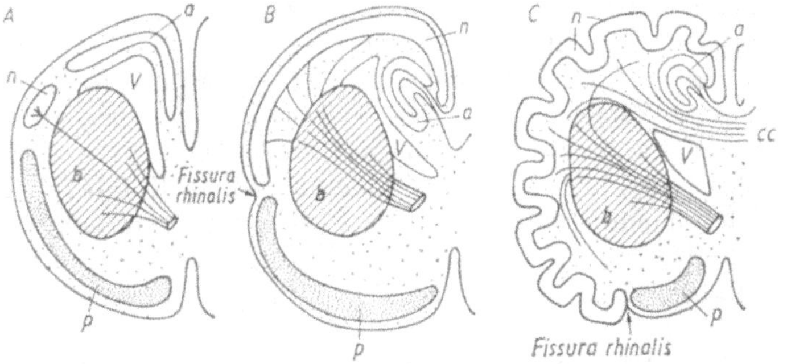

Abb. 5. Schematischer Querschnitt durch die linke Großhirnhälfte. Im Laufe der Evolution hat sich der Anteil des Neocortex (n) sehr stark erhöht, wobei die Althirnanteile (a — Archipallium, p — Palaeopallium) auf die Medianseite des Großhirns gedrängt wurden. A — höheres Reptil, B — primitiver Säuger, C — hochentwickelter Säuger, V — Ventrikel, b — Basalkerne (aus ROMER und PARSON, 1983).

gleiche Anzahl von Neuronen. Die Anzahl der Säulen ist aber bei den höheren Säugetieren, ganz besonders beim Menschen, mit der Flächenausdehnung des Neocortex stark vermehrt worden. Die Menge der synaptischen Kontaktstellen innerhalb einer solchen Säule oder Columne ist trotz gleicher Synapsendichte ebenfalls unterschiedlich, was in der Dicke des Cortex (Mensch gegenüber Maus etwa dreifach) und damit in der Länge der Säulen zum Ausdruck kommt. Die hohen Assoziationsleistungen des Menschen, seine Intelligenz, seine außerordentlichen Lern- und Gedächtnisleistungen erfahren so eine plausible ErklärungDie Vervielfachung der Columnen des Neocortex und ihrer synaptischen Verschaltung schlug nach und nach in die neue Qualität um und damit in die Fähigkeit, vom „Baum der Erkenntnis" nicht nur zu naschen, sondern ihn zu kultivieren und von ihm zu leben. Die Anzahl der Gene brauchte sich bei Vermehrung der Columnen, da nach dem Baukastenprinzip verfahren wurde, nicht wesentlich zu erhöhen. Tatsächlich ist die Menge der DNA mit Schwankungen von etwa 10 Prozent bei Maus, Schimpanse und Mensch annähernd gleich.

Die funktionelle Asymmetrie des Großhirns ist offenkundig als eine weitere, sehr ökonomische Form zur Erhöhung der nervalen Kapazität einzustufen, indem der Anteil der Doppelbearbeitung in den beiden Hemisphären durch Funktionsteilung vermindert wird. Bei Tieren, selbst bei den Menschenaffen, ist die Lateralisation der Großhirnleistungen nicht oder nur geringfügig ausgeprägt (Hamilton, 1977; Strauss und Mitarb., 1983).

Die augenfällige Größenzunahme des Neocortex, des „modernsten" Hirnteils, mag mitunter darüber hinwegtäuschen, daß sich gleichzeitig auch die limbischen Anteile vergrößerten (Stephan, 1983). Dem limbischen System kommt besondere Bedeutung für die Subjektivierung der inneren und äußeren Situation zu, so für die Informationsbewertung und -selektion, die Emotionalität und die Motivierung (vgl. Wolf, 1985; Ermisch, dieser Band).

Wennschon bei der Charakterisierung des menschlichen Gehirns die quantitativen Merkmale weit im Vordergrund stehen, muß mit qualitativen Besonderheiten doch zumindest auch gerechnet werden, da das Zustandekommen so mancher spezifisch menschlicher Hirnleistungen, vor allem solcher psychischer Art, anders nicht recht vorstellbar ist. Wahrscheinlich handelt es sich um sehr subtile Schaltstrukturen von Nervenzellen, für die die technischen Zugangsmöglichkeiten zur Zeit noch unzureichend sind. Indes haben, wie weiter oben angeführt, gerade die letzten Jahre durch Einbeziehung gentechnischer Methoden und die Verwendung monoklonaler Antikörper (Reichardt, 1984; Goodman und Mitarb., 1984) ganz neue Ansätze ergeben, mit deren Hilfe die Chemoarchitektur des Gehirns und die Strukturbildungsprozesse im Nervengewebe sehr viel detaillierter als bisher erfaßt werden können. In Kombination mit bereits etablierten oder noch zu modifizierenden neuromorphologischen und -physiologischen Verfahren lassen sie vertiefte Aussagen auch über die Artspezifik neuronaler Schaltnetze erwarten, am Ende vielleicht auch über die neuronalen Grundlagen menschlichen Bewußtseins.

Das Bewußtsein diente als höchste Form nervaler Tätigkeit während der Anthropogenese zunehmend der Kontrolle, Modifizierung, Erweiterung und sinnvollen Anwendung von genetisch programmierten Verhaltensmustern und -tendenzen. Sein Inhalt ist im wesentlichen von den individuellen Erfahrungen im sozialen Mikro- und Makromilieu geprägt, wird zugleich aber durch die individuellen genetischen Bedingungen, durch die „hard-ware" des Gehirns, mitbestimmt. Indessen scheint ein solches Konvolut aus Ursachen und Wirkungen unserem intellektuellen Kontrastbedürfnis nicht sonderlich zu entsprechen. Viel eher neigen wir dazu, bei der Wesensbestimmung des Menschen von einer Art Schichtung aus biotischen, psychischen und gesellschaftlichen Faktoren auszugehen, die dem klassischen Etagenbau des Wissenschaftsgebäudes mehr entgegenkommt. Ganz sicher ist für die einzelwissenschaftliche Forschung ein solches Herangehen von heuristischem Wert und damit durchaus legitim. Bei Kombination psychobiologischer und gesellschaftswissenschaftlicher Erkenntnisse aber erweist sich der Mensch als eine biopsychosoziale Einheit, gekennzeichnet durch eine innige, eine dialektische Vermaschung der Faktorengruppen. Eine ständige Zusammenschau der disziplinären Erkenntnisse ist daher ein unausweichliches Erfordernis, um ein möglichst wirklichkeitsnahes Bild von uns selbst und von der Welt zu erhalten, es fortwährend zu aktualisieren und zu präzisieren und die sich ergebenden theoretischen Konsequenzen möglichst ohne größeren Verzug für die gesellschaftliche Praxis zu erschließen.

Literatur

Bear, D. M.: Hemispheric Specialization and the neurology of emotion. Arch. Neurol. **40** (1983), 195—202.

Bogen, J. E.: The other side of the brain. II. An appositional mind. Bull. Los Ang. Neurol. Soc. **34** (1969), 135—162.

Chaudhari, N. and W. E. Hahn: Genetic expression in the developing brain. Science **220** (1983), 924—928.

Cowan, W. M., J. W. Fawcett, D. D. M. O'Leary and B. B. Stanfield: Regressive events in neurogenesis. Science **225** (1984), 1258—1265.

Davidson, J. M. and R. J. Davidson (eds.): The psychology of consciousness. New York, London: Plenum Press 1980.

Dobzhansky, T.: Dynamik der menschlichen Evolution: Gene und Umwelt. Frankfurt a. M.: S. Fischer 1965.

Engels, F.: Anteil der Arbeit an der Menschwerdung des Affen. In: F. Engels: Dialektik der Natur. Berlin: Dietz Verlag 1973.

Fawcett, J. W. and D. D. M. O'Leary: The role of electrical activity in the formation of topographic maps in the nervous system. Trends Neurosci. **8** (1985), 201—206.

Gallup, G. G.: Self-recognition in primates. A comparative approach to the bidirectional properties of consciousness. Amer. Psychol. **32** (1977), 329.

Goodman, C. S., M. J. Bastiani, C. Q. Doe, S. du Lac, S. L. Helfand, J. Y. Kuwada and J. B. Thomas: Cell recognition during neuronal development. Science **225** (1984), 1271—1279.

Gur, R. and R. Gur: Correlates of conjugate lateral eye movements in man. In: S. Harnad et al. (eds.) (1977), S. 261—281.

Hamilton, C. R.: Investigations of perceptual and mnemonic lateralization in monkeys. In: Harnad et al. (eds.) (1977), S. 45—62.

Harnad, S., R. W. Doty, L. Goldstein, J. Jaynes and G. Krauthamer (eds.): Lateralization in the nervous system. New York, San Francisco, London: Academic Press 1977.

Jacobson, M.: Developmental Neurobiology. 2. Aufl. New York, London: Plenum Press 1979.

Johst, V.: Biologische Verhaltensforschung am Menschen: Grundlagen, Methoden, Anwendungen. DDR-Med. Rep. **10** (1981), 575—605.

Jork, R. und J. Matthies: Zelluläre Mechanismen von Lern- und Gedächtnisprozessen. Funkt. Biol. Med. **4**, 146—155 (1985).

Levi-Montalcini, R.: The nerve growth factor. Ann. N. Y. Acad. Sci. **118** (1964), 149—168.

LEVY, J.: The origins of lateral asymmetrie. In: S. HARNAD et al. (eds.) (1977), S. 195–209.

MOUNTCASTLE, V.: An organizing principle for cerebral function: the unit module and the distributed system. In: G. EDELMAN and V. MOUNTCASTLE (eds.): The mindful brain. Cambridge, Mass.: MIT Press 1978, S. 7–50.

PLOOG, D.: Stimme und Sprechen unter der Kontrolle des Gehirns. Stuttgart: Wiss. Verlagsgesellsch. 1985, S. 113–137.

POWELL, T. P. and V. MOUNTCASTLE: Some aspects of the functional organization of the cortex of the post-central gyrus of the monkey: a correlation of findings obtained in a single unit analysis with cytoarchitecture. Bull. Jones Hopkins Hosp. **105** (1959), 133–162.

PUCETTI, R.: Brain bisection and personal identity. Br. J. Phil. Sci. **24** (1973), 339–355.

REICHARDT, L. F.: Immunological approaches to the nervous system. Science **225** (1984), 1294 to 1299.

ROMER, A. S. and T. S. PARSONS: Vergleichende Anatomie der Wirbeltiere. 5. Aufl. Hamburg, Berlin: Verlag Paul Parey 1983.

SPERRY, R.: Consciousness, personal identity and the divided brain. Neuropsychologia **22** (1984), 661–673.

STEPHAN, H.: Evolutionary trends in limbic structures. Neurosci. Biobehav. Rev. **7** (1983), 367–374.

STRAUSS, E., B. KOSAKA and J. WADA: The neurobiological basis of lateralized cerebral function. A review. Human Neurobiol. **2** (1983), 115–127.

SZENTAGOTHAI, J.: Theorien zur Organisation und Funktion des Gehirns. Naturwissenschaften **72** (1985), 303–309.

TEMBROCK, G. (Hrsg.): Forschungen zu stammesgeschichtlichen Verhaltensanpassungen beim Menschen und aktuelle Probleme der Soziobiologie. Z. Psychol. Suppl. **4** (1982), 1–102.

THOENEN, H. and D. EDGAR: Neurotrophic factors. Science **229** (1985), 238–242.

TURKEWITZ, G.: The development of lateral differences in the human infant. In: S. HARNAD et al. (eds.) (1977), S. 251–259.

WILSON, E. O.: Biologie als Schicksal: Die soziobiologischen Grundlagen menschlichen Verhaltens. Frankfurt a. M.: Ullstein 1980.

WOLF, G.: Zur Psychobiologie der Emotionen. Z. Psychol. **193** (1985), 385–396.

WOLF, G. and J. MATTHIES: Forschungsobjekt Gehirn. Wiss. u. Fortschr. **35** (1985), 210–212.

ZÜLCH, K. J.: A critical appraisal of „Lokalisationslehre" in the brain. Naturwissenschaften **63** (1976), 255–265.

Gedanken zur Vererbung der Erkenntnisfähigkeit des Menschen

H.-A. FREYE

Erkenntnis ist mit der objektiven Realität nicht identisch, sondern deren Widerspiegelung. Die Quellen der Erkenntnis liegen in den stammesgeschichtlichen Prämissen. Die subjektiven Strukturen der Erkenntnis sind ein Produkt der Evolution: Sie sind bei allen Menschen nahezu gleich, d. h. genetisch bedingt und wenigstens als Anlage angeboren. Während der Evolution hat sich unser kognitiver Apparat in Anpassung an die Welt der mittleren Dimensionen, an den Mesokosmos, entwickelt. Deshalb machen unserem Erkenntnisvermögen die Welten der großen und kleinen Dimensionen so große Schwierigkeiten.

Schon ALKMAJON von Kroton (~ 500) hat nach PLATON und HIPPOKRATES postuliert, daß das Gehirn es ist, das den Verstand sprechen läßt. Denken und Bewußtsein sind Funktionen des Gehirns. Sie dienen wie alle anderen Organe und deren Funktionen der Auseinandersetzung ihres Trägers mit dessen Umwelt. Aus diesem Grunde muß auch die Entwicklung und Ausbildung des Gehirns und seiner Leistungen unter biologisch-evolutivem Aspekt gesehen werden.

Besonders wenn die Humanwissenschaften sich phaenomenologischer Ansätze bedienen, betonen sie häufig den ganzen spezifischen und einzigartigen Charakter des Menschen und das Auftreten des Bewußtseins als unsere leibliche Präsenz in der Welt, das zugleich die Kluft ist, die Mensch und Tier unterscheidet und trennt.

Das **Bewußtsein** kann als Funktion eines hoch entwickelten Zentralnervensystems aufgefaßt werden (Identitätstheorie). Es ist vermutlich eine Systemeigenschaft. Die Erblichkeit geistig-seelischer Eigenschaften in Gesundheit und Krankheit (Abstraktes Denken, Kapazität der Informationsaufnahme, mentale Einstellungen und Haltungen u. a.; Schizophrenie, Phenylketonurie, Lipid-Speicher-Krankheiten u. a. erbliche Stoffwechselkrankheiten) sind ebenso Argumente für die Identitätstheorie wie die EEG-Analysen, die direkte Aufschlüsse über den Funktionszustand des Gehirns liefern (vgl. F. VOGEL, 1983), wie die Einerziehungen von Psychopharmaka, Narkotika oder Drogen. Dennoch ist das Bewußtsein als das in der Evolution entstandene eigentlich Menschliche nur durch die eigene subjektive Erlebnis- und Ausdrucksfähigkeit beschreibbar, und es entzieht sich bislang einer exakten wissenschaftlichen Analyse. Erst die Spezies *Homo sapiens* war in der Lage, das eigene Ich als einen wichtigen Vorstellungskomplex (Weltbewußtsein, Selbstbewußtsein) voll zu erfassen und sich von einer außersubjektiven Welt zu distanzieren.

Bei der gerade im letzten Jahrzehnt verstärkten Analyse der immer erstaunlicheren intellektuellen Fähigkeiten nichtmenschlicher Primaten — wobei man die Grenzen ihrer mentalen Leistungsfähigkeiten bislang noch nicht abstecken kann — sind als

wichtige Befunderhebungen hinsichtlich der Primatenevolution zwei kontinuierliche, fest miteinander verknüpfte, scheinbar gegenläufige Evolutionstrends erkannt worden (vgl. C. VOGEL, 1983a, b): 1. Eine Zunahme des Individualisierungs- bzw. Personalisierungsgrades und 2. eine Zunahme der sozialen Abhängigkeit.
Diese beiden zentralen Bezugsfelder menschlicher Entwicklung — die individuelle modifikative Verhaltensflexibilität und individuelle Kreativität auf der einen Seite und die starke soziale Abhängigkeit und Bindungsqualität auf der anderen Seite — sind die Grundlagen einer entscheidenden „Prädisposition“ für die evolutive Entstehung menschlicher Kulturfähigkeit. „Leben und personales Leben bedeutet intersubjektiven Austausch“ (BECK, 1985).
„Personale Identität“ entsteht als Produkt sozialen Lernens aus kommunikativer Erfahrung. Der Personalisierungsgrad wächst mit zunehmender cerebraler Organisationshöhe. Diese wiederum ist zwangsläufig mit der Verlängerung der Dauer der plastischen Jugendphase in der Individualentwicklung gekoppelt, die einen „zunehmend reichhaltigeren Einbau erlernter Verhaltenskomponenten und Interaktionsmuster in das Verhaltensrepertoire“ (C. VOGEL, 1983a) ermöglicht.
Man kann vielleicht sagen, daß die primäre Triebfeder für die evolutive Steigerung der kognitiv-intellektuellen Leistungsfähigkeiten und -bereitschaften im sozialen Feld gelegen hat. Die in zahlreichen Laborexperimenten nachgewiesenen Fähigkeiten nichtmenschlicher Primaten — wie distanzierte Kontrolle des eigenen emotionalen Spontanverhaltens, Planen unter Einbeziehung komplexer und wechselnder Situationskonfigurationen, vorausschauendes, mögliche Folgen antizipierendes Handeln u. a. — sind nach Transfer vom „sozialen“ in das „nicht-soziale“ (technische) Feld entscheidende Voraussetzungen für den Werkzeuggebrauch, die zielgerichtete materielle Geräteherstellung, für die materielle Kultur und die spielerische Kulturentfaltung (WIND, 1975). Da diese nachweisbaren Entwicklungen in weit voneinander entfernten Fundorten des Altmenschen vor 300000 Jahren völlig gleich verliefen, kann man auf die gleiche genetische Programmierung der Gehirnentwicklung wie auch auf einen Kulturenaustausch über Tausende von Kilometern schließen.
Von Vorstufen bei den Primaten einmal abgesehen ist der Mensch die einzige Art, bei der Ansammlung und Weitergabe von Informationen nicht nur auf dem Wege über das Erbgut, „von Keimdrüse zu Keimdrüse“ („genetische Information“), sondern auch durch Tradition, „von Gehirn zu Gehirn“ („intellektuelle Information“), erfolgt.
Eine erbliche Information pflanzt sich in der Generationenfolge nicht schneller fort als das gesamte Lebewesen. Die intellektuelle Information ist im Gegensatz dazu kollektiver Besitz einer Population; die Ausbreitungsgeschwindigkeit tradierter Eigentümlichkeiten geht innerhalb einer Population wesentlich schneller vor sich als bei der genetischen Information (vgl. auch FREYE, 1983).
Eine für die Entstehung der Erkenntnisfähigkeit und für die Erkenntnisgewinnung, d. h. einer Dispositionseigenschaft, notwendige Bedingung ist die Entwicklung des materiellen Substrates dieser Fähigkeit, die Entwicklung von Informationsbearbeitungssystemen, von Neuronennetzen, welche „die individuellen Erfahrungen registrieren, speichern und bearbeiten und anhand der interpretierten Information aus dem Reaktionsrepertoire eine adäquate Reaktion auswählen können“ (RADNITZKI, 1983). Der durch Selektionsdruck entstehende Vorteil einer sich auf immer höheren Stufen entwickelnden Erkenntnisfähigkeit, die wesentlich das Vermögen zu quasirationalem Problemlösungsverhalten einschließt, wird „enorm akzentuiert, wenn beim Menschen

Sprache im vollen Sinne entsteht und damit Tradieren möglich wird, mit all dem, was dies für Gruppenselektion bedeutet" (RADNITZKI, 1983). Genauere Analysen haben allerdings ergeben, daß ein hoher evolutiver Selektionswert in erster Linie hinsichtlich von *Erkenntnisbenutzung*, und das setzt voraus Erkenntnis*tradierung*, bestand (vgl. MOHR, 1983). Für reine Erkenntnisgewinnung (ohne Anwendung) besteht kein spezifischer Vorteil. Das ist mit ein Grund dafür, daß die Mehrzahl auch der heutigen Menschen nicht vorrangig auf rationales Denken programmiert ist.

Die evolutionäre Erkenntnistheorie = Theorie der Entwicklung der Erkenntnisfähigkeit stellt die Hypothese auf, daß die angeborenen Erkenntnisfähigkeiten und -strukturen ontogenetisch a priori sind, phylogenetisch jedoch a posteriori von der Spezies im Laufe ihrer Entwicklungsgeschichte erworben (RIEDL, 1980). Gleichzeitig kann sie damit die Grenzen unseres Erkenntnisvermögens erklären. Das ererbte Vorwissen des Menschen ist „in einer Welt ohne abrupte Wechsel, in einer Welt der Gleichgewichte und der mittleren Zeitspannen" entstanden, nicht in einer Welt raschen Wandels; es rechnet mit Zuverlässigkeit und Kontinuität (MOHR, 1983). Deshalb auch bereiten uns heute solche Probleme wie die Bevölkerungsexplosion, Energiekrise, die Erhaltung der Lebensbedingungen (Ökostasis versus Ökolysis; vgl. FREYE, 1985) so große Verständnisschwierigkeiten.

Die kognitiven Fähigkeiten wie Abstraktion, Gedächtnis, Intelligenz (insbesondere geistiges Alter, Wortverständnis, Rechnen, Kombinatorik u. a. Intelligenzfaktoren), Sprachvermögen (sowohl umfassende Sprachgewandtheit wie umfassende Sprachschwäche, deutlich verzögerter Sprachbeginn, angeborene Sprachunfähigkeit, Dyslexie u. a.), Unterscheidung von Merkmalen, Perzeption, Neugierverhalten, der Passungscharakter unserer dreidimensionalen Raumwahrnehmung wie überhaupt unsere sensorischen Systeme, der subjektive Zeitquant (SZQ; das ist die Abstandsfolge von zwei Ereignissen — Licht, Ton —, die noch sicher als aufeinanderfolgend wahrgenommen werden), die Gestaltwahrnehmung als vorbegriffliche Abstraktion u. a. sind sicher genetisch determiniert. Die kognitiven Abbilder liefern dem Menschen Mittel und theoretische Grundlagen für die zweckmäßige Gestaltung der Praxis sowie der wachsenden Beherrschung von Natur und Gesellschaft (vgl. VOLLMER, 1983). Das Streben nach Erkenntnis ist uns also angeboren. Es bedeutete in der Hominisation einen Selektionsvorteil und erhöhte die „inclusive fitness" d. h. „die Summe der Tauglichkeit, Zweckmäßigkeit". „Inclusive fitness" ist nicht nur auf das Individuum und seine genetischen Verwandten bezogen, sondern schließt auch „jene Einflüsse" mit ein, die das Individuum zu der Überlebenschance der Sozietät, der es angehört, beisteuert (Gruppenselektion, engl. kin selection)" (vgl. MOHR, 1983).

Als universelles Ökonomie-Prinzip der Evolution ist in letzter Zeit die Informationsverdichtung erkannt worden (vgl. OESER, 1985). Die emergenten Kooperationsstufen sind dabei:

— Das genetische System (die Kooperation der diskreten Vererbungseinheiten, der Gene) bedingt die *genetische Information*.
— Das neurale System (die Kooperation der diskreten Einheiten des Nervensystems, der Neurone) bedingt die *neurale Information*.
— Das mentale System (die Kooperation der diskreten Einheiten des Bewußtseins?, der „Meme") bedingt die *mentale Information*.
— Das soziale System (die Kooperation bewußter und selbstbewußter Individuen als System von gesellschaftlichen Handlungen) bedingt die *soziale Information*.

Am Rande darf vermerkt werden, daß auch die technische Entwicklung, die auf technischem Wissen und einem wachsenden Schatz wissenschaftlicher Erkenntnisse beruht, die die Verwirklichung immer komplizierterer technischer Produkte ermöglicht, letztlich auch auf wachsenden Informationen und Informationsverdichtung fußt.
Für die Erklärung der nicht unbedeutenden Frage, warum im Rahmen dieser Spirale der evolutiven Informationsverdichtung unsere Erkenntnisstrukturen überhaupt auf die Wirklichkeit „passen", daß also Erkenntnisstrukturen und reale Strukturen wenigstens in Teilbereichen übereinstimmen, ist die Tatsache, daß kognitive Fähigkeiten vererbt werden können, von erheblicher wissenschaftstheoretischer und philosophischer Bedeutung.

1. Die Erblichkeit geistiger Fähigkeiten macht klar, warum sie teilweise schon bei Kleinkindern, also in der frühen Ontogenese, anzutreffen sind.
2. Genetisch fixierte Informationen unterliegen grundsätzlich der Evolution, sie müssen einen adaptiven Überlebens-Wert besitzen, also zur Umwelt passen.
3. Unsere psychischen Strukturen müssen eine materielle, d. h. organische Bedingtheit haben.

Literatur

Beck, H.: Evolution, Mensch und Menschlichkeit, Universitas **40** (1985), 613–621.

Freye, H.-A. (Hrsg.): Biologische Grundlagen der Geschichtlichkeit des Menschen. Nova Acta Leopoldina Nr. 253, **55**, Halle 1983.

Freye, H.-A.: Humanökologie, 3. Aufl. 433 S. VEB Gustav Fischer Verlag, Jena 1986.

Mohr, H.: Evolutionäre Erkenntnistheorie. Biologie in unserer Zeit **13**, Nr. 1 (1983), 16–20.

Oeser, E.: Informationsverdichtung als universelles Ökonomieprinzip der Evolution. In: Ott, Wagner, Wuketits (Hrsg.) 1985.

Ott, J., G. P. Wagner und F. M. Wuketits (Hrsg.): Evolution, Ordnung und Erkenntnis. Verlag Paul Parey, Berlin–Hamburg 1985.

Radnitzki, G.: Evolution der Erkenntnisfähigkeit des Wissens und der Institutionen. In: Evolution und Menschenbild, herausg. von R. J. Riedl u. F. Kreuzer, Hoffmann und Campe, Hamburg 1983.

Riedl, R.: Biologie der Erkenntnis. Die stammesgeschichtlichen Grundlagen der Vernunft. Parey-Verlag, Hamburg–Berlin 1980.

Vogel, C.: Die biologische Evolution menschlicher Kulturfähigkeit. In: Natur u. Geschichte, S. 101–127, Hrsg. H. Markl, Verlag R. Oldenburg, München–Wien 1983a.

Vogel, C.: Personale Identität und kognitiv-intellektuelle Leistungsfähigkeit im sozialen Feld nichtmenschlicher Primaten. Veröff. Joachim Jungius-Ges. Wiss. Hamburg, **50** (1983b), 23–39.

Vogel, F.: Die Geschichtlichkeit des Menschen und die genetische Grundlage seines Befindens und Verhaltens. Nova Acta Leopoldina Nr. 253, **55** (1983), 9–20.

Vollmer, G.: Evolutionäre Erkenntnistheorie, 3. Aufl., S. Hirzel Verlag, Stuttgart 1983.

Wind, J.: Methoden zur Erforschung des Sprachursprungs. Acta Teilhardiana **12** (1975), 41–55.

Zur Bedeutung der hormonabhängigen Gehirnentwicklung für die physische, psychische und geistige Leistungsfähigkeit

G. Dörner

Hormone sind chemische Boten, die in spezifischen Zellen gebildet werden und in geringen Konzentrationen biologische Wirkungen auf andere Zellen desselben Organismus ausüben. Hierbei gehen die Hormone mit den in den Erfolgsorganen enthaltenen Rezeptoren vorübergehende Bindungen ein.

Man unterscheidet Systemhormone, die über den Blutkreislauf auf entfernt gelegene Targetzellen wirken, und Lokalhormone, die am Ort ihrer Bildung zur Wirkung gelangen. Die Neurotransmitter, die als neurale Überträgerstoffe fungieren, können im weiteren Sinne zu den Lokalhormonen gerechnet werden (Dörner, 1976).

Allen Hormonen ist gemeinsam, daß sie einerseits aktivierende (stimulierende) Wirkungen im heranwachsenden und adulten Organismus entfalten, und daß sie andererseits organisierende (differenzierende) Wirkungen im sich entwickelnden Organismus ausüben.

Bei der aktivierenden Wirkung der Hormone handelt es sich um einen akuten, beliebig wiederholbaren Effekt auf die Genexpression und/oder auf Enzymaktivitäten. Die organisierende Wirkung der Hormone, die die Genexpressibilität von Neuronen beeinflußt, vollzieht sich nur einmalig in relativ kurzen Zeitphasen der Ontogenese des Gehirns. Dabei könnte es sich um eine Neuanordnung des genetischen Materials in der sich differenzierenden Nervenzelle handeln.

Diese umweltabhängige organisierende Wirkung ist mehr oder weniger irreversibel. Durch anormale Hormonspiegel bedingte Differenzierungsstörungen haben später bleibende somatische und/oder funktionelle Störungen zur Folge. Man bezeichnet deshalb die ontogenetischen Organisationsphasen auch als kritische Differenzierungsphasen.

Fundamentale Lebensprozesse — wie Fortpflanzung, Stoffwechsel, Informationswechsel und Immunität — werden durch das Neuro-Endokrino-Immun-System gesteuert. Das Gehirn ist der zentralnervöse Regler, und Neurotransmitter, Systemhormone und hormonähnliche Mediatoren von Immunzellen sind chemische Boten in diesem komplexen System (Dörner, 1978).

Während der letzten zwei Jahrzehnte wurden in unseren Laboratorien mehrere Befunde erhalten, die dafür sprechen, daß Neurotransmitter ebenso wie Systemhormone, falls sie während der Gehirnentwicklung in anormalen Konzentrationen vorkommen, als Teratogene wirken und damit zu permanenten strukturellen und chemischen Veränderungen des Gehirns führen können, die mit permanenten Fehlfunktionen fundamentaler Lebensprozesse einhergehen (Dörner, 1976, 1978, 1983).

Fortpflanzung

Hinsichtlich der sexualhormonabhängigen Gehirndifferenzierung wurden von uns u. a. die folgenden Ergebnisse erzielt (Dörner, 1972, 1976, 1979, 1980):

a) Bei Ratten wurde erstmalig ein sexueller Dimorphismus des Gehirns nachgewiesen, der vom Testosteronspiegel während des perinatalen Lebens abhängt. Die Kernvolumina von Nervenzellen bestimmter Gehirnregionen, wie z. B. des hypothalamischen Nucleus ventromedialis, sind bei weiblichen Ratten signifikant größer als bei männlichen, und diese geschlechtsspezifischen Gehirnstrukturen können durch perinatale Androgengaben bei Weibchen oder durch neonatale Kastration bei Männchen invertiert werden (Dörner und Staudt, 1969). Inzwischen wurde ein sexueller Dimorphismus von Gehirnstrukturen bei mehreren Arten einschließlich des Menschen bestätigt (de Lacoste-Utamsing und Holloway, 1981; Swaab und Fliers, 1985).
b) Rattenmännchen, die am ersten Lebenstag kastriert worden waren und im Erwachsenenalter mit Östrogenen oder Androgenen behandelt wurden, zeigten eine verweiblichte sexuelle Orientierung, während Rattenweibchen, die perinatal und postpuberal androgenisiert worden waren, eine vollständige Vermännlichung ihrer sexuellen Orientierung aufwiesen.
c) Die Auslösbarkeit eines positiven Östrogenfeedbacks auf die LH-Sekretion — d. h. die vermehrte Sekretion von Luteinisierungshormon nach Östrogengaben — ist bei weiblichen Tieren viel stärker als bei männlichen, ebenso bei verweiblichten Männchen als bei vermännlichten Weibchen (Dörner und Döcke, 1966; Dörner, 1976). Schließlich konnte ein positiver Östrogenfeedback auch bei homosexuellen Männern im Gegensatz zu heterosexuellen Männern ausgelöst werden, was dafür spricht, daß homosexuelle Männer zumindest teilweise ein vorwiegend weiblich differenziertes Gehirn besitzen (Dörner und Mitarb., 1975). Dieser Befund wurde erst kürzlich von amerikanischen Autoren eindeutig bestätigt (Gladue und Mitarb., 1984).

Inzwischen begann eine weltweite Diskussion über die Frage, ob pränatale Sexualhormonspiegel oder postnatale psychosoziale Lernprozesse für die sexuelle Gehirndifferenzierung, sexuelle Orientierung, das Geschlechtsrollenverhalten und die Geschlechtsidentität wichtiger seien. Meines Erachtens stellen aber die Wirkungen von Sexualhormonen und der psychosozialen Umwelt auf die sexuelle Differenzierung und Funktion des Gehirns keine Alternativen, sondern sich ergänzende Faktoren dar, zumal beide durch Neurotransmitter des Gehirns vermittelt werden (Dörner, 1979).
Jedoch weisen die bei Männern mit Imperato-McGinley-Syndrom erhobenen Befunde darauf hin, daß der pränatale Testosteronspiegel für die sexuelle Gehirndifferenzierung bedeutender ist als postnatale psychosoziale Einflüsse (Imperato-McGinley und Mitarb., 1979). Bei dem McGinley-Syndrom handelt es sich um genetisch männliche Individuen mit einem hereditären 5α-Reduktasemangel (Pseudohermaphroditismus masculinus). Diese Pseudohermaphroditen können nicht genügend Testosteron in 5α-Dihydrotestosteron umwandeln, das für eine männliche Differenzierung der äußeren Genitalorgane erforderlich ist. Testosteron, das für die männliche Differenzierung der inneren Genitalorgane sowie des Gehirns verantwortlich ist, ist dagegen in normal hoher Konzentration vorhanden. Wegen des überwiegend weiblichen Erscheinungsbildes der äußeren Genitalien zum Zeitpunkt der Geburt werden die Betroffenen von ihren Eltern und der Umwelt als Mädchen angesehen, mit einem Mädchennamen versehen und als

Mädchen erzogen. Trotzdem zeigen diese Pseudohermaphroditen von der Pubertät an eindeutig männliches Sexualverhalten, und die meisten von ihnen nehmen sogar eine männliche Geschlechtsrolle und Geschlechtsidentität an (IMPERATO-MCGINLEY und Mitarb., 1979).
Außerdem fanden kürzlich EHRHARDT und Mitarb. (1985), daß Frauen, die pränatal mit hohen Östrogendosen behandelt worden waren, später signifikant häufiger Bi- oder Homosexualität aufwiesen. In diesem Zusammenhang sei erwähnt, daß hohe Östrogendosen einen paradoxen, d. h. androgenähnlichen maskulinisierenden Effekt auf die Gehirndifferenzierung ausüben (GORSKI, 1963; DÖRNER und Mitarb., 1971).
Andererseits müssen pränatale psychosoziale Einflüsse ebenfalls als mögliche ätiogenetische Faktoren für die Entwicklung von sexuellen Deviationen in Betracht gezogen werden. So teilte I. WARD (1977) mit, daß pränataler Streß bei Rattenmännchen im Erwachsenenalter bisexuelles Verhalten hervorruft. Dieser Befund konnte von uns bestätigt werden, indem wir bei pränatal gestreßten Rattenmännchen, die im Erwachsenenalter mit Östrogenen behandelt wurden, bi- oder sogar homosexuelles Verhalten beobachteten (GÖTZ und DÖRNER, 1980). Demzufolge kann pränataler Streß eine Prädisposition für die Entwicklung von Bi- oder Homosexualität darstellen.
Aus diesem Grunde wurde eine retrospektive Studie durchgeführt, um die Frage zu beantworten, ob streßreiche Lebensereignisse, die während der Schwangerschaft auftreten, die sexuelle Gehirndifferenzierung von Männern beeinflussen können. In der Tat konnte nachgewiesen werden, daß hochsignifikant mehr Homosexuelle während der streßreichen Kriegs- und Nachkriegsperiode des 2. Weltkriegs geboren wurden als in den Jahren vor oder nach dieser kritischen Periode (DÖRNER und Mitarb., 1980). Zusätzlich wurden je 100 bi- oder homosexuelle bzw. 100 heterosexuelle Männer ähnlichen Alters nach streßreichen Ereignissen befragt, die während ihres vorgeburtlichen Lebens aufgetreten sein könnten. Dabei konnte wiederum hochsignifikant häufiger pränataler Streß bei bi- und vor allem homosexuellen Männern als bei heterosexuellen Männern gefunden werden (DÖRNER und Mitarb., 1983). Diese Ergebnisse weisen darauf hin, daß pränataler Streß ein Risikofaktor für die Ätiogenese von Sexualvariationen darstellen kann.
In Tierexperimenten rief pränataler Streß einen signifikanten Abfall des Androgenspiegels im Blut und des Noradrenalinspiegels im Hypothalamus männlicher Föten und Neugeborener hervor. Die Veränderungen waren von hypo-, bi- oder sogar homosexuellem Verhalten im Erwachsenenalter gefolgt. Derartige perinatale biochemische Veränderungen und postnatale Verhaltensalterationen, die durch pränatalen Streß erzeugt wurden, konnten bei Ratten durch perinatale Zufuhr von Testosteron oder durch pränatale Gaben des Noradrenalinvorläufers Tyrosin weitgehend verhindert werden (DÖRNER, 1983; OHKAWA, und Mitarb., 1986). Demzufolge scheinen sexuelle Variationen durch Verhinderung von pränatalen Streßereignissen oder anormalen Sexualhormon- und Neurotransmitterspiegeln während einer kritischen Periode der geschlechtsspezifischen Gehirndifferenzierung zumindest teilweise vermeidbar.
Inzwischen wurden von uns mehrere Befunde erhoben, die dafür sprechen, daß pränataler Streß auch einen Risikofaktor für die spätere Entwicklung weiblicher Homosexualität darstellen kann.

Stoffwechsel

Es wurden mehrere experimentelle und klinische Ergebnisse erzielt, die darauf hinweisen, daß ein Hyperinsulinismus während des prä- und/oder frühpostnatalen Lebens einen prädisponierenden Faktor für die Entwicklung eines Diabetes mellitus im späteren Leben bedeutet:

1. Insulinzufuhr bei neugeborenen Ratten führte zu Hyperglykämie und verminderter Glukosetoleranz im späteren Leben (Dörner und Götz, 1972).
2. Kindern, die von Müttern mit einem Schwangerschaftsdiabetes geboren wurden, zeigten eine Hyperinsulinämie mit signifikant vermindertem Insulinanstieg nach Glukosebelastung (Dörner und Mitarb., 1973).
3. Es wurde ein signifikantes Überwiegen der familiären Diabeteshäufigkeit auf der mütterlichen Seite gegenüber der väterlichen Seite von Diabetikern beobachtet (Dörner und Mohnike, 1976). Dieses Phänomen konnte nicht durch genetische Effekte, wohl aber durch teratogenetische Effekte erklärt werden.

Auf Grund dieser Befunde haben wir seit vielen Jahren vorausgesagt, daß eine echte Diabetesprophylaxe durch Verhinderung einer Hyperglykämie bei schwangeren Frauen und damit eines Hyperinsulinismus bei Föten und Neugeborenen möglich sein dürfte (Dörner und Mohnike, 1973, 1977; Dörner und Mitarb., 1973; Dörner, 1976). Deshalb wurde ein systematisches diagnostisches Screening für Schwangerschaftsdiabetes und eine Verhinderung von Hyperglykämie bei schwangeren Frauen und damit eines Hyperinsulinismus bei Föten und Neugeborenen seit 1973 in Berlin/DDR eingeführt. Inzwischen erscheint unsere Vorhersage durch folgende Befunde weitgehend realisiert (Dörner und Mitarb., 1984, 1985):

1. Die Prävalenz von Diabetes mellitus bei Kindern, die in Berlin/DDR seit 1973 geboren wurden, konnte gegenüber denen, die bereits zwischen 1962 und 1972 geboren wurden, signifikant, d. h. mehr als um ein Drittel, durch systematische Prävention von Schwangerschaftshyperglykämien gesenkt werden. Dagegen war ein weiterer kontinuierlicher signifikanter Anstieg des kindlichen Diabetes in den übrigen Bezirken der DDR nachweisbar.
2. Zwischen 1979 und 1983 wurden nicht nur in Berlin, sondern auch in Halle und Leipzig signifikant mehr diabetische Schwangere diagnostiziert und behandelt als in den übrigen Bezirken der DDR. Parallel hierzu konnte eine hochsignifikante Abnahme diabetischer Kinder (weniger als ein Drittel), die in dieser Periode in Berlin, Halle oder Leipzig geboren wurden, gegenüber den anderen Bezirken beobachtet werden.
3. Für die 15 Bezirke der DDR konnte sogar eine hochsignifikante negative Korrelation zwischen der Inzidenzrate von prophylaktisch diagnostizierten, behandelten und entbundenen schwangeren Diabetikerinnen und der Prävalenzrate diabetischer Kinder, die in dieser Periode geboren wurden, nachgewiesen werden.
4. Zusätzlich wurde eine hochsignifikant verminderte Prävalenzrate bei kindlichen und jugendlichen Diabetikern festgestellt, die in einer kalorienarmen Kriegs- und Nachkriegsperiode (1941 bis 1948) geboren wurden, gegenüber denjenigen gleichen Alters, die in einer kalorienreichen Friedensperiode (1949 bis 1956) zur Welt kamen.

Während der letzten Jahrzehnte wurde ein weltweiter dramatischer Anstieg der Prävalenz des insulinabhängigen Diabetes in den Industrieländern beobachtet. Auf Grund

unserer Befunde scheint eine Unterbrechung bzw. sogar eine Umkehr dieses dramatischen Anstiegs des insulinabhängigen Diabetes durch Verhinderung von Hyperglykämie bei schwangeren Frauen und damit eines Hyperinsulinismus bei Föten und Neugeborenen möglich.
In Tierexperimenten zeigten frühpostnatal insulinbehandelte Ratten eine permanente Hypoplasie des hypothalamischen Nucleus ventromedialis, der als zentralnervöses Glukoseregulationszentrum angesehen wird. Außerdem konnte bei diesen Tieren mit für Kontrollratten subdiabetogenen Streptozotocindosen ein Diabetes erzeugt werden (Rückert und Mitarb., 1986). Die auf einem prä- oder frühpostnatalen Hyperinsulinismus beruhende permanent gesteigerte Diabetessuszeptibilität könnte demnach durch einen teratogenen Effekt des erhöhten Insulinspiegels auf zentralnervöse Regulationszentren des Glukosestoffwechsels in einer kritischen Differenzierungsphase erklärt werden.

Informationswechsel

Veränderungen von Neurotransmitterkonzentrationen, die durch psychotrope Drogen während einer kritischen Phase der Gehirndifferenzierung verursacht wurden, führten zu permanenten Alterationen des Sexualverhaltens, der Emotionalität, der exploratorischen Aktivität und der Lernfähigkeit (Dörner, 1976; Dörner und Mitarb., 1976). Diese permanenten Verhaltensveränderungen gingen mit permanenten strukturellen und chemischen Veränderungen in spezifischen Gehirnregionen einher (Dörner und Mitarb., 1977). Diese Befunde wiesen ebenfalls darauf hin, daß unphysiologische Neurotransmitterkonzentrationen, falls sie während der Gehirndifferenzierung auftreten, als Teratogene wirken können.
1976 beobachteten wir erstmalig, daß ein psychotropes Medikament, das während der Gehirndifferenzierung verabreicht worden war, auch permanente positive Verhaltenseffekte hervorrufen kann (Dörner und Mitarb., 1976). So führte neonatale Zufuhr des Acetylcholinesterasehemmers Pyridostigmin, der in der Lage ist, den Acetylcholingehalt des unreifen Rattengehirns zu erhöhen (Dörner und Mitarb., 1982), zu permanent erhöhter Emotionalität sowie lebenslang gesteigerter Lernfähigkeit und Gedächtniskapazität (Dörner und Mitarb., 1976). Diese Beobachtung unterstützte stark die von uns 1974 erstmalig aufgestellte These, daß Neurotransmitter als Organisatoren des Gehirns angesehen werden können (Dörner, 1974, 1975).
Kurz darauf wurde von amerikanischen Autoren mitgeteilt, daß neonatale Behandlung männlicher Ratten mit dem Neuropeptid α-MSH ebenfalls im späteren Leben die Lern- und Gedächtnisfähigkeit verbesserte (Beckwith und Mitarb., 1977), andererseits störte die Injektion von α-MSH-Antikörpern bei 19 Tage alten Rattenföten die Gehirnentwicklung (Swaab und Mitarb., 1978). In diesem Zusammenhang sei darauf hingewiesen, daß Neuropeptide die Gehirnentwicklung zumindest teilweise über eine Modulation der Wirkung klassischer Neurotransmitter beeinflussen können (Fuxe und Mitarb., 1979; Gluckman, 1981).
Inzwischen wurde von uns auch untersucht, ob Entwicklungsstörungen, die durch eine anormale Umwelt während der Gehirnentwicklung erzeugt wurden, durch rechtzeitige Korrektur anormaler Neurotransmitterkonzentrationen verhindert werden können. So führte mütterliche Deprivation von neugeborenen Ratten, die während der ersten zwei

Lebenswochen vorgenommen wurde, zu lebenslanger verminderter Emotionalität sowie Lern- und Gedächtnisfähigkeit. Diese permanenten Entwicklungsstörungen, die durch maternale Deprivation bei den neugeborenen Ratten erzeugt wurden, konnten in der Tat zumindest teilweise durch gleichzeitige Gaben des Acetylcholinesterasehemmers Pyridostigmin (DÖRNER und Mitarb., 1981) oder auch des Acetylcholinvorläufers Cholin (TÖNJES und Mitarb., 1986) verhindert werden.

Auf Grund unserer experimentellen Befunde wurde vorausgesagt, daß teratopsychogenetische Defekte durch Korrektur anormaler Neurotransmitterspiegel während der Gehirnentwicklung vermeidbar erscheinen (DÖRNER, 1978). Inzwischen konnte diese Vorhersage ebenfalls in klinischen Studien bestätigt werden. So konnten schwerste teratopsychogenetische Defekte, die bei Kindern mit maligner Phenylketonurie auftreten, durch Korrektur anormaler Neurotransmitterspiegel mittels Zufuhr von Neurotransmitterpräkursoren — wie L-DOPA für Dopamin und 5-Hydroxytryptophan für Serotonin — verhindert werden (BARTHOLOMÉ, 1980).

Zusätzlich fanden wir, daß eine vermeidbare frühpostnatale quantitative oder qualitative Fehlernährung des Menschen, die anormale Blutspiegel an Neurotransmittervorläufern hervorrufen kann (DÖRNER und Mitarb., 1983) zu langfristigen geistigen und/oder psychischen Defekten führen kann (DÖRNER und GRYCHTOLIK, 1978). Ähnliche Befunde wurden von RODGERS (1978) in Großbritannien erhoben.

Immunität

Schließlich konnten wir auch einen sexuellen Dimorphismus des Immunsystems nachweisen, der vom Sexualhormonspiegel während einer kritischen ontogenetischen Differenzierungsphase abhängt:

1. Bei Mäusen fanden wir zunächst, daß die Weibchen ein signifikant höheres Verhältnis von T- zu B-Lymphozyten aufwiesen als die Männchen. Außerdem führte neonatale Kastration bei Mäusemännchen zu einem permanenten signifikanten Anstieg, neonatale Androgenzufuhr bei Weibchen dagegen zu einem permanenten signifikanten Abfall des T/B-Verhältnisses (DÖRNER und Mitarb., 1980).
2. Ein signifikant erhöhter Prozentsatz an T-Lymphozyten wurde dann auch bei Frauen gegenüber Männern gefunden (DÖRNER, 1985). Außerdem wurde beobachtet, daß homosexuelle Männer, die eine gesteigerte Suszeptibilität gegenüber AIDS (acquired immune deficiency syndrome) aufweisen, ein signifikant höheres T/B-Verhältnis ihrer Lymphozyten zeigen als heterosexuelle Männer (STAHL und Mitarb., 1982).

Permanente Veränderungen des Immunsystems wurden auch nach perinataler Zufuhr von Drogen beobachtet, die den Neurotransmittermetabolismus im Gehirn beeinflussen können (GOLDSTEIN und Mitarb., 1976; DÖRNER, 1978). Darüber hinaus kann eine perinatale Fehlernährung, die in der Lage ist, den Neurotransmitterspiegel während der Gehirndifferenzierung zu verändern, zu persistenten Alterationen des Immunsystems führen (CHANDRA und Mitarb., 1977).

Die mitgeteilten Befunde weisen darauf hin, daß die lebenslange physische, psychische und geistige Leistungsfähigkeit vom Spiegel der Hormone — einschließlich der Neurotransmitter — während einer kritischen Phase der Gehirnentwicklung abhängt. Anormale

Hormonspiegel können zu permanenten physischen, psychischen und geistigen Fehlfunktionen führen. Unsere seit Jahren aufgestellte Forderung, daß die „strukturelle Teratologie“ — d. h. die Lehre von den teratogenetisch entstandenen Fehlbildungen — durch eine „funktionelle Teratologie“ — d. h. die Lehre von den teratogenetisch bedingten Fehlfunktionen — ergänzt werden sollte, erscheint damit von herausragender praktischer Bedeutung. Ich bin davon überzeugt, daß viele Entwicklungsstörungen und bedeutende Erkrankungen verhindert und daß die Leistungsfähigkeit von Körper und Geist durch Vermeidung und/oder Korrektur anormaler Spiegel von Systemhormonen und/oder Neurotransmittern während kritischer Entwicklungsphasen des Gehirns entscheidend verbessert werden können. Damit kommt der Optimierung der psychosozialen und natürlichen Umwelt während der Gehirndifferenzierung eine besonders große prophylaktische Bedeutung zu.

Literatur

BARTHOLOMÉ, K.: Naturwissenschaften **67** (1980), 495.

BECKWITH, B. E., C. A. SANDMAN, D. HOTERALL and A. J. KASTIN: Physiol. Behav. **18** (1977), 63.

CHANDRA, R. K., S. K. ALI, K. M. KUTTY and S. CHANDRA: Biol. Neonate **31** (1977), 15.

DELACOSTE-UTAMSING, Ch. and R. L. HOLLOWAY: Science **216** (1982), 1431.

DÖRNER, G.: Sexualhormonabhängige Gehirndifferenzierung und Sexualität. VEB Fischer, Jena und Springer, Wien 1972.

DÖRNER, G.: Acta biol. med. germ. **33** (1974), 129.

DÖRNER, G.: Acta biol. med. germ. **34** (1975), 1093.

DÖRNER, G.: In: W. E. STUMPF, L. D. GRANT (Hrsg.): Anatomical Neuroendocrinology. S. Karger, Basel—München—Paris—London—New York—Sydney, 1975, S. 245.

DÖRNER, G.: Hormones and brain differentiation. Elsevier, Amsterdam—Oxford—New York 1976, S. 245.

DÖRNER, G.: In: G. DÖRNER, M. KAWAKAMI (Hrsg.): Hormones and brain development. Elsevier/North-Holland Biomedical Press, Amsterdam, 1978, S. 13.

DÖRNER, G.: Vitamines and Hormones **38** (1980), 325.

DÖRNER, G.: In: M. SCHLUMPF, W. LICHTENSTEIGER (Hrsg.): Drugs and hormones in brain development. S. Karger, Basel—München—Paris—London—New York—Sydney, 1983, S. 234.

DÖRNER, G.: In: H. PARVEZ (Hrsg.): Neuroendocrinology of hormone-transmitter interaction. V. N. U. International Science Press, Holland 1985.

DÖRNER, G., G. BEWER and H. LUBS: Exp. Clin. Endocrinol. **82** (1983), 368.

DÖRNER, G., R. BLUTH and R. TÖNJES: Acta biol. med. germ. **41** (1982), 721.

DÖRNER, G., F. DÖCKE and G. HINZ: Neuroendocrinology **7** (1971), 146.

DÖRNER, G., R. ECKERT und G. HINZ: Endokrinologie **76** (1980), 112.

DÖRNER, G., Th. GEIER, L. AHRENS, L. KRELL, G. MÜNX, H. SIELER, E. KITTNER und H. MÜLLER: Endokrinologie **75** (1980), 365.

DÖRNER, G. und F. GÖTZ: Acta biol. med. germ. **29** (1972), 467.

DÖRNER, G. und H. GRYCHTOLIK: Endokrinologie **71** (1978), 81.

DÖRNER, G., K. HECHT und G. HINZ: Endokrinologie **68** (1976), 1.

DÖRNER, G. und A. MOHNIKE: Acta biol. med. germ. **31** (1973), K7.

DÖRNER, G. und A. MOHNIKE: Endokrinologie **68** (1976), 121.

DÖRNER, G. und A. MOHNIKE: Deutsch. Gesundh. Wes. **32** (1977), 2325.

DÖRNER, G., A. MOHNIKE, G. HONIGMANN, P. SINGER und H. PADELT: Endokrinologie **61** (1973), 430.

DÖRNER, G., W. ROHDE, F. STAHL, L. KRELL and W. G. MASIUS: Arch. Sexual Behav. **4** (1975), 1.

DÖRNER, G., B. SCHENK, B. SCHMIEDEL and L. AHRENS: Exp. Clin. Endocrinol. **81** (1983), 83.

DÖRNER, G. and J. STAUDT: Neuroendocrinology **4** (1969), 278.

DÖRNER, G., J. STAUDT, J. WENZEL, R. KVETŇANSKÝ und K. MURGAŠ: Endokrinologie **70** (1977), 326.

DÖRNER, G., E. STEINDEL, H. THOELKE and V. SCHLIACK: Exp. Clin. Endocrinol. **84** (1984), 134.

DÖRNER, G., E. STEINDEL, R. KOHLHOFF, H. REIHER, B. ANDERS, H. J. VERLOHREN and K. HIELSCHER: Exp. Clin. Endocrinol. **86** (1985), 129.

DÖRNER, G., R. TÖNJES, K. HECHT, G. HINZ, I. POPPE, M. POPPEI und A. TSAMALOUKAS: Endokrinologie **77** (1981), 101.

EHRHARDT, A. A., H. F. L. MEYER-BAHLBURG, L. R. ROSEN, J. F. FELDMAN, N. P. VERIDIANO, I. ZIMMERMAN and B. S. MCEWEN: Arch. Sexual Behav. **14** (1985), 57.

FUXE, K., T. HÖKFELT and R. LUFT: Central regulation of the endocrine System. Plenum, New York 1979.

GLADUE, B. A., R. GREEN and R. E. HELLMAN: Science **225** (1984), 1496.

GLUCKMAN, P. D.: The fetus and independent life, Ciba Foundation Symposium vol. 86, Pitman, London 1981, S. 287.

GOLDSTEIN, G., M. SCHEID, U. HAMMERTRING, E. A. BOSE, D. H. SCHLESINGER and H. D. NIALL: Proc. Nat. Acad. Sci. U.S.A. **72** (1976), 11.

GÖTZ, F. und G. DÖRNER: Endokrinologie **76** (1980), 115.

GORSKI, R. A.: Amer. J. Physiol. **205** (1963), 842.

IMPERATO-MCGINLEY, J., R. E. PETERSON, T. GAUTIER and E. STURLA: Steroid. Biochem. **11** (1979), 637.

OHKAWA, T., K. ARAI, S. OKINAGA, F. GÖTZ, F. STAHL and G. DÖRNER: In: G. DÖRNER, S. M. MCCANN, L. MARTINI (Hrsg.): Systemic hormones, neurotransmitters and brain development, S. Karger, Basel, 1986, S. 167.

RODGERS, B.: Devel. Med. & Child Neurol. **20** (1978), 421.

RÜCKERT, J. C., F. STAHL, W. ROHDE, F. GÖTZ and G. DÖRNER: In: G. DÖRNER, S. M. MCCANN, L. MARTINI (Hrsg.): Systemic hormones, neurotransmitters and brain development, S. Karger, Basel, 1986, S. 215.

STAHL, R. E., A. FRIEDMAN-KIEN, R. DUBIN, M. MARMOR and S. ZOLLA-PAZNER: Amer. J. Med. **73** (1982), 171.

STAHL, F., I. POPPE, F. GÖTZ, F. DÖCKE and G. DÖRNER: In: G. DÖRNER, S. M. MCCANN, L. MARTINI (Hrsg.): Systemic hormones, neurotransmitters and brain development, S. Karger, Basel, 1986, S. 185.

SWAAB, D. F. and E. FLIERS: Science **228** (1985), 1112.

SWAAB, D. F., G. J. BOER and M. VISSER: Postgrad. Med. J. **54**, suppl. 1 (1978), 63.

TÖNJES, R., K. HECHT, R. BLUTH, M. BRAUTZSCH, R. LUCIUS and G. DÖRNER: In: G. DÖRNER, S. M. MCCANN, L. MARTINI (Hrsg.): Systemic hormones, neurotransmitters and brain development. S. Karger, Basel, 1986, S, 203.

WARD, I. L.: J. Comp. Physiol. Psychol. **91** (1977), 465.

Prevention of Childpsychiatric Disorders

Ole Wasz-Höckert

In one of his books the well-known British paediatrician Ronald Illingworth has retrospectively analysed the childhood and achievement in school of such historical persons who have generally been placed in the category of "geniuses". Illingworth comes to the conclusion that none of these has been an ordinary schoolboy or -girl. In the same way children with obvious creative talents in various arts seem to have more frequently psychosomatic symptoms which then unnecessarily worries the parents. In the 1960s Max Frisk, who then became professor in child psychiatry in the University of Uppsala, Sweden, made a very careful study in gymnasium level schools in Helsinki, indicating that some 20% of these pupils in the pubertal age would at some period need professional advice and help. This was how the adolescent outpatient activity started in Finland. Later prof. Terttu Arajärvi came to the same percentage when analysing the kindergarten age group in Helsinki.

All the above mentioned statements indicate the presence of a rather wide borderline between what we call "normal" children and childpsychiatric patients. The Finnish mother-child health system, which has from some 55 per thousand infant mortality in the late 1940s resulted in today's 6 per thousand level is nowadays not only occupied with prevention of somatic diseases. We certainly expect the Finnish public health nurse and a physician assisted by a psychologist to pay attention to risk families, children with psychosocial problems and mental disorders. When analysing those children who are treated in the University Children's Hospital in Helsinki because of suicidal attempts the age group has fallen during a period of fifteen years from 14—15 down to 10—11 years. Also violence of different types has come into the rather young children's life indicating serious problems in the home conditions. In other words: at a time when we can minimize deadly somatic diseases during infancy and childhood, when we can repair with paediatric surgery complicated malformations and even, when we today with amniocentesis, biochemical and cytological methods can prevent such children to be born that are carrying deadly or seriously invalidising diseases we unfortunately have to accept the fact that psychiatric disorders are increasing in the modern western society.

Can childpsychiatric disorders be prevented? One of the movements inside professional childpsychiatry tend to urge for a radical change in the whole society. To this can be said that in any type of society social conditions should be improved and social problems minimized politically. Children with mental problems and psychiatric disorders as well as their families must be helped with individual and group therapy methods.

Minimize brain injuries at birth!

By concentrating all expected risk deliveries to such obstetrical teaching hospitals where neonatologists are continuously available in the delivery rooms this is possible. Critical neurological follow-up studies (GOTHENBURG[1], Helsinki[2]) indicate that the better perinatal obstetrical and neonatal service the lower incidence of cerebral damage. Gross injuries, such as cerebral palsy, with obvious clinical symptoms in the growing child need psychosocial asistance from the very beginning to the parents and later to the child. However, modern research indicates that quite a proportion of difficulties during the preschool and school age are due to the MBD-syndrome. ,,Minimal brain dysfunction", as especially studied in our department by Katarina MICHELSSON and research group[3], can be detected at an early stage. The child and the family are given the right assistance and thus also mental problems can be prevented. Another recent study by Roger BYRING[4] points to the possibility with special electroencelographic diagnostics to be aware of the etiology of reading and writing difficulties in schoolage. Unnecessary psychological difficulties in school and at home can thus be avoided with special training, psychological guiding of the child and most important, by information to the teachers.

In the 1970s a "soft-wave" paid attention to the need of a more natural birth process. Therefore, psychologists and others are opposing the technology in modern delivery hospital and they recommend a return to home deliveries. In the Scandinavian countries the late John LIND, the author and others do not accept uncontrolled delivery, which again would increase the risk for vital cerebral injuries and low Apgar scores although we all speak for a new soft procedure in the delivery room. The previously prepared fathers should participate in the delivery, the newborn child is given to the mother's breast without cleaning and eyedropping (early stimulation) and finally the newborn baby must stay with its mother (rooming-in). In this way we can both use the modern technology and minimize the birth defects and at the same time strengthen the mother-child-father early relationship, an important process that has already scientifically been proved to have a significant positive effect on the growth and development of the child (Peter DE CHATEAUX[5]).

Sociopsychological assistance during pregnancy and parenthood

In her large epidemiological follow-up study all women in the north of Finland (n = 11,931) who were pregnant during the year 1966 Paula RANTAKALLIO[6], among many other aspects, was able to classify such women, pregnant against their own will, who unsuccessfully had applied for an abortion. Before 1970 abortion was accepted only of medical but not for social reasons. 12.2%[7] was thus classified as "unwanted" children. RANTAKALLIO showed that these babies had twice as high infant mortality and used twice the time in children's hospitals during the first year of life. Later MYHRMAN et al.[8] followed up these children indicating that in this group mental disorders and behaviour problems were more frequent. The same results were achieved by MATEJCEK et al.[9] who in Prague studied such children whose mothers unsuccessfully had applied for abortion during their pregnancy. This indicates that the optimal sosiopsychological development of a child provides that the expected baby really is wanted and accepted. In countries like GDR, Finland and Sweden this certainly is possible. In many other countries, however, of religious and legislative reasons, not even sexual education to school children is allowed. This results consequently in a great proportion of "unwanted" babies.

In Ireland recently a vote of the people resulted in a continuous divorce-ban. In some countries divorce is difficult or prohibited. In other countries, like ours, a rather high or even increasing divorce rate must somehow influence the mental health of the children in such families. In some cases a divorce is the best solution for the child, in other again the continuous aggression between father and mother is the main cause of mental and even psychiatric problems in the child.

Early stimulation after birth

Preparation for parenthood during the pregnancy, the participation of the young father in the delivery itself — which has been a normal routine in Sweden and Finland today — as well as the active togetherness of the very newly born baby and the mother must have some meaning to build-up the right kind of mother-child relationship. Back in the 1940s and 1950s with all the hospital infection problems we were faced with, such procedures were not even thinkable. Today the situation is different. We let the babies stay all the time with the mothers, we give the baby onto her breast immediately after birth and we do not separate mother, child and father. Even premature babies and the sick who need intensive care in paediatric units can be visited at any time by the father and mother where we assist them to have eye, voice and skin contact.

Is the mother ready?

Psychoanalysists have since Freud returned to the earliest childhood when seeking for reasons to mental problems in adults. Our research group wanted to find out if the lack of the mothers' ability to give love, security and mental stimulation could somehow be detected at an early stage.

In the early 1960s our cry research group had proved that at least four signals could be differentiated in the newborn babies' cry pattern. It then turned out that some 10—15% of mothers had less competence than the rest to recognize these signals. Also, the same percentage of failures to recognize one's own baby's cry out from a tape recording with other newborn babies' cries could be found. These results (Wasz-Höckert et al., 1964[10]; 1967[11]) were proved by Illingworth's staff in Sheffield[12]. It was also found that this had nothing to do with the ability in the field of music. A large research project was thus started in the Department of Obstetrics and Paediatrics in the University of Oulu using physiological symtoms of the mother exposed to baby cry. This study was recently summarized in the Third World Congress on Infant Psychiatry and Allied Disciplines in Stockholm, Sweden on August 3rd to 7th 1986, in an abstract called: The roots of early mother–child relationship; A study of primiparous and secundiparous mothers, by the responsible scientist, psychologist Leila Seitamo as follows.

"Some basic trendlines are reported on an on-going longitudinal research project 'The Oulu Mother–Child Study' (Wasz-Höckert & Seitamo) which is currently underway in the Department of Paediatrics, University of Oulu, Northern Finland. The main

purpose of the study is to develop a method for detecting potential risk factors and grounds revealing an inadequate early mother–child relationship.
The crucial questions are whether 1) wantedness–unwantedness, 2) a mother's psychophysiological reactions to baby cry signal, 3) her emotional attitudes to her newborn baby and her images of her role in child rearing, 4) her personality, 5) the state of her marriage, and 6) her own experiences of mothering in childhood measured shortly after delivery would form a cluster of factors predicting the child's cognitive, affective and social development.
309 primiparous and 182 secundiparous mothers were investigated 3—5 days after delivery. A follow-up study of these mothers and their respective children (born in 1971 or 1972) was carried out just before the children had to start school (in 1978 and 1979). Several psychological and psychophysiological tests and questionnaires were used. Stepwise regression analyses were carried out using sumscales based on factor analyses.
The psychophysiological reactions were defined by measuring skin temperature. A thermograph was used to record the temperature of skin over the anterior chest wall before and after cry stimulus from a tape recorder.
The mother's personality (EYSENCK's Personal Inventory, EPI-C), her own experiences of parental behaviour in childhood, the socioeconomic and emotional state of her marriage, her emotional attitudes towards pregnancy and her newborn baby (maternal response), and her images of her role as a mother, and how she intented to act in various situations with the child were studied using questionnaires filled in by the mothers. The questions took the form of 5—7 point rating scales.
The results show that it is possible to detect potential risk factors and groups of mothers at a very early stage to a certain degree though more clearly among the secundiparae than primiparae. A mother's neuroticism is a very important factor which is based on her negative experiences in her own childhood and which emerges as both insecurity and negative attitudes in her maternal responses and in the images and intentions she has with regard to child rearing. This strain is clearer in the secundiparae than primiparae. The cluster of these factors seems to be of crucial importance in predicting a negative basis for child development. Further results will be discussed."

This project has been supported by the Signe and Ane GYLLENBERG Foundation, Oulu, Finland, and it is a blind controlled clinical trial, meaning several reports have been given, several studies done throughout a ten-year-period. The final relation between young mothers shortly after delivery whose skin reacts slowly ("cold" mothers) compared to normal reaction with higher skin temperature to baby cry can be correlated to the outcome from the mental health point of view first at a later stage when the study will be finished. However, in the meantime a pilot study indicates that it really has been worth while to find out how a young woman reacts and is able to answer to the natural needs of her newborn child. When developing this way of thinking further one should be able to recognize such mothers who of several reasons are not really prepared for optimal motherhood. By finding these mothers, either by psychosocial testing methods or physiological psychosomatic methods all the psychological systems and help could be given to such mothers during the pregnancy and after the birth. This must be a way in the future to avoid such risk mother–child relationship situations which undoubtedly will create mental and psychiatric problems to the child in the future.

My answer to the question: Can childpsychiatric disorders be prevented? is definitely: yes. But this work must be done on many levels: the community, the health- and hospital care and upbringing of the potential parent generation already in the schools.

References

1 Hagberg, B.: Epidemiological and preventive aspects of cerebral palsy and severe mental retardation in Sweden. European Journal of Pediatrics **130** (1979), 71–78.

2 Järvenpää, A.-L.: The prognose of very small prematures (in Finnish). Duodeoim **98** (1982), 848–854.

3 Michelsson, K.: Erläuterungen zur MBD. In Tikkanen, M.: Aifos heißt Sofia; Leben mit einem besonderen Kind. Rowohlt Taschenbuch Verlag GmbH, Reinbek bei Hamburg, BRD 1983, pp. 123–138.

4 Byring, R.: Neurologic symptoms among the young with reading and writing difficulties (in Swedish). Academic Dissertation, University of Helsinki, Finland 1986, 85 pp with 5 reprints.

5 de Chateaux, P.: Neonatal care routines. Influencies on maternal and infant behaviour and on breast feeding. Academic Dissertation, University of Umeå, Sweden 1976, Umeå University Medical Dissertations, New Series No. **20**, 54 pp with 6 reprints.

6 Rantakallio, P.: The effect of a northern climate on seasonality of births and the outcome of pregnancies. Academic Dissertation, University of Oulu, Finland 1971, Acta Paediatrica Scandinavica, Suppl. **218**, 67 pp.

7 Rantakallio, P.: The unwanted child. Acta Universitatis Ouluensis, Series D, University of Oulu, Finland 1974, 46 pp.

8 Myhrman, A., L. Seitamo and H. Forsius: The effect of unwanted pregnancy on child development. A follow-up study of boys and girls at the age of sixteen. The Third International Congress of System Science in Health Care, edited by W. van Eimeren, R. Engelbrecht & C. H. D. Flagle, Springer Verlag, Berlin 1984, pp. 600–603.

9 Matejcek, Z., Z. Dytrych and V. Schüler: Follow-up study of children born from unwanted pregnancies. International Journal of Behaviour Deviation **3** (1980), 243–251.

10 Wasz-Höckert, O., T. J. Partanen, V. Vuorenkoski, K. Michelsson and E. Valanne: The identification of some specific meanings in infant vocalization. Experientia **20** (1964), 154–156.

11 Valanne, E., V. Vuorenkoski, T. J. Partanen, J. Lind and O. Wasz-Höckert: The ability of human mothers to identify the hunger cry signals of their own newborn infants during the lying — in period. Experientia **23** (1967), 768–771.

12 Formby, D.: Maternal recognition of infant's cry. Developmental Medicine and Child Neurology **9** (1967), 293–298.

Parameter der organismischen Individualität im Vorfeld der Evolution der Persönlichkeit

G. Tembrock

Evolutionsbiologische Erörterungen und Überlegungen haben vom Standort der Verhaltensbiologie und speziell ihrer ökologisch orientierten Fragestellungen in jüngster Zeit interindividuellen Unterschieden einen besonderen Stellenwert zuerkannt. Dies leitet sich nicht zuletzt aus der Einsicht ab, daß es für die Evolutionsmechanismen verschiedene Ebenen ihrer Wirksamkeit gibt:

— Individualselektion, bei der die Individuen die Selektionseinheit darstellen und die Selektionsstärke von der Individualfitness abhängt (vgl. Davies und Krebs, 1981),
— Gruppenselektion, bei der nicht verwandte Individuen die Selektionseinheit bilden. Hier wird die Selektion wirksam durch den unterschiedlichen Beitrag, den solche Gruppen zum Genpool einer Gesamtpopulation in der nachfolgenden Generation liefern (vgl. Wynne-Edwards, 1983),
— Verwandtenselektion (kin selection), bei der eine Gruppe blutsverwandter Individuen die Selektionseinheit bilden, wobei die Selektionsstärke von der genetischen Gesamtfitness abhängt,
— interspezifische Selektion, bei der durch zwischenartliche Konkurrenz-Beziehungen ein Selektionsdruck ausgeübt wird, der zu einer Veränderung des Genpools einer Population führen kann.

Die verschiedenen Angriffspunkte für Selektionsprozesse sind nicht unabhängig voneinander zu sehen. Obwohl die Grundsatzdiskussionen, die teilweise darauf abzielen, einem Selektionstyp die entscheidende Bedeutung zuzuordnen, noch nicht abgeschlossen sind, sollte man das Gesamtspektrum der Möglichkeiten im Blickfeld behalten, wobei auch Kombinationen realisiert sein können. In allen Fällen sind Individuen als elementare Lebenseinheiten integriert, insbesondere aber natürlich bei der Individualselektion und der Verwandtenselektion, die individualspezifische Interaktionsmuster erfordern. In diesem Zusammenhang kann auch die „Inkompatibilität" wichtig sein, eine sexuelle Barriere zwischen artgleichen Individuen, die bedingt, daß nur solche Individuen sich fruchtbar paaren können, die sich in einem oder einigen Genen ihres Kreuzungstyps unterscheiden.
Zu den Parametern, die im Evolutionsgeschehen wirksam werden, gehört die Fitness. Dieser Begriff wird uneinheitlich gebraucht. Wir wollen hier folgende Kennzeichnungen verwenden, die sich einmal am Phänotypus, zum anderen am Genotypus orientieren:

1. Individuelle Fitness: Bewertung der Umweltinteraktionen über den individuellen Status (bezogen auf Eigenschaften des eigenen Körpers).

2. Ökologische Fitness: Bewertung der Umweltinteraktionen über den Status des Ökosystems.
3. Inklusive (soziale) Fitness: Bewertung der Umweltinteraktionen über den Status des Populationssystems bzw. der jeweiligen Reproduktionseinheit und daher meßbar über die Anzahl wieder fortpflanzungsfähiger Nachkommen in dieser Einheit.
4. Genetische Individualfitness: bewertet über die Anzahl eigener Nachkommen.
5. Genetische Gesamtfitness (auch genetische inklusive Fitness): Summe des genetischen Beitrags eines Individuums zur nächsten Generation sowohl in Form eigener Nachkommen als auch durch den über den Verwandtschaftsgrad gewichteten Beitrag anderer Individuen, soweit sie nicht in direkter Linie von ihm abstammen. Hier gewinnt daher die Verwandtschaftsselektion einen besonderen Stellenwert, aber auch das Beistandsverhalten („Altruismus") und der „Nepotismus" (Förderung verwandter Individuen) werden hier wirksam.

Wir halten für die weiteren Betrachtungen die Heraushebung der Bedeutung phänotypischer Eigenschaften gegenüber den unmittelbaren genotypischen Vorgängen für wesentlich, da im Verhaltensbereich diese nachweislich als Evolutionsfaktoren wirksam werden können. So können individuell erworbene oder als individuelle Ausprägungsform gegebene Verhaltensmuster auf die Partnerwahl wesentlichen Einfluß nehmen und damit den Genpool der Population systematisch beeinflussen. Generell sind mit den Fitness-Begriffen die entscheidenden Phänomene erfaßt, die für die Selektion verantwortlich sind. Der Begriff der „Arterhaltung" ist dadurch eliminiert; der Artbegriff ist — auch wenn er als biologische Art definiert wird — ein Konstrukt. Evolutiv wirksam können nur Populationen sein, innerhalb derer die Individuen raum-zeitlich so geordnet sind, daß sie eine (potentielle) Reproduktionseinheit bilden. Das wird vom artspezifischen Ausbreitungsvermögen und der individuellen Lebensdauer entscheidend mitbestimmt. Individuelle Unterschiede innerhalb einer Artpopulation sind primär durch konstitutionelle Eigenschaften gegeben, vor allem geschlechts- und altersbedingt. Bei hohem Funktionsdruck kann es zu einem Polymorphismus kommen, wofür die eubiosozialen Insekten (z. B. Termiten, Ameisen, Bienen, Wespen) bekannte Beispiele liefern, deren Morphotypen als „Kasten" bezeichnet werden. Bei den altersabhängigen Individualdifferenzen sind zwei Möglichkeiten zu unterscheiden: a) Unterschiede, die durch die Generationenfolge bedingt werden und b) Unterschiede, die durch das individuelle Alter verursacht werden. In beiden Fällen handelt es sich um diachrone Differenzen, denen homochrone gegenüberstehen, die also nicht vom Alter abhängen. Sie können wieder zwei Ursachen haben: a) geschlechtsspezifische und b) geschlechtsunspezifische (morphotypische) Differenzen (die „Kasten" der Termiten sind geschlechtsunspezifisch).
Beim Menschen und bei höheren Säugetieren gehören zu den letztgenannten Unterschieden die „Konstitutionstypen", die sich trotz aller Relativierung bisheriger Einteilungsversuche in gewissen Grenzen nachweisen lassen (speziell Conrad, vgl. Spieth, 1949; Sommer, 1980). Diese Bedingungen bestimmen maßgeblich die individuelle Fitness und manifestieren sich auch in den körperbezogenen Verhaltensparametern, dem „Umgang mit dem eigenen Körper". Entsprechend den phänotypisch orientierten oben genannten Fitness-Qualitäten sehen wir insgesamt drei Möglichkeiten für die Ausformung individualtypischer Eigenschaften: (1) Individuelle Fitness (konstitutionell determiniert), (2) ökologische Fitness (aus dem Interaktionsmuster mit der Biogeozönose

resultierend) und (3) inklusive (oder biosoziale) Fitness (aus dem Interaktionsmuster mit Artgenossen abzuleiten unter Einschluß der Reproduktion und gegebenenfalls Jungenaufzucht). Die Abbildung 1 leitet diese Möglichkeiten mit ihren generellen Determinanten ab. Sie verdeutlicht zugleich, daß die diachronen Funktions- und Ursachengefüge von den homochronen zu unterscheiden sind. Ihre Analyse erfordert entsprechend Längsschnitt-Studien und Querschnitts-Untersuchungen. Beides zusammengeführt erlaubt für ein Einzelindividuum die Spezifik der individual-typischen Eigenschaften zu erfassen. Beziehen wir diese Zusammenhänge auf die Selektionsmechanismen, so setzt die r-Selektion vor allem an diachron-bestimmten Individualparametern an, selektioniert also altersspezifisch (hohe Verlustrate in frühen Altersstadien), während die K-Selektion an den homochronen Individualparametern ansetzt, also den altersunabhängigen Unterschieden.

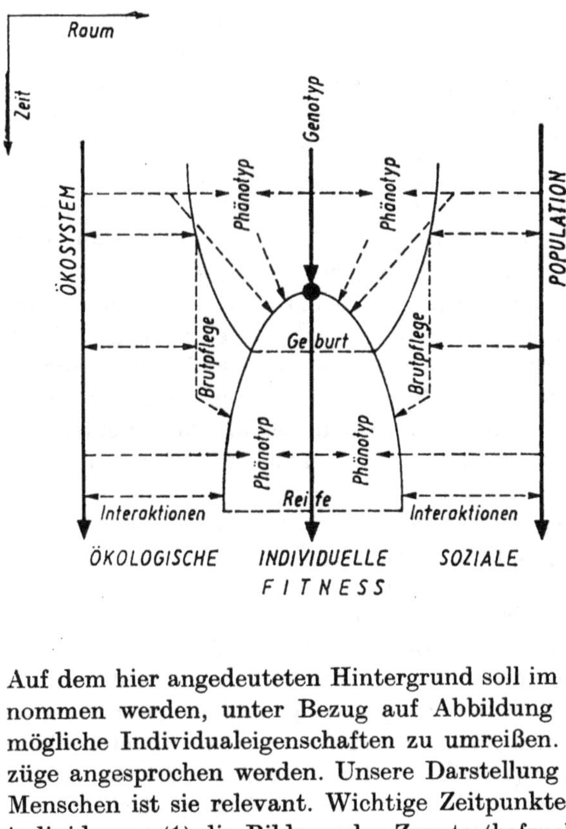

Abb. 1. Schematische Darstellung der Ursachengefüge, die bei Säugetieren die Ontogenese und die damit verbundene Herausbildung der Individualität bestimmen.

Auf dem hier angedeuteten Hintergrund soll im folgenden zunächst der Versuch unternommen werden, unter Bezug auf Abbildung 1 die wichtigsten Ursachengefüge für mögliche Individualeigenschaften zu umreißen. Danach können die funktionellen Bezüge angesprochen werden. Unsere Darstellung geht vom Säugetier aus, auch für den Menschen ist sie relevant. Wichtige Zeitpunkte oder -abschnitte sind für das Einzelindividuum: (1) die Bildung der Zygote (befruchtete Eizelle), wodurch der Genotypus des sich entwickelnden Individuums manifestiert ist. Seine Konstitution wird durch stete stochastische Prozesse, die auch bei der Kombination des Erbgutes der beiden elterlichen Individuen wirksam sind, gekennzeichnet: Diese setzen sich auch nach der Befruchtung fort, obwohl der Genotyp als solcher sich nicht mehr verändert. (2) Die Geburt: Mit ihr endet der physisch-physiologische Kontakt mit dem mütterlichen Individuum, der Direktkontakt mit der Außenwelt beginnt. (3) Die Reife: Die Klimaxstruktur wird erreicht, die eigentlichen Reifungsprozesse mit ihrer Spezifik sind abgeschlossen, Veränderungen in der Zeit haben jetzt einen anderen Charakter. Formal ist mit der Reife auch die Reproduktionsfähigkeit gegeben; ob sie realisiert wird, hängt von zusätzlichen Faktoren ab und kann ein Individualkriterium werden. Für die pränatale (oder fötale) Phase der Ontogenese können neben dem Genotypus folgende Faktoren den Individualstatus mitbestimmen: a) Einflüsse, die vom Phänotypus des mütterlichen Individuums ausgehen. Dabei kann es zu Interaktionen mit dem genetischen Material kommen. So können einige systemische Hormone sowie Neurotransmitter auf das genetische Material über intrazelluläre Effektoren wirken (vgl. Dörner, 1980). b) Bestimmte Einflüsse aus der Umwelt, Ökosystem und Population (Artgenossen), können über den mütterlichen Körper auf den Embryo oder Fötus einwirken. Das reicht bis zum Spektrum der Belastungsfaktoren und Noxen, die auch teratogene Wirkungen (Mißbildungen) haben können. Diese können auch die Gehirndifferenzierung beeinflussen und damit spezifische Änderungen im späteren Verhalten zur Folge haben. c) Umgebungsfaktoren (Ökosystem und/oder Population) wirken auf die Mutter und damit indirekt über den unter a) genannten Weg auf den sich in ihr entwickelnden Organismus. d) Das mütterliche Individuum setzt im Ökosystem und im Populationssystem Interaktionen um, die zur Sicherung der individuellen Fitness und damit indirekt auch für die physische Entwicklung des Embryos erforderlich sind. Im Gefolge dieser Interaktionen können Einwirkungen auf den Fötus zustandekommen. e) Schließlich kann es in der letzten intrauterinen Phase (die auch pränatale Phase genannt wird) schon einen partiellen sensorischen Kontakt zur Umwelt geben, speziell taktil und akustisch. Damit ist ein weiterer potentieller Einwirkungsweg gegeben.

Wichtig für die Möglichkeiten der Einwirkungen auf die individuellen Eigenschaften des Fötus ist der Reifegrad bei der Geburt. Davon hängt beispielsweise ab, ob die Hirnentwicklung vornehmlich intrauterin oder postnatal erfolgt, und das ist für die Ausbildung der Verhaltensparameter von hoher Bedeutung. Ratten haben eine postnatale Hirnreifung als Nesthocker, während Meerschweinchen als Nestflüchter eine pränatale Hirnreifung aufweisen. Beim Menschen als Platzhocker liegt ein intermediärer Typ vor.

In der nachgeburtlichen Reifungsphase besteht bei Säugetieren immer noch ein begrenzter physiologischer Zusammenhang zum mütterlichen Körper auf Grund der Aufnahme von Muttermilch. Im übrigen aber setzt nun die „Brutpflege" ein, die ihrerseits wieder in ein kompliziertes Gefüge des Ökosystems und der Population eingebettet ist. Die letztgenannten Interaktionen haben bei den (bio)sozialen Arten einen besonderen Stellenwert und werden auch durch den individuellen Status des Mutterindividuums in der Gruppe mitbestimmt, z. B. in der Rangordnung. So gelangen mit großer Wahrscheinlichkeit weibliche Nachkommen einer ranghohen Mutter bei Primaten wieder in eine ranghohe Position in der Gruppe (vgl. Sade, 1980). Außerdem steht natürlich der heranreifende Organismus in direkter Wechselbeziehung zu ökologischen und biosozialen Umweltfaktoren, die in vielfältiger Weise seine Entwicklung und speziell auch seine individuellen Verhaltenseigenschaften beeinflussen. Das reicht von prägungsähnlichen Bindungen bis zu komplexen individuellen Erfahrungen. Je höher ihr Anteil am Aufbau des Verhaltens, desto größer werden auch individualtypische Unterschiede sein; gibt es Gruppen-Traditionen, dann können noch gruppenspezifische Eigenschaften das Individuum kennzeichnen, die besonders dann wirksam werden, wenn es die eigene Gruppe verläßt und sich einer anderen anschließt. So können in einer Primatengruppe manche individualtypische Besonderheiten sich allein aus der Herkunft aus einer anderen Gruppe und damit biosozialen Umwelt erklären lassen. Auch die phänotypischen Eigenschaften der Konstitution werden durch die Umweltbedingungen beeinflußt; ihnen wird bei der Akzeleration beim Menschen in den letzten Jahrzehnten erhebliche Bedeutung beigemessen. Mit Sicherheit werden auch individuelle Verhaltensmerkmale durch spezielle Wachstumsprozesse und -einflüsse mitbestimmt; darüber sind unsere Kenntnisse im einzelnen jedoch recht lückenhaft. Wir kennen aber verschiedene Zusammenhänge zwischen Körpermasse und physiologischen sowie verhaltensbiologischen Eigenschaften. Wir wissen jedoch wenig über Konsequenzen, die eine phänotypische Wachstumshemmung haben kann, wenn ihr ein Genotypus mit einer Disposition zu überdurchschnittlichem Längenwachstum zugrunde liegt. Auf solche Möglichkeiten sei hier nur verwiesen, weil sie Beiträge zum Spektrum der Ausformung individualtypischer Besonderheiten liefern können. Zugleich wird deutlich, wie komplex das Ursachengefüge sein kann. Dabei sei noch auf eine Besonderheit der Säugetiere verwiesen: Im allgemeinen besteht ein Zusammenhang zwischen Herzfrequenz und Lebenserwartung derart, daß eine Spitzmaus, die etwa 2,2 Jahre lebt, und ein Elefant, der eine Lebenserwartung von ca. 50 Jahren hat, in ihrem Leben etwa 950 Millionen Herzschläge haben. Es kann auch in diesen Parametern individualtypische Besonderheiten geben, wie wir dies für die Atemfrequenz bei einem Tiger und einem Leopard fanden, die weit über dem Normalwert lag (Rüster, 1985).

Es steht außer Zweifel, daß in der postnatalen Reifungsphase die individualtypischen Eigenschaften sich manifestieren, die auch in der Reifephase erhalten bleiben, solange der Normbereich eingehalten wird. Daher sind Untersuchungen zu den Parametern, die den Reifungsprozeß und seine „Entwicklungsschübe“ kennzeichnen, dringend geboten. Es zeichnet sich nach unserer gegenwärtigen Kenntnis ab, daß es gewisse universelle Eigenschaften gibt, die reifende Systeme kennzeichnen, wie es wohl zuerst die Ökologen in ihrem Objektbereich nachgewiesen haben. Hier ist der Prozeß der „Selbstorganisation“ mit seinen umweltspezifischen Zusammenhängen angesprochen. So entwickelt jeder gesunde Säugling des Menschen in den ersten Lebenswochen ein individualtypisches Muster der Aktivität und Ruhe (Abb. 2), wobei Phasen der „Unordnung“ (unechtes Chaos = berechenbares Chaos) auftreten, die möglicherweise besonders umweltlabil sind (bezogen auf bestimmte Umweltparameter). Wie in dieser Entwicklungsphase sich die genetischen Dispositionen im Bereich des Verhaltens im einzelnen umsetzen, ist zwar in Spezialfällen bekannt, jedoch in bezug auf die grundlegenden Zusammenhänge noch weitgehend ungeklärt. Kennzeichnend für solche genetische Mechanismen ist neben anderem das Auftreten arttypischer Zeitphasen, wie das für die Manifestation des Art-Gesanges vieler Singvögel ebenso gilt wie für den Erwerb der Muttersprache beim Menschenkind. Gerade in solchen Fällen, die obligatorische Lernvorgänge mit einschließen, realisieren sich schließlich individualtypische Formen, die neben der genetischen Ausprägung (z. B. als Artgesang oder als menschliche Sprache und Sprechfähigkeit) durch regionale Besonderheiten (bis zu Regiolekten hin, beim Menschen auch Dialekte) gekennzeichnet sind und individuelle Züge tragen können. Sie können sowohl konstitutionell (z. B. Besonderheiten im stimmbildenden Apparat) als auch ökologisch (Spezifika der „Geräuschkulisse“ oder der Schallübertragung) und sozial (Repertoire, Förderung, Hemmung u. a.) bedingt sein. In den Verhaltens- bzw. Handlungsbezug in spezifischer Weise eingebettet, führen sie schließlich zu individuellen Sprach- oder Gesangsbesonderheiten (Singvogel). Damit sind für die Reifungsphase jetzt auch die drei verhaltensbestimmenden Umwelten erkennbar geworden, die sich

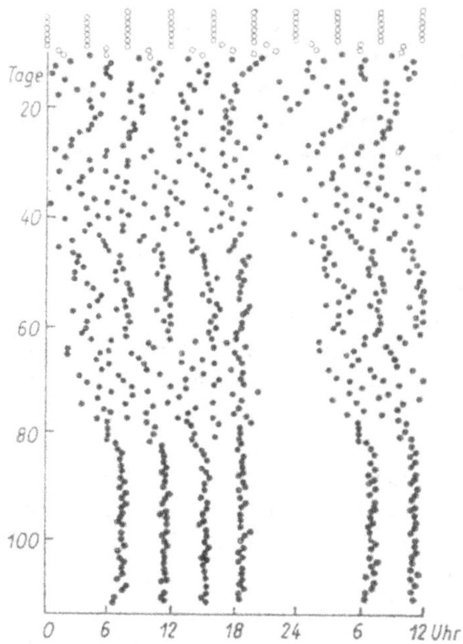

Abb. 2. Chronogramm eines menschlichen Säuglings in den ersten vier Monaten ab Geburt, wobei offene Kreise von der Pflegeperson festgelegte Mahlzeiten, ausgefüllte Kreise vom Säugling bestimmte Mahlzeiten markieren (nach KNEIS, aus SIEGMUND, 1978).

auf die Individualausprägungen auswirken können. Von ihnen wird noch zu reden sein, wenn der Funktionsbezug den Leitgedanken bildet.

In der Reifungsphase manifestieren sich mögliche konstitutionelle Unterschiede auch in Verhaltensparametern oder (beim Menschen) komplexen psychischen Eigenschaften, die „Begabungstypen" einschließen. Es hat an Versuchen nicht gefehlt, hier eine von Alter und Geschlecht weitgehend unabhängige Klassifikation vorzunehmen, die meist vier Typen differenziert (vgl. JUN, 1985). Der Reifungsvorgang selbst erweist sich als ein arttypisches Entwicklungsmuster, das sich auf den drei genannten Fitness-Ebenen vollzieht (vgl. auch OYAMA, 1982). Bei den hier angesprochenen höheren Säugetieren sind komplexe Lernvorgänge in die Ausgestaltung des Verhaltens einbezogen, die durch die Spezifik der Umweltfaktoren über die arttypische Ausprägung hinaus auch eine individualtypische Form der Verwirklichung erfahren, die durch das Wechselspiel der bereits genannten Ursachengefüge (darunter auch die konstitutionellen) mitbestimmt wird. Die interindividuelle Varianz wird vor allem durch fakultative Lernvorgänge erweitert, die zwar noch an bestimmte Umweltansprüche gebunden sein können (beim Menschen in Form von „Interessen"), in ihren Inhalten aber offen sind, wofür beim Menschen das Erlernen von Fremdsprachen ein Beispiel wäre. Dabei können genetische Dispositionen im Spiel sein („Begabungen").

Auch die Geschlechtsdifferenzierung mit ihren möglichen Abstufungen ist in diesem Zusammenhang zu nennen, denn sie kann einen wesentlichen Beitrag zu individualtypischen Eigenschaften liefern. In der Ontogenese nehmen hormonale Faktoren, aber auch Bedingungen der sozialen Umgebung Einfluß auf die Entwicklung des späteren Sexualverhaltens und bewirken individualtypische Ausprägungen der Sexualität (vgl. DÖRNER et al., 1983; WARD und WARD, 1985). Diese wieder sind in nicht geringem Ausmaß an der sozialen Integration des Individuums beteiligt. Der individuelle sexuelle

Status ist über die alternativen Geschlechtsparameter hinaus eine grundlegende Konstituente der sozialen Fitness.

Nachdem in Umrissen ursächliche Zusammenhänge beim Aufbau individueller Verhaltenseigenschaften vorgestellt wurden, soll im folgenden der funktionelle Aspekt ins Zentrum der Betrachtung rücken. Damit sind wiederum die Fitness-Konzepte angesprochen, denn sie erfassen funktionelle Zusammenhänge. In der modernen Verhaltensbiologie erfolgt ihre Untersuchung gewöhnlich im Kontext der proximate und ultimate factors. DUNBAR (1982) unterscheidet im funktionellen Bereich der unmittelbar wirkenden Faktoren den biologischen Kontext, der sich aus der Artzugehörigkeit, der ökologischen Nische und der Populationsstruktur ableitet. Ferner wirken „primäre Variable" durch eine funktionelle Optimierung der Aufwand-Nutzen-Bilanz, in unserer Terminologie als allgemeine Fitness-Kriterien. Im Zusammenhang mit dem Individualitätsproblem haben die „modifizierenden Variablen" einen besonderen Stellenwert. Sie ermöglichen „Asymmetrien" zwischen Individuen in Konkurrenz-Situationen. Dazu gehören die ontogenetischen Asymmetrien, die wir hier auch als diachrone Asymmetrien bezeichnen, weil sie durch Altersunterschiede bedingt werden. Ferner bilden sich Asymmetrien heraus als Folge der bereits genannten Ursachengefüge, die während der Reifung auf den Organismus einwirken. Bekannt ist der Zusammenhang zwischen Körpermasse und Dominanzwert in einer biosozialen Hierarchie. Auch das spezielle Brutpflegeverhalten des mütterlichen Individuums kann solche Individualdifferenzen zur Folge haben. Funktionell werden sie in vielfältiger Weise genutzt bei der Strukturierung von biosozialen Einheiten, besonders solchen, die durch Nicht-Anonymität ihrer Mitglieder gekennzeichnet sind. Wir können es jetzt auch anders formulieren (und damit auch „ultimate factors" ins Spiel bringen): Die K-Selektion fördert Individualunterschiede, weil ihnen in der Strukturierung von Gruppen ein hoher Funktionswert zukommt. Es können sich mit den individuellen Eigenschaften Rollenfunktionen verknüpfen. Das legt die Vermutung nahe, daß auch die Art der Individualdifferenzierung kein Kontinuum darstellt.

Unter diesen Gesichtspunkten stellt die Frage nach den innerhalb einer Art im Rahmen eines Funktionskreises verfügbaren Verhaltensstrategien ein zentrales Forschungsanliegen dar. Als Beispiel sei die ausführliche Studie über soziale Strategien beim Gelada-Pavian von DUNBAR (1984) erwähnt. Dabei konnten für die Weibchen allein 6 soziale Grundstrategien nachgewiesen werden. Bei diesen eth-ökologischen Freilandforschungen sind in den letzten Jahren zahlreiche Befunde zu individuell-determinierten Verhaltensweisen erhoben worden. Sie weisen darauf hin, daß in der Natur die interindividuelle Varianz durch eine selektive „Entscheidungs-Matrix" kanalisiert wird auf eine begrenzte Anzahl von Lösungswegen, und dies vorwiegend auf der sozialen Fitness-Ebene. Dennoch mehren sich Ergebnisse, die auf das ganze Spektrum der Funktionskreise verweisen, so beispielsweise im Kontext der Orientierung in Raum und Zeit. Es gibt eindrucksvolle Befunde über Individualmuster der circadianen Zeitstrukturen der lokomotorischen Aktivität der Labormaus. Ähnliche Daten liegen für die Raumorientierung vor (z. B. MOORE, 1985). Die potentielle Anpassungsfähigkeit an konkrete Umweltbedingungen innerhalb einer natürlichen Population wird damit deutlich erhöht. Der Genpool wird von einem „Mempool" oder „Innovationspool" überlagert. Der sich daraus ableitende „Verhaltens-Polymorphismus" basiert auf interindividuellen Unterschieden, die zu einer Erhöhung der Wahrscheinlichkeit einer Differenz zwischen einzelnen Individuen in konkreten Umweltinteraktionen führen. Das kann in Beziehung zu den Umweltklassen gesetzt werden: (a) Individualunterschiede beim eigenkörperbezogenen Verhalten, beispielsweise im Komfortverhalten, wodurch Unterschiede in der Parasitenabwehr auftreten können. (b) Individualunterschiede beim auf die Biogeozönose bezogenen Verhalten, etwa im Falle des individuellen Nahrungsspektrums. (c) Individualunterschiede beim auf Artgenossen bezogenen Verhalten. Die drei (nicht genetisch definierten) Fitness-Ebenen sind damit nochmals angesprochen. Bei den biosozialen Interaktionen stellt die Kommunikation eine wesentliche Konstituente dar, so daß hier die Unterschiede auch in den individuellen Signalsystemen manifestiert sein können. Jedes Rotfuchsindividuum hat eine individualtypisch ausgeformte Bellstrophe, die auch zeitlebens erhalten bleibt (Tembrock, 1964). Es kann zu den speziellen Funktionen solcher Signale gehören, das Individuum als solches anzuzeigen. So haben Zebrafinken einen individualtypischen Distanzruf (Zann, 1984 (Abb. 3)).

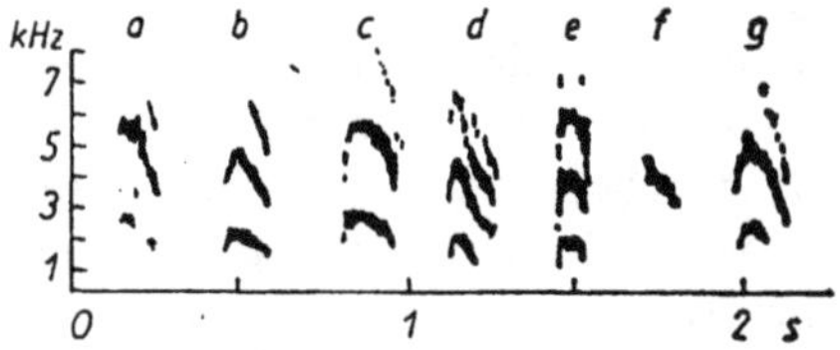

Abb. 3. Sonagramme der Distanzrufe von sieben Männchen (a—g) des Timor-Zebrafinken (*Taeniopyga g. guttata*) (verändert nach Zann, 1984).

Dieser Ruf enthält auch noch geschlechtsspezifische Besonderheiten, er ist beim Weibchen signifikant länger. Bei dem amerikanischen Laubfrosch *Hyla crucifer* läßt sich ein Zusammenhang zwischen individueller Körpermasse und Lautparametern nachweisen, so daß die Weibchen die Männchen nach der Körpermasse (und damit nach dem Alter) selektieren können, was wohl auch eine Wahl auf hohe Fitness darstellt (Forester, Czarnowsky, 1985). Bei Schmätzerdrosseln (*Cossypha heuglini*) entwickelt sich zwischen Fortpflanzungspartnern eine paartypische Form des Duettierens, wodurch sich ein „individuelles Paar" kennzeichnet. Dies wurde auch zwischen Männchen beobachtet, die Allianzen bilden zur Verteidigung eines Territoriums, speziell zwischen Vatertier und männlichen Nachkommen, wobei das jüngere Individuum den sonst dem Weibchen zukommenden Part im Duett übernimmt (Hultsch, 1983). Das sind Beispiele für funktionelle Aspekte individualtypischer Verhaltensweisen, hier speziell biokommunikativer. Wir gehen ja von der Hypothese aus, daß interindividuelle „Gradienten" (Differenzen) eine wesentliche Voraussetzung für die Kommunikation bilden, da sie die Wahrscheinlichkeit erhöhen, durch die Signalübertragung „Nichtwissen" zu beseitigen, also bedeutungsbelegte Information zu übertragen. Wie solche individualtypischen Faktoren und Eigenschaften miteinander verknüpft sein können, haben Untersuchungen von Dittami und Reyer (1984) an Streifengänsen (*Anser indicus*) gezeigt: Zwischen Triumphgeschrei und Angriffshäufigkeit, LH (luteinisierendes Hormon) und Testosteron sowie Prolaktin und Körpermasse konnten stets gleiche Beziehungen beim einzelnen Individuum nachgewiesen werden.

Für die funktionelle Analyse individualtypischer Parameter des Verhaltens bietet sich noch ein anderer Weg des Erkenntnisgewinns an, die Erfassung der Ereignisfelder motivierten Verhaltens, die hier in der Reihenfolge vorgestellt werden, in der sie ontogenetisch reifen: (1) Das Kontaktfeld, das mit der Herstellung eines physischen Kontaktes zum Funktionsobjekt gegeben ist. Hier manifestieren sich prozessuale Differenzen im individualtypischen Bereich, etwa in der Art des Ergreifens, Haltens oder der Handhabung von Gegenständen oder auch im funktionellen Kontakt mit unbeweglichen Objekten oder Strukturen. Dabei haben natürlich konstitutionelle Eigenschaften eine hohe Valenz, so die Ausführung von Kraft- und Präzisionsgriffen (Primaten), der Spezifik der Körperkontrolle und -beherrschung („Geschicklichkeit"). Zudem gehen in das Individualbild des Verhaltens auch prozessuale Lernprozesse mit ein. (2) Das Nahfeld des Verhaltens, das durch die Wahrnehmung des Funktionsobjektes begrenzt ist, zu dem kein physischer Kontakt besteht. Hier werden individuelle Unterschiede durch die entsprechenden Sinnesorgane bestimmt, innerhalb deren Leistungsgrenzen vor allem durch ein diskriminatorisches (oder alternatives) Verhalten, das Unterscheidungen voraussetzt und Bewertungen erforderlich macht, die in Beziehung zu den Motivationen stehen. So können Kinder sich in gleichen Angebots-Situationen durch die Auswahl der Bezugsobjekte individuell unterscheiden. Hier ist diskriminatorisches Lernen gefordert. (3) Das Distanzfeld des Verhaltens, das durch den fehlenden sensorischen Kontakt mit den motivationell angestrebten Zielobjekten gekennzeichnet ist, also Suchstrategien erfordert. Hier bildet ein konzeptionelles Verhalten (und Lernen) die Grundlage individualtypischer Unterschiede, die um so ausgeprägter sind, je umfangreicher die Möglichkeiten für solche Suchstrategien sind. Hier erreicht der Mensch neue Dimensionen, wobei die Sprache zu einem entscheidenden Mittel der sozial integrierten Suchstrategien oder Konzeptionen geworden ist.

Die drei hier genannten Ereignisfelder, die wichtige qualitativ unterscheidbare Beiträge zur Individualausstattung des Verhaltens liefern können, beziehen sich auf motiviertes Verhalten, dem eine Zielfunktion (z. B. Nahrungserwerb) zugrunde liegt. Unabhängig davon befindet sich jedoch der Organismus stets in „drei Raumschalen", dem Kontaktraum, dem Nahraum und dem Distanzraum. Entsprechendes gilt auch für die Zeit. Der Kontaktraum hat bei Organismen mit beweglichen Extremitäten zwei Substrukturen: (a) Raum des körperlichen Kontaktes und (b) der jeweils ohne Ortswechsel durch die Extremitäten noch erreichbare Kontakt-Aktionsraum. Wieder gehen individualtypische (konstitutionelle) Bedingungen hier ein, die vielfältige Auswirkungen haben können: Individuum A kann einen Gegenstand noch erreichen, Individuum B aber nicht. Das individuelle prozessuale Verhaltensmuster wird davon insgesamt (unabhängig von speziellen Motivationen) beeinflußt. Entsprechendes gilt im diskriminatorischen Bereich: A kann etwas sehen, was B nicht wahrnehmen kann. A hört eine Laubheuschrecke, B nicht, weil seine obere Hörgrenze bei 8 kHz liegt. Bei Tieren gibt es keine künstlichen Korrekturen in bezug auf Differenzen in der Sehfähigkeit. Wir wissen noch vergleichsweise wenig über die Rückwirkung auf das allgemeine Verhalten durch individuelle Unterschiede in der wahrnehmungsbedingten Dimensionierung und qualitativen Differenzierung des Nahraumes. Entsprechendes gilt schließlich auch für den Distanzraum, und hier ist der überhaupt „vorstellbare" nicht im aktuellen Sinnesbereich befindliche Raum gemeint, auf den bezogen auch gehandelt werden kann. Das gilt entsprechend für die „Distanzzeit". Hier haben Lernvorgänge einen hohen Stellenwert beim Aufbau eines konzeptionellen Verhaltens. Angeborenes Wissen ist dabei eingeschlossen; es wird offenkundig, wenn ein erfahrungsloser Vogel ohne Vorbild seine Wanderung in ein Winterquartier vollzieht. Jede Brieftaube zeigt ein solches konzeptionelles Verhalten, und jeder Kenner weiß, daß es beim Heimfinden der Tiere über unbekannte Gebiete hinweg zwischen den Individuen große Unterschiede gibt.

In allen drei Raumfeldern, aber qualitativ prinzipiell unterschiedlich, hat der Mensch in seiner Evolution Fähigkeiten der Abstraktion ausgebildet, kognitive Leistungen, die ihn weitgehend von den tierischen Organismen trennen und eine neue Welt der individuellen Unterschiede erschließen, deren Fundament eine Bewußtseinsform ist, die den eigenen Körper subjektiv erlebt und in das prozessuale, diskriminatorische sowie konzeptionelle Handeln und Denken einbezieht. Zugleich verändert der Mensch in allen drei Feldern auch die Eigenschaften der Umwelt und damit des Raumes und bezieht diese Änderungen in sein individuelles Verhalten mit ein. Dabei leiten ihn nicht nur die funktionellen Bezüge, sondern zunehmend (wenn auch begrenzt) auch die Einsichten in das Ursachengefüge, wobei diese Einsichten selbst Ursachen seines Handelns werden. Das Entfaltungsfeld der Individualität, das zur Ausprägung von Persönlichkeiten führt, ist damit gegeben.

Zwei neue Bedingungsfelder schließen jetzt die ehemaligen und (verändert weiter bestehenden) Fitness-Ebenen enkaptisch ein: die „kulturelle Fitness" als Fähigkeit, sich Kultur über Tradition anzueignen und weiter zu fördern, sowie die „gesellschaftliche Fitness" als Fähigkeit zur Integration in die Gesellschaft unter Ausbildung eines „gesellschaftlichen Bewußtseins". Die elementaren Mechanismen der kulturellen Tradition mit ihren Wert- und Normsystemen vollziehen sich noch im nicht-anonymen Kontext beim Kind über Mutter, Familie und Freundeskreis als soziale Struktur, die aus den Primaten-Sozietäten hervorgegangen ist. Die gesellschaftliche Integration ist ihrem Wesen nach anonym, da institutionalisiert, die nicht-anonymen Strukturen sind hier in veränderter Form integriert: Der Lehrer wird von der Gesellschaft ausgewählt und erst sekundär zum nicht-anonymen Partner, doch prinzipiell bleibt er im Funktionsgefüge austauschbar. Dennoch bewirken diese Funktionsebenen beim heranreifenden Menschen in vielfältiger Weise die Ausformung individualtypischer Handlungsnormen und Eigenschaften, die aber auch die tieferen Ebenen (individuelle, ökologische und soziale Fitness) mit einschließen. Es ist kein Evolutionsprozeß wider die Natur, sondern mit dieser, auch dann, wenn sie dabei verändert wird. Gleichwohl bedingen diese Entwicklungen nicht nur eine einzigartige Vielfalt der Individualität, sondern auch ihre Gefährdung, die in den psychopathologischen Entartungen einen Ausdruck findet. Dabei können die Wurzeln bis zu den Primaten zurückverfolgt werden, die nach heutigem Wissen gewisse Grundmodelle für das Verständnis dieser Zusammenhänge bieten (vgl. SUOMI, 1982).

Organismen sind individualisierte Einheiten. Ohne diese Eigenschaft, verbunden mit der Fähigkeit zu einer quasi-identischen Reduplikation wäre Evolution undenkbar. Zu ihren Voraussetzungen gehört darüber hinaus, daß zwischen den Individuen einer Fortpflanzungseinheit Unterschiede auftreten. Ihre Bedeutsamkeit wächst mit der Lernfähigkeit. Auch die menschliche Gesellschaft braucht Persönlichkeiten, die durch ihre Eigenschaften das Ganze fördern. Wir sind immer wieder erneut aufgefordert, darüber nachzudenken, welche Eigenschaften es sind oder sein sollten, die diesem Anspruch, Mensch zu sein, gerecht werden.

Literatur

DITTAMI, J. P. and H.-U. REYER: A factor analysis of seasonal, behavioral and body weight changes in adult male barheaded geese, *Anser indicus*. Behaviour **90** (1984), 114–124.

DÖRNER, G.: Die Ontogenese des neuroendokrinen Systems als kinetischer Prozeß. Nova Acta Leopoldina N. F. 51, Nr. **237** (1980), 279–291.

DÖRNER, G., F. GÖTZ and W.-D. DÖCKE: Prevention of demasculinization and feminization of the brain in prenatally stressed male rats by perinatal androgen treatment. Exp. Clin. Endocrinol. **81** (1983), 88–90.

DUNBAR, R. I. M.: Intraspecific variations in mating strategy. In: Perspectives in ethology (Ed. P. BATESON, P. KLOPFER) Vol. **5**, 385–431. Plenum Press, New York 1982.

DUNBAR, R. I. M.: Reproductive decisions. Princeton University Press, Princeton 1984.

FORESTER, D. C. and R. CZARNOWSKY: Sexual selection in the spring piper, *Hyla crucifer* (Amphibia, Anura): role of the advertisement call. Behaviour **92** (1985), 112–128.

HULTSCH, H.: Behavioural significance of duet interactions: Cues from antiphonal duetting beween males (*Cossypha heuglini* H.). Behaviour **86** (1983), 89–99.

JUN, G.: Ein integrales Persönlichkeits-Konzept als mögliche Therapie-Grundlage. Z. Klin. Med. **40** (1985), 195–199.

KREBS, J. R. und N. B. DAVIES: Öko-Ethologie. Paul Parey, Berlin u. Hamburg 1981.

MOORE, F. R.: Individual variability in the migratory orientation of the Savannah Sparrow, *Passerculus sandwichensis*. Z. Tierpsychol. **67** (1985), 144–153.

OYAMA, S.: A reformulation of the idea of maturation. Perspectives in Ethologie (Ed. P. BATESON, P. KLOPFER) **5** (1982), 101–131.

RÜSTER, U.: Untersuchungen zum Ruheverhalten bei Feliden unter besonderer Berücksichtigung der Atemfrequenz. Diplomarbeit Humboldt-Universität Berlin 1985.

SADE, D. S.: Population Biology of free-ranging rhesus monkeys on Cayo Santiago, Puerto Rico. In: COHEN, M. N., R. S. MALPASS, H. G. KLEIN (Ed.): Biosocial Mechanisms of Population Regulation, 171–188, Yale University Press, New Haven and London 1980.

SIEGMUND, R.: Biorhythmen als Konstituenten des menschlichen Verhaltens. IV. Kühlungsborner Kolloquium (Herausgeb. G. TEMBROCK, E. GEISSLER, W. SCHELER), 256–272. Akademie-Verlag, Berlin 1978.

SOMMER, K. (Hrsg.): Der Mensch. Volk und Wissen, Berlin (1980).

SPIETH, R.: Der Mensch als Typus. Curt E. Schwab, Stuttgart 1949.

TEMBROCK, G.: Neurophysiologische Grundlagen des Instinktverhaltens in ethologischer Sicht. Nova Acta Leopoldina N. F. Nr. 169, Bd. **28** (1964), 343–357.

WARD, I. L. and O. B. WARD: Sexual behavior differentiation. In: Handbook of Behavioral Neurobiology (Ed. N. ADLER, D. PFAFF, R. GOY) Vol. **7**, 77–98. Plenum Publ. Corporation, New York 1985.

WYNNE-EDWARDS, V. C.: Animal dispersion in relation to social behaviour. Oliver and Boyd, Edinburgh and London 1962.

ZANN, R.: Structural variation in the zebra finch distance call. Z. Tierpsychol. **66** (1984), 328 bis 345.

Anthropogenese und Evolution der menschlichen Individualentwicklung

R. Löther

Die Evolution von urtümlichen Primaten zum *Homo sapiens sapiens* vollzog sich während der Jahrmillionen des Tertiärs und des Pleistozäns. Nach einem von D. Pilbeam (1984) gegebenen Überblick über die Evolution der Hominoiden und Hominiden scheinen die Hominoiden in der Zeit zwischen dem mittleren Oligozän (vor ca. 30 Millionen Jahren) und dem frühen Miozän (vor ca. 20 Millionen Jahren) aus Altweltaffen entstanden zu sein und sich im frühen oder mittleren Miozän (vor ca. 20 bis 15 Millionen Jahren) entfaltet zu haben. Für das mittlere Miozän (vor ca. 16 Millionen Jahren) wird angenommen, daß sich die Wege der asiatischen und der afrikanischen Menschenaffen trennten, für das späte Miozän (vor 8 oder 7 Millionen Jahren) die Trennung der Evolutionslinie der afrikanischen Menschenaffen von der der Hominiden.

Diese Darstellung schließt ein, daß die rezenten afrikanischen Menschenaffen (zunächst die Schimpansen, dann die Gorillas) des Menschen nächste lebende Stammverwandte seien, wie dies schon selbstverständlich war, als die Lehre von der Abstammung des Menschen entstand. Doch hat J. H. Schwartz (1984) eine Reihe von Gründen zusammengestellt, die es als möglich erscheinen lassen, daß der asiatische Orang-Utan dem Menschen am nächsten steht. Das Dunkel der Vergangenheit ist noch hinreichend dicht und die Interpretierbarkeit der vorliegenden vergleichend-anatomischen, vergleichend-physiologischen und vergleichend-molekularbiologischen Daten noch weit genug, um diese den gewohnten Vorstellungen zuwiderlaufende Hypothese mit im Auge behalten zu müssen.

Wie dem auch sei, mit dem Beginn der Hominidenevolution beginnt das unmittelbare evolutionäre Vorfeld der Anthropogenese, und nach einer Fundlücke von etlichen Millionen Jahren seit dem mutmaßlichen Anfang der Hominidenevolution liegen die ältesten bekannten fossilen Belege aus einem Zeitraum von vor etwa 5 bis 3 Millionen Jahren aus Kenia, Äthiopien und Tansania vor. Allgemein bekannt wurde diese als „Australopithecus afarensis" bezeichnete Hominidengruppe besonders durch „Lucy", ein weibliches Wesen, das vor etwa 3,5 Millionen Jahren lebte und das bisher vollständigste und am besten erhaltene Skelett eines derart alten Menschenvorfahren hinterlassen hat, sowie die etwa 3,75 Millionen Jahre alten Fußabdrücke, die bei Laetoli entdeckt wurden (D. Johanson und M. Edey, 1982).

Diese Hominidengruppe ging aufrecht, kaum anders als die heutigen Menschen. Auf den Schultern ihrer kleinen menschenähnlichen Körper trugen sie Köpfe, deren Form weitaus mehr denen von Menschenaffen als von Menschen glich. Es waren Zweibeiner mit einem Menschenaffenhirn. Sie könnten die gemeinsame Stammform einerseits der späteren grazilen und robusten Australopithecinen und andererseits des urmenschlichen *Homo habilis* gewesen sein. Diesem folgten später die als „*Homo erectus*", „*Homo sapiens neanderthalensis*" und „*Homo sapiens sapiens*" bezeichneten Hominidenformen. Zwischen *A. afarensis* und *H. sapiens sapiens* ist offenbar die Anthropogenese anzusetzen, wenn wir darunter den komplexen Vorgang verstehen, der zur Herausbildung der physischen und psychischen Spezifik des Gegenwartsmenschen und zur Transformation des tierlichen Sozialverbandes seiner Hominidenvorfahren in das arbeitsfundierte menschliche Gesellschaftsleben führte, dessen Spezifik nach einer zoosozial-gesellschaftlichen Übergangsphase (Hordengesellschaft) voll in Erscheinung trat (S. Kirschke, 1982).

Im Vorfeld der Anthropogenese herrschten die Gesetze, Faktoren und bewegenden Kräfte der Organismenevolution uneingeschränkt; sie setzten die Menschwerdung in Gang. Deren Wesen aber bestand darin, daß sich die werdenden Menschen selbst über die tierlichen Daseinsbestimmungen ihrer stammesgeschichtlichen Vorfahren hinausarbeiteten. Mit der Entwicklung der Arbeit, der Produktionstätigkeit, schufen sie neue Bedingungen und Bestimmungen ihres Daseins, die in der Entstehung urgesellschaftlicher Verhältnisse und der Anfänge der Kultur Ausdruck fand. Die neu entstehenden gesellschaftlich-kulturellen Faktoren traten mit den biotischen Evolutionsfaktoren in Wechselbeziehungen, indem sie deren Wirkungsbedingungen veränderten und begrenzten. Aus dem Zusammenwirken biotischer und kulturell-gesellschaftlicher Faktoren resultierte der Werdeprozeß der Homininen, an dessen Anfang offenbar *H. habilis* stand. Im Hinblick auf seine materielle Kultur, das „Olduvan" der Archäologen, schreibt F. Klix (1983, S. 36): „Mit den ersten Werkzeugen beginnt der Prozeß der Umwandlung von der Anpassung des Menschen an die Natur zu ihrer Kontrolle und teilweisen Beherrschung. Und wenn auch zunächst nur in kleinen Kieseln; die Umwelt begann damit menschliche Züge anzunehmen."

Wenn von der physischen und psychischen Spezifik des Gegenwartsmenschen, der Individuen des *H. sapiens sapiens,* die Rede ist, die sich während der Primatenevolution und Anthropogenese herausgebildet hat, dann gilt auch hier, daß „das Individuum überhaupt nicht als etwas Stationäres zu fassen ist, sondern nur phasenhaft. Das Individuum als Ganzheit ist eben der Individualzyklus" (J. W. Harms, 1924, S. 3). Damit wird die Frage nach der Herausbildung der physischen und psychischen Spezifik des Gegenwartsmenschen zur Frage nach der Evolution der Individualentwicklung im Vorfeld und während der Anthropogenese.

Die Evolution der Individualentwicklung besteht generell in der Umwandlung der Phänotypen in der Aufeinanderfolge der Generationen in den Populationen und Arten aufgrund von mutativen Veränderungen in der genetischen Basis der morphogenetischen Prozesse, dem Genom. Grundsätzliches über die Beziehungen zwischen Individualentwicklung und Evolution hat G. de Beer (1958, S. 111) so zusammengefaßt:

1. Qualitative evolutionäre Neuheiten können in allen Phasen der Individualentwicklung bis zur adulten Phase auftreten und treten tatsächlich auf.
2. Zeit und Ordnung des Auftretens von Merkmalen in der Individualentwicklung der Nachkommen verändern sich relativ zu den Verhältnissen bei den Vorfahren.
3. Neben der Einführung qualitativer Neuheiten in die Individualentwicklung spielen quantitative Unterschiede der Merkmalsausbildung, die aus der zeitlichen Veränderung ihres Auftretens (Heterochronie) resultieren, in der Phylogenie eine Rolle.

4. Die verschiedenen Merkmale eines Organismus evolvieren nicht notwendig auf die gleiche Weise (Mosaikevolution der Merkmale).

Diese Gesichtspunkte zeigen zugleich die Antiquiertheit der Rekapitulationshypothese über die Beziehungen zwischen Ontogenese und Phylogenese (E. HAECKELS „biogenetisches Grundgesetz"). Diese Hypothese sollte man nicht länger bemühen, um nicht zu sagen: quälen, sondern dort lassen, wo sie einen durchaus ehrenvollen Platz einnimmt, nämlich in der Biologiegeschichte des 19. Jahrhunderts.

Was speziell die Heterochronien — Veränderungen in der Zeit des Erscheinens und im Ausmaß der Ausformung von gemeinsamen Merkmalen bei Vorfahren und Nachkommen in der Stammesgeschichte — angeht, gaben vor nunmehr 10 Jahren M. C. KING und A. C. WILSON den Anstoß, sie in die aktuellen Diskussionen über die Evolution der menschlichen Individualentwicklung einzubeziehen. Sie berichteten damals, daß die menschlichen Polypeptide durchschnittlich zu 99 Prozent mit ihren Gegenstücken beim Schimpansen identisch seien. Darüber hinaus könne viel von den vorhandenen Differenzen auf Redundanzen im genetischen Kode oder auf Variationen nichttranskripierter Regionen des genetischen Substrats zurückgeführt werden. Für 44 strukturelle Loci betragen die durchschnittliche genetische Distanz zwischen Schimpansen und Menschen weniger als der durchschnittliche Abstand bei Zwillingsarten, die kaum, wenn überhaupt morphologisch unterscheidbar sind; und sie sei weitaus geringer als der Abstand zwischen jedem bisher gemessenen Paar von Arten der gleichen Gattung. KING und WILSON (1975, S. 114) erklären diese Sachlage so: „Prinzipiell können kleine Unterschiede in der Aktivierungszeit oder im Aktivitätsniveau eines einzelnen Gens die Systeme, die die Embryonalentwicklung kontrollieren, beträchtlich beeinflussen. Dann würden die organismischen Differenzen zwischen Schimpansen und Menschen hauptsächlich aus genetischen Veränderungen in einigen Regulationssystemen resultieren, während die Substitution von Aminosäuren im allgemeinen kaum ein Schlüsselfaktor für größere adaptive Veränderungen sein dürfte."

Unterschiede der Regulation können aus Punktmutationen von Regulatorgenen hervorgehen oder aus Umordnungen von Genen, die durch solche gewöhnlichen chromosomalen Ereignisse wie Inversionen, Translokationen, Fusionen und Fissionen von Genen verursacht werden. Untersuchungen der chromosomalen Querscheiben (bands) weisen darauf hin, daß es auf der Ebene des Genoms letzten Endes eine Fusion und 10 große Inversionen und Translokationen sind, die Mensch und Schimpanse trennen. „Wir können unsere Unterschiede in der Regulation natürlich nicht in irgendeinem besonderen Teil des Genoms ausfindig machen", bemerkt S. J. GOULD (1977, S. 406) dazu. „Aber ich gebe zu bedenken, daß wir den Charakter der regulatorischen Veränderungen kennen, die uns von den Schimpansen trennen: sie bewirken die an Stärke abnehmende Verlangsamung unserer allgemeinen Individualentwicklung (durch die auch unser hauptsächlicher Unterschied von anderen höheren Primaten gegeben ist)." Demnach ist die menschliche Individualentwicklung generell retardiert, während die Beibehaltung fötaler Wachstumsraten zur Hypertrophie von Organen führt, die sich während der intrauterinen Entwicklung früh positiv allometrisch entwickeln (das Gehirn) und zur Reduktion von Teilen, die nur in nachgeburtlichen Entwicklungsstadien anderer Primaten positiv allometrisch wachsen (das Gesicht).

Die heterochrone Veränderung der Individualentwicklung durch fortschreitende Retardationen der somatischen Entwicklung mit dem Ergebnis der Neotenie erscheint somit als ein wesentliches Charakteristikum der Evolution der menschlichen Individualentwicklung und Faktor der Menschwerdung. So lautet GOULDs (1977, S. 9) prägnante Grundthese: „Neotenie ist eine (wahrscheinlich die) hauptsächliche Determinante der menschlichen Evolution gewesen. Wenn wir die unleugbare Rolle der Retardation in der menschlichen Evolution anerkennen, können die Daten über Neotenie von früheren Theorien befreit werden, die sie so unbeliebt gemacht haben. Die menschliche Individualentwicklung hat sich an Stärke abnehmend verlangsamt. Innerhalb dieser ‚Matrix der Retardation' wurden die adaptiven Charakteristika ancestraler Junger leicht beibehalten. Retardation als lebensgeschichtliche Strategie für längeres Lernen und Sozialisation dürfte weitaus bedeutsamer in der menschlichen Evolution gewesen sein als jede ihrer morphologischen Folgen."

Mit den von GOULD erwähnten früheren Theorien, von denen die Daten über Neotenie zu befreien sind, ist in erster Linie die Fetalisationshypothese der Menschwerdung von L. BOLK gemeint. Ihm war die Entstehung der menschlichen Körperform „nicht der Effekt einer Anpassung an sich ändernde äußere Umstände, sie wurde nicht bedingt durch einen struggle for life, sie war nicht die Resultante einer natürlichen oder sexuellen Zuchtwahl ..." (BOLK, 1926, S. 9). Stattdessen unterstellte er einen „inneren organischen Entwicklungsfaktor", der wohl auch bei anderen Primaten nachweisbar, aber bei der Entstehung des Menschen vorherrschend gewesen sei: eine Hemmung (Retardation) der Individualentwicklung im Verlauf der Hominidenevolution durch eine unbekannte endogene Veränderung im endokrinen System, in der chemischen Beschaffenheit oder der quantitativen Mischung der Hormone.

„Was in dem Entwicklungsgang der Affen ein Durchgangsstadium war, ist beim Menschen zum Endstadium der Form geworden", versicherte BOLK (1926, S. 7) und kennzeichnete den Menschen mit zugespitzter Formulierung „in körperlicher Hinsicht als einen zur Geschlechtsreife gelangten Primatenfetus" (ebd., S. 8). Die Hominisierung der Form sei im Wesen eine Fetalisierung gewesen. Zum Zwecke des Belegs dieser Hypothese teilte BOLK die menschlichen Körpermerkmale in primäre und konsekutive ein. Als primär galt ihm, was ihm das Essentielle der menschlichen Form verkörperte, also aus seinem „Retardationsprinzip" deutbar erschien, z. B. die Orthognathie, die Unbehaartheit, die Form der Ohrmuschel und das hohe Hirngewicht. Als konsekutiv bezeichnete BOLK die nicht dazu passenden Merkmale, die er hauptsächlich als Folgewirkungen des aufrechten Ganges ansah. Diesen betrachtete er ebenfalls als konsekutives Merkmal: „Nicht weil der Körper sich aufrichtete, wurde die Menschwerdung vorbereitet, sondern weil die Form sich vermenschlichte, richtete sich der Körper auf" (BOLK, 1926, S. 6).

Beziehungen zwischen Form und Funktion sowie Organismus und Umwelt, insbesondere die Frage, wie der „zur Geschlechtsreife gelangte Primatenfetus" außerhalb des Uterus existieren konnte, ließ BOLK gänzlich außer Betracht. Er disqualifizierte seine Fetalisationshypothese zur Mystifikation der Menschwerdung, indem er die ontogenetische Retardation zum ausnahmsweise bestimmenden und endogenen Evolutionsfaktor der Anthropogenese hypostasierte und in einen metaphysischen Gegensatz zur darwinistischen Evolutionstheorie brachte. Aus vergleichend-anatomischer Sicht hat D. STARCK (1962) eine kritische Analyse der BOLKschen und verwandter Konzeptionen gegeben, die zugleich die seit dem 19. Jahrhundert geführte Diskussion resümiert. Er zeigt, daß es keine „Fetalisation" ganzer Organismen bzw. Arten, sondern allenfalls einzelner Merkmale gibt und betont die Mosaikevolution der Merkmale im Kontext der Menschwerdung. Nach Gould (1977) gehören zu den Elementen in Bolks Vorstellungen, die aus sachlichen Gründen entschieden zurückzuweisen sind:

1. die Einteilung der menschlichen Körpermerkmale in primäre Ergebnisse der retardierten Entwicklung, die das „Essentielle" der menschlichen Form ausdrücken, und sekundäre Merkmale von „nur" adaptiver Bedeutung;
2. das Postulat, daß die Retardation alle „essentiellen" Merkmale in einem einzigen koordinierten Ereignis in gleichem Maße beeinflußt hat;
3. die Suche nach der Ursache der Retardation in einer einzigen chemischen Veränderung im System der hormonalen Steuerung der Wachstums- und Entwicklungsvorgänge;
4. das völlige Fehlen jeder Überlegung zur adaptiven Bedeutung solcher Retardation.

Bolk bezog sich jedoch auf Fakten, die den Zusammenbruch seiner abwegigen Deutungen überdauerten und die durch weitere Forscher komplettiert wurden. Inzwischen haben sich mehr als 25 charakteristische Phänomene ergeben, die die imponierende Ähnlichkeit zwischen jungen Menschenaffen und erwachsenen Menschen spezifizieren sowie die Retardiertheit der Individualentwicklung des Menschen im Vergleich mit der seiner nächsten Stammverwandten bezeugen. Beispielsweise gibt es eine umfangreiche Literatur über die mutmaßliche adaptive Bedeutung der Rückbildung der Körperbehaarung beim Menschen (vgl. z. B. L. Wilser, 1910, S. 42ff.; V. Geist, 1978, S. 278ff.). Zumeist wird versucht, diese Erscheinung direkt als ein Ergebnis der natürlichen Auslese aus einem Spektrum von Zufallsvarianten zu erklären. Doch das menschliche Behaarungsmuster (Kopf, Achselhöhlen, Genitalregion) entspricht dem von Menschenaffenfeten einige Zeit vor der Geburt, wie es aufgrund der Neotenie des Menschen erwartet werden kann. Es mag sekundär eigene adaptive Funktionen bekommen haben, doch zunächst ist es eine direkte Konsequenz der Neotenie, die aus anderen Gründen adaptiv ist (J. T. Bonner, 1982, S. 337f.; G. Breuer, 1982). Weiter wird auf den vermittelnden Status fossiler Hominiden in der Reihe *Australopithecus — Homo erectus — Homo sapiens* hingewiesen. Die Verkürzung der Gesichtspartie soll schon bei Ramapithecus erkennbar sein, der vielfach — wenn auch nicht unbestritten — an den Anfang der Hominidenevolution gestellt wird.

Sehr bemerkenswert ist in diesem Zusammenhang auch die Revision der Bestimmung des Todesalters unreifer fossiler Hominidenindividuen durch T. G. Bromage und M. C. Dean (1985). Die Autoren gelangten dabei zu dem Ergebnis, daß plio-pleistozäne Hominiden Wachstumsperioden besaßen, die denen der rezenten großen Menschenaffen ähneln und merklich kürzer waren als die des modernen Menschen. Vorherige Schätzungen des Todesalters fossiler Hominiden beruhten wesentlich auf dem Vergleich der Gebißentwicklung (Durchbruch, Reife und Bestand der Bezahnung) mit dem modernen Menschen und brachten damit ihr Alter in „Menschenjahren" zum Ausdruck. Bromage und Dean schätzten demgegenüber bei Belegstücken von vier plio-pleistozänen Hominiden-Taxa das chronologische Alter, das die betreffenden Individuen erreicht hatten, an Hand der absoluten Dauer der Kronenbildung der Schneidezähne aufgrund einer Zeitskala der Ereignisse der individuellen Zahnentwicklung. Für diese Zeitskala ist eine Periodizität in der Ausbildung des Zahnschmelzes grundlegend. Sie manifestiert sich in den Retzius-Streifen und den aus ihnen resultierenden Perikymatien, Wachstumsmarken an der Schmelzoberfläche (vgl. W. Meyer, 1951, S. 12ff., und S. 168f.), wobei

Bromage und Dean von einer 7-Tage-Periode zwischen je zwei Retzius-Streifen ausgehen.
Im Prinzip ist die Methode der der Altersbestimmung von Bäumen nach ihren Jahresringen analog, „deren Entstehung der der Retziusstreifen so ähnlich ist" (W. Meyer, 1951, S. 15). Angesichts des konservativen Charakters der Zahnentwicklung wird davon ausgegangen, daß jede Ähnlichkeit in der Zahnentwicklung zwischen Taxa die Ähnlichkeit in Wachstum und Entwicklung widerspiegelt. „Die für Australopithecus, Paranthropus und den frühen Menschen abgeleiteten Altersangaben beschreiben eine biologische Äquivalenz mit dem modernen Menschen von annähernd zwei Dritteln und zeigen, daß sie den modernen großen Menschenaffen ähnliche Wachstumsperioden hatten. Unerwartet macht das für den frühen Menschen, wie er durch KNM-ER 820 repräsentiert wird, berechnete Alter augenscheinlich, daß der Trend zur Verlängerung der Wachstumsperiode nicht mit dieser Gruppe begonnen hat. Genauer gesagt handelt es sich darum, daß der sich in der gesamten Primatenevolution abzeichnende Trend zur Verlängerung der Wachstumsperiode, der sich auch in den rezenten Menschenaffen manifestiert hat, offenbar noch nicht jene Verstärkung erfahren hatte, die zu ihrer dem heutigen Menschen eigenen Dauer führte. Diese Ergebnisse bedeuten einen dramatischen Fortschritt in unserer Ansicht von der Biologie dieser Arten, die bis jetzt in ‚Menschenjahren' betrachtet wurden" (T. G. Bromage und M. C. Dean, 1985, S. 526).
Ungeachtet andauernder wissenschaftlicher Meinungsverschiedenheiten über Details — die durch begrifflich-terminologische Differenzen kompliziert werden — sprechen die Tatsachen insgesamt für die zentrale Bedeutung von Retardation und Neotenie in der Evolution der menschlichen Individualentwicklung. Aber diese Tatsachen werden heute in einem theoretischen Kontext über die Faktoren und bewegenden Kräfte der Evolution und die Beziehungen von Ontogenese und Phylogenese gesehen, die sie als Ausdruck allgemeiner evolutiver Gesetzmäßigkeiten begreifen lassen, von denen die Anthropogenese und ihr Vorfeld nicht ausgenommen sind. Mutative Veränderungen im Genom und natürliche Auslese sind grundlegend auch für die Evolution der Individualentwicklung in der Aufeinanderfolge der Generationen, in der die Stammesgeschichte stattfindet. In ihr zeichnen sich in der Entwicklung des Mosaiks der Merkmale, die insgesamt den Organismus ausmachen, für verschiedene Merkmale verschiedene Prozesse evolutiver Veränderungen ab (Mosaikevolution). Retardation ist eine von ihnen und Neotenie einer ihrer möglichen Effekte.
Wesentlich für das evolutionstheoretische Verständnis der Evolution der Individualentwicklung ist es, sie in die Evolution der lebensgeschichtlichen Strategien ökologischer Anpassungen einzubeziehen, wie sie in der Konzeption der r- und K-Selektion erfaßt wird. Diese Konzeption bezieht sich auf den Gesamteffekt der natürlichen Auslese bei der Herausbildung von Lebensstrategien, die das Überleben der Arten unter ihren jeweiligen Lebensbedingungen gewährleisten. „r" steht für die Rate des Populationswachstums, „K" für die Kapazität, das Fassungsvermögen eines Ökosystems. Es ist durch die für die Art vorhandenen Ressourcen bestimmt, die die Populationsgröße begrenzen.
Die r-Selektion kommt allgemein in ökologischen Situationen zum Zuge, die rasches Populationswachstum begünstigen. K-Selektion bezieht sich demgegenüber auf die Individuen von Populationen, die gewöhnlich in relativ stabilen Umweltverhältnissen mit begrenzten Ressourcen leben und sich an der Grenze des Fassungsvermögens oder nahe dieser Grenze befinden. Während r-selektive Bedingungen zu Lebensstrategien

führen, bei denen relativ viele Nachkommen erzeugt werden, fördern K-selektive Bedingungen Lebensstrategien, mit denen die begrenzten Ressourcen effektiv genutzt werden. Dafür ist charakteristisch, daß relativ wenige, sich langsam entwickelnde, in Form und Funktion ihrer Umwelt wohlangepaßte Nachkommen erzeugt werden. K-selektive und r-selektive Lebensbedingungen und -strategien bilden die Enden des r-K-Kontinuums, in dem die Arten bestimmte Positionen einnehmen.

K-Selektion hat u. a. für die Primatenevolution ausschlaggebende Bedeutung; nicht zuletzt führt sie zu Retardation der Individualentwicklung und Neotenie, mit der Cerebralisation und Evolution der Sozialstrukturen in den Populationen einhergehen. Wie C. Vogel (1983, S. 82f.) schreibt, „ist die Primatenevolution durchgehend gekennzeichnet durch die zwei bemerkenswerterweise fest miteinander verknüpften, scheinbar gegenläufigen Entwicklungstrends: Zunahme des Individualisierungs- bzw. Personalisierungsgrades einerseits und zunehmende Sozialabhängigkeit andererseits. Die volle Individualität entfaltet sich nur in engem Zusammenhang mit ‚gelungener‘ Sozialisation. Voraussetzung für diesen Individualisierungsprozeß ist die Erweiterung der zeitlichen und ‚thematischen‘ Lernoffenheit bei zunehmender Lernmotivation oder ‚Neugier‘, die vor allem in der zugleich verlängerten Jugendphase eine erweiterte individuell-kreative Flexibilität des Verhaltens schafft. Eine derart ‚lernoffene‘ und damit zugleich in vieler Hinsicht noch ungefestigte, ja gefährdete Reifungsphase von erheblicher Dauer bedarf des kontinuierlich verläßlichen Schutzes durch ein sicherndes soziales Umfeld ‚erfahrener‘ Erwachsener sowie eines relativ ‚ernstfreien‘ sozialen Lern- und Probierfeldes. Damit steigt zwangsläufig die soziale Abhängigkeit. So schließt sich der Rückkopplungskreis dieser Evolutionsrichtung: Individuelle Flexibilität und personale Kreativität einerseits und starke soziale Abhängigkeit und Bindung sind in der Primatenevolution die beiden Seiten ein und derselben Münze. Und genau in diesem Doppelaspekt liegt die entscheidende Prädisposition für die Entstehung menschlicher Kulturfähigkeit und Geschichtlichkeit.“

In diesem Zusammenhang sei auch auf Erörterungen zur Verhaltensevolution von G. Tembrock (1981, 1982), das von C. O. Lovejoy (1981; vgl. auch D. Johanson und M. Edey, 1982) für die frühe Hominidenevolution entworfene Verhaltensmodell und die Darlegungen zur Anthropogenese von W. Hollitscher (1985) und G. Peters (1982) verwiesen.

Die Bolksche Auffassung von der Menschwerdung wurde durch die spätere Erforschung der Evolution der Individualentwicklung im allgemeinen sowie bei den Primaten und im Prozeß der Anthropogenese im besonderen dialektisch negiert. Bolks überwundene antidarwinistische Spekulationen aber wurden zur hauptsächlichen Grundlage, auf der der imperialistische Philosoph A. Gehlen (1940) sein in düsteren Farben gehaltenes Zerrbild vom Menschen als „Mängel- und Zuchtwesen“ konzipierte. „Morphologisch ist ... der Mensch im Gegensatz zu allen höheren Säugern hauptsächlich durch **Mängel** bestimmt, die jeweils im exakt biologischen Sinne als Unangepaßtheiten, Unspezialisiertheiten, als Primitivismen, d. h. als Unentwickeltes, zu bezeichnen sind: als wesentlich negativ“, behauptet der philosophische Anthropologe (A. Gehlen, 1955, S. 34/35).

Die Entstehung dieses „Mängelwesens“ durch Fetalisation verlegte Gehlen in eine paradiesische Umwelt und erlegte ihm im weiteren auf, es müsse „die Mängelbedingungen seiner Existenz eigentätig in Chancen seiner Lebensfristung umarbeiten“ (A. Gehlen, 1955, S. 38). Es „entlaste“ sich von ihnen durch „Handlungen“. Unter solche „Entlastung“ subordinierte Gehlen sämtliche körperliche und geistige Tätigkeit.

Dazu stattete er das „Mängelwesen“ mit einem „konstitutionellen Antriebsüberschuß“ aus, durch den es unter einen „Formierungszwang“ gestellt sei, so daß es in „Zucht“ genommen werden müsse. Von hier führte GEHLEN die Mystifikation der Menschwerdung bis zur Propagierung konservativer und faschistischer Herrschaftsformen des Imperialismus. Zunächst galt ihm der Hitlerfaschismus als „Tatbeweis“ seiner Auffassungen (A. GEHLEN, 1940, S. 465), später wurde er mit ihnen zu einem Exponenten konservativ-antidemokratischen Denkens (L. ELM, 1984, S. 171ff.).
GEHLEN war weder der einzige noch der erste, der den Menschen als „Mängelwesen“ betrachtete. Die Verbreitung dieser variantenreich begründeten und ausgestalteten Auffassung reicht von Denkern des Altertums bis zu Biologen, Humanwissenschaftlern und Philosophen des 20. Jahrhunderts (vgl. R. MÜLLER, 1980, S. 49ff.; A. PEIPER, 1961, S. 633ff.), einschließlich auch marxistischer Autoren (z. B. L. SÈVE, 1972, S. 158f.; vgl. R. LÖTHER, 1985a, S. 47). Die in diesem Spektrum der Meinungen zum Ausdruck kommenden Anliegen und ideologischen Tendenzen sind durchaus sehr unterschiedlichen Charakters, aber sachlich ist das „Mängelwesen“-Konzept insgesamt gegenstandslos. So konstatiert PEIPER (1961, S. 635): „GEHLEN“ (1955, S. 141) „nennt das Neugeborene unorientiert — und übersieht das Mutter-Kind-Verhältnis und das reflektorische Brustsuchen; er nennt es reizschutzlos — und übersieht die Hautschutzreflexe; er nennt es bewegungsunfähig — und hat noch nie ein Neugeborenes zappeln sehen. Als Naturwesen betrachtet, sei der Mensch ‚hoffnungslos unangepaßt‘, weil er morphologisch so gut wie keine Spezialisierung besitze. Welch eine morphologische Spezialisierung ist die Mutterbrust! Wie sehr hing der letzte Schritt der Menschwerdung von der morphologischen Fortentwicklung des Großhirns ab!“
Und W. SCHMIDBAUER resümiert unter Anführung vielfältiger Belege, daß völkerkundliche Feldforschung und physiologische Studien den Menschen als ein erstaunlich leistungsfähiges und lebenszähes Wesen gezeigt haben, das durch sein breites Spektrum biotisch wertvoller Funktionen praktisch alle anderen Tiere übertreffe, selbst wenn man seinen kulturschaffenden Intellekt ausklammere. „Verbunden mit den anderen Eigenschaften, die den Menschen auszeichnen — seiner Sprache, Technologie und seinem überlegenen Gedächtnis —, mögen die anatomischen und physiologischen Vorzüge von Homo sekundär scheinen. Aber übersehen darf man sie nicht; keineswegs ist es statthaft, sie zu leugnen und durch diesen scheinbaren Mangel die Kultur zu erklären. Nur der Mensch, hat LAUGHLIN pointiert formuliert, kann in zwei oder drei Tagen ein Pferd bis zur völligen Erschöpfung hetzen und sich dann überlegen, ob er es nun essen, reiten, vor eine Last spannen oder anbeten soll ...“ (W. SCHMIDBAUER, 1974, S. 210).
Derartige Reflexionen unterstellen natürlich weitgehend Menschen, deren phänotypische Individualität nicht durch arbeitsteilige Spezialisierung einseitig ausgebildet und deren physisches Leistungsvermögen nicht durch Bewegungsarmut zurückgebildet ist. Wenn das „Mängelwesen“-Konzept zurückgewiesen wird, geht es zudem keinesfalls darum, den Menschen als „Krone der Evolution“ mit der Gloriole physischer Vollkommenheit auszustaffieren. Als naturgeschichtliches Produkt des biotischen Evolutionsmechanismus ist der Mensch nicht mehr und nicht minder vollkommen und teleonomisch organisiert als andere Produkte der Evolution. Nicht zuletzt kommt der relative Charakter auch seiner biotischen Zweckmäßigkeit in seinen konstitutionellen Dispositionen für vielfältige Krankheiten und Leiden zum Ausdruck (R. LÖTHER, 1985b). „Unser eigener Bauplan beruht auf dem Typus des schnellschwimmenden Fisches, der Torpedo-Konstruktion. Mit der Landtierwerdung wurde sie auf vier Beine gestellt, zur

Brückenkonstruktion hinübergebastelt, und mit dem aufrechten Gang ist die Brücke auf zwei Beinen als Turm zu balancieren. Einen Turm-Konstrukteur mit solchen Konzepten würden wir wohl an die Luft setzen ... Das Heer der konstitutionellen Krankheiten ist die Folge: Schwindel, Bandscheiben-Schwäche, Leistenbruch, Hämorrhoiden, Krampfadern, Plattfüße", vermerkt R. Riedl (1984, S. 18).
Mit Momenten des Bolk-Gehlenschen Zerrbildes von Menschwerdung und Mensch aber ist noch eine Weiterung verbunden: die These von der „Selbstdomestikation" des Menschen. „Es erübrigt sich wohl auf die erdrückende Kasuistik der typischen Domestikationsmerkmale des modernen Menschen einzugehen. Jeder, der für derlei Dinge Augen hat, sieht sie ohne weiteres als eine Selbstverständlichkeit, und niemand wird an ihrer Wesensgleichheit mit den an Haustieren ausgeprägten zweifeln", meint K. Lorenz (1965, S. 241). Kurzerhand wird für blind erklärt, wer seine Ansicht nicht teilt. Weiter verweist Lorenz darauf, daß nicht nur beim Menschen, sondern auch bei Haustieren Neotenie auftritt. Da Haustiere domestiziert sind, müsse sich auch der Mensch selbst domestiziert haben.
Diese von Lorenz hergestellte Verbindung zwischen Neotenie und Domestikation ist jedoch gegenstandslos, denn Neotenie ist weder auf den Menschen allein noch auf ihn und seine Haustiere beschränkt. Vielmehr ist es ein im Tier- wie auch im Pflanzenreich nicht seltenes Ergebnis der Evolution der Individualentwicklung. Angesichts dieser Sachlage ist der Begriff der „Selbstdomestikation" inhaltsleer. Bemerkenswert ist, daß sich gerade Domestikationsforscher gegen die These von einer „Selbstdomestikation" des Menschen wenden und es ablehnen, Menschwerdung und Menschheitsentwicklung mit Haustierwerdung gleichzusetzen (W. Herre, 1980, W. Herre und M. Röhrs, 1973, S. 187ff.). Herre (1980, S. 13f.) erklärt: „Sicher ist, daß bei einer Domestikation eine Art — der Mensch — über Generationen aktiv in das Leben einer **anderen** Art — des Haustieres — eingreift, zum eigenen Nutzen. Dies ist beim Menschen nicht der Fall und kann auch nicht für Gruppen von Menschen als entscheidendes biologisches Phaenomen herausgestellt werden. Beim Menschen wird die Fortpflanzung einer abgegrenzten Gruppe nicht über Generationen von einer anderen Art oder Gruppe beeinflußt, wird nicht generationenlang auf Nutzen gezüchtet, hat keine andere Art oder Gruppe über Generationen vor biologischen Feinden geschützt, und es ist keine Stammart bekannt, bei der irgendeine andere Art oder Gruppe die für eine Domestikation kennzeichnenden Prozesse zur Anwendung brachte. Moderne zivilisatorische Besonderheiten dürfen nicht extrapoliert werden. Gewiß gibt es manche Ähnlichkeiten in körperlichen Eigenarten zwischen Menschen und Haustieren, die als Parallelbildungen Fragen aufwerfen. Aber es darf nicht übersehen werden, daß entscheidende Unterschiede bestehen. Dazu gehört die aus dem Tierreich herausragende Entwicklung des menschlichen Gehirns, insbesondere des Neocortex, der sich im Hausstand so bemerkenswert zurückbildet. Daher kann die Entwicklung zum Menschen der Entstehung der Haustiere nicht gleichgesetzt werden."
Die Anthropogenese war nicht das Ergebnis eines singulären, exzeptionellen Eigenweges oder im Biotischen angesiedelten einmaligen Entwicklungsprinzips, das etwa in der Sonderstellung eines „Mängelwesens" zum Ausdruck kommt. Vielmehr ging die Menschwerdung von evolutionären Prozessen sowie Voraussetzungen des Körperbaues, des Verlaufs der Individualentwicklung und des Verhaltens aus, die auch sonst im Tierreich vorkommen. Das Besondere, aber nicht Unvergleichliche des Vorgangs bestand in deren Kombination und Steigerung durch Wechselwirkung im Systemzusammenhang

DARWINsche Fitneß gewährleistender evolutionärer Lebensstrategie für bestimmte Lebensstätten — von tropischen Urwäldern, Savannen und Steppen bis zum Vorland der Eiszeitgletscher. In diesem Prozeß entstand und entwickelte sich die menschliche Arbeit und wurde zur Grundlage des Fortbestandes des Sozialverbandes wie des Lebens der ihm angehörenden Individuen, entstand und entwickelte sich das im Unterschied zu jeder Tiersozietät arbeitsfundierte menschliche Gesellschaftsleben. Die Evolution der menschlichen Individualentwicklung war eine integrierte Komponente dieses Prozesses.

Literatur

BOLK, L.: Das Problem der Menschwerdung. Jena 1926.

BONNER, J. T. (Ed.): Evolution and development. Berlin (West)/Heidelberg/New York 1982.

BREUER, G.: Der „nackte Affe" und das HAECKELsche Gesetz. Naturwiss. Rdsch. **35** (1982), 209—210.

BROMAGE, T. G. and M. C. DEAN: Re-evaluation of the age at death of immature fossil hominids. Nature **317** (1985), 525—527.

De BEER, G.: Embryos and ancestors. Oxford 1958.

ELM, L. (Hrsg.): Falsche Propheten. Berlin 1984.

GEHLEN, A.: Der Mensch, seine Natur und Stellung in der Welt. Berlin 1940.

GEHLEN, A.: Der Mensch, seine Natur und Stellung in der Welt (5. Aufl.). Bonn 1955.

GEIST, V.: Life strategies, human evolution, environmental design. New York/Heidelberg/ Berlin (West) 1978.

GOULD, S. J.: Ontogeny and phylogeny. Cambridge (Mass.)/London (Engl.) 1977.

HARMS, J. W.: Individualzyklen als Grundlage für die Erforschung des biologischen Geschehens. Berlin 1924.

HERRE, W.: Grundfragen zoologischer Domestikationsforschung. Nova acta Leopoldina, NF **52** (1980), Nr. 241.

HERRE, W. und M. RÖHRS: Haustiere — zoologisch gesehen. Jena 1973.

HOLLITSCHER, W.: Lebewesen Mensch. Berlin 1985.

JOHANSON, D. und M. EDEY: Lucy — Die Anfänge der Menschheit. München/Zürich 1982.

KING, M. C. and A. C. WILSON: Evolution at two levels in humans and chimpanzees. Science **188** (1975), 107—116.

KIRSCHKE, S.: Anthropogenese und Urgesellschaft. In: D. BERGNER (Hrsg.): Der Mensch — Neue Wortmeldungen zu einem alten Thema. Berlin 1982.

KLIX, F.: Erwachendes Denken. Berlin 1983.

LORENZ, K.: Über tierisches und menschliches Verhalten, Bd. 2. München 1965.

LÖTHER, R.: Das Werden des Lebendigen. Leipzig/Jena/Berlin 1983.

LÖTHER, R.: Anthroposoziogenese und philosophische Konzeption vom Menschen. In: J. HERRMANN; H. ULLRICH (Hrsg.): Menschwerdung — biotischer und gesellschaftlicher Entwicklungsprozeß. Berlin 1985a.

LÖTHER, R.: Evolutionary aspects of health and disease. In: J. MLÍKOVSKÝ; V. J. A. NOVÁK (Eds.): Evolution and morphogenesis, Vol. I. Praha 1985b.

LÖTHER, R.: Ontogenese — Phylogenese — Anthropogenese. In: H. HÖRZ; K. F. WESSEL (Hrsg.): Struktur — Bewegung — Entwicklung. Berlin 1985c.

LÖTHER, R.: Mit der Natur in die Zukunft. Berlin 1985d.

LOVEJOY, C. O.: The origin of man. Science **211** (1981), 341—350.

MEYER, W.: Lehrbuch der normalen Histologie und Entwicklungsgeschichte der Zähne des Menschen. München 1951.

MÜLLER, R.: Menschenbild und Humanismus der Antike. Leipzig 1980.

Peiper, A.: Die Eigenart der kindlichen Hirntätigkeit. Leipzig 1961.

Peters, G.: Die „Menschwerdung des Affen" und die biotischen Voraussetzungen der menschlichen Arbeit. In: Biologische Evolutionstheorie und Medizin. Jena 1982.

Pilbeam, D.: The descent of hominoids and hominids. Scientific American **250** (1984), 60–69.

Riedl, R.: Die Strategie der Genesis. München 1984.

Schmidbauer, W. (Hrsg.): Evolutionstheorie und Verhaltensforschung. Hamburg 1974.

Schwartz, J. H.: The evolutionary relationships of man and orang-utans. Nature **308** (1984), 501–505.

Sève, L.: Marxismus und Theorie der Persönlichkeit. Berlin 1972.

Starck, D.: Der heutige Stand des Fetalisationsproblems. Hamburg/Berlin (West) 1962.

Tembrock, G.: Sozialstruktur der Primaten im Vorfeld der Anthropogenese. Probl. und Ergeb. der Psychol. **76** (1981), 35–45.

Tembrock, G.: Individualisation und Evolution aus verhaltensbiologischer Sicht. Biol. Zbl. **101** (1982), 57–72.

Tembrock, G.: Grundfragen der Biologie des Sozialverhaltens. Zschr. f. Psychol., Suppl. **4** (1982), 7–24.

Vogel, C.: Gibt es Vorstufen menschlicher Geschichtlichkeit bei nicht-menschlichen Primaten? Nova acta Leopoldina NF 55, Nr. **253** (1983), 79–91.

Wilser, L.: Leben und Heimat des Urmenschen. Leipzig 1910.

Individualität und Gruppenspezifität biotischer Gegebenheiten des Menschen als Handlungsaufforderung

H. Bach

Eine wesentliche Aufgabe der Anthropologie besteht darin, auf der Basis der Analyse individueller biotischer Gegebenheiten Einblicke in die gruppenspezifische Variabilität des Menschen im Bereich des biologisch Normalen, deren Entwicklung in Zeit und Raum sowie der zugrunde liegenden Entstehungsbedingungen zu gewinnen und die erzielten Erkenntnisse als Anhaltspunkte für individuelles und gesellschaftliches Handeln anzubieten. Derartiges Wissen stellt in vielerlei Zusammenhängen eine wichtige Vorbedingung für eine Steigerung der Lebensleistung und des Wohlbefindens des Menschen in körperlicher, geistiger und sozialer Hinsicht dar.

Glücklicherweise ist inzwischen die noch vor einigen Jahren auch bei manchen Fachleuten vorhandene Euphorie weitgehend abgeklungen, die von der Hoffnung genährt war, in absehbarer Zeit mit gentechnischen Methoden eine Möglichkeit in die Hand zu bekommen, um die biotische Struktur des Menschen nach gesellschaftlichen Bedürfnissen manipulieren zu können. Abgesehen von sehr begrenzten Eingriffen in das menschliche Erbgut aus eindeutiger klinischer Indikation wird deshalb auf lange Sicht die bewußte Umweltgestaltung mit dem Ziel einer Optimierung des Verhältnisses des Menschen zu seiner abiotischen, biotischen und sozialen Umwelt der Weg sein, der zu gehen ist, um die Lebenssituation des Menschen im weitesten Sinne zu verbessern.

Voraussetzung ist selbstverständlich eine der jeweiligen konkreten Problemstellung adäquate Analyse sowohl des Menschen als auch der Umwelt — einschließlich bestehender Wechselbeziehungen —, wobei nicht selten die seitens des Objektes Mensch bestehenden Schwierigkeiten unterschätzt werden, die aber zum Teil auch bei anderen biologischen Objekten auftreten. So läßt zum Beispiel das genetische Informationssystem in mehr oder weniger weiten Grenzen Merkmalsmodifikationen durch exogene Faktoren zu, und bestimmte Agenzien können auch direkt oder indirekt Veränderungen des genetischen Informationsgehaltes verursachen. Des weiteren ist wichtig, daß gleichartige Umweltfaktoren in den verschiedenen Ontogenesestadien sehr unterschiedlich wirken können, wie auch individuelle, geschlechts- und populationsspezifische Unterschiede in der Auswirkung mancher exogener Einflüsse zu erwarten sind. Auch ist zu berücksichtigen, daß ein Umweltfaktor nicht selten ambivalente Effekte sowohl in biologischer, psychischer, sozialer und gesellschaftlicher Hinsicht haben kann, daß unterschiedliche Intensitäten des gleichen Faktors verschiedenartige bis gegensinnige Wirkungen hervorrufen können, daß bei Einwirkung verschiedener Faktoren mit einer Modifikation der Einzelwirkungen zu rechnen ist und daß Umwelteinflüsse im Zusammenhang mit biorhythmischen Prozessen in spezifischer Weise wirken können. Schließlich können mancherlei exogene Faktoren in Abhängigkeit von Stimmungen, Einstellungen, Motivationen, vom Gesundheitszustand und Wohlbefinden vom Menschen in unterschiedlicher Weise verarbeitet werden, und letztlich hat der Mensch selbst viel-

fältige Möglichkeiten, auf die Umwelt einzuwirken und diese — bewußt oder unbewußt — zu seinen Gunsten oder zu seinem Schaden zu verändern.
Besteht die Zielstellung in einer Optimierung der Umwelt des Menschen, ergeben sich zusätzliche Probleme. Unter Optimum versteht man allgemein das günstigste Resultat, das unter gegebenen Bedingungen zu erzielen ist. Dabei muß das Optimum stets in bezug auf ein bestimmtes Optimalitätskriterium definiert werden, da es das Optimum an sich nicht gibt, sondern stets nur Optima in bestimmter Beziehung. Dabei führt die Optimierung einer bestimmten Funktion innerhalb eines Systems in der Regel nicht auch zum Erreichen des Optimums anderer Funktionen, sondern kann sogar eine Entfernung anderer abhängiger Funktionen von ihrem Optimum zur Folge haben. Nicht selten wird dies leider übersehen.
Da der Mensch an sich real nicht existiert, sondern konkret nur in sozialen Beziehungen stehende Individuen mit jeweils einer einmaligen biotischen Ausstattung, die außerdem in vielerlei Hinsicht einer beträchtlichen Dynamik unterliegt, ist die Schaffung einer idealen Harmonie zwischen jedem Individuum und seiner Umwelt eine praktisch unlösbare Aufgabe. Die Kompromißmöglichkeit liegt auf der Ebene gruppenspezifischer Übereinstimmungen bzw. Ähnlichkeiten, wie sie beispielsweise in den verschiedenen ontogenetischen Entwicklungsphasen, bei den Geschlechtern oder in Populationen auftreten. Aber auch hier wird eine Optimierung immer nur in bezug auf bestimmte Kriterien möglich sein, und man kann dabei nicht nur von den jeweiligen Durchschnittsverhältnissen einer Gruppe ausgehen, sondern muß die Variabilität innerhalb der Gruppe in das Kalkül einbeziehen, wie u. a. auch die gleichzeitige Zugehörigkeit zu verschiedenen derartigen — in der Regel nicht deckungsgleichen — Gruppierungen zu erwarten ist.
Allerdings ist mit der Feststellung individueller oder gruppenspezifischer genetisch-biotischer Differenzen und der Aufzeigung ihrer Kompensationsmöglichkeiten durch Veränderung wirksamer Umweltfaktoren kein moralisch-sittlich begründeter Anspruch auf ausgleichende soziale Aktivitäten etwa mit dem Argument gegeben, biotische Nachteile in einer konkreten Umweltsituation seien ungerecht und müssen deshalb beseitigt werden, wie andererseits auch die Aufrechterhaltung biotisch bedingter Unterschiede nicht moralisch gerechtfertigt werden kann, weil diese naturgegeben sind. Die Vorstellung, man könne die Richtigkeit der Prinzipien menschlichen Handelns bei der Umsetzung naturwissenschaftlicher Erkenntnisse durch naturwissenschaftliche Analysen ermitteln, ist bekanntlich noch immer weit verbreitet und hat nicht unwesentlich dazu beigetragen, daß nicht wenige Humanbiologen und Ärzte an den Verbrechen des Faschismus mitschuldig geworden sind, wobei hier aber außerdem auch noch eine Pervertierung des objektiven Kenntnisstandes eine große Rolle gespielt hat.
Die individuelle und gruppenspezifische Differenziertheit des Menschen wirft aber sehr wohl zahlreiche Fragen auf, die individuell oder von der Gesellschaft bewertet und beantwortet werden müssen, wobei keine Antwort dennoch eine Antwort ist; die Folgen müssen so oder so getragen werden. Die Vielfalt der Probleme, bei denen über den einzuschlagenden Lösungsweg auf der Basis gesellschaftlicher Normen und Zielvorstellungen entschieden werden muß, reicht von der Legalisierung des Schwangerschaftsabbruches über die extrakorporale Befruchtung mit Embryotransfer bis zum gezielten Eingriff in das genetische Informationssystem, besteht aber auch bei mancherlei sozialpolitischen Maßnahmen oder beispielsweise im Zusammenhang mit der Handhabung des Akzelerationsphänomens mit seinen tiefgreifenden individuellen und sozialen Folgen,

die m. E. noch längst nicht angemessen begriffen sind. Unbestreitbar wäre eine beträchtliche Leistungsreserve des Menschen bei gleichzeitiger Steigerung des Wohlbefindens erschließbar, wenn bei der Gestaltung der Arbeitsplätze, der Vorgabe von Arbeitsrhythmen und vielen anderen Arbeitsbedingungen auf die individuelle und gruppenspezifische Leistungs- und Anpassungsfähigkeit, aber z. B. auch auf die sehr differierenden Körperproportionen mehr Rücksicht genommen würde. Ähnliches gilt für den Erziehungs- und Ausbildungs-, aber auch den Wohn- und Freizeitbereich. Dabei ist nicht zu übersehen, daß die meisten Hemmnisse für eine menschengerechtere Gestaltung unserer materiellen und gesellschaftlichen Umwelt nicht auf dem ökonomischen Sektor liegen, sondern auf einem zu wenig entwickelten Problembewußtsein, ja auf Gedankenlosigkeit, auf einem einseitig orientierten Modernismus oder andernorts auf Profitstreben beruhen. Hier ist ein Umdenken erforderlich, wenn nicht die Forderung nach hoher körperlicher und/oder psychischer Leistung mit der Forderung nach Gesundheit und Wohlbefinden in Widerspruch geraten soll.
Der Leistungssport ist geradezu ein Paradebeispiel dafür, wie der Mensch durch eine konsequente Optimierung des Trainings, aber auch aller übrigen Lebensbedingungen an ganz spezielle Grenzen seines Anlagereservoirs herangeführt werden kann. Abgesehen davon, daß einseitige sportliche Betätigung vernünftigerweise nur soweit gesellschaftlich sanktioniert werden sollte, wie bei den Akteuren keine schwerwiegenden gesundheitlichen Neben- oder Folgeschäden absehbar sind, und daß man auf eine vernünftige Relation zwischen Leistungs- und Breitensport achten sollte, ist auch ein mit Hilfe eines überzogenen Bewertungssystems vordergründig auf Leistung orientierter Schulsport bedenklich. Inwieweit ist es gerechtfertigt, konstitutionell gegebene Unterschiede, die hier — und in mancherlei anderen Zusammenhängen — eine nicht unbeträchtliche Rolle spielen und die nur schwer und wenn überhaupt, dann nur in bestimmten Grenzen aktiv zu beeinflussen sind, bei der gesellschaftlichen Bewertung der letztlich erbrachten Leistung auszuklammern? Die Aktivierung des individuellen Anlagereservoirs stellt zweifellos auch ein persönliches Verdienst dar, nicht aber die leistungsbegrenzende Anlageausstattung. Nicht selten bedarf die Ausschöpfung der auf einem niedrigen Niveau liegenden biologischen Reaktionsmöglichkeiten ganz besonders hoher Anstrengungen, die gerechterweise die gleiche Anerkennung verdienen, wie eine unter günstigen konstitutionellen Voraussetzungen erbrachte Spitzenleitung.
Derartige Fragen sollten nicht tabuisiert werden, wie man nach meiner Auffassung auch beispielsweise über die geschlechtsspezifischen Sterblichkeitsverhältnisse nachdenken sollte. In ur- und frühgeschichtlicher Zeit wurden die Männer fast durchweg im Durchschnitt 5 bis 6 Jahre älter als die Frauen. Dieser Unterschied wurde in unserem Raum erst im 18. Jh. abgebaut. Heute liegt das mittlere Sterbealter der 20jährigen Männer in der DDR um 5,4 Jahre niedriger als das der Frauen. Während die durchschnittliche Lebenserwartung gleichaltriger Frauen in den letzten 30 Jahren um rund 3 Jahre zugenommen hat, ist sie bei den Männern praktisch konstant geblieben. Es gibt mancherlei Gründe anzunehmen, daß hierfür auch geschlechtsspezifische genetische Unterschiede verantwortlich sind, die sich offenbar auf die Lebensdauer der Männer negativer auswirken, als etwa die auch heute in der Regel bei uns noch bestehende Doppelbelastung der Frau durch Familie und Beruf. Das Problem kann hier nur angedeutet werden, und sicher sind diesbezüglich auch noch tiefergehende Analysen notwendig. Vielleicht ist das Dilemma gesellschaftspolitisch auch überhaupt nicht lösbar, denn in Anbetracht noch zahlreicher anderer geschlechtsspezifischer Gegebenheiten

kann das Problem sicher nicht isoliert betrachtet werden. Gibt es überhaupt vertretbare Kompensationsmöglichkeiten?

Generell sollte aber die Frage nach der Reaktion einer modernen Gesellschaft auf für das Dasein ihrer Mitglieder wesentliche individuelle und gruppenspezifische genetisch-biologische Differenzen erlaubt sein. Soll sie ihre gesellschaftlichen Ressourcen dafür einsetzen, daß jeder seine Anlagen und Fähigkeiten zur vollen Entfaltung bringen kann, was eine unterschiedliche Verteilung der gesellschaftlichen Möglichkeiten voraussetzen würde? Oder soll unter der Flagge sozialer Gleichheit jedermann, unabhängig von seiner biologischen Ausstattung, gleichen Anteil an den gesellschaftlichen Ressourcen haben mit entsprechenden Konsequenzen für die Entwicklung seiner spezifischen Anlagen? In der Praxis sind zwischen diesen extremen Positionen sicher mannigfache Kompromisse denkbar und notwendig. Sie müssen für jeden einzelnen Fall aber im Hinblick auf die möglichen Folgen hinreichend bedacht und die Entscheidung sollte auch offen begründet werden. Die Vorstellung, daß es möglich sein wird, für jeden Menschen die notwendigen Voraussetzungen für eine volle Entfaltung aller seiner individuellen Anlagen zu schaffen, ist mit Sicherheit eine Illusion, da es nicht machbar ist, die wegen der genetisch-biologischen Einmaligkeit eines jeden Menschen dann erforderliche, für jedes Individuum paßgerechte abiotische, biotische und soziale Umwelt zu schaffen.

In diesem Zusammenhang seien die Fragen erlaubt, wie weit eine Perfektionierung der Umwelt im Hinblick auf den Menschen, welche eine exakte Kenntnis der beteiligten Faktoren und deren Wechselbeziehungen voraussetzen würde, überhaupt getrieben werden soll und ob die auf dieser Basis erreichte maximale Leistung in möglichst vielen Bereichen ein individuell und gesellschaftlich erstrebenswertes Ziel wäre. Es ist bedenkenswert, ob durch eine zunehmende wissenschaftliche Durchdringung des menschlichen Leistungsvermögens und auch des Verhaltens die Bereiche verkleinert werden, in denen wir nicht unbedingt rational begründet handeln, die aber doch wohl zum Menschsein gehören.

Wenn wir zum Beispiel Lernprozesse analysieren, sprechen wir von Anlagen, Klassifikationsmechanismen, Generalisationsgradienten, Reaktionspotentialen und vielen anderen Elementen, die wir entsprechend unserer kausalanalytischen Denkweise anstreben, in ihrer Struktur und in ihren Wechselbeziehungen möglichst quantitativ zu erfassen und in ein begreifbares System zu bringen. Es gibt jedoch Schwierigkeiten, z. B. die Persönlichkeit des Lehrers im weitesten Sinne mit seiner Zuwendung, seinem Verständnis, seiner Liebe in diesen Konzepten unterzubringen. Offenbar ist all dies aber nicht ohne Bedeutung, denn es fehlt nicht an Hinweisen, daß Fehlentwicklungen eintreten können, wenn hier ein Defizit besteht. Trotz bereits vorliegender faszinierender Erkenntnisse über das Verhalten des Menschen sind viele Detailfragen noch nicht beantwortet, und bei der Zusammenschau der Einzelprozesse ist gegenwärtig noch immer nicht das Integrationsniveau erreicht, das dem tatsächlichen Geschehen entspricht. Man darf wohl daran zweifeln, daß wir mit dem heute zur Verfügung stehenden Methodenrepertoir beispielsweise zu einer rational schlüssigen Erklärung dessen kommen, nicht was der Neurophysiologe als Emotion definiert, sondern was mehr oder weniger jeder Mensch als Gefühl, vielleicht sogar als Liebe erlebt. Da neue methodische Ansätze nicht auszuschließen sind, sollte schon heute über die möglichen Folgen nachgedacht werden, die für das Menschsein entstehen, wenn eines Tages auch diese Bereiche rational durchdrungen und damit auch individuell und gesellschaftlich verfügbar sein werden.

Bemerkungen zur Gegenstandsbestimmung, zur Terminologie und zum methodologischen Vorgehen

L. Pickenhain

Die Bearbeitung eines wissenschaftlichen Problems erfordert

1. die exakte Bestimmung und Abgrenzung des betreffenden Gegenstandes,
2. die Anwendung einer adäquaten Terminologie, bei der möglichst Begriffe verwendet werden, die nicht bereits anderweitig belegt sind und nicht zu Mißverständnissen führen können,
3. ein methodologisch richtiges Vorgehen.

Der Gegenstand

Der zur Diskussion stehende Gegenstand ist das Verhältnis des Psychischen zu den neurophysiologischen Vorgängen im Gehirn, d. h. zu dem biotischen Substrat aller psychischen Phänomene und Prozesse, einerseits und zu den gesellschaftlichen Beziehungen und Wertungen, in die alle psychischen Phänomene und Prozesse des Menschen eingebunden sind, andererseits. Obwohl beide Bezugsebenen in der menschlichen Persönlichkeit eine Einheit darstellen, bedarf es in der wissenschaftlichen Analyse partieller Betrachtung, wobei sowohl für die spezielle Betrachtungsebene spezifische als auch durchgängige einheitliche Gesetzmäßigkeiten berücksichtigt werden müssen.
An der Tatsache, daß sich psychische Vorgänge nur im neurophysiologischen Substrat der höchsten Integrationsebenen des Gehirns, insbesondere des menschlichen Gehirns, abspielen können und daß psychische Phänomene ohne die aktive Funktion dieses biotischen Substrats nicht existieren, besteht unter ernsthaften Wissenschaftlern heute wohl kein Zweifel mehr. Das Psychische ist die höchstentwickelte Existenzform (Eigenschaft) der lebenden Materie, und es ist im Ergebnis der organismischen Selektion im Laufe der Phylogenese entstanden. In dieser Feststellung ist die Aussage inbegriffen, daß die psychischen Phänomene und Funktionen ihre höchste, qualitativ neue Entwicklungsstufe erst beim Menschen erreicht haben, daß es aber bei den höheren Tieren Vorstufen des Psychischen gibt, die wissenschaftlich beschrieben und analysiert werden können. Die höheren Tiere verfügen jedoch auf der höchsten Integrationsebene ihres Gehirns noch nicht über das biotische Substrat für die spezifischen Formen der psychischen Phänomene und Prozesse des Menschen und des menschlichen Denkens.
Im genetischen Material des Menschen sind in der Phylogenese entwickelte und selektierte Anweisungen für den Aufbau und die Funktionen eines Gehirns verschlüsselt, das die materielle (biotische) Grundlage aller psychischen Erscheinungen und des menschlichen Denkens darstellt. Sie bildeten sich in den — gegenüber den Anthro-

poiden — immens vergrößerten Hirnregionen des Frontal- und Temporalhirns in enger Verbindung mit dem Parietalhirn (den sog. Assoziationsgebieten) und der sensomotorischen Rindenregion aus. Das menschliche Gehirn enthält etwa $5 \cdot 10^{10}$ Neurone, von denen jedes über 10^3 bis 10^4 Kontaktstellen (Synapsen) mit anderen Neuronen verfügt. 80% der synaptischen Kontakte des ZNS sind Verbindungen innerhalb der Hirnrinde. Wir haben es also mit außerordentlich komplizierten selbstorganisierenden funktionellen Systemen relativer Eigenständigkeit zu tun. Die Neurone sind in Gruppen von je 10^3 bis 10^4 Zellen relativ dicht gepackt in Säulen (Kolumnen) angeordnet, wobei diese Neuronenensembles durch Schaltungsvarianten unterschiedliche spezifische Funktionen der Informationsaufnahme, -verarbeitung und -weitergabe auszuführen vermögen. Die etwa 10^6 bis 10^7 Neuronenensembles sind ihrerseits wieder untereinander in vielfältigen Formen hierarchisch, parallel oder vernetzt verschaltet und können auf diese Weise hochkomplizierte, stochastischen Regeln unterliegende, wechselnde Funktionen ausführen. Außerdem wissen wir heute, daß diese Neuronenverschaltungen keineswegs starr, sondern innerhalb bestimmter Grenzen funktionell variabel sind. Dies ermöglicht eine hohe Plastizität sowohl bei aktuellen Reaktionen als auch bei Regenerationsprozessen.

Der komplizierte strukturell-funktionelle Aufbau und die hochgradige Dynamik der Funktionen in den höchsten Integrationsgebieten des menschlichen ZNS schafft eine solche riesige Anzahl variabler (plastischer) Verbindungsmöglichkeiten, daß sie tatsächlich die materielle Basis für die völlig neue Qualität der menschlichen psychischen Phänomene und Prozesse bilden können. Sie umfaßt die kognitive Widerspiegelung aktueller Ereignisse, ihre subjektive Wertung und ihr Bewußtwerden durch den Vergleich mit den umfangreichen im Gedächtnis gespeicherten abstrakt-begrifflichen und anschaulich-konkreten Erfahrungen. Sie bildet gleichzeitig die Voraussetzung dafür, die Möglichkeiten künftiger Entwicklungen vorauszusehen und künftige Handlungen so zu planen, wie sie die Bedürfnisse des Organismus am besten erfüllen (Teleonomie).

Das in der Evolution selektierte genetische Programm des Menschen ist auf seine spezifischen ökologischen, d. h. gesellschaftlichen Bedingungen seiner Umweltbeziehungen angelegt. Die genetischen Anweisungen erfahren ihre epigenetische Ausformung von Anfang an unter dem Einfluß sozialer Determinanten der gesellschaftlichen Umwelt, und er ist teleonomisch so beschaffen, daß dies **und nur dies** möglich ist. Ein anschauliches Beispiel ist die Entwicklung der menschlichen Sprache. Im menschlichen Gehirn entwickeln sich nach einer generellen Anweisung des genetischen Programms die morphologisch-funktionellen Teilsysteme, die für die Ausbildung der komplizierten Funktionen der Sprache notwendig sind. Diese Entwicklung vollzieht sich nach dem Prinzip biotischer selbstorganisierender und selbsterhaltender eng miteinander kooperierender Teilsysteme, für deren Entwicklung das genetische Programm nur die Grundregeln liefert. Daß das Kind aber über elementare Artikulationen hinaus tatsächlich sprechen lernt und welche konkrete Sprache es lernt, wird ausschließlich durch die Einwirkungen seiner gesellschaftlichen Umwelt bestimmt. Diese Nutzung angelegter biotischer Potenzen führt jedoch ihrerseits zur weiteren Entwicklung und Verfeinerung der morphologisch-funktionellen Substrate im Gehirn. Dies ist keineswegs eine Beziehung von Form und Inhalt, sondern vielmehr Ausdruck einer multifaktoriellen Entwicklung. Für die normale Entwicklung sind biotische und soziale Faktoren in gleichem Maße verantwortlich.

Betrachten wir noch einmal unseren wissenschaftlichen Gegenstand, so müssen wir sagen, daß das Verhältnis des Psychischen zum Biotischen einen anderen Charakter besitzt als das Verhältnis des Psychischen zum Sozialen. **Das Psychische ist als die höchste qualitativ neue Integrationsebene des neurophysiologischen Substrats die oberste Steuer- und Kontrollinstanz aller biotischen Vorgänge im menschlichen Organismus.** Der psychischen Steuer- und Kontrollebene, die qualitativ neuen Gesetzmäßigkeiten folgt, stehen damit potentiell alle Regel- und Steuermechanismen des Gehirns zur Verfügung: der unmittelbare nervale Weg über willkürliche Aktionen, der Weg über die Beeinflussung des vegetativen Nervensystems und der Weg über das neuroendokrine System. Die große Bedeutung dieser psychischen Regulationsebene für die Prophylaxe, Entstehung und Behandlung von Krankheiten ist schon lange bekannt und wird zunehmend genutzt. Auch außerhalb des medizinischen Bereichs nimmt seine Rolle zu, worauf an anderer Stelle näher eingegangen wird[1].

Das Verhältnis des Psychischen zum Sozialen hingegen ergibt sich aus der Bedeutung der gesellschaftlichen Normen und Regeln des Zusammenlebens und der Kommunikation für die Formulierung der Zielstellung menschlichen Handelns, seiner ständigen Kontrolle und Wertung. Es sind also überindividuelle, kollektiv geprägte Einflüsse, die die individuelle psychische Steuer- und Kontrollebene des menschlichen Organismus wesentlich und führend beeinflussen, der individuellen psychischen Realisierung aber einen breiten Spielraum lassen. Auch in diesem Fall kann auf Einzelheiten nicht eingegangen werden.

Terminologie

In den letzten Jahren ist versucht worden, durch verschiedene Wortkombinationen den bereits charakterisierten komplexen Gegenstand zu bezeichnen. Dabei wurden zwei richtige Zielstellungen verfolgt: die Einheit des Gesamtprozesses als Grundcharakteristik der Persönlichkeit zum Ausdruck zu bringen und die in der Entwicklung gleichwertige Bedeutung biotischer und sozialer Faktoren bei Vorrangigkeit des sozialen Faktors in der aktuellen und potentiellen Handlungssituation zu demonstrieren. Ich muß gestehen, daß ich mich mit keinem dieser neuen Adjektiva zur Bezeichnung dieses Gegenstandes anfreunden kann. Einige Bemerkungen zu den am häufigsten verwandten Wortkombinationen:

biosozial:

In der Gruppenbildung höherer Tiere, in der Stellung und gegenseitigen Beziehung der Einzeltiere innerhalb der Gruppe finden wir bereits biotische Vorstufen des Sozialverhaltens des Menschen. In der Ethologie wurde hierfür der Begriff „biosozial“ eingeführt[2]. So spricht man von biosozialer Rangordnung innerhalb einer Tiergruppe, von biosozialem Bauverhalten usw. Dieser Begriff ist korrekt und sollte in dieser Bedeutung — **und nur in dieser** — beibehalten werden. Er grenzt das Tierverhalten durch den Vorsatz „bio“-tisch eindeutig gegenüber dem menschlichen Sozialverhalten ab und charakterisiert es gleichzeitig als eine biotische Vorstufe menschlichen Sozialverhaltens. Der Begriff „biosozial“ sollte deshalb nicht für menschliches Verhalten angewandt werden.

psychosozial:

Diese Wortverbindung bringt zum Ausdruck, daß soziale, gesellschaftliche Bedingungen und Einwirkungen die oberste, die psychische Steuer- und Kontrollebene (und damit potentiell alle biotischen Funktionen) des menschlichen Organismus beeinflussen. Sie charakterisiert die Einheit sozialer und individualpsychischer Phänomene und sieht dabei bewußt von der biotischen Realisierungsebene (wie auch von den Details des gesellschaftlichen Bedingungsgefüges) ab. So ist ein psychosozialer Streß das nur beim Menschen auftretende Phänomen, daß ein Konflikt im individuellen Sozialfeld des Menschen, der auf der Ebene der psychischen Widerspiegelung, d. h. auf der obersten Steuer- und Kontrollebene des menschlichen Organismus erlebt, durchlitten und evtl. auch bewältigt wird, von dieser psychischen Ebene aus zu biotischen Phänomenen führen kann. Die Bezeichnung „psychosozial“ hebt den sozialen Faktor als den entscheidend verursachenden oder auslösenden Faktor des komplizierten Bedingungsgefüges hervor. Dabei wird die biotische Realisierungsebene aber noch nicht ins Auge gefaßt. Bei Bewältigung der psychosozialen Streßsituation muß sie ja auch nicht unbedingt einbezogen sein.

psychonerval:

Dieser Begriff besagt, daß von der psychischen Regulationsebene aus über Wege des ZNS biotische Prozesse beeinflußt werden. Die Bezeichnung psychonervale Störungen ist somit synonym mit dem Begriff psychogene Störungen. Unter der zuvor gegebenen Gegenstandsbeschreibung besitzt dieser Begriff einen konkreten, objektiven Inhalt.

biopsychosozial:

Diese Begriffsbildung soll unter dem Motto „Der Mensch als biopsychosoziale Einheit“ die Einheit und das Zusammenwirken von biotischen, psychischen und sozialen Prozessen kennzeichnen. Sie ist jedoch außerordentlich unglücklich gewählt, denn die bloße Nebeneinanderstellung der drei Wortstämme verwischt völlig die tatsächlichen Zusammenhänge zwischen den drei unterschiedlichen, dialektisch eng miteinander verbundenen Funktionsebenen. Der Mensch ist ein gesellschaftliches Wesen, und die Gesetzmäßigkeiten der sozialen Struktur- und Funktionsebene prägen seine psychischen Prozesse. Die von der Psychologie im gesellschaftlichen Bereich untersuchten Gesetzmäßigkeiten (gesellschaftswissenschaftlich orientierte Zweige der Psychologie) werden zwar im Kollektiv von den individualpsychischen Prozessen geschaffen und durch sie getragen, sie stehen jedoch zugleich als überindividuelle Strukturebene über ihnen.
Völlig anders ist dagegen das Verhältnis der individual-psychischen Phänomene zu den biotischen Prozessen. Sie stellen durch ihr neurophysiologisches Substrat die oberste Steuer- und Kontrollebene dar und weisen infolge ihrer extremen Integrationsmöglichkeiten eine neue Qualität auf. Sie sind somit das von den sozialen Umweltfaktoren in vielerlei Hinsicht geprägte, auf der Grundlage eines biotischen Substrats arbeitende oberste und führende Funktionsprinzip des Einzelorganismus, wobei die tieferen, biotischen Funktionsebenen die potentielle Funktionsbreite des Organismus abstecken und ihrerseits wesentliche biotische Bestimmungsfaktoren in die oberste Steuer- und Kontrollinstanz einbringen.
Schon diese kurze Überlegung ergibt, daß wir das Psychische in ein Individualpsychisches (mit enger Bindung an die biotischen Vorgänge im Gehirn) und ein Kollektiv-

psychisches oder Gesellschaftspsychisches analytisch zerlegen müssen, wenn wir die tatsächlichen Beziehungen zwischen diesen verschiedenen Ebenen richtig verstehen wollen. Die bloße Summation von Biotischem, Psychischem und Sozialem in der Wortbildung „biopsychosozial" wird den tatsächlichen wesentlich komplizierteren dialektischen Zusammenhängen in keiner Weise gerecht. Dadurch werden keine Beziehungen aufgedeckt, sondern nur eine Scheinlösung vorgegaukelt. Viel korrekter erscheint mir die einfache Beschreibung von FUCHS-KITTOWSKI: „Der menschliche Lebensprozeß ist eine Einheit biotischer, psychischer und sozialer Prozesse."[3] Diese Beschreibung kann dann Ausgangspunkt und Gegenstand wissenschaftlicher Analyse sein.

Methodologisches Vorgehen

Es besteht kein Zweifel, daß die anzuwendende Methodologie zur Analyse und Erforschung des charakterisierten Gegenstandes aus den Grunderkenntnissen des dialektischen Materialismus abzuleiten ist und mit seinen Grundauffassungen übereinstimmen muß. Dabei wird allerdings zu wenig beachtet, daß Methodologie „Anleitung zum Denken und Handeln" mit ständiger schöpferischer Weiterentwicklung bedeutet und nicht starres Festhalten an früher einmal ausgesprochenen Formulierungen, selbst wenn man sich dabei auf (aus dem historischen Zusammenhang herausgenommene) Formulierungen von „Klassikern" berufen kann. Ich möchte zwei Beispiele anführen, die in der bisherigen Diskussion über unseren Gegenstand eine wichtige Rolle gespielt haben.
Von vielen Diskussionsteilnehmern wird immer wieder auf die 6. MARXsche These über FEUERBACH Bezug genommen und wie üblich die verkürzte Fassung zitiert: „Das menschliche Wesen ... ist das Ensemble der gesellschaftlichen Verhältnisse." Dabei wird jedoch außer acht gelassen, in welchem Zusammenhang MARX diese Worte geschrieben hat. Das volle Zitat lautet: „FEUERBACH löst das religiöse Wesen in das **menschliche** Wesen auf. Aber das menschliche Wesen ist kein dem einzelnen Individuum innewohnendes Abstraktum. In seiner Wirklichkeit ist es das Ensemble der gesellschaftlichen Verhältnisse." MARX wendet sich also, wie aus allen 11 Thesen hervorgeht, gegen die Mystifizierung des menschlichen Wesens durch FEUERBACH, und er stellt dem die Bedeutung der Praxis in „**gegenständlicher** Tätigkeit" gegenüber. „Das gesellschaftliche Leben ist wesentlich **praktisch.**"[4] Dies ist ganz eindeutig eine partielle, im Rahmen einer speziellen Argumentation unbedingt notwendige, aber keinesfalls eine umfassende Definition des menschlichen Wesens. Für diese Argumentation war die Anführung der biotischen Faktoren und auch die (wissenschaftlich noch gar nicht erforschte) Erwähnung des Psychischen als der obersten Steuer- und Kontrollebene im menschlichen Organismus, die ebenfalls wichtige Bestandteile des menschlichen Wesens ausmachen, selbstverständlich nicht erforderlich.
Es zeugt von einer gewissen Gedankenlosigkeit (oder -armut), daß die meisten Teilnehmer an der Diskussion diese Teilaussage der 6. These über FEUERBACH über das menschliche Wesen zum Ausgangspunkt oder Mittelpunkt ihrer Diskussion machen und dann Mühe haben zu erklären, daß auch „genetisch-biologische, physiologische und psychische Grundlagen menschlicher Existenz ..." bestehen[5]. H. E. HÖRZ[6] spricht in diesem Zusammenhang verschämt von der Einheit von „natürlichen und gesellschaftlichen" Faktoren, als ob die gesellschaftlichen Faktoren nicht ebenfalls „natürliche Determinanten" sind. Doch dies ist einfach die Übernahme einer historisch über-

holten Terminologie, die die Weiterentwicklung unserer Kenntnisse durch die Wissenschaft nicht berücksichtigt. Gerade diese dogmatische Erstarrung widerspricht aber den Auffassungen der Klassiker. Betont doch Friedrich ENGELS schon 1888 im „Ludwig FEUERBACH ...“: „Mit jeder epochemachenden Entdeckung schon auf naturwissenschaftlichem Gebiet muß er (der Materialismus) seine Form ändern ...“[7].
Ähnlich inadäquat scheint mir die schon in der Einleitung der „Umfrage“ zitierte Formulierung von den „Wechselbeziehungen zwischen den verschiedenen Bewegungsformen der Materie und ihren Strukturebenen, in die jede menschliche Entwicklung ... fest eingebunden ist“[8]. Mehrere Autoren kommen in ihrer Argumentation immer wieder auf diese Formulierung zurück, weil sie zu den Grundthesen der marxistischen Philosophie gehört. Global gesehen ist diese von ENGELS stammende und später von LENIN wieder aufgegriffene Formulierung zweifellos richtig. ENGELS begründet damit sogar die **„Klassifizierung der Wissenschaften,** von denen jede eine einzelne Bewegungsform oder eine Reihe zusammengehöriger und ineinander übergehender Bewegungsformen analysiert ...“[9]. Unterschieden wird die physikalische (oder mechanische), die chemische, die biologische (oder organische) und die gesellschaftliche (oder psychische) Bewegungsform der Materie, d. h. der objektiven Realität. Die wichtige neue Erkenntnis von ENGELS besteht darin, daß der Übergang von einer Bewegungsform der Materie in eine andere einen dialektischen Sprung darstellt, bei dem die angehäufte Quantität in eine neue Qualität umschlägt. Dies ist für die globalen Abgrenzungen leicht einsichtig und auch vielfältig bewiesen. Doch zwingen uns nicht die neuen Erkenntnisse der Wissenschaft über diese globale Auffassung wesentlich hinauszugehen?
Welche zahllosen dialektischen Übergänge von Quantität in eine neue Qualität gibt es allein schon in der Phylo- und Ontogenese der Lebewesen? Haben wir hier jedesmal eine neue „Bewegungsform der Materie“ oder eine „Reihe zusammengehöriger und ineinander übergreifender Bewegungsformen“ vor uns? Welchen Sinn soll die Forderung nach „weiterer theoretischer Durchdringung der Wechselbeziehungen zwischen den verschiedenen Bewegungsformen der Materie und ihrer Strukturebenen im Hinblick auf die Ontogenese und Persönlichkeitsgestaltung des Menschen“ haben?[10] Welche „Materie“ (d. h. objektive Realität) und welche „Bewegungsformen“ sind hier gemeint?
Die Erfahrung hat gezeigt, daß die bloße Zitierung von Klassikerformulierungen uns dort nicht weiterhilft, wo eigenes Denken und wissenschaftliche Analyse nach dem neuesten Erkenntnisstand und das Aufwerfen neuer Fragen und Probleme notwendig wären. Finden wir dann in unseren Schlußfolgerungen die Formulierungen der Klassiker im Prinzip und in ihren Grundaussagen bestätigt, so sind wir sicher den richtigen Weg gegangen. Wenn nicht, so machen sich u. U. Präzisierungen im Rahmen des methodologischen Gesamtkonzepts erforderlich. Methodologie ist in erster Linie — das sei noch einmal betont — „Anleitung zum richtigen Denken und Handeln“, wobei uns die Grundprinzipien des dialektischen Materialismus eine wichtige Grundlage und Hilfe aber kein Dogma sein können.

Literatur

1 L. PICKENHAIN: Biotisches Substrat und soziale Determinanten des menschlichen Denkens. In: Erkenntnis der Natur und wissenschaftliche Weltanschauung. Urania-Präsidium, 1986, S. 131–142.

2 G. TEMBROCK: Spezielle Verhaltensbiologie der Tiere, Bd. **I/II**. G. Fischer V., Jena 1982.
3 K. FUCHS-KITTOWSKI: Dt. Z. Philosophie **33** (1985), H. 3, 226.
4 K. MARX: Thesen über Feuerbach. In: F. ENGELS: Ludwig FEUERBACH und der Ausgang der klassischen deutschen Philosophie. Dietz V., Berlin 1985, 69–72.
5 H. HÖRZ: Dt. Z. Philosophie **33** (1985), H. 2, 145.
6 H. E. HÖRZ: Dt. Z. Philosophie **33** (1985), H. 2, 141.
7 F. ENGELS: Ludwig Feuerbach und der Ausgang der klassischen deutschen Philosophie. Dietz V., Berlin 1985, S. 29.
8 Dt. Z. Philosophie **33** (1985), H. 2, 134.
9 F. ENGELS: Dialektik der Natur. Dietz V., Berlin 1952, S. 266.
10 E. SCHMIDT-KOLMER: Dt. Z. Philosophie **33** (1985), H. 2, 152.

Die Bedeutung biotischer Basiskomponenten für die menschliche Intelligenz im Rahmen einer zu entwickelnden dynamischen Intelligenztheorie

H.-G. Mehlhorn

Eine Fülle von Einzeldaten und überraschenden Fakten, die mit den bekannten Intelligenztheorien nicht vereinbar sind oder den aus empirischen Daten gezogenen Folgerungen widersprechen, werfen die Frage nach einer neuen Konzeption oder sagen wir es einfacher, nach einer neuen Sicht auf die menschliche Intelligenz auf.
Zu diesen Erscheinungen gehören unter anderen:
Bereits seit Beginn unseres Jahrhunderts (vgl. z. B. W. Betz, 1918, S. 305ff.) erwarteten zahlreiche Psychologen, daß ein weiterer Anstieg intelligenzintensiver Anforderungen die Mehrheit der Menschen überfordern würde, so daß diese an sie gestellte Umweltanforderungen nicht mehr erfüllen könnten. Trotz eines enormen und sich gegenüber vorangehenden Jahrhunderten und Jahrzehnten beschleunigten Wachstums intelligenzintensiver Anforderungen, vor allem in den hochentwickelten Industriestaaten, hat sich diese Erwartung nicht bestätigt. Im Gegenteil, in zahlreichen Ländern wächst der Anteil früheren Universitätswissens in den Schullehrplänen allgemeinbildender Schulen, um recht breite Kreise der künftigen Werktätigen auf die Meisterung intelligenzintensiver Prozesse vorzubereiten, ohne daß diese nachweisbar die Grenzen der geistigen Leistungsfähigkeit der Schüler übersteigen.
Die mehrfach vorausgesagte Intelligenzminderung der Gesamtpopulation in den hochentwickelten Industriestaaten aufgrund der Tatsache, daß über Jahrzehnte die in den Tests geringere Ergebnisse erreichenden Angehörigen der unteren Sozialschichten mehr Kinder gebären und aufziehen, die selbst wiederum eine größere Zahl von Kindern zeugen, trat ebenfalls nicht ein.
Entgegen diesen Erwartungen konnte in all den Staaten, in denen die Intelligenz ausgewählter oder repräsentativer Kreise der Bevölkerung kontinuierlich erforscht wurde, ein kontinuierlicher (vgl. z. B. J. F. Flynn, 1984a, 1984b für die USA, der einen Anstieg um einen IQ-Punkt aller 3 Jahre fand) oder auch diskontinuierlicher, sprunghafter Anstieg (für die DDR 1968 bis 1978, vgl. G. Mehlhorn/H.-G. Mehlhorn, 1981, S. 170ff.) festgestellt werden. Letzterer konnte eindeutig als Folge der Veränderungen im Bildungssystem, genauer gesagt, als Ergebnis der Einführung des neuen Lehrplanwerkes bestimmt werden. Mit der Einführung eines obligatorischen Vorschuljahres in Kanada stellten Wissenschaftler aus Saskatchewan einen fast ähnlich hohen Intelligenztestanstieg fest (vgl. B. S. Randhawa, 1980, S. 397).
Mit dem Ende der Pubertät oder in den unmittelbar folgenden Jahren trat kein Ende der Intelligenzentwicklung ein, wie das über längere Zeiträume aufgrund von Testergebnissen angenommen wurde, die nach dem Abschluß der allgemeinbildenden Schulzeit in der Gesamtbevölkerung keinen weiteren Anstieg zeigten. Die Verlängerung der

Schulzeit für alle Kinder führte auch zu einem Anstieg der Intelligenz in repräsentativen Altersgruppen. Außerdem konnte sowohl die Möglichkeit der individuellen Vorverlagerung des intellektuellen Entwicklungsniveaus in der ontogenetischen Entwicklung der Persönlichkeit nachgewiesen werden, als auch eine weitere Vervollkommnung von Fähigkeitsbereichen über die bisherigen Altersgrenzen hinaus sowie eine Entwicklung nicht nur in stark kulturgeladenen oder vorwiegend schulbildungsabhängigen Tests, sondern auch in den sogenannten kulturfairen Tests wie RAVENS progressiver Matrizen-Test, mit dem bis 1969 (vgl. A. R. JENSEN, 1973) in keiner Forschung ein Anstieg bekanntgeworden war.
Es zeichnet sich ab, daß auch der über Jahrzehnte angenommene Altersabbau der Intelligenz bei geistig gesunden Menschen bis in ein recht hohes Alter — zumindest bis zum Ende der Berufstätigkeit — nicht bestätigt werden kann. Das betrifft alle Fähigkeitsbereiche, auch den der fluiden Fähigkeiten (vgl. M. KAUKE und H.-G. MEHLHORN, 1985). Nichtbehebbare Intelligenzminderungen treten lediglich als Folge pathologischer Veränderungen, beispielsweise der senilen Demenz, auf.
Die Erklärung des Regressionseffektes zur Mitte, der von einigen Autoren für die Intelligenzkonstanz über Generationen hinweg verantwortlich gemacht wurde, konnte einerseits als ein statistischer Artefact (vgl. J. RÜCKERT und H.-G. MEHLHORN, 1987), andererseits als umweltbeeinflußt (vgl. G. MEHLHORN und H.-G. MEHLHORN, 1981, S. 130—133) nachgewiesen werden.

Wir stehen heute vor der Situation, daß im Prinzip alle Grenzwerte intellektueller Entwicklung, die in der bisherigen Intelligenzforschung theoretisch begründet oder postuliert worden waren, durch wissenschaftliche Forschungen nicht bestätigt werden konnten. Das wirft die Frage auf, ob die bisherige Intelligenzforschung nicht insgesamt von einem zu starren, statischen Intelligenzkonzept einerseits bzw. von partiellen, jeweils nur auf wenige Intelligenzbereiche bezogenen oder die Intelligenz von anderen Persönlichkeitsmerkmalen isolierenden theoretischen Konzepten ausging, und ob wir nicht folglich ein dynamisches Intelligenzkonzept des Menschen benötigen, das seiner biopsychosozialen Einheit in ihrer ontogenetischen, phylogenetischen und konkrethistorisch determinierten Entwicklung tatsächlich gerecht wird.
Was spricht für eine solche dynamische Entwicklungskonzeption? Bezüglich welcher Dimensionen muß die Entwicklung als dynamisch angesehen werden? Ohne Vollständigkeit anstreben zu können und ohne dies an dieser Stelle breiter zu begründen, seien genannt:

— Die Variabilität menschlicher Phänotypen gegenüber dem Genotyp. Untersuchungen an monozygoten Zwillingen, die in gemeinsamen oder getrennten Umwelten aufgewachsen sind, zeigen teilweise beträchtliche Differenzen im Bereich der geistigen Fähigkeiten. Das aber bedeutet, daß auf der Grundlage des gleichen Genotyps die Plastizität der die geistige Entwicklung tragenden Anlagen unerkannt hoch ist, da sich die Gene im Phänotyp nur zum Teil manifestieren — aber wie und wodurch wird aus der Möglichkeitsbreite eine konkrete Wirklichkeit? Gehört dazu nicht auch der von FREYE auf dem X. Kühlungsborner Kolloquium geäußerte Hinweis, daß sich latente Gene in der Ontogenese auch zu einem späteren Zeitpunkt manifestieren können? Eine solche Betrachtungsweise zwingt u. a. zu einer Erweiterung der bisherigen Forschungsfragestellungen in der Zwillingsforschung, um diese Variabilität in der Phänogenese und ihre Ursachen zu erfassen.

- Die Variabilität und Dynamik der Altersentwicklung. Die Altersentwicklung der Fähigkeiten erweist sich zunehmend als dialektische Einheit von Progression, Plateaubildung und Regression. Das bezieht sich sowohl auf die Betrachtung der Längsschnittentwicklung einzelner Fähigkeiten als auch auf die Querschnittsbetrachtung zu einem bestimmten Zeitpunkt. In Abhängigkeit vom Persönlichkeits-Umwelt-Bezug in der konkreten Lebenstätigkeit des Individuums kann dies auf die Kurzformel gebracht werden, daß die sich über das gesamte Lebensalter zumindest nach dem Abschluß der allgemeinbildenden Schule erstreckende Entwicklung immer die Höherentwicklung in einigen Fähigkeitsbereichen bei Stagnation in anderen und Regression in wiederum anderen einschließt.
- Die Plastizität der geistigen Entwicklung gegenüber der Bewältigung veränderter Umweltanforderungen sowohl phylogenetisch als auch in der Ontogenese des Menschen. Nachgewiesenermaßen sind unter urgesellschaftlichen Bedingungen geborene Kinder in der Lage, bei früher Herauslösung aus diesen Umweltverhältnissen eine hohe geistige Leistungsfähigkeit zu erreichen, beispielsweise sogar einen Hochschulabschluß in einem hochentwickelten Land zu erwerben. Diese Plastizität schließt zugleich eine hohe Stabilität der Entwicklungspotenz der Fähigkeiten gegenüber zeitweiligen oder langandauernden hemmenden Umweltbedingungen ein.
- Die Potenz der individuellen neurophysiologischen Voraussetzungen, im Zusammenwirken mit den bis zu einem bestimmten Zeitpunkt entwickelten Persönlichkeitsqualitäten, Umweltvorteile für den individualtypischen Reifungsprozeß so zu nutzen, daß die Persönlichkeit ihre Fähigkeiten sogar über das in ihrer Umwelt bisher erreichte Höchstniveau hinaus entwickeln kann (vgl. K. Marx, 1967, S. 111).
- Die Kompensationspotenz der individuellen, einschließlich der neurophysiologischen Voraussetzungen bezüglich der geistigen Tätigkeit. Dadurch ist das Individuum in der Lage, sowohl auf biotischer (morphologischer) wie auch auf psychischer Ebene Ausfälle bzw. auch unzureichend entwickelte Fähigkeiten bis zu einem bestimmten Niveau, dessen Grenzen aber bisher nur aus Einzelfällen abgeleitet und manchmal auch spekulativ bestimmt werden, durch andere Fähigkeiten strukturell bzw. funktionell zu übernehmen. Auch hier erfordert die Betrachtung des Menschen als biopsychosoziale Einheit ein neues Durchdenken bisheriger Erklärungen und eine integrative Erforschung dieser Potenz des Menschen.
- Die bisherige Intelligenzforschung hat die Mitbeteiligung der sogenannten außer- oder nichtkognitiven Persönlichkeitsmerkmale beim Erreichen einer geforderten geistigen Leistung (z. B. im Rahmen eines Intelligenztests) als Störgrößen zu isolieren versucht. Das betraf und betrifft beispielsweise solche Merkmale wie Einstellungen, Wertorientierungen, Lebensziele und deren Eingehen in das Verhalten gegenüber der Testabsicht sowie die unmittelbare Motivation, das Interesse an der Bearbeitung des Tests sowie schließlich auch die in das konkrete Verhalten eingehenden Handlungsqualitäten wie Anstrengungsbereitschaft, Beharrlichkeit usw. Die Betrachtung der Störgrößen hinderte daran, die Funktion dieser Persönlichkeitsmerkmale für die Intelligenzentwicklung ausreichend zu erforschen. Insbesondere wurde die Dialektik zwischen der Entwicklung der geistigen Fähigkeiten und ihrer kognitiven Korrelate wie der Fertigkeiten, der Verlaufsqualitäten des Denkens, der angeeigneten Kenntnisse bzw. des Wissens einerseits und der Entwicklung der genannten außerkognitiven Persönlichkeitsmerkmale andererseits nicht erkannt und demzufolge auch nicht untersucht. Ohne Berücksichtigung dieser Dialektik ist aber

beispielsweise die Dynamik der Intelligenzentwicklung (zumindest in der Ontogenese) aufgrund qualitativer (und nicht lediglich quantitativer) Veränderungen der Inhalte und wahrscheinlich auch der Strukturen der außerkognitiven Persönlichkeitsmerkmale (möglicherweise auch in der Phylogenese bzw. in der konkrethistorisch determinierten Entwicklung des Menschen) nicht zu verstehen.

— Die bisherige Intelligenzforschung hat sich überwiegend streng separiert von der höchsten Form intelligenter Leistungen, nämlich der Erarbeitung von kreativen bzw. schöpferischen Ergebnissen. Die voll entwickelte Intelligenz schließt aber die umfassende Befähigung (das umfassende Befähigtsein) der Persönlichkeit für schöpferische Tätigkeiten ein. Ein Aspekt der hier zu analysierenden Dynamik besteht darin, daß die Struktur und Funktion der von außen gestellten Anforderungen neben der intelligenten eine kreative Bearbeitung erfordern und damit das Individuum veranlassen, selbständig eine adäquate Handlungsstrategie aufzubauen und nach dieser sein Verhalten zu steuern. Dieser adäquate Aufbau ist der Kern der intellektuellen Leistung bei der Bearbeitung geistiger und geistig-praktischer Anforderungen, da diese Strategie über die Schnelligkeit und Sicherheit des Erreichens der Lösung entscheidet. Das bedeutet u. a., daß ohne Kreativität Strategiebildung stets nur den Aufbau konvergenter Handlungsmuster beinhalten würde und der gesamte Bereich divergenter geistiger Leistungen aus der Betrachtung herausfiele.

Die Ausarbeitung einer dynamischen Intelligenztheorie, die diese und weitere Aspekte der menschlichen Intelligenz umfaßt, erfordert auch eine Präzisierung des unseren Positionen zugrunde liegenden Intelligenzbegriffes. An ihn ist die Forderung zu stellen, daß er die eingangs zitierten sowie weitere bisher theoretisch nicht oder jeweils nur auf der Grundlage eigenständiger Subtheorien der Intelligenz interpretierbare Ergebnisse und Erfahrungen sowie die traditionellen, gesicherten Ergebnisse theoretisch zu erklären gestattet, um daraus Handlungsprogramme für unterschiedliche Ziele der Persönlichkeitsentwicklung sowie der effektiven Nutzung des entwickelten Bildungs- und Begabungspotentials abzuleiten.

Unter der Intelligenz eines Individuums verstehen wir die Gesamtheit jener verfügbaren Dispositionen für kognitive Prozesse, die es ihm ermöglichen, die für die menschliche Lebenstätigkeit relevanten geistig zu erfüllenden Anforderungen adäquat zu bewältigen (ausführlicher vgl. G. Mehlhorn und H.-G. Mehlhorn, 1985, S. 47–117). Diese Begriffsfassung zielt auf die Funktion der menschlichen Intelligenz. Die Gesamtheit der Menschen einer konkreten Gesellschaft ist durch ihre entwickelte Intelligenz grundsätzlich in der Lage, die historisch entstandenen Inhalte, Funktionen und Strukturen der von ihr vorgefundenen Lebensbedingungen zu nutzen und weiterzuentwickeln. Die jeweils vorgefundenen Lebensbedingungen und die aus ihnen resultierenden geistigen Anforderungen unterscheiden sich allerdings sowohl zwischen den einzelnen historischen Epochen wie auch innerhalb einer konkreten Gesellschaft.

In ihrer Differenziertheit ist die menschliche Intelligenz in einer bestimmten historischen Gesellschaft primär Ausdruck und Resultat der gesellschaftlichen Arbeitsteilung. Das betrifft sowohl die quantitativen als auch die qualitativen Parameter, also sowohl, wie hoch der Anteil an Menschen ist, die in einer bestimmten Richtung geistig tätig werden, als auch die absolute Höhe der jeweils geforderten (erreichten) intellektuellen Leistungen. Diese Begriffsfassung der Intelligenz weist der Kreativität innerhalb einer nach funktionellen Kriterien gebildeten Hierarchie intelligenter Leistungen einen Spitzenplatz zu. Damit wird von uns unter Intelligenz etwas anderes verstanden als beispielsweise — pars pro toto — von H. J. EYSENCK, der „Intelligenz als angeborene, umfassende kognitive Fähigkeit" definiert, „die auf der anatomischen Struktur und dem physiologischen Funktionieren des Cortex beruht" (H. J. EYSENCK, 1980, S. 11). Innerhalb seiner theoretischen Vorstellungen existieren davon abgehoben „spezielle Fähigkeiten wie verbale, numerische Wahrnehmungsfähigkeiten und andere. Diese speziellen Fähigkeiten können sich im Gegensatz zu der generellen Fähigkeit im Zuge der phylogenetischen und ontogenetischen Entwicklung herausdifferenzieren" (ebenda). In Übereinstimmung mit anderen Autoren sieht er sich in der Tradition D. WECHSLERS, der 1943 postulierte, daß „jede praktische Definition der Intelligenz im Grunde eine biologische sein muß" (nach ebenda S. 60).

Innerhalb einer größeren und integrativ wirkenden, wenn auch nicht ausreichend integrativen Klassifikation von Intelligenzdefinitionen unterscheiden D. HEBB (1949) und P. E. VERNON (1979) zwischen Intelligenz A, B und C. Intelligenz A ist danach die allen kognitiven Prozessen und den individuellen Differenzen unterliegende ‚biologische Intelligenz'. Intelligenz B ist die mit nichtkognitiven Faktoren wie Persönlichkeitsfaktoren, sozialökonomischer Status, Bildung, Erfahrung usw. unvermeidbar gemischte und im Alltag angewandte ‚soziale Intelligenz'. Intelligenz C ist schließlich die mit psychometrischen Meßverfahren gemessene und in IQ-Werten berechenbare Intelligenz (vgl. H. J. EYSENCK, 1985a — siehe Abb. 1).

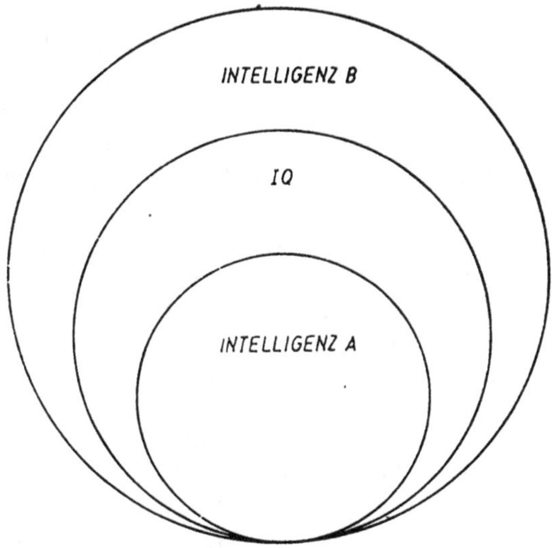

Abb. 1. Schematische Vorstellung zur menschlichen Intelligenz
Erläuterungen im Text.
Nach: H. J. EYSENCK,
Speed of Information Processing, Reaction Time, and the Theory of Intelligence, London 1985
(unpubliziertes Manuskript).

Die EYSENCKsche Begriffsfassung entspricht der Intelligenz A, während unsere näher bei Intelligenz B liegt.

Allerdings ist dabei zu beachten, daß wir die Intelligenz im Rahmen einer dynamischen Konzeption als ein ganz spezifisches Entwicklungsresultat der biopsychosozialen Einheit des Menschen auf einer je beliebigen Stufe der Persönlichkeitsentwicklung an-

sehen, das letztlich eben gerade nicht in biotische, psychische und soziale Komponenten aufspaltbar ist. Demnach ist auch die hier postulierte Intelligenz A in unserer Intelligenzauffassung zwingend, aber dialektisch aufgehoben. Die folgende Betrachtung dieser biotischen Komponenten, denen ich mich weiterhin zuwende, stellt also lediglich eine Isolierung zum Zwecke der vertiefenden Erforschung dieser Komponenten selbst und ihrer Wechselwirkungen zu den anderen Komponenten der entwickelten Intelligenz dar. Wenn Intelligenz als Entwicklungsresultat eines spezifischen Persönlichkeitsentwicklungsprozesses angesehen wird, als dessen Ergebnis die Menschen zunehmend besser befähigt werden, die für sie relevanten kognitiven Prozesse im Rahmen ihrer jeweiligen Lebenstätigkeit zu beherrschen, dann ist es dringend geboten, alle dafür erforderlichen Entwicklungsvoraussetzungen und -bedingungen möglichst genau zu bestimmen. Zu ihnen gehören zweifelsohne die mit hoher Wahrscheinlichkeit weitgehend, wenn auch im Rahmen der biopsychologischen Einheit des Menschen keineswegs ausschließlich genetisch determinierten biotischen Basiskomponenten der Intelligenz. Nach anderer Terminologie werden sie bezeichnet als „Hirnanlagen, also anatomisch-physiologische Besonderheiten des Nervensystems" (vgl. W. Friedrich, 1979, S. 161), als „genetisch-biotische Prädispositionen" (H. Hörz, 1985, S. 143) oder als „bestimmte anatomisch-physiologisch-biochemische Strukturen und Funktionen" (H. J. Eysenck, 1982, S. 1), die interindividuell stark variieren. Allerdings können sie keinesfalls nur als individuell unterschiedliche Startbedingungen der Intelligenzentwicklung angesehen werden, sondern unterliegen in der Ontogenese als Phänogenese selbst Entwicklung und Wandel. Diese „anatomisch-physiologischen Besonderheiten" bestimmen als biotische Basiskomponenten der Intelligenz die „funktionellen Besonderheiten wie Schnelligkeit der assoziativen Verknüpfung, Leichtigkeit der Informationsspeicherung, Gedächtniskapazität, Denktempo, gewisse Merkmale der analytisch-synthetischen Prozesse" (W. Friedrich, ebenda). Zweifellos sind diese funktionellen Besonderheiten psychische Korrelate biotischer Struktur- und Funktionskomponenten bzw. von ihnen bestimmter Vollzüge, die innerhalb der Analyse der geistigen Tätigkeit des Menschen als elementare Prozesse der menschlichen Intelligenz anzusehen sind, auch wenn sie in dieser Aufzählung nicht disjunkt voneinander unterschieden werden.
Von besonderer Bedeutung für die weitere Bestimmung ihrer Funktion für die menschliche Intelligenz ist u. E. der Hinweis von Hörz, daß „genetisch-biotische Prädispositionen ein Möglichkeitsfeld menschlichen Verhaltens darstellen" (H. Hörz a. a. O.), weil dieser Begriff des „Möglichkeitsfeldes" die Plastizität dieser Entwicklungsvoraussetzungen ausdrücklich unterstreicht. Obwohl es sich eventuell nur um ein sprachliches Problem ohne inhaltliche Divergenz handelt, das durch die umgangssprachlichen Assoziationen des Begriffes beeinflußt wird, erscheint diese Formulierung adäquater als die weit verbreitete des „Rahmens", den die Anlagen bilden (vgl. H.-A. Freye, 1985, S. 137; W. Friedrich, 1979, S. 162). Innerhalb einer dynamischen Intelligenzkonzeption gestattet die Auffassung vom Möglichkeitsfeld menschlichen Verhaltens, das die genetisch-biotischen Prädispositionen darstellen, sie als in der Entwicklung variabel ausgeschöpfte und auch ausschöpfbare und wirkende Gestaltungs- oder Einflußfaktoren für die konstruktiv weiterführende Integration und Interpretation folgender Vorgänge zu sehen:

- die eingangs charakterisierte mögliche gegenseitige Kompensation (bis zur Ersetzbarkeit) bei Ausfällen und erheblichen Entwicklungsrückständen,

- die geistige Entwicklung einzelner Menschen in ganz unterschiedlichen Richtungen und mit einem unterschiedlichen Intelligenzprofil,
- die Veränderungen des Intelligenzprofils in der Ontogenese, wozu auch das Wirksamwerden latenter Gene gehört, nicht nur auf der Basis eines quasi automatisiert ablaufenden und sich selbst realisierenden genetischen Programms, sondern auch auf der Grundlage der genetisch möglichen Variabilität und Vielfalt ganz unterschiedlicher Entwicklungsprozesse.

Dies führt aber zu einem anderen Problem. Die Zwillingsforschung sucht aus dem Vergleich der Intrapaardifferenzen zwischen monozygoten (MZ) und dizygoten (DZ) Zwillingen Belege für oder gegen eine hohe Heritabilität (vgl. den Beitrag von R. Hagemann und die dort angegebene Literatur in diesem Band) der mit Tests gemessenen Intelligenz. Zu fragen ist, ob dem nicht bisher die recht starre Vorstellung zugrunde liegt, daß eine bestimmte Konfiguration der Erbanlagen zu einer bestimmten Konfiguration der Persönlichkeit führt, zumindest in jenen Bereichen, die dafür relevant scheinen, oder andererseits, daß unterschiedliches Verhalten bei identischen Erbanlagen einen Nachweis dafür darstellt, daß für diesen Bereich die Erbanlagen von geringerer Bedeutung sind. Wird damit aber nicht die Tatsache unberücksichtigt gelassen, daß ein bestimmter Genotyp eine endliche Zahl von Phänotypen im Rahmen einer Variationskurve hervorbringen kann, worin ja wohl die Ursache dafür bestand, daß sich die Menschen in ihrer Phylogenese nicht nur passiv an veränderte Umweltbedingungen anpassen konnten, sondern diese zugleich beherrschten und weiter veränderten. Anders gesagt: Wäre es nicht notwendig — beispielsweise im Rahmen der Co-Twin-Methode — die Intrapaardifferenz von MZ als im Hörzschen Sinne beschrittenes Möglichkeitsfeld anzusehen und die Vielfalt der Möglichkeiten bei zugrunde liegender identischer Struktur der Erbanlagen zum Gegenstand der Forschung zu machen, zu fragen, „wieviel Freiheit haben wir innerhalb dieser Grenzen" (F. Vogel, 1984/85, S. 94). Das könnte zugleich als Nachweis des dialektischen Verhältnisses von menschlicher Variabilität und Anpassungsleistung dienen, als im Sinne der Negation der Negation dialektischen Aufgehobenseins der biotischen Basiskomponenten in der entwickelten menschlichen Intelligenz, die erst auf diesem höheren Entwicklungsniveau die erforderliche Variabilität und Anpassungsleistung (einschließlich der aktiven Umweltauseinandersetzung) ermöglicht. Diese Dialektik übersieht A. R. Jensen, der zum besseren Verständnis seiner Position, nach der er das Primat der „biologischen Intelligenz" zuerkennt, kognitive Prozesse mit Computern analog setzt und schreibt, daß man einige mit den hardware-Komponenten und andere mit den software-Komponenten vergleichen könne. Er verweist darauf, daß zu den software-Komponenten, die wahrscheinlich leichter trainierbar seien als die hardware-Komponenten, u. a. sogenannte Metaprozesse, exekutive Kontrolle, Problemlösungsstrategien, Vorhersagen und Überwachen der eigenen Leistungen und ähnliche, also sich in der Ontogenese herausbildende Fähigkeiten gehören. Gerade diese Fähigkeiten repräsentieren nach unserer Auffassung wesentliche Bereiche der entwickelten menschlichen Intelligenz. Zu den hardware-Komponenten rechnet Jensen „Koordinierungsgeschwindigkeit, Kurzzeitgedächtniskapazität, Abrufen von Informationen im Langzeitgedächtnis usw." Über deren mögliches spezielles Training besteht noch völlige Ungewißheit (vgl. A. R. Jensen, 1985, S. 212). Hier nicht von vornherein zu postulieren, daß die Tatsache bisher fehlender Altersdifferenzen nach der Pubertät darauf verweise, daß es später keinerlei Entwicklungsprozesse gäbe, ist allerdings gegenwärtig bereits als ein Vorteil gegenüber der bisherigen Praxis in der Psychologie anzusehen, weil dadurch bestehende statische Betrachtungsweisen nicht sofort formal übertragen werden.

Zweifellos handelt es sich bei den sogenannten hardware-Komponenten um die oben als meßbar gemachte psychische Korrelate neurophysiologischer Prozesse bezeichneten biotischen Basiskomponenten menschlicher Intelligenz. Sie sind zwar als „genetisch-biotische Prädispositionen" (H. Hörz) anzusehen, aber zumindest für einen Teil von ihnen gilt, daß ihr Entwicklungsstand (aktuell und habituell) auch von psychischen und sozialen Entwicklungsfaktoren abhängig ist und nicht nur vom biologischen Alter. Darauf verweisen insbesondere Trainingserfolge mittels zerebralem Jogging (vgl. B. Fischer und S. Lehrl, 1983; S. Lehrl u. a., 1984) zur Behebung von Defiziten der Kurzspeicherkapazität, der Geschwindigkeit der Informationsverarbeitung und des mittelfristigen Behaltens, die u. a. IQ-Minderungen durch zu geringe Belastungen beheben. Letzteres kann als ein unmittelbarer Hinweis auf den Zusammenhang bzw. auf das Zusammenwirken zumindest ausgewählter biotischer Basiskomponenten und der entwickelten Intelligenz angesehen werden, jedenfalls soweit sie mittels IQ-Tests meßbar ist. Dies verdeutlicht nicht nur die Bedeutung der biotischen Basiskomponenten für die ontogenetische Intelligenzentwicklung sondern auch für die aktuelle Intelligenzleistung. Darauf verweist auch der von F. Vogel skizzierte Weg von „erblich elektrophysiologisch charakterisierten Merkmalen des Menschen bis zu Unterschieden im Befinden und Verhalten" (vgl. F. Vogel in diesem Band). Die biotischen Basiskomponenten sind damit nicht lediglich Entwicklungsvoraussetzungen der Intelligenz sondern auch strukturelle und funktionelle Komponenten, die in jede aktuelle Intelligenzleistung eingehen, sie entscheiden also mit über das Niveau (Schnelligkeit, Sicherheit der Zielerreichung) der aktuellen geistigen Tätigkeit. Davon ausgehend sollen sie nachfolgend detaillierter beschrieben werden:

Die Versuche zur Meßbarkeit biotischer Basiskomponenten der Intelligenz begannen im zweiten Viertel des vorigen Jahrhunderts. Nach 1901, dem Jahr des scheinbar exakten Nachweises der Unbrauchbarkeit eines solchen Ansatzes für die Erklärung der menschlichen Intelligenz durch Untersuchungen von Wissler an College-Studenten, bei denen sich keine Zusammenhänge zwischen einfachen Reaktionszeitmessungen und Studienleistungen fanden, wurden die Forschungen für weit über ein halbes Jahrhundert eingestellt (vgl. G. Mehlhorn und H.-G. Mehlhorn, 1981, S. 16/17). Den Anstoß für die gegenwärtigen Forschungen gaben Arbeiten von E. Roth (1964) und J. Ertl und E. W. P. Schafer (1969). Roth schlußfolgerte, daß Individuen mit größerer Informationsverarbeitungsgeschwindigkeit mehr kognitiv integriertes Wissen und Fertigkeiten pro Zeiteinheit, in der sie mit der Umwelt agieren, erwerben. Ertl und Schafer nutzten das EEG zur Darstellung des Zusammenhangs zwischen Intelligenz und visuell evozierten Potentialen bei 567 Schulkindern der Klassen 2—8. Sie fanden signifikante Korrelationen zwischen den VEP-Gipfeln bei 77, 120 und 187 Millisekunden und verschiedenen Maßen der Intelligenz. Mehrfach veröffentlicht wurde eine ausgewählte Übersicht von zehn hoch- und zehn niedrigintelligenten Kindern (vgl. Abb. 2) entnommen aus A. Rothenberger und H. Meyer-Dietrich, 1984, S. 88).

Obwohl die Ergebnisse aus unterschiedlichen Gründen nur schwer zu wiederholen waren, scheint doch inzwischen voll gesichert, daß auditiv und visuell evozierte Potentiale im Zusammenhang mit Intelligenztestresultaten stehen (vgl. Abb. 3, entnommen aus H. J. Eysenck, 1982, S. 19/20).

Von hier aus ergibt sich die Forderung, auch die gemessene elektrische Hirnaktivität in ein dynamisches Konzept der Intelligenz zu integrieren. Von besonderem Interesse erscheint dabei die Tatsache, daß sich monozygote Zwillinge im Gegensatz zu dizygoten im EEG nicht unterscheiden (vgl. F. Vogel, 1958, F. Vogel, 1984/85, S. 82—94). Daraus wurde der Schluß gezogen, „daß die Variabilität des EEG-Musters in der untersuchten Altersgruppe (6—30 Jahren — H.-G. Mehlhorn) ausschließlich genetisch

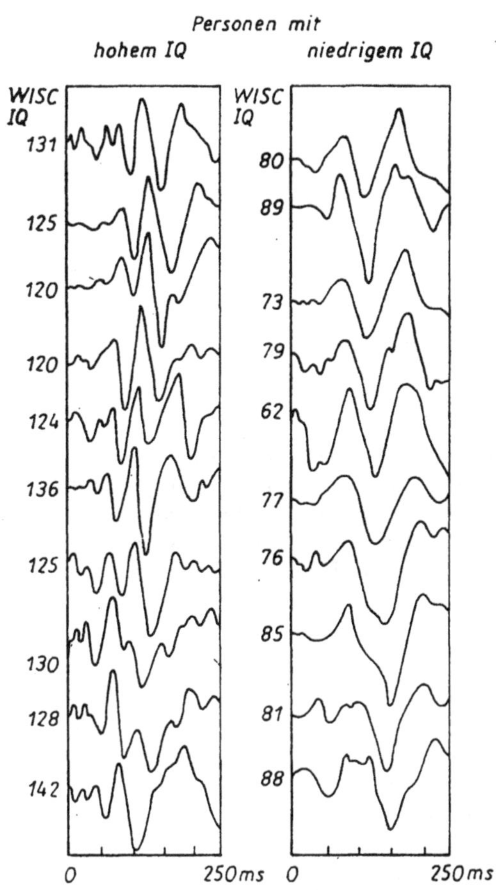

Abb. 2. Wellenformen von visuell evozierten Potentialen für 10 Kinder mit hohem und 10 Kinder mit niedrigem IQ. Die IQ-Werte (Test Wechsler) stehen jeweils links am Beginn einer Kurve, Zeitangabe in Millisekunden, entnommen aus den Forschungen von Ertl und Schafer 1969. Zitiert nach: A. Rotheberger/H. Meyer-Dietrich, Beziehungen zwischen elektrischer Hirnaktivität und Intelligenz im Kindesalter. In: Zeitschrift für Kinder- und Jugendpsychiatrie 12/1984, S. 88.

determiniert ist" (ebenda S. 83). Von Bedeutung erscheint auch, daß sich auditiv und visuell evozierte Potentiale in starkem Umfang als abhängig von dem Ruhe-EEG erweisen (F. Vogel, persönliche Mitteilung v. 11. 12. 85). Bei dem Versuch einer disjunktiven Bestimmung biotischer Basiskomponenten kann von der Hypothese ausgegangen werden, daß sie sich in der stammesgeschichtlichen Entwicklung im Rahmen anderer Funktionen herausgebildet haben müssen und phylogenetisch älter sind als die entwickelte Intelligenz sowie alle spezifischen Begabungen, obwohl weder die entwickelte Intelligenz noch spezifische Begabungen ohne sie möglich wären. Darauf verweist ja auch die Funktion des Thalamus für die rhythmische Aktivität im EEG (vgl.

F. Vogel in diesem Band). Anhand einer informationsspezifischen Intelligenzvorstellung (beruhend u. a. auf F. Klix, 1971, S. 46) schälten sich folgende Problembereiche für eine erforderliche Betrachtung heraus:

a) Probleme der Geschwindigkeit
b) Probleme der Kapazität
c) Probleme der Codierung/Decodierung

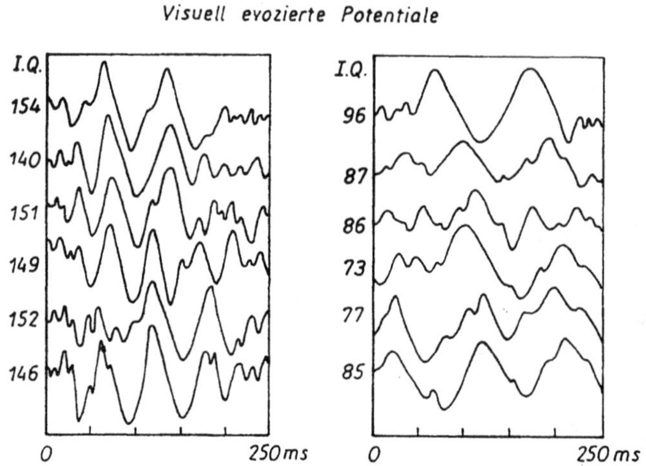

Abb. 3a. Wellenformen von visuell evozierten Potentialen für sechs Kinder mit niedrigem und sechs Kinder mit hohem IQ. Die IQ-Werte (11 Subtests des Wechsler-Tests) stehen jeweils links am Beginn einer Kurve, Zeitangaben in Millisekunden, entnommen aus Forschungen von D. E. Hendrickson, unpubliziert. Zitiert nach: H. J. Eysenck, The Psychophysiology of Intelligence. In: C. D. Spielberger/J. N. Butcher (Hrsg.), Advances in Personality Assessment, Vol. I, Hillsdale NY: Laurence Erlbaum, 1982, S. 20.

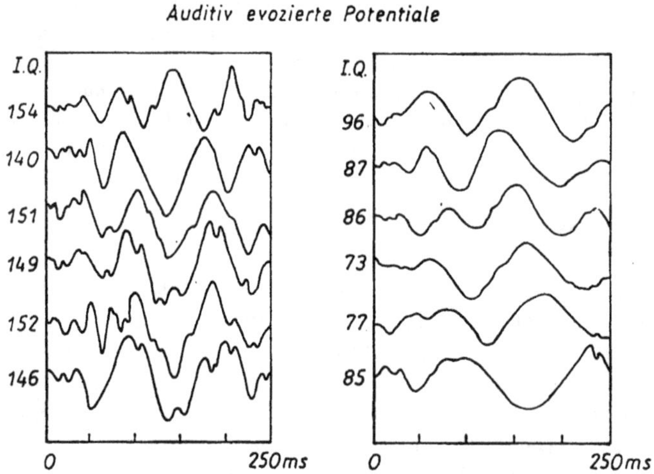

Abb. 3b. Wellenformen von auditiv evozierten Potentialen für sechs Kinder mit niedrigem und sechs Kinder mit hohem IQ (alle weiteren Angaben vgl. Abb. 3b).

d) Probleme der Verknüpfung: erstens im Prozeß der Informationsaufnahme und zweitens im Prozeß der Neuorganisation von Informationen in Strategiebildungsprozessen bei der Erfüllung spezifischer geistiger Anforderungen. Davon ausgehend interessieren besonders zwei Aspekte der zu ermittelnden biotischen Basiskomponenten: Erstens ihr naturgesetzlicher Charakter (z. B. in welchem Maße sind sie — das ist gegenwärtig eine der gestellten Fragen! — nicht primär Resultat eines kommunikativ beeinflußbaren Übungs- und Trainingsprozesses, sondern auf biologischem, biochemischem oder chemischem Weg beeinflußbar) und zweitens ihre intra- und interindividuelle Variabilität.

Nach unserem gegenwärtigen Erkenntnisstand und basierend auf der uns dazu bekannt gewordenen internationalen Literatur gehören zu den für die Intelligenzentwicklung und die Herausbildung (Mitherausbildung!) von Intelligenzunterschieden die folgenden Basiskomponenten (vgl. G. Mehlhorn und H.-G. Mehlhorn, 1985, S. 62ff., siehe dort auch ausführliche Literaturangaben):

1. Die Geschwindigkeit der internen Verarbeitung von Informationen
   a) Informationszufluß zum Kurzspeicher
   b) Informationsfluß zum vorbewußten Gedächtnis („Lerngeschwindigkeit" — S. Lehrl, B. Fischer, 1985, S. 7).
2. die Gedächtniskapazität, insbesondere die Kapazität des sogenannten Kurzspeichers, um mit Gedächtnisinhalten operieren zu können ohne eine Materialisierung oder materielle Hilfsmittel zu benutzen.
3. die Geschwindigkeit des Vergessens von nicht mit bisherigem Gedächtnisinhalt verbundener Information. Dies ist inhaltlich von Bedeutung, wenn die aufgenommenen Informationen aufgrund der Zerfallszeit im Kurzspeicher bereits vergessen sind, bevor sie überhaupt auf ihren semantischen und pragmatischen Wert für das Individuum geprüft und dadurch mit anderen Gedächtnisinhalten verbunden werden konnten. Die „Erlanger Schule" spricht hier von Gegenwartsdauer (S. Lehrl, H. Frank, B. Fischer u. a.)
4. die Fähigkeit des Organismus zur adäquaten Codierung und Decodierung der Informationen im Gehirn.

Die einzelnen Komponenten existieren möglicherweise nicht unabhängig voneinander. So postuliert H. Frank, daß die Kurzspeicherkapazität gebildet wird aus dem Produkt der Zuflußkapazität zum Bewußtsein und der Gegenwartsdauer. Die Zuflußkapazität zum Bewußtsein ist lt. S. Lehrl (vgl. S. Lehrl, 1983, S. 203) die technische Bezeichnung für die zentrale Informationsverarbeitungsgeschwindigkeit (vgl. dazu auch V. Weiss und H.-G. Mehlhorn, 1982). Damit bestehen zumindest zwischen den ersten drei der vier genannten Komponenten logische Beziehungen (vgl. Tab. 1 aus S. Lehrl, 1982, S. 226). Die von uns 1985 (G. Mehlhorn und H.-G. Mehlhorn, 1985, S. 61) noch genannte ‚Kapazität der Informationsaufnahme durch verschiedene Rezeptoren' wird wohl bezüglich der Zuflußkapazität zum Bewußtsein betrachtet werden müssen und scheint inzwischen gegenüber früheren Auffassungen aufgrund erkannter gleicher Zuflußkapazität für alle Kanäle (vgl. S. Lehrl und B. Fischer, 1985) nicht mehr von der angenommenen großen Bedeutung zu sein, obwohl sich eine weitere genaue Erforschung möglicher (?) individueller Differenzen empfiehlt.
Aus der zitierten Tabelle ergibt sich, daß die Formel, nach der die Kurzspeicherkapazität

Tabelle 1

Verteilung verschiedener informationspsychologischer Größen bei Erwachsenen. Zum Beispiel bedeutet Prozentrang 86,0, daß 86% der Erwachsenen die gleiche oder eine geringere Ausprägung haben. In der Kurzspeicherkapazität wären dies 106 bit oder weniger (aus S. LEHRL, 1982)

Prozentrang	Kurzspeicher-kapazität (bit)	Gegenwarts-dauer (s)	Informationsfluß zum	
			Kurz-speicher (bit/s)	vorbewußten Gedächtnis (bit/s)
99,8	179	8,2	25	/
99,7	162	7,4	24	/
98,8	139	6,8	23	1,14
96,5	124	6,4	21	1,09
93,0	112	6,1	19	1,05
86,0	106	5,9	18	1,00
75,0	97	5,7	17	0,96
59,2	88	5,5	16	0,91
50,0	80	5,4	15	0,86
40,8	71	5,2	14	0,81
25,0	62	4,8	13	0,76
16,0	52	4,3	12	0,72
7,0	45	3,7	11	0,69
3,5	28	2,9	9	0,64

sich aus dem Produkt von Zuflußkapazität zum Bewußtsein und Gegenwartsdauer ergibt, nur für den mittleren Bereich mit einer Standardabweichung nach oben und unten (IQ 85—115) gilt, in den darüber hinaus gehenden Extrembereichen dagegen nicht. Das deutet darauf hin, daß Zuflußkapazität und Gegenwartsdauer unabhängige Größen sind, die auch von Person zu Person schwanken können. Denkbar sind Personen mit hoher Zuflußkapazität und mittlerer oder gar geringer Gegenwartsdauer von Informationen wie auch umgekehrt. Gegen die Interpretation als Regression zur Mitte sprechen die Werte im unteren Bereich, die nicht mit regredieren.

Entsprechend der Vorstellung der Integration von Intelligenz A in Intelligenz B bestehen Beziehungen zwischen der sogenannten biologischen Intelligenz (A) und der mit Intelligenztests gemessenen Intelligenz (C). Im Beispiel der Tabelle wurde der Mehrfachwortschatztest MWT-B eingesetzt. Die Korrelation zwischen IQ und Kurzspeicherkapazität beträgt r = 0,57 (nach W. D. OSWALD betragen von H. J. EYSENCK mitgeteilte Befunde zu Zusammenhängen zwischen Kurvenlänge im EEG (AEP bzw. VEP) und Intelligenz-Quotient bis zu r = 0,77 — vgl. W. D. OSWALD, 1983, S. 94). Damit liegt diese Korrelation etwa im Bereich des Zusammenhanges von Mathematikzensuren und IQ, weist also auf einen bedeutsamen Zusammenhang hin. Die Kurzspeicherkapazität determiniert folglich den IQ doch erheblich, die einzelnen Komponenten dagegen in etwas geringerem Maße.

Trotz breiter Forschungen über die Intelligenz A bzw. die biotischen Basiskomponenten (vgl. z. B. P. BARRETT und H. J. EYSENCK, 1985; S. J. COHN, J. S. CARLSON und A. R. JENSEN, 1985; D. E. HENDRICKSON und A. E. HENDRICKSON, 1980; A. R. JENSEN,

1979, 1980; H. D. Kimmel, 1985; L. E. Longstreth, 1984; T. E. Nettelbeck, 1982; T. Nettelbeck und M. Lally, 1976) sind eine Fülle von Fragen ungelöst. Das betrifft die zugrunde liegenden morphologischen, biochemischen, bioelektrischen Sachverhalte, das betrifft auch die humangenetischen Aspekte. Hier ist eine breite und wohl auch intensive interdisziplinäre Forschungsarbeit anhand von Längsschnitt- und wohl auch Zwillingsstudien erforderlich. Forschungen am Zentralinstitut für Jugendforschungen in Leipzig zu einzelnen Zeitvariablen (Reaktionszeit, Zahlenverbindungstest) bei Zwillingen können als erste, der Hypothesenbildung dienende Ansätze (vgl. O. Kabat vel Job, 1985) angesehen werden. Unbekannt sind uns bisher Längsschnittuntersuchungen zu diesem Problem zur Erkundung möglicher Veränderungen dieser Werte in der Ontogenese. Das betrifft auch Untersuchungen zu Geschlechterunterschieden, womit offenbleibt, ob sie auf dieser Ebene bereits feststellbar sind. Unbekannt sind bisher auch Forschungen zu sozialen Differenzen: bei Intelligenztests erfolgt in der DDR gegenwärtig vom 8. zum 10. Schuljahr ein Ausgleich sozialer Differenzen zwischen Arbeiter- und Intelligenzkindern. Zugleich würden andere Formen des Messens der Altersentwicklung möglich, denn gegenwärtig gibt es zu wenig Tests, die über eine größere Lebensspanne einsetzbar sind. Inhaltlich geht es aber vor allem um die dynamische Sicht: Was ist bei einem entwickelten Potential der biotischen Basiskomponenten an Entwicklungsbreite und -spitze möglich?

S. Lehrl u. a. weisen nachdrücklich darauf hin, daß es eine starke Beeinflussung — wohl zu interpretieren als unzureichende aktuelle Realisierung — dieser Ergebnisse durch andere, stark sozial bedingte Faktoren gibt. Auch diese Abhängigkeit zeigt deutlich, daß ein inhaltlicher Zusammenhang zwischen den einzelnen Persönlichkeitsbereichen besteht und verweist damit auf die biopsychosoziale Einheit des Menschen. Im Sinne des angezielten dynamischen Intelligenzkonzepts erfolgt eine Mobilisierung dieser Leistungen durch andere Persönlichkeitsbereiche.

Gegenwärtig stehen diese Forschungen noch am Anfang. Ihre Ergebnisse weisen aber heute schon darauf hin, daß eine dynamische Theorie der menschlichen Intelligenz und besonders der für die Begabungsentwicklung so wesentlichen Intelligenzunterschiede ohne deren genaue Berücksichtigung nicht möglich ist.

Literatur

P. Barrett, H. J. Eysenck and S. Lucking: Reaction time and intelligence: A replicated study (Manuskript) London 1985.

W. Betz: Psychologie des Denkens, Leipzig 1918.

S. J. Cohn, J. S. Carlson and A. R. Jensen: Speed of information processing in academically gifted youths. In: Person and individ. Diff. Vol. **6**, No. 5, 1985.

J. Ertl and E. W. P. Schafer: Brain response correlates of psychometric intelligence. Nature **223** (1969), 421/422.

H. J. Eysenck: Intelligenz. Struktur und Messung, Berlin, Heidelberg, New York 1980.

H. J. Eysenck: The psychophysiologie of intelligence. In: C. D. Spielberger: J. N. Butcher (Eds.): Advances in Personality Assessment, Vol. I, Hillsdale (New Jersey) 1982.

H. J. Eysenck: Speed of information processing, reaction time, and the theory of intelligence, unveröffentlichtes Manuskript, London 1985.

B. Fischer und S. Lehrl: Vierte Klausenbacher Gesprächsrunde: Biologische und informationspsychologische Grundlagen des zerebralen Jogging, Tübingen 1983.

J. R. Flynn: The mean IQ of Americans: Massive gains 1932 to 1978. In: Psychological Bulletin, Vol. **95** (1984), (a), 29—51.

J. R. Flynn: Race, IQ and grandparents. In: New Scientist v. 5. April 1984 (b).

W. Friedrich: Zur Kritik bürgerlicher Begabungstheorien, Berlin 1979.

D. Hebb: The organisation of behavior, New York 1949.

D. E. Hendrickson and A. E. Hendrickson: The biological basis of individual differences in intelligence. In: Person. and Individ. Diff., Vol. **1**, No. 1, 1980, S. 3—33.

H. Hörz: Der Mensch als biopsychosoziale Einheit, Umfrage. In: Deutsche Zeitschrift für Philosophie, **2** (1985), 143—146.

A. R. Jensen: Wie sehr können wir Intelligenzquotient und geistige Leistung steigern? In: H. Skowronek (Hrsg.), Umwelt und Begabung, Stuttgart 1973.

A. R. Jensen: Outmoded theory or unconquered frontier? In: Creative Science and Technology, Vol. II/3 (1979), 16—29.

A. R. Jensen: Précis of Bias in Mental Testing. In: The Behavioral and Brain Sciences Vol. **3** (1980), 325—371.

A. R. Jensen: The nature of the black-white difference on various psychometric tests: Spearmans hypotheses. In: The Behavioral and Brain Sciences, Vol. **8** (1985), 193—263.

O. Kabat vel Job: Forschungsbericht, Zentralinstitut für Jugendforschung Leipzig 1985.

M. Kauke und H.-G. Mehlhorn: Klug in der Jugend — weise im Alter. In: Wissenschaft und Fortschritt, **35**, 9/1985, S. 236—239.

H. D. Kimmel: The functional stability of the nervous system: A neurobiological basis of intelligence? In: The Pavlovian Journal of Biological Science, Vol. **20**, No. 1, 1985.

F. Klix: Information und Verhalten, Berlin 1971.

S. Lehrl: Stichwort Informationspsychologie. In: Enzyklopädie Naturwissenschaft und Technik, Jahresband 1982, Landsberg 1982.

S. Lehrl: Stichwort Intelligenz, informationspsychologisch. In: Enzyklopädie Naturwissenschaft und Technik, Jahresband 1983, Landsberg 1983.

S. Lehrl und B. Fischer: Der maximale zentrale Informationsfluß bei Küpfmüller und Frank: beträgt er 50 bit/s oder 16 bit/s? In: grkg/Humangenetik Bd. **264**, 1986 (Manuskript).

S. Lehrl, G. Koch, B. Fischer und H. Loddenkemper: Gehirnjogging, Weinheim 1984.

L. E. Longstreth: Jensen's reaction-time investigations of intelligence: A critique. In: Intelligence **8**, 1984, S. 139—160.

K. Marx: Theorien über den Mehrwert. In: K. Marx/F. Engels, Werke Bd. 26. 2, Berlin 1967.

G. Mehlhorn und H.-G. Mehlhorn: Intelligenz. Zur Erforschung und Entwicklung geistiger Fähigkeiten, Berlin 1981.

G. Mehlhorn und H.-G. Mehlhorn: Begabung — Schöpfertum — Persönlichkeit. Zur Psychologie und Soziologie des Schöpfertums, Berlin 1985.

T. Nettelbeck: Inspection time: An index for intelligence? In: Quarterly Journal of Experimental Psychology. **34** A, 1982, S. 299—312.

T. Nettelbeck und M. Lally: Inspection time and measured intelligence. In: Br. J. Psychology, Vol. **67**, No. 1, 1976, S. 17—22.

W. D. Oswald: Neuere Ansätze in der Intelligenzforschung. In: Psychologie in Erziehung und Unterricht. 30. Jg., 1983, S. 90—97.

B. S. Randhawa: Change in intelligence and academic skills of grades four and seven pupils over a twenty — year period. In: Kurzfassungen, XXII Internationaler Kongreß für Psychologie, Leipzig 6.—12. Juli 1980, S. 397.

E. Roth: Die Geschwindigkeit der Verarbeitung von Informationen und ihr Zusammenhang mit Intelligenz. In: Zt. für Experimentelle und Angewandte Psychologie **11** (1964), 616—623.

A. Rothenberger und H. Meyer-Dietrich: Beziehungen zwischen elektrischer Hirnaktivität und Intelligenz im Kindesalter. In: Zt. für Kinder- und Jugendpsychiatrie, **12** (1984), 79—104.

J. Rückert und H.-G. Mehlhorn: Regressionsprobleme und Ergebnisse differentieller Intelligenzentwicklung. In: Psychologie für die Praxis, 1987 (in Vorbereitung).

P. E. Vernon: Intelligence, heredity and environment, San Francisco 1979.
F. Vogel: Über die Erblichkeit des normalen Elektroenzephalogramms, Stuttgart 1958.
F. Vogel: Wir sind nicht die Sklaven unserer Gene. In: Mannheimer Forum 1984/85.
V. Weiss und H.-G. Mehlhorn: Spearmans Generalfaktor der Intelligenz: Genotypen mit ganzzahligen Unterschieden in der zentralen Informationsverarbeitungsgeschwindigkeit. In: Zt. für Psychologie, Bd. **190** (1982), 78–93.

Zur Validierung der These von der biopsychosozialen Einheit Mensch

H.-D. Schmidt

Das Postulat der biopsychosozialen Einheit Mensch verspricht als philosophisches Credo nur dann weiterreichende theoretische Erkenntnis- und praktische Anwendungseffekte, wenn es gelingt, möglichst vielfältige und jeweils tragfähige Validitätsbeweise zu erbringen. In meinem Diskussionsbeitrag geht es um einen solchen Beleg. Dabei handelt es sich um das Bedingungsnetz der **biologischen Determination des menschlichen Verhaltens.** Dieses Netz enthält biotische, psychische und soziale Elemente. Demzufolge lassen sich drei Determinationsalternativen unterscheiden — je nachdem, welches Element innerhalb der Struktur „den Ton angibt", das heißt: den dominierenden Wirkungsweg der jeweiligen biologischen Einflußgröße bahnt. In dem folgenden Schema sind die drei Alternativen skizziert worden, um den Textaussagen eine anschauliche Basis zugrunde zu legen.

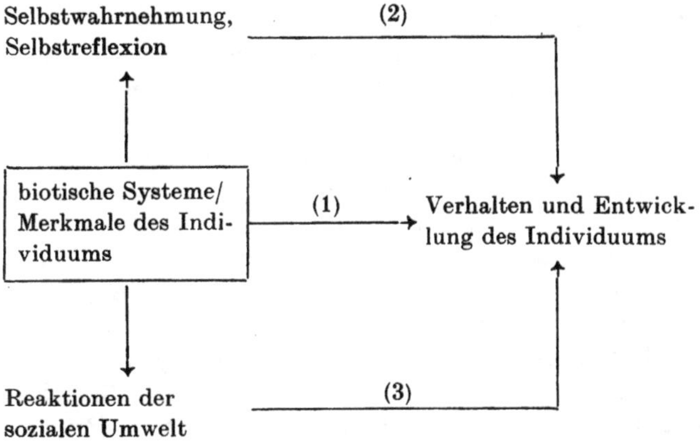

Die erste Alternative (an die wir gewöhnlich zuerst denken) treffen wir überall dort an, wo endogene oder exogene Stimuli einen rein **intraorganismischen Wirkungsweg** von einem bedingenden biotischen Ursprungssystem über physikochemische Prozesse zu einem Verhaltensregulationssystem auslösen. Empirisch und experimentell fundierte Beispiele dafür gibt es in großer Zahl; ich denke hier vor allem an die vielen Befunde, welche den Zusammenhang zwischen neuroendokriner Aktivität und Verhalten herzustellen gestatten (vgl. dazu Tönjes und Dörner, 1982).

Die Übertragung dieses überwiegend im Tierexperiment verifizierten Determinationsmodells in den Bereich des Humanverhaltens führte überall dort, wo dieses Modell verabsolutiert wurde, zu einer erheblichen Sichtverengung. Das hatte zur Folge, daß eine zweite Alternative der biologischen Determination menschlichen Verhaltens übersehen wurde, nämlich diejenige, welche **über die Selbstwahrnehmung und Selbstreflexion** des Individuums verläuft und somit einen indirekten Wirkungsweg biotischer Faktoren markiert. Insbesondere die jugendpsychologische Literatur dokumentiert Befunde, die für den Zusammenhang zwischen pubertätsspezifischen körperlichen Veränderungen einerseits und Wandlungen im Sektor des jugendlichen Verhaltens andererseits die Vermittlungsinstanz der Selbstperzeption verantwortlich macht. Körperliche Retardation oder Akzeleration beispielsweise werden als negative oder positive Abweichung von der Norm Gleichaltriger registriert, gehen so in das Selbstkonzept des Jugendlichen ein und begünstigen die Ausbildung bestimmter Verhaltensweisen (etwa der Anspruchsniveaubildung oder der Kompensation). Auch die stärkere sexuelle Aktivität des männlichen Geschlechts im Kindes- wie im Jugendalter (Sexualspiele, Masturbation usw.) leiten viele Sexuologen (so KINSEY, POMEROY und MARTIN, 1955) zum Teil aus der im Vergleich zum weiblichen Geschlecht besseren perzeptiven Zugänglichkeit der Sexualorgane und ihrer Veränderungen (man denke an den erigierten Penis) ab. Der Jugendforscher EWERT sagt: ,,Die entscheidende Beziehung dürfte ... nicht zwischen körperlichen und seelischen Veränderungen bestehen, sondern zwischen erlebten körperlichen Veränderungen ... und psychischen Reaktionen auf die erlebte Veränderung" (1983, S. 75). Ähnliche empirisch begründete Argumente liefert die psychologische Alternsforschung. THOMAE schlußfolgert aus den Ergebnissen der Bonner gerontologischen Längsschnittstudie: "The obvious change in the biological structure had no effects as long as it was not perceived" (zit. n. LEHR, 1977, S. 280). Das gilt vor allem für die Auseinandersetzung mit dem im höheren Alter oft beeinträchtigten Gesundheitszustand (bezüglich der Daten s. LEHR, ebenda, S. 275ff.).

Die dritte Determinationsalternative ist, verglichen mit der eben beschriebenen, noch ,,indirekter". Sie nimmt, wie im Falle der anderen Wirkungswege auch, ihren Ausgang von biotischen Merkmalen, die aber — dies ist die Zusatzbedingung — für **Personen der sozialen Umwelt** wahrnehmbar sein müssen. Wenn diese Voraussetzung erfüllt ist, kann die biologische Determination die folgende Gestalt annehmen: In Abhängigkeit von variierenden biotischen Merkmalen des Individuums variiert das Reagieren seiner Kontaktpartner, und auf Grund dieser Interaktionsbedingung tritt beim Individuum ein verändertes Verhalten in Erscheinung. Auch hier wieder liefert die jugendpsychologische Literatur Daten, die das Paradigma veranschaulichen. In einer Untersuchung von M. REISSIG (in FRIEDRICH und MÜLLER, 1980, S. 79) wurden die folgenden Beziehungen zwischen generativem Reifestand und neurotischen Kinderfehlern bei 13jährigen Jungen, nicht aber bei gleichaltrigen Mädchen gefunden (ausgedrückt in Prozentwerten): Nur bei 12% der akzelerierten Jungen wurden solche Kinderfehler festgestellt, während bei den retardierten Jungen 58% der Stichprobe Kinderfehler aufwiesen. Die Autorin interpretiert ihre Befunde — in Übereinstimmung mit analogen Deutungen anderer Autoren — folgendermaßen: ,,Für das unterschiedliche Verhalten der sozialen Umwelt gegenüber körperlich retardierten Jungen und Mädchen spielen traditionelle geschlechtsspezifische Leitbilder noch eine große Rolle. Ein Junge hat eben körperlich stark zu sein. Ist er das nicht, bekommt er meist den Spott der Mitschüler, aber auch den Erwachsener zu spüren, wird unsicher und neigt leichter zu neurotischen Reaktionen. Dagegen wird kleinen und zarten Mädchen meist freundlich und hilfsbereit begegnet" (ebenda). Mit Bezug auf den Zusammenhang zwischen körper-

licher Akzeleration und einem oftmals höheren Leistungs- und Verhaltensniveau nahm Kossakowski bereits 1966 an, „daß ein reiferer somatischer Entwicklungsstand nur dann psychisch wirksam wird, wenn er die soziale Umwelt veranlaßt, neue Maßstäbe an Leistung und Verhalten des reifenden Jugendlichen anzulegen“ (S. 77). Diese jugendpsychologischen Daten lassen sich durch solche aus dem Bereich der klinisch-kinderpsychologischen Risikoforschung ergänzen. In neuerer Zeit mehren sich Untersuchungsergebnisse, die auf folgendes hinauslaufen: Bei Kindern, deren Entwicklung durch eine Vielzahl biotischer Risiken — entstanden in der pränatalen und perinatalen Phase — belastet ist, resultieren daraus nur dann ernsthafte negative Entwicklungskonsequenzen, wenn ihre soziale Pflege- und Erzieherumwelt keine kompensierende Gegensteuerung zu realisieren vermag. Bei Meyer-Probst und Teichmann (1984) heißt es: „Perinatale Risikofaktoren sind gegenwärtig noch verbreitet und intensiv genug, um hemmend und schädigend die Entwicklung der werdenden Persönlichkeit zu stören, zu behindern und damit Mangel- und Fehlentwicklungen zu begünstigen. Allerdings tritt eine nachhaltige Wirkung dieser Einflußfaktoren nur unter bestimmten Bedingungen ein, die ... keineswegs ausschließlich innerorganismischer Natur sind. ... psychosoziale Bedingungserkundungen (müssen) den Modellvorstellungen über die innerorganismische Bewältigung von Belastungen (Adaptation) zugute kommen“ (S. 258).
Abschließend sei gesagt: Mit der Differenzierung direkter und indirekter Wirkungswege der biologischen Verhaltensdetermination ist, so meine ich, ein überzeugender Beleg zu erbringen, um die allgemeine These von der biopsychosozialen Einheit Mensch auf einer theoretisch wie praktisch wesentlichen Konkretisierungsebene zu stützen. Uns allen verbleibt die Aufgabe, weitere Beweise dafür anzutreten.

Literatur

Ewert, O.: Entwicklungspsychologie des Jugendalters. Stuttgart: Kohlhammer 1983.

Kinsey, A. C., W. B. Pomeroy und C. E. Martin: Das sexuelle Verhalten des Mannes. Frankfurt/Main: Fischer 1955.

Kossakowski, A.: Über die psychischen Veränderungen in der Pubertät. Berlin: Volk und Wissen 1966.

Lehr, U.: Psychologie des Alterns. Heidelberg: Quelle & Meyer, 3. Aufl. 1977.

Meyer-Probst, B. und H. Teichmann: Risiken für die Persönlichkeitsentwicklung im Kindesalter. Leipzig: Thieme 1984.

Reissig, M.: Zur körperlichen Entwicklung von Schülern vom 12. bis 16. Lebensjahr. In: W. Friedrich u. H. Müller (Hg.), Zur Psychologie der 12- bis 22jährigen. Berlin: Verl. d. Wiss. 1980.

Tönjes, R. und G. Dörner: Hormonale Grundlagen menschlichen Verhaltens. In: V. Johst (Hg.), Biologische Verhaltensforschung am Menschen. Berlin: Akademie-Verlag 2. Aufl. 1982.

Biotische Grundlagen, soziale und personale Bedingungen der psychischen Entwicklung der Persönlichkeit

A. Kossakowski

In Diskussionen um Determinanten der Verhaltensregulation beim Menschen werden häufig extreme Standpunkte vertreten, die von der Leugnung jeglicher biotischer Bedingtheit menschlichen Verhaltens bis zur Annahme reichen, daß selbst die Charaktereigenschaften der Persönlichkeit, die ihr soziales Verhalten, ihre gesellschaftliche Orientierung, bestimmen, „bis in die letzten Verzweigungen hin" genetisch determiniert seien. Solche gegensätzlichen Auffassungen sind sicher vor allem dadurch zu erklären, daß unterschiedliche Regulationsebenen im menschlichen Verhalten zu wenig beachtet und daß die Determinanten der Entwicklung psychischer Regulationskomponenten des Verhaltens zuweilen mit den Determinanten für die Entwicklung der morphologischen Struktur ihrer materiellen Trägerprozesse gleichgesetzt werden. Solche Vermengungen unterschiedlicher Erklärungsebenen müssen zwangsläufig zu Fehlinterpretationen führen. Hörz (1985) stellt m. E. völlig berechtigt fest: „Jede Theorie über ein höher entwickeltes System mit größerer Komplexität hat in der Theorie des niedriger entwickelten Systems eine Erklärung für die Bedingungen der Existenz des höher entwickelten Systems, aber **nicht für die wesentliche Verhaltensweise**" (S. 155; Hervorhebung durch mich A. K.)

Diese Feststellung gilt voll für die Erklärung der Entwicklung eines so komplexen Systems wie es die Persönlichkeit darstellt und speziell für die Erklärung der Entwicklung psychischer Regulationskomponenten ihres Verhaltens gegenüber der Entwicklung der biologischen Trägerprozesse des Psychischen.

Unter Persönlichkeit verstehen wir in der Psychologie das menschliche Individuum als Ganzes, als Einheit seiner physischen Konstitution und seiner psychischen Komponenten, die ihm die eigenständige Regulation seiner Wechselbeziehungen mit der natürlichen und sozialen Umwelt ermöglichen. Zu den wesentlichsten Merkmalen der Persönlichkeit zählen wir ihre gesellschaftliche Orientierung und ihre Subjektposition. Dies bedeutet: Persönlichkeit ist — psychologisch gesehen — ein menschliches Individuum, das auf der Grundlage der Aneignung und schöpferischen Verarbeitung gesellschaftlicher Werte, Handlungsnormen und -verfahren in der Lage ist, zunehmend selbständig und bewußt zu handeln, am gesellschaftlichen Leben aktiv teilzunehmen, in Gemeinschaft mit anderen die vorgefundenen natürlichen wie gesellschaftlichen Bedingungen entsprechend den gesellschaftlichen Notwendigkeiten und den eigenen Intentionen zu verändern und sich damit neue Bedingungen für die eigene Entwicklung zu schaffen. Dieser aktive (schöpferische) Aneignungsprozeß vollzieht sich in der psychisch regulierten aktiven Individuum-Umwelt-Wechselwirkung, wobei die Signal- und Speicherfunktion des Gehirns, speziell der Hirnrinde, den Aufbau aufgaben- und bedingungs-

adäquater psychischer Regulationssysteme des Verhaltens ermöglicht (ausführlicher in Kossakowski, 1987, Kap. 2.1. und 2.3.).
Die Verhaltensregulation vollzieht sich beim menschlichen Individuum als **Persönlichkeit** nach Hiebsch und Vorwerg (1977) auf 3 Ebenen, auf der Organismus-Umwelt-Ebene, der Subjekt-Objekt-Ebene sowie auf der Persönlichkeits-Gesellschaftsebene. Auch wenn die Regulationskomponenten auf den unterschiedlichen Ebenen sich wechselseitig bedingen, prävalieren auf der Organismus-Umwelt-Ebene genetisch (aber auch epigenetisch) bedingte biologische Regulationsmechanismen, während auf den beiden anderen Ebenen eindeutig die psychische Regulation vorherrscht, deren Komponenten in ihrer Entwicklung primär sozial bzw. durch die personalen Intentionen des bewußt handelnden Tätigkeitssubjekts determiniert sind. Wir haben es hier nach Tembrock (1985) mit einem Determinantenwechsel hinsichtlich der unterschiedlichen Evolutionsebenen zu tun und stimmen ihm zu, wenn er schreibt: „Die beiden human-spezifischen Ebenen unterliegen einer Evolution 2. Ordnung, die primär nicht über den Genpool der Population, sondern am Pool tradiierten Könnens und Wissens wirksam wird" (S. 157). Diese von Tembrock gemeinten Ebenen entsprechen etwa der soeben erwähnten Subjekt-Objekt- sowie der Persönlichkeits-Gesellschafts-Ebene nach Hiebsch und Vorwerg.
Die hier vorgenommene Abgrenzung der biologischen von den psychologischen Regulationsmechanismen und ihrer Determination bedeutet natürlich nicht, daß die Entwicklung der letzteren unabhängig von der biologischen Entwicklung der Persönlichkeit erfolgt. Ein ganz selbstverständlicher Ausgangspunkt der Interpretation psychischer Entwicklungsvorgänge ist, daß natürlich alle psychischen Inhalte, Prozesse, Zustände und Eigenschaften auf der Grundlage von Aktivitäten der Hirnrinde entstehen und existieren und daß allen psychischen Leistungs- und Verhaltensänderungen entsprechende biochemische und/oder morphologische Veränderungen in ihrem materiellen Träger entsprechen. Ebenso selbstverständlich werden genetisch bedingte interindividuelle Unterschiede der biotischen Voraussetzungen für die psychische Entwicklung der Persönlichkeit anerkannt.
Das uns beschäftigende Problem ist die Frage, wie weit diese genetisch bedingten individuellen Unterschiede der materiellen Trägerprozesse im Hinblick auf die für die Persönlichkeitsentwicklung **wesentlichen** psychischen Regulationskomponenten wirksam sind, wie weit genetische Programme, biotische epigenetische Wirkfaktoren, soziale und personelle Faktoren die psychische Entwicklung der Persönlichkeit beeinflussen. Dabei interessiert den pädagogischen Psychologen nicht in erster Linie die Frage nach den möglichen Anteilen der genannten Wirkfaktoren am Zustandekommen definierter Leistungs- oder Verhaltensqualitäten der Persönlichkeit. (Eine solche „Anteilbestimmung" dürfte infolge der integrativen Verflechtung der genannten Wirkfaktoren und ihrer unterschiedlichen Bedeutung hinsichtlich definierter psychischer Komponenten sowie in differenten Entwicklungsperioden real kaum möglich sein). Uns interessiert weit mehr die Frage nach dem „Möglichkeitsfeld" (Hörz), das die genetisch und epigenetisch determinierten Entwicklungsvorgänge der materiellen Träger für eine primär sozial und personal determinierte psychische Entwicklung schaffen, wobei wir allerdings annehmen, daß auch die epigenetischen biotischen Voraussetzungen sozialer und psychischer Beeinflussung zugänglich sind (vgl. den Beitrag von Dörner, in diesem Band). Wir wollen der hier aufgeworfenen Frage zunächst anhand einiger Ergebnisse empirischer Untersuchungen nachgehen und uns anschließend einigen theoretischen Folgerungen zuwenden.

Über Beziehungen zwischen biotischen, sozialen und personalen Bedingungen im Hinblick auf die Entwicklung psychischer Merkmale der Persönlichkeit

Als Beleg für die genetische Determiniertheit der Persönlichkeitsentwicklung werden häufig die **Temperamentseigenschaften,** wie das energetische Niveau, Dauerhaftigkeit, Aktivität bzw. Reaktivität, Tempo und Rhythmik, Beweglichkeit und Sensibilität betrachtet, deren unmittelbare Grundlage nach Strelau (1984) individuell unterschiedliche physiologische Besonderheiten des Nerven- bzw. des endokrinen Systems darstellen und die — auch was ihre Ontogenese anbelangt — in hohem Maße genetisch bedingt sein sollen (ebenda, S. 86/87). Besondere Bedeutung für die Persönlichkeitsentwicklung mißt Strelau dem unterschiedlichen Stimulationsbedürfnis verschiedener Individuen bei. Während zum Beispiel stark reaktive (sehr sensible) Individuen wenig erregende Situationen und Verhaltensweisen bevorzugen, suchen aktive Individuen stark stimulierende Situationen, die gewöhnlich auch von Individuen mit ähnlichen Temperamenten bevorzugt werden. Dies führt im Laufe der Zeit zur Ausbildung unterschiedlicher Gewohnheiten oder Verhaltensstereotype (ebenda, S. 126/27), die für die Gesamtentwicklung der Persönlichkeit recht bedeutsam werden können.
Damit verweist Strelau bereits auf die Dialektik von biotischen und sozialen Faktoren bei der Stabilisierung bestimmter — ursprünglich als genetisch bedingt angesehener — Verhaltensqualitäten. Darüber hinaus betont der Autor nachdrücklich, daß Temperamentsbesonderheiten nicht mit Leistungs- oder Verhaltenseigenschaften der Persönlichkeit gleichzusetzen sind. Vielmehr werden Leistungseigenschaften, wie z. B. hohe manuelle Fertigkeiten oder intellektuelle Fähigkeiten, insbesondere Verhaltenseigenschaften, die z. B. die inhaltliche Gerichtetheit, aber auch das Engagement für eine Sache, die Intensität und Ausdauer bei der Realisierung bestimmter Aufgaben betreffen, zwar als durch die individuellen Temperamentsbesonderheiten modifiziert, primär aber durch die Erziehung oder Selbsterziehung der Persönlichkeit bestimmt angesehen. Strelau weist in diesem Zusammenhang vor allem auf die Leistungs- und Verhaltensabhängigkeit von der Gestaltung der Anforderungen hin. Während z. B. stark reaktive Schüler in belastenden Prüfungssituationen in ihren Leistungen weniger reaktiven Schülern gegenüber unterlegen sind, können sie ihnen in entspannter Arbeitssituation überlegen sein (ebenda, S. 121/22).
In der Diskussion über den Anteil genetischer und sozialer Faktoren hinsichtlich der Entwicklung unterschiedlicher Persönlichkeitsmerkmale, insbesondere hinsichtlich der **intellektuellen Leistungsfähigkeit** spielen Untersuchungen an Zwillingen und besonders Vergleichsuntersuchungen an monozygoten (MZ) und dizygoten Zwillingen (DZ) eine große Rolle, da erstere über das gleiche genetische Potential verfügen, letztere aber hinsichtlich ihrer genetischen Ausstattung normalen Geschwistern gleichen, bei beiden aber (unter normalen Bedingungen) für die jeweiligen Paarlinge relativ gleiche Umweltverhältnisse (familiäre Lebensbedingungen, Kindergartengruppe, Klasse, Freundeskreis u. a.) angenommen werden. Mit Hilfe des Heritabilitätsmaßes, das die Differenz der Intraklassenkorrelationswerte (Ähnlichkeitsmaße) hinsichtlich definierter Merkmale zwischen MZ und DZ widerspiegelt, wurde auf den Anteil genetischer Faktoren bei der Ausprägung dieser Merkmale geschlossen, wobei die Differenzen unberechtigterweise ausschließlich auf genetische Unterschiede zurückgeführt und mögliche Umwelt-

unterschiede bei beiden Zwillingsarten vernachlässigt wurden. Bereits von BRACKEN (1936) und später ZAZZO (1960) haben aber auf unterschiedliche soziale Bedingungen bei den unterschiedlichen Zwillingsarten nachdrücklich hingewiesen. Nach FRIEDRICH und KABAT vel JOB (1986) betreffen die Unterschiede

— die Erziehungsstrategie der Eltern (MZ werden häufiger konform als DZ erzogen),
— die Erwartungen der sozialen Umwelt außerhalb der Familie (MZ sind einem stärkeren Konformitätsdruck ausgesetzt als DZ) und
— die Paarsituation der Zwillinge (MZ sind im Mittel viel stärker aufeinander bezogen, ja aufeinander fixiert als DZ oder Nicht-Zwillingsgeschwister).

Daher sind alle Aussagen über mögliche Anteile von genetischen Faktoren bei der Herausbildung definierter psychischer Persönlichkeitsmerkmale, die mit Hilfe des Heritabilitätsmaßes getroffen werden, unzutreffend, ganz abgesehen davon, daß der Heritabilitätskoeffizient von etwa 0,82 in Untersuchungen bis 1935 auf etwa 0,45 in neueren Untersuchungen zurückgegangen ist (vgl. H. SCHULZE, 1985).
FRIEDRICH und KABAT vel JOB kommen auf der Grundlage eigener Untersuchungen zu der Feststellung, daß die Individualentwicklung stets durch ein komplexes Bedingungsgefüge determiniert ist, in dem biotische, soziale und personal-psychische Faktoren voneinander nicht trennbar verwoben sind und führen dafür eine Reihe interessanter Ergebnisse an. Wir wollen in diesem Zusammenhang lediglich auf Beispiele verweisen, die die Wechselbeziehungen zwischen genetischen, sozialen und personalen Faktoren verdeutlichen sollen. (Die folgenden Tabellen sind der Dissertation A von H. SCHULZE, 1985 entnommen.)

Tabelle 1
Intrageminelle Differenzen beim Subtest „reasoning"
in Abhängigkeit von äußerer Ähnlichkeit

	M	r'	Vi
MZ I	36	0,695	0,44
MZ II	25	0,481	1,03

So wurden z. B. MZ aus der ZIJ-Zwillingsstudie in zwei Gruppen eingeteilt, wobei sich die MZ der Gruppe I körperlich völlig ähnelten und daher von vielen Menschen häufig verwechselt wurden, während die MZ der Gruppe II kaum oder gar nicht verwechselt wurden. Die Differenzen hinsichtlich der Paarähnlichkeit zwischen Paarlingen der beiden Gruppen gehen aus der Tabelle 1 hervor.
Dies heißt, daß die — aufgrund ihrer größeren äußeren Ähnlichkeit — häufiger verwechselten Zwillingspaare (Gruppe I) eine viel höhere Korrelation (r') hinsichtlich der intellektuellen Leistungsfähigkeit aufwiesen als die stets unterschiedenen und daher auch unterschiedlich behandelten Paarlinge (Gruppe II). Die Intrapaarvarianz Vi ist in Gruppe I nicht einmal halb so groß wie in Gruppe II. Bei genetisch gleichen Voraussetzungen bei den Paarlingen beider Gruppen führt also größere äußere Ähnlichkeit, die die Umgebung zu stärkerer Gleichbehandlung veranlaßt, zu einer viel größeren Ähnlichkeit hinsichtlich der intellektuellen Leistungsfähigkeit. Diese Annahme wird durch die folgenden Daten bekräftigt (vgl. Tab. 2).

Tabelle 2
Vergleich von Intrapaarvarianzen zwischen Zwillingspaaren, deren Eiigkeit von Eltern richtig oder falsch eingeschätzt wurde.

	n	Verbal-faktor	„reasoning"-Faktor	Gesamt-zensur	Lern-einstellung
MZ (f)	9	0,33	0,89	5,16	3,89
MZ (r)	27	0,11	0,64	1,62	2,26)!
DZ (f)	4	0,13	0,59	3,81	2,35
DZ (r)	17	0,76	1,46	16,60	4,26

f = Eiigkeit falsch eingeschätzt;
r = Eiigkeit richtig eingeschätzt

Es ist doch sehr interessant, daß MZ (r) und DI (f), also Zwillingspaare, die genetisch sehr unterschiedlich sind, von den Eltern aber gleichermaßen als MZ eingeschätzt und daher mehr gleichgerichtet behandelt werden, sehr weitgehend übereinstimmende Intrapaarvarianzen aufweisen, während diese zwischen richtig und falsch eingeschätzten MZ trotz genetischer Gleichheit doch recht erheblich differieren.
Genauso interessant erscheint das folgende Ergebnis (vgl. Tab. 3).

Tabelle 3
Intrageminelle Differenzen beim Subtest „reasoning"
in Abhängigkeit von der Geschwisterzahl

Geschwister	N	r′	Vi
0	15	0,85	0,28
1	12	0,38	0,52
2	9	0,43	0,58

MZ ohne weitere Geschwister, die nur aufeinander eingestellt sind, die sich also viel stärker miteinander beschäftigen, weisen einen weit höheren Korrelationskoeffizienten r′ hinsichtlich der intellektuellen Leistungsfähigkeit auf, dagegen eine weit geringere Intrapaardifferenz (Vi) als MZ, die sich gleichzeitig auch an andere Geschwister binden, möglicherweise stärker mit dem anderen als mit dem Zwillingsgeschwister Umgang pflegen, was sich auf die intellektuelle Leistung meist positiv auswirkt.
Unterschiedliche Entwicklungstendenzen können auch durch psychische Faktoren der MZ-Paarlinge selbst hervorgerufen werden. So weisen z. B. MZ-Paarlinge, die sich für DZ halten oder aber die sich aufgrund bestimmter (z. T. zufälliger) Ereignisse bewußt voneinander absetzen, sich z. B. mehr anderen Geschwistern als dem Zwillingspaarling zuwenden, z. T. deutlichere Intelligenz- und Verhaltensunterschiede auf als DZ oder unterschiedlich altrige Geschwister. Solche Unterschiede können teilweise recht gravierend sein, wie dies aus kasuistischen Studien hervorgeht (vgl. Friedrich, 1983).
In biologisch orientierten Entwicklungskonzepten wird die psychische Entwicklung der Persönlichkeit in engen Zusammenhang mit dem **biotischen Lebensalter gebracht.**

Es kann sicher angenommen werden, daß in der ersten nachgeburtlichen Lebensperiode, in der die hirnorganischen Voraussetzungen für die Entwicklung der höheren Nerventätigkeit (Kortex) sich erst differenzieren, Umfang und Qualität der psychischen Entwicklung von der normalerweise in bestimmten Entwicklungssequenzen sich vollziehenden Entwicklung des Organismus und seiner Funktionsfähigkeit abhängig ist.

Aufgrund der sehr rasch zunehmenden individuellen Variabilität und Kompensationsfähigkeit der funktionellen Systeme der Hirntätigkeit gewinnen individuelle Varianten und Besonderheiten des physischen und psychischen Entwicklungsverlaufs an Bedeutung, wobei „altersbedingte" psychische Entwicklungssequenzen immer fragwürdiger werden.

So hat sich z. B. die Annahme des gesetzmäßigen Auftretens einer sogenannten Trotzperiode im Alter von etwa 3 Jahren, die zudem häufig mit einem altersabhängigen psychophysischen Strukturwandel in Verbindung gebracht wurde, als wenig stichhaltig erwiesen.

Ähnliches gilt für den in der Literatur vielfach beschriebenen Übergang von einer sogenannten mehr ganzheitlichen zu einer mehr analytischen Wahrnehmungsweise, von einer stärker egozentrischen zu einer mehr sachlich orientierten Einstellung, von einer gewissen phantastischen zu einer mehr realistischen Beziehung zur Umwelt in der Zeit von etwa 5 bis 7 Jahren, der häufig mit altersabhängigen physischen Veränderungen in der sogenannten „Streckungsphase" und mit einer gleichzeitig verlaufenden Differenzierung der Hirntätigkeit (Veränderungen im EEG) in Verbindung gebracht wurde. Dabei liegt eine Erklärung durch den Übergang zu einer neuen Altersposition beim Übergang vom Kindergarten zur Schule doch viel näher.

Umfangreiche Untersuchungen hinsichtlich der Verursachung der im sogenannten Pubertätsalter vor sich gehenden psychischen Veränderungen, die lange Zeit in engem Zusammenhang mit den altersabhängigen physiologischen Vorgängen der Geschlechtsreife gebracht wurden, haben gezeigt, daß hierfür primär Änderungen in der sozialen Position der Heranwachsenden, des gesamten sozialen Anforderungsgefüges, verantwortlich zu machen sind, wobei die bis zu diesem Zeitpunkt erreichten physischen und psychischen Voraussetzungen in Abhängigkeit von den konkret-historischen sozialen Bedingungen natürlich in die Bestimmung des neuen Anforderungsgefüges eingehen (ausführlicher in Kossakowski, 1987, Kap. 2.2., 2.4.).

Viel diskutiert wurden Annahmen altersbedingter Leistungsentwicklungen vor allem hinsichtlich eines angeblich gesetzmäßigen altersabhängigen intellektuellen Leistungsabfalls nach dem Jugendalter. Mit Hilfe umfangreicher Intelligenz-Test-Messungen, die vorwiegend in Querschnittsanalysen (gleichzeitige Messungen der Intelligenzleistungen in unterschiedlichen Altersstufen, also bei Probanden, die unterschiedlichen Kohorten oder Generationen zugehören) wurde immer wieder eine deutliche Stagnation nach dem 15. bis 20. Lebensjahr bzw. ein Leistungsabfall etwa nach dem 25. Lebensjahr festgestellt, was zur sogenannten Adoleszens-Maximum-Hypothese führte, die biologisch interpretiert wurde.

Schaie, Baltes u. a. konnten dagegen in Longitudinalstudien eine Stabilisierung, in einigen Dimensionen sogar eine Höherentwicklung der Intelligenzleistungen mindestens bis zum 60. Lebensjahr nachweisen und die in den vorangehenden Querschnittsanalysen sichtbar werdenden angeblich altersabhängigen Leistungsrückstände auf bildungsabhängige intellektuelle Leistungsniveaus in den unterschiedlichen Kohorten zurückführen (vgl. Baltes, 1968).

Hinzu kam der Nachweis einer deutlichen interpersonellen Variabilität, u. a. in Abhängigkeit von der Art der Tätigkeit der Probanden sowie der Möglichkeit, dem „natürlichen“ Leistungsabfall, besonders hinsichtlich der sogenannten fluiden Intelligenz (also hinsichtlich der Fähigkeiten, neue Informationen zu verarbeiten, kognitive Probleme zu lösen usw.), durch gezieltes kognitives Training entgegenzuwirken (BALTES, 1984). BALTES stellt im Ergebnis seiner Untersuchungen fest, daß auch ältere Menschen im 7. bis 9. Lebensjahrzehnt „relativ schnell und nachhaltig von intelligenzaktivierenden Trainingsprogrammen profitieren können“ und daß sich dabei sowohl Transferleistungen wie Habituationen zeigen (1984, S. 57/58), was eindrucksvoll die These von der tätigkeitsabhängigen psychischen Leistungsentwicklung auch bei nachlassender allgemeiner physiologischer Leistungsfähigkeit bestätigt.
Für die Beantwortung der Frage nach den Wechselbeziehungen biologischer, sozialer und psychischer Faktoren für die Persönlichkeitsentwicklung sind Untersuchungen zur **psychischen Entwicklung physisch geschädigter Kinder** von besonderem Interesse, da auf diese Weise die unmittelbare bzw. die vermittelte Funktion zentraler oder peripherer Prozesse des Nervensystems bzw. auch des allgemeinen organismischen Zustands für die Herausbildung definierter psychischer Seiten der Persönlichkeit abgeschätzt werden kann.
Wichtige Aussagen dazu liefern die Ergebnisse Rostocker Längsschnittstudien an Kindern mit biologisch bedingten Beeinträchtigungen der nervalen Prozesse, da in ihnen die Wechselbeziehungen zwischen biologischen und sozialen Faktoren durch differenzierte Korrelationen von biologischen und sozialen Risiken in langzeitigen Verläufen der Entwicklung unterschiedlicher psychischer Persönlichkeitsvariablen recht konkret analysiert werden konnten (vgl. MEYER-PROBST und TEICHMANN, 1984). Für unser Anliegen besonders wichtig sind die Feststellungen der Autoren, wonach

— unterschiedliche Hirnschädigungen ähnliche psychische Syndrome erzeugen und umgekehrt gleiche Hirnschädigungen unterschiedliche psychische Folgeerscheinungen nach sich ziehen können, daß also nicht von einer Parallelität zwischen definierten Hirnstörungen und bestimmten psychischen Schädigungen ausgegangen werden kann (MEYER-PROBST und TEICHMANN, 1984, S. 29/30),
— leichte frühkindliche Hirnschädigungen keinen irreversiblen Defekt darstellen und daß sie sich in Abhängigkeit von den allgemeinen Milieubedingungen und den speziellen Tätigkeits- und Förderungsbedingungen sehr unterschiedlich auf die psychische Entwicklung auswirken können, wobei der Kompensationsgrad vom Zeitpunkt und der Intensität der Förderung abhängt (ebenda, S. 52),
— die beeinträchtigende Rolle biologischer Risiken — eine auf die spezifischen Störungen richtig reagierende Umwelt vorausgesetzt — mit zunehmendem Alter zurückgeht, diese also kompensiert werden können, während gleichbleibend negative soziale Bedingungen den psychischen Entwicklungsverlauf nachhaltig beeinträchtigen,
— sich insgesamt eine geringere Belastbarkeit von biotisch gestörten Kindern gegenüber sozialen Belastungen zeigt.

Die Autoren schreiben: „Während biologische Risiken (mit zunehmendem Alter A. K.) an Einfluß auf die Gesamtentwicklung verlieren, verstärkt sich der niveausenkende Einfluß psychosozialer Risiken“ (ebenda, S. 241).

In unserem Zusammenhang sind auch die besonders von sowjetischen Psychologen praktizierten sehr erfolgreichen Versuche zur Förderung der geistigen Entwicklung bei taubstumm-blinden Kindern interessant. Bei diesen Kindern, denen durch Störungen der peripheren Informationsaufnahmesysteme bedingt, jegliche höhere geistige Entwicklung auf natürlichem Wege versperrt bleibt, können durch Nutzung von Informationskanälen, die beim Menschen beim Aneignen normalerweise nicht dominieren (wie z. B. vestibuläre Geruchs-, Geschmacks-, taktile und kinästhetische Reize), über systematisch aufgebaute Umkodierungen geistige Leistungen entwickelt werden, die normalerweise nur auf der Grundlage akustisch-sprachlich oder optisch-grapho-kinästhetisch getragener gedanklicher Operationen auf begrifflicher Ebene möglich sind. Gedankliche Operationen auf Begriffsebene werden hier auf der Grundlage „funktioneller Systeme" herausgebildet, die durch Verinnerlichung zunehmend verkürzter und verallgemeinerter, ursprünglich vom Erzieher unmittelbar manuell gesteuerter äußerer motorischer Handlungen entstehen; und den Begriffen liegen dann vor allem taktile oder kinästhetische Signalmuster zugrunde.

Durch Nutzung der variablen Potenzen biotischer Trägerprozesse wird es hier — wenn auch auf großen Umwegen und mit großem pädagogischem Aufwand — möglich, die schwer geschädigten Kinder an den gesellschaftlichen Erfahrungsschatz „anzuschließen" und sie auf diese Weise zu menschlichen Persönlichkeiten (nicht nur zu menschlichen Individuen) zu entwickeln (vgl. Wasilowa, Obuchowa, Fumbarowa, 1976).

Die Signal- und Speicherfunktion der Hirnrinde als Grundlage für den Aufbau sozial und personal determinierter psychischer Regulationssysteme

Durch die bisherigen theoretischen Erörterungen sowie durch die dargestellten Ergebnisse empirischer Untersuchungen sollte einerseits deutlich werden, daß die morphologischen Strukturen und die Funktionsweise des menschlichen Organismus, speziell des Gehirns, natürlich eine unabdingbare Voraussetzung für die Entstehung psychischer Regulationsmechanismen darstellen, daß allen psychischen Leistungs- und Verhaltensänderungen, also der psychischen Entwicklung der Persönlichkeit, entsprechende biochemische und morphologische Veränderungen zugrunde liegen. Gleichzeitig sollte aber auch gezeigt werden, daß die für menschliches Verhalten, besonders für Leistungs- und Verhaltensweisen auf der Ebene der Persönlichkeits-Gesellschafts-Wechselbeziehungen charakteristischen psychischen Regulationsmechanismen nicht durch genetisch oder auch durch epigenetische biotische Wirkfaktoren, sondern durch die in der Ontogenese wirkenden Wechselwirkungsbedingungen, primär durch soziale und personale Entwicklungsbedingungen, determiniert werden.

Diese Feststellung wirft natürlich die Frage auf, welche Besonderheiten des menschlichen Organismus die Entwicklung sozial und personal determinierter psychischer Regulationssysteme ermöglichen.

Die grundlegende Voraussetzung dafür ist in der Signal- und Speicherfunktion der Hirnrinde zu sehen, die es ermöglicht, objekt- und tätigkeitsentsprechende funktionelle Systeme für eine effektive, den jeweiligen Wechselwirkungsbedingungen adäquate psychische Handlungsregulation auszubilden sowie effektive invariante Regulations-

komponenten (psychische Inhalte und Prozesse) zu speichern und in neuen Handlungssituationen zu reaktivieren und weiterzuentwickeln. Diese Signal- und Speicherfunktion der Hirnrinde ermöglicht beim Menschen eine in der aktiven Individuum-Umwelt-Wechselwirkung sich vollziehende Aneignung (das Erlernen) effektiver psychischer Regulationssysteme, die wir als den Grundvorgang der psychischen Entwicklung der Persönlichkeit ansehen.
Bei höheren Lebewesen mit entwickeltem Nervensystem (vor allem mit Großhirn und Hirnrinde) bildet sich ein gegenüber niederen Tieren qualitativ neues Prinzip der Regulation der Individuum-Umwelt-Wechselbeziehungen heraus: Mit Hilfe der höheren Nerventätigkeit ist das Individuum in der Lage, Signale von Objekten und Vorgängen aus der Außenwelt sowie von Zuständen aus dem eigenen Organismus über die verschiedenen Rezeptoren aufzunehmen, sie in den unterschiedlichen Rindenarealen zu Signalmustern zu integrieren, mit ihnen auf der Grundlage des Kurzzeitspeichers zu operieren, also antizipatorische Handlungsprogramme zu entwerfen und auf dieser Grundlage die eigentliche Handlungsausführung zu steuern.
Die unmittelbaren materiellen Träger sowohl der psychischen Widerspiegelung der Wechselwirkungsbedingungen als auch der darauf basierenden antizipatorischen Steuerung der Handlungsausführung sind funktionelle Systeme (Anochin, 1967). Sie entstehen durch biochemische und morphologische Verschaltung von Neuronenverbänden aus unterschiedlichen Arealen der Hirnrinde. Dadurch werden mannigfaltige Signalmuster integriert, die in den verschiedenen Arealen durch Erregungszuleitungen aus den unterschiedlichen Rezeptoren (Extero-, Intero- oder Propriozeptoren) bzw. durch Reaktivierung bereits gespeicherter Spurenmuster über vorangegangene Handlungsmotive. Orientierungsergebnisse und Ausführungsverfahren entstehen. Diese Integration der Signalmuster und damit die Zusammenschaltung von Neuronenverbänden unterschiedlicher Bereiche der Hirnrinde zu handlungsregulierenden funktionellen Systemen vollzieht sich aber aufgaben- oder situationsabhängig, d. h. bezogen auf die Lösung bestimmter Aufgaben in der Individuum-Umwelt-Wechselwirkung und in Abhängigkeit von den jeweils vorhandenen objektiven und subjektiven Wechselwirkungsbedingungen.
Dabei können **gleiche** funktionelle Systeme auf der Grundlage unterschiedlicher morphologischer Strukturen aufgebaut werden, andererseits können gleiche Neuronenverbände unterschiedlichen funktionellen Systemen zugehören. Darauf haben bereits Uchtomski und später Anochin (1967) und Lurija (1982) nachdrücklich hingewiesen. Der finnische Psychophysiologe Järwiletho, der in einem interessanten Aufsatz über das Problem der Lokalisation des Psychischen den gesamten Hirnaufbau als Resultat einer auf die Lebenserhaltung und Lebenserweiterung gerichteten Wechselwirkung des Organismus mit der Umwelt betrachtet, sieht im Prinzip des Wirkens aufgabenbezogener funktioneller Systeme, die auf der Grundlage unterschiedlicher organischer Strukturen entstehen können, die einzige Möglichkeit, auf der Basis limitierter neuraler Elemente im Prinzip unendlich viele funktionelle Systeme für die Realisierung praktisch unendlich vieler Aufgaben aufzubauen (G. Järwiletho, (in press) S. 8ff.).
In Abhängigkeit von der Häufigkeit und Intensität des Auftretens sowie von ihrer handlungsregulierenden Effektivität werden die invarianten Komponenten der Signalmuster ausgefiltert und in Form von Spurenmustern gespeichert, in neuen Handlungssituationen wieder reaktiviert und entsprechend den neuen Handlungsbedingungen modifiziert (differenziert, generalisiert usw.). Dies bedeutet, daß auch die materiell

gespeicherten **Spurenmuster** funktioneller Systeme als die Grundlagen für die Habitualisierung psychischer Regulationskomponenten **tätigkeits- bzw. umweltbezogen** strukturiert sind. Dies geschieht dadurch, „daß solche Nervenzellen, die häufig erregt bzw. aktiviert werden, auch einen aktiven Stoffwechsel mit erhöhtem Anteil von RNS im Zell-Leib und in den Dendriten zeigen, was zu vermehrtem und beschleunigtem Proteinaufbau führt. Dabei entstehen entsprechende biochemische und morphologische Veränderungen an den Neuronen in Form von sogenannten Dornen, Neubildungen von Synapsen etc., so daß es zu einer „Facilitation" oder Bahnung kommt. Die morphologischen Veränderungen werden noch durch lokale Verschiebungen der Neuronen im Neuronenverband, Aneinanderlegen bzw. Einschieben von Dendriten und ähnliches verstärkt, so daß die Spurenmuster häufig angekommener bzw. ausgesandter Impulse in materieller Form im Substrat fixiert und gespeichert vorliegen" (SCHMIDT-KOLMER, 1987).

Aus der Tatsache, daß die funktionellen Systeme als unmittelbare materielle Träger psychischer Inhalte und Prozesse „variabel (probalistisch) verschaltete Neuronenensembles" (PICKENHAIN) darstellen, ergibt sich die große Variabilität der hirnorganischen Strukturen hinsichtlich des Aufbaus psychischer Regulationssysteme sowie die Plastizität und Kompensationsfähigkeit der organischen und funktionellen Voraussetzungen der Hirntätigkeit in bezug auf die Entwicklung psychischer Komponenten der Persönlichkeit. Wir können von einer **wirklich dialektischen Einheit** zwischen den materiellen Voraussetzungen und den auf ihrer Grundlage sich entwickelnden psychischen Systemen sprechen, die die **Eigengesetzlichkeit** der psychischen Entwicklung gegenüber der genetisch gesteuerten Entwicklung der kortikalen Strukturen und Funktionsbesonderheiten des Nervensystems einschließt. Die psychischen Regulationskomponenten der Tätigkeit des Menschen stellen nicht Produkte der Nerventätigkeit, sondern durch die Signalfunktion der Hirnrinde entstehende Widerspiegelungen der objektiven Realität bzw. der durch die Aktivität der Hirnrinde vermittelten Wechselbeziehungen des Individuums mit der Umwelt dar, deren Struktur und Verlaufsgesetzmäßigkeiten von den widergespiegelten Objekten bzw. Vorgängen determiniert werden.

Das Psychische ist funktionell von seinem organischen Substrat abhängig, reicht aber, wie RUBINSTEIN sagt, weit über die Grenzen der innerorganischen Beziehungen hinaus. „Das Gehirn ist nur das Organ der psychischen Tätigkeit (besser: des Psychischen — A. K.) und nicht seine Quelle. Die Quelle des Psychischen ist die Welt, die auf das Gehirn einwirkt" (1962, S. 3).

Die Eigengesetzlichkeit der psychischen Entwicklung gegenüber der Entwicklung der biologischen Trägerprozesse tritt beim Menschen, also auf Persönlichkeitsebene, insbesondere wegen der sozialen Bedingtheit der psychischen Prozesse, Inhalte und Eigenschaften in Erscheinung. Im Gegensatz zum Tier, bei dem das Verhalten im wesentlichen durch erblich fixierte unbedingt reflektorische Verhaltensprogramme gesteuert wird, die durch individuelle Erfahrungen auf der Grundlage bedingtreflektorischer Systeme mehr oder weniger modifiziert und erweitert werden, entwickelt sich beim Menschen die gesamte zielgerichtete Tätigkeit im **ontogenetischen Aneignungsprozeß** auf der Grundlage des Aufbaus zunehmend komplizierter und mehr oder weniger stabil gespeicherter bedingt-reflektorischer funktioneller Systeme der höheren Nerventätigkeit.

Da für menschliches Verhalten die werkzeugvermittelte Tätigkeit charakteristisch ist, werden selbst die sich entwickelnden motorischen Abläufe der Handlungsausführung

von Anfang an von der Struktur (den Anforderungen) der zu „handhabenden“ Werkzeuge und Gegenstände mitbestimmt, die ein Ergebnis des Wirkens anderer Menschen sind. Auf diese Weise wird bereits der Aufbau von Regulationssystemen der Willkürbewegungen in vermittelter Weise sozial gesteuert. Dies gilt noch weit mehr für die Entwicklung der Handlungsorientierung und -motivierung. Sowohl Handlungsverfahren wie Handlungsnormen werden bereits im frühen Kindesalter über spontane Nachahmung oder direkte soziale Lenkung z. B. durch Vormachen oder Unterbinden bestimmter Verhaltensweisen sozial gesteuert.
Die spezifisch menschliche Qualität der psychischen Regulationssysteme ist insbesondere durch die **sprachliche Aneignung** sowohl der Handlungsverfahren in Form von gesellschaftlichen Handlungserfahrungen (Wissen, Können) sowie in Form von Handlungsnormen (Werten) auf der Grundlage des Spracherwerbs, d. h. der Verknüpfung verbaler Signale mit den von ihnen bezeichneten sinnlich konkreten Merkmalen und ihrer Einbeziehung als Zeichen in die Orientierung und Regulation von Handlungen charakterisiert. Auf diese Weise entwickelt sich das für den Menschen charakteristische, an gesellschaftlichen Anforderungen orientierte, zielgerichtete, bewußte, d. h. über mögliche Handlungsziele, notwendige und effektive Handlungsstrategien reflektierende, die Ziele und Handlungsverfahren antizipierende, vorausplanende Denken und Handeln auf Persönlichkeitsebene.
Mit zunehmender Handlungskompetenz (d. h. Bereitschaft und Fähigkeit zu selbständigem Handeln) stellen sich die Heranwachsenden selbst — auch weitreichende — Aufgaben, durch deren Realisierung sie sich nicht nur den gesellschaftlichen Anforderungen und den vorhandenen Bedingungen anpassen, sondern ihre Lebensbedingungen selbst gestalten und sich auf diese Weise neue Entwicklungsbedingungen (mehr oder weniger bewußt) schaffen. Sie werden damit zum Subjekt oder zu einer wesentlichen Determinante ihrer eigenen Entwicklung.

Zusammenfassende Folgerungen für die Interpretation der psychischen Entwicklung der Persönlichkeit

Wir können zusammenfassend feststellen: Die psychische Entwicklung der Persönlichkeit in der Ontogenese ist beim Menschen also zwar an die Entwicklung entsprechender morphologischer Strukturen als biotische Voraussetzung gebunden. Die für das menschliche Handeln bedeutsamen Fähigkeiten werden aber nicht auf biotischem Weg vererbt, sondern sie müssen **individuell angeeignet** und in ständiger aktiver Auseinandersetzung der heranwachsenden Persönlichkeit mit seiner Umwelt weiterentwickelt werden, wobei die artspezifischen, aber individuell variierenden morphologischen Strukturen und Funktionsweisen des ZNS, insbesondere der Hirnrinde, allgemeine Grundlagen und modifizierende Bedingungen darstellen, nicht aber den Inhalt und die Qualität der sich entwickelnden psychischen Regulationskomponenten determinieren. Dies ist der eigentliche Grund dafür, daß wir nicht von biotischen und sozialen Determinanten, sondern von **biotischen Grundlagen** und **sozialen sowie personalen Determinanten** der Persönlichkeitsentwicklung sprechen, und daß wir den in der aktiven Individuum-Umwelt-Auseinandersetzung sich vollziehenden Aneignungsprozeß, den wir in der Psychologie auch als Lernprozeß (im weitesten Sinne) bezeichnen, als den für die Persönlichkeitsentwicklung charakteristischen Prozeß ansehen. Die psychische Entwicklung der Persönlichkeit als Aneignungsprozeß kann durch folgende Besonderheiten gekennzeichnet werden:

1. Sie ist eine, auf der Grundlage artspezifischer und individuell varianter biotischer Voraussetzungen sich vollziehende Aneignung menschlicher Tätigkeiten, gesellschaftlicher Werte und Handlungserfahrungen, die sowohl in den Gebrauchsgegenständen, insbesondere den Werkzeugen als auch (und dies besonders) in dem durch die Sprache fixierten gesellschaftlichen Wissen „vergegenständlicht" sind. Durch den Erwerb der mündlichen und dann besonders auch der Schriftsprache ist das einzelne Individuum im Prinzip an den Erfahrungsschatz der ganzen Menschheit angeschlossen, wenngleich sich jedes Individuum natürlich nur einen bestimmten Ausschnitt dieser menschlichen Erfahrung aneignet.

2. Die Aneignung vollzieht sich stets unter historisch ganz konkreten Bedingungen, von denen sowohl die Aneignungsgegenstände, die gesellschaftlichen Werte, Erfahrungen usw. als auch die Aneignungsweise bestimmt wird. Im Kindes- und Jugendalter ist es in weitem Umfang die für die jeweilige Gesellschaft spezifische Form der Bildung und Erziehung, durch die die gesellschaftliche Determination der psychischen Entwicklung und damit die Herausbildung historisch konkreter Züge der Persönlichkeit determiniert werden.

3. Der Aneignungsprozeß und damit die psychische Entwicklung der Persönlichkeit vollzieht sich stets in der aktiven Auseinandersetzung des Individuums mit der Umwelt, auf der Persönlichkeitsebene im Tätigkeitsprozeß. Die Tätigkeit ist das Medium, durch das sich psychische Entwicklung vollzieht und von deren Qualität die Qualität der Persönlichkeitsentwicklung abhängt.

4. Der Aneignungsprozeß ist stets gleichzeitig ein Vorgang der Aufnahme, inneren Verarbeitung und Speicherung von gesellschaftlichen Erfahrungen (Werten, Wissenssystemen, Handlungsverfahren), der sich in der praktisch gegenständlichen und in der kognitiv-erkennenden Tätigkeit vollzieht, als auch ein Prozeß, in dem die auf der Grundlage innerer Operationen mit den angeeigneten Erfahrungen entwickelten individuellen Ideen und Handlungsprogramme entäußert werden und sich in vergegenständlichter Form niederschlagen.
Aneignung wird also sowohl im Sinne der sozial gelenkten Übernahme und Verarbeitung der vorhandenen gesellschaftlichen Werte und Handlungserfahrungen sowie der aktiven Anpassung an die jeweils existierenden materiellen und sozialen Bedingungen als auch im Sinne der schöpferischen Produktion eigener neuer Ideen, des Durchsetzens eigener Intentionen und der produktiven Gestaltung und Veränderung der Umweltbedingungen durch die sich entwickelnde Persönlichkeit verstanden. Aneignung ist psychologisch gesehen immer als Einheit von Interiorisation (Verinnerlichung ursprünglich äußerer Handlungen und Erfahrungen) und produktiver Exteriorisation (Vergegenständlichung individuell erarbeiteter Ideen, Kenntnisse, Fähigkeiten) anzusehen. Psychische Entwicklung der Persönlichkeit ist in diesem Sinne die Entwicklung des Individuums zu einem zunehmend selbständig handelnden Tätigkeitssubjekt auf der Grundlage der Aneignung gesellschaftlicher Handlungserfahrungen und damit vermittelt durch die Wirkung gesellschaftlicher Determinanten.

5. Aus einer solchen Sichtweise ergibt sich auch eine andere Interpretation des **Begabungsproblems** als dies bei einigen Vertretern der Humangenetik der Fall ist. So schreibt z. B. FREYE: „Das vorgegebene genetische Programm spielt eine unüberseh-

bare Rolle bei der intellektuellen und emotionalen Entwicklung, bei der Gewinnung kognitiver Strategien sowie sozialer Verhaltensweisen und beim Erwerb der Sprache, die freilich auch an Lernangebote gebunden sind“ (1985, S. 135). Und er folgert daraus: „Das bedeutet aber, daß unsere Erziehungswissenschaften erkennen sollten, Begabungen sind keine Lernergebnisse, sondern dem Schüler oder Studenten innewohnende Potenzen, die durch Bildungsbedingungen nicht geschaffen, sondern mobilisiert oder eben realisiert werden. Die Begabungsvielfalt zu erkennen und zu fördern, sollte im Vordergrund pädagogischer Bemühungen stehen, nicht der oft zu beobachtende Versuch, die populationsgenetisch völlig verständliche Streuung intellektueller Leistungen einzuebnen“ (1985, S. 136).

Zunächst erscheinen mir in diesem Zusammenhang einige begriffliche Präzisierungen notwendig: In der Psychologie hat es sich eingebürgert, von Begabungen als vom Insgesamt der Fähigkeiten eines Menschen zu sprechen, wobei Fähigkeiten als auf der Grundlage anlagebedingter **Lernpotenzen** individuell erworbene, d. h. „erlernte“ **Leistungspotenzen** (für mehr oder weniger umgrenzte Leistungsbereiche) betrachtet werden. **Begabungen** sind dementsprechend in jedem Falle auf der Grundlage (individuell unterschiedlicher) Anlagen im Sinne von Lern- oder Aneignungspotenzen erlernte, d. h. in der Individualgeschichte angeeignete Leistungspotenzen für die Realisierung von bestimmten Leistungen. Dabei stellen weder gute Lernpotenzen (Anlagen) Garantien für die Ausbildung von hohen Leistungspotenzen (Begabungen), noch hohe Leistungspotenzen Garantien für hochqualifizierte Leistungen dar.

In beiden Fällen muß ihre Realisierung gesellschaftlich ermöglicht, im Kindes- und Jugendalter pädagogisch stimuliert und organisiert werden, wobei der pädagogisch gelenkten Gestaltung entwicklungsfördernder Tätigkeiten, insbesondere der aktiven, engagierten Tätigkeit des Heranwachsenden selbst, zentrale Bedeutung zukommt.

Daher scheint die Forderung Freyes, das Erkennen und die Förderung von Anlagen (bei ihm: von Begabungen) in den Vordergrund pädagogischer Bemühungen zu stellen, zumindest einseitig. Bei nachdrücklicher Unterstützung auch dieser Forderung und bei selbstverständlicher Anerkennung der interindividuell unterschiedlichen Lernpotenzen für die psychische Entwicklung der Persönlichkeit erscheint mir die Frage nach Methoden einer effektiven und systematischen Herausbildung hoher Leistungspotenzen doch insgesamt pädagogisch bedeutungsvoller als eine primäre Orientierung auf die Suche „natürlicher“ Lernpotenzen (Anlagen). Die Potenzen, die in einer wissenschaftlich fundierten zielgerichteten Begabungsentwicklung, vor allem auch durch Stimulierung der Heranwachsenden zu intensiver Betätigung auf dem betreffenden Gebiet, liegen, sind — und das zeigen die im vorangehenden Abschnitt dargestellten Wirkungen sozialer Bedingungen auf die Persönlichkeitsentwicklung — sicher sehr hoch zu veranschlagen.

Literatur

Anochin, O. K.: Das funktionelle System als Grundlage der physiologischen Architektur des Verhaltensaktes. Verlag Gustav Fischer, Jena 1967.

Autorenkollektiv: Psychologische Grundlagen der Persönlichkeitsentwicklung im pädagogischen Prozeß. Volk und Wissen Volkseigener Verlag 1985 (4. Aufl.).

Baltes, P. B.: Longitudinal and cross-sectional sequences in the study of age and generation effects. Human Development 11 (1968).

BALTES, P. B.: Intelligenz im Alter. Spektrum der Wissenschaft. Berlin 5 (1984), 46–60.

v. BRACKEN, H.: Verbundenheit und Ordnung im Binnenleben von Zwillingspaaren. Z. päd. Psych. 37 (1936).

FREYE, H.-A.: Diskussionsbeitrag zum Thema „Der Mensch als biopsychosoziale Einheit". Dtsch. Ztsch. Phil. 2 (1985), 135–138.

FRIEDRICH, W.: Zwillinge. Deutscher Verlag der Wissenschaften, Berlin 1983.

FRIEDRICH, W. und O. KABAT vel JOB: Psychologische Zwillingsforschung, Möglichkeiten, Grenzen, neue Ergebnisse. Psychologie für die Praxis. Deutscher Verlag der Wissenschaften 1986.

HIEBSCH, H. und M. VORWERG: Lehrbuch der Sozialpsychologie. Deutscher Verlag der Wissenschaften, Berlin 1977.

HÖRZ, H.: Soziobiologie zur Verhaltensdetermination des Menschen. Wiss. Ztr. Univ. Halle XXXIV '85, M. H. 1.

JÄRWILETHO, T.: The Problem of Localization of Mental Activity. Department of Psychology, University of Helsinki. In press.

KOSSAKOWSKI, A. (Hrsg.) Psychische Entwicklung der Persönlichkeit im Kindes- und Jugendalter. Volk und Wissen Volkseigener Verlag, Berlin 1987.

LURIJA, A. R.: Sprache und Bewußtsein. „Beiträge zur Psychologie" Bd. 12. Verlag Volk und Wissen, Berlin 1982.

RUBINSTEIN, S. L.: Sein und Bewußtsein. Akademie-Verlag Berlin 1983.

SCHMIDT-KOLMER, E.: Die organismischen Grundlagen der Persönlichkeitsentwicklung. In: A. KOSSAKOWSKI (Hrsg.). Psychische Entwicklung der Persönlichkeit im Kindes- und Jugendalter, Volk und Wissen Volkseigener Verlag, Berlin 1987.

SCHULZE, H.: Methodische und methodologische Probleme bei der Erforschung der menschlichen Intelligenz in klassischen Zwillingsstudien. Univ. Diss. A. Philosoph. Fak. der KMU Leipzig, 1985.

TEMBROCK, G.: Diskussionsbeitrag zum Thema: „Der Mensch als biopsychosoziale Einheit". Dtsch. Ztschr. f. Phil. 2 (1985), 156–160.

WASSILOWA, T. A., L. F. OBUCHOWA und E. L. FUMBAROWA: Allgemeines und Spezifisches in der psychischen Entwicklung des taubstumm-blinden Kindes. In: Probleme der Periodisierung der psychischen Entwicklung in der Ontogenese. Moskau 1976 (russ.).

ZAZZO, R.: Les jumeanx, le couple et la personne. Paris 1960.

Ein integrales Persönlichkeits-/Individual-Konzept auf bio-psycho-sozialer Basis

G. Jun

> Man hat die Lehre von den Temperamenten:
> Jeder Mensch trägt alle vier in sich,
> nur in verschiedenen Mischungsverhältnissen.
> Goethe (1821)

Psychotherapie im engeren Sinne ist Therapie von psychischen Fehlentwicklungen (erlebnisbedingten Störungen der Person-Umwelt-Beziehung), bezogen auf die psychische Individualität eines konkreten Menschen. Das Fehlen einer Persönlichkeitstheorie, die auch ein gültiges und möglichst konkretes Individual-Konzept beinhaltet, wirkt sich z. Z. noch hemmend auf verschiedene Bereiche der Humanwissenschaften aus. Diese Feststellung trifft insbesondere zu auf die Fachgebiete der Psychiatrie/Psychotherapie/Psychologie, die Psycho-Wissenschaften im engeren Sinne.

Speziell im Praxisbereich der Kinder- und Jugendpsychotherapie ist auch jeweils das intrafamiliäre soziale Spannungsfeld (mit positiven und negativen Valenzen) zwischen dem sich bio-psycho-sozial entwickelnden Kind und seinen Eltern zu erfassen und in der Therapie zu berücksichtigen. Dafür muß der Therapeut sich auch eine Vorstellung über die individuelle Persönlichkeitsstruktur, den besonderen Charakter von Mutter und Vater (ggf. noch für weitere Personen) bilden, da das Kind in seiner Entwicklung vergleichsweise in einem weitaus höherem Maße als ein erwachsener Mensch von seinen familiären Bezugspersonen abhängig ist.

Weiterhin ist grundsätzlich festzustellen, daß die Psychotherapie sich insbesondere der **emotional-affektiven Ebene des Psychischen** in der Bipolarität von krank → gesund, Normabweichung → Normalität (also den emotional-psychischen Fehlentwicklungen) zuzuwenden hat (= Ebene III, s. u.):

IV. **rational-kognitiv**	geistig-	Ebene
III. **emotional-affektiv**	psychische	
	↕	
II. **sexuell**	sinnlich-	Ebene
I. **elementar-vital**	vitale	

Bedürfnis-/Antriebsebenen

Zur psychischen Individualität des Menschen (des Patienten) gibt es keine gültige Persönlichkeitstheorie (s. Klix, 1981), aber es existieren verschiedene phänomenologische Typologien, die in der Praxis im unterschiedlichen Nebeneinander verwendet werden (oder auch nicht). Und so fragen wir uns immer wieder: Was ist das typisch Individuelle der menschlichen Persönlichkeit, was ist der sogenannte „subjektive Faktor"? Gibt es für seine Mannigfaltigkeit keine objektiven Grundlagen, keine prinzipiellen Regeln, nach denen bei den einzelnen Menschen die Subjektivität/Individualität zustandekommt? Liegt der Vielfalt psychischer Erscheinungen ein *Chaos* zugrunde oder nicht doch eine bestimmte *Ordnung*, ein Prinzip, eine mögliche Gesetzmäßigkeit? Aus diesen Fragen, gestellt in der psychotherapeutischen Praxis, entstand das folgende Konzept, das sich u. a. zunächst um einen gemeinsamen Nenner für mehrere rein phänomenologische Typologien bemüht:

1. **Die große Tabelle 1** (s. Beilage am Ende des Buches) enthält über 400 Verhaltensbereitschaften/Verhaltenspotenzen für Handlungen und Haltungen, die den *vier* bipolaren *Potentialen* (= Möglichkeitsfeldern) der psychischen Grundstruktur (emotional-affektive Ebene) zugeordnet sind. (Im Innenkreis: Psychopathologie.)

2. **Die 4 Potentiale sind keine tabula rasa,** sondern es wird als wahrscheinlich angenommen, daß diese Möglichkeitsfelder als spezifische Matrix über die Hirnstrukturen mit den individuell verankerten genetischen Potenzen korrelieren.
Für die Entfaltung, die Realisierung bzw. die Ausreifung/Ausdifferenzierung der angelegten Möglichkeiten sind in der Ontogenese sozial-gesellschaftliche *Umwelt*-Faktoren wesentlich und bestimmend (Art, Zeitpunkt, Stärke, Dauer).
Möglichkeiten sind noch keine Wirklichkeiten. Nur zusammen mit Umwelteinwirkungen können Potentialitäten zu Realitäten werden (bio-soziale Ko-Determination).
Nach dem Modell der Tabelle 1 wäre die Therapiezielbestimmung in der Psychotherapie etwa in der Richtung von innen nach außen zu sehen (als Negation der Negation).

3. Die einzelnen Potentiale vereinigen in sich u. a. (z. B. auch die Typologien von E. KRETSCHMER (1929) und K. LEONHARD (1968), s. Tab. 1) die bekannten **vier Temperamente** (cholerisch—sanguinisch—melancholisch—phlegmatisch) mit der von dem Psychotherapeuten F. RIEMANN (1975) beschriebenen **Vierer-Typologie** (schizoid—depressiv—zwanghaft—hysterisch) mit vier jeweils zugeordneten wertneutralen Oberbegriffen für den Bereich der

Therapiezielbestimmung (Normalpsychologie):

4	**kontemplativ**	**emotiv**	3
	↑	↑	
	schizoid	depressiv	
	anankastisch	hysterisch	
	↓	↓	
1	**archisch**	**dynamisch**	2

4. **Die Anordnung in der Reihenfolge der Potentiale 1, 2, 3, 4** ist hier nicht zufällig (in Abweichung von RIEMANN) so gewählt, sondern sie resultiert aus der Frage und aus dem Suchen nach möglichen Grundprinzipien (Grundstrebungen, Grundbedürfnissen), die der Vielfalt psychischer Erscheinungen, hier: den einzelnen Potentialen, zugrunde liegen könnten:

Die Reihenfolge 1, 2, 3, 4 entspricht (als Hypothese) der Linie der Höherentwicklung in der **Evolution des Psychischen.**

Psychische Grundbedürfnisse:

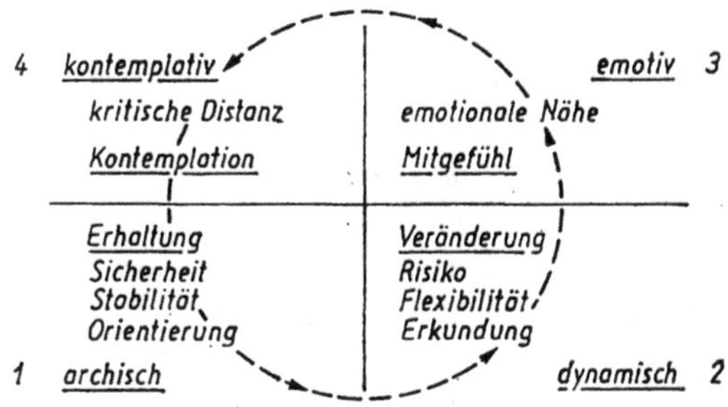

Einheit und Kampf der Widersprüche sind in dialektischem Sinne der Inhalt der komplementären Bedürfnispotentiale.
(Ein wesentlicher Unterschied zu F. Riemann: der genannte Autor sieht eine mögliche gesetzmäßige/prinzipielle Grundlage für die beschriebenen vier Strukturanteile des Psychischen in kosmischen Konstellationen, also in der *Physik*. Demgegenüber wurde mit diesem Konzept danach am ehesten in der Evolution des Lebendigen gesucht — also naheliegenderweise zunächst in der *Biologie*.)

Zur möglichen Stufenfolge in der **Phylogenese:**

— **Das 1. und das 2. Potential, das Archische und das Dynamische,** sind in ihrem Kern die phylogenetisch älteren Strukturanteile = Basispotentiale des Psychischen; entsprechend der Dialektik von Erhaltung ↔ Veränderung (als Grundstrebung alles Lebendigen).
— **Zum 3. Potential, dem Emotiven,** wird in Übereinstimmung mit P. Simonov (1982) das angenommen, was er für das **Mitgefühl** formuliert: „Es wurde von der Evolution auf einer vormenschlichen Etappe angelegt und erlangt eine qualitativ neue Bedeutung in den Beziehungen zwischen den Menschen."
— **Das 4. Potential, das Kontemplative,** das Möglichkeitsfeld der **sog. „kognitiven Gefühle"** (z. B. Sich-wundern, Staunen, Zweifel, Skepsis, Denklust, Inspiration) ist das evolutiv jüngste. Es ist zu vermuten, daß es sich (zusammen mit der rational-kognitiven Ebene, der Intelligenz) phylogenetisch in der Epoche der Anthropogenese herausgebildet hat.

Daneben haben sich selbstverständlich die anderen Potentiale durch Anlagerungen und Umformungen weiter ausdifferenziert und eine neue Qualität in der Evolution des Menschlichen erlangt.

5. Die außerordentlich vielfältigen **Kombinationsmöglichkeiten (Vermischungen)** der 4 Potentiale werden als wesentlicher Faktor angesehen für die große *Mannigfaltigkeit* der verschiedenen Charaktere, aber auch für die jeweilige psychische Einmaligkeit eines Menschen, für die besondere *Individualität* einer Persönlichkeit.
Aus der möglichen Vielfalt sollen einige Strukturen hervorgehoben werden:

a) Am einfachsten ist der spezifische Individualitätstyp bei den von K. Leonhard (1968) beschriebenen **Akzentuierten Persönlichkeiten** zu erkennen, bei denen *ein* Potential (bzw. Anteile daraus) besonders akzentuiert entwickelt und überwiegend dominant/verhaltensbestimmend ist.

b) Die Persönlichkeitsstruktur eines Menschen wird wahrscheinlich häufig vordergründig von *zwei* dominanten Potentialen bestimmt, die in der individuellen Grundstruktur am stärksten ausgeprägt sind: **als duale Struktur,** die ebenfalls (rein phänomenologisch) in der psychotherapeutischen Fachliteratur häufig erwähnt wird (s. Höck und König, 1976, S. 144).

Bei einer genaueren Analyse dieser Strukturen (auf der Basis der evolutiven Zuordnung der Grundpotentiale in der vorher begründeten Reihenfolge ergibt sich für die 6 dualen Kombinationsmöglichkeiten (1–2 : 3–4; 1–4 : 2–3; 1–3 : 2–4) ein deutlich erkennbares **Prinzip der psychischen Komplementarität** (das an anderer Stelle ausführlicher beschrieben sein wird). Es sei aber hier die Frage gestellt: Könnten wir in dieser psychischen Komplementarität nicht auch evtl. einen evolutiven Sinnbezug erkennen?

c) **Bei den trialen Strukturen** sind *drei* Potentiale etwa gleich stark entfaltet (oder: jeweils eins von den 4 Potentialen nicht oder kaum entwickelt, mehr oder weniger verkümmert). Im Vergleich zu a) und b) handelt es sich hier aber um differenziertere Strukturen mit einer größeren Entfaltungsbreite. Frage: Könnte es sein, daß sich — überwiegend — durch die sozial-gesellschaftlichen Bedingungen der Vergangenheit (mit tradierten sozialen Rollenverteilungen) möglicherweise die Kombinationen

4 | häufiger/stärker bei Männern 1——2	und	3 | häufiger/stärker bei Frauen 1——2

(Pot. 3 > ♀? — Pot. 4 > ♂?)
realisiert/entwickelt haben? (Vgl. Tab. 1.)

d) **Die integrale Persönlichkeit:** Alle *vier* Potentiale sind ganzheitlich positiv entwickelt und in die Gesamtpersönlichkeit integriert. Menschen mit dieser Charakterentfaltung sind keine absolute Seltenheit. Nach diesem Konzept entsprechen sie der oft zitierten allseitig entfalteten Persönlichkeit. Ein Unfehlbarkeitsanspruch besteht nicht, aber ein solcher Mensch hat z. B. folgende Charakterqualitäten/Verhaltensfähigkeiten in sich entfaltet/verwirklicht:

aus dem **Archischen:** (1. Potential)	Zuverlässigkeit, Sachlichkeit, Fleiß, Stabilität, Ordnungssinn, Disziplin, Konsequenz und Gerechtigkeit;
aus dem **Dynamischen:** (2. Potential)	Risikobereitschaft, Initiative, Flexibilität, Schönheitssinn, Toleranz und Fortschrittlichkeit;
aus dem **Emotiven:** (3. Potential)	Mitgefühl, Güte, Hilfsbereitschaft, Verträglichkeit, Einfühlungsvermögen, Friedfertigkeit;
aus dem **Kontemplativen:** (4. Potential)	Autonomes Denken und Werten, Kritikfähigkeit, Wahrheitssuche und Kreativität.

6. Zur postnatalen Ontogenese des Psychischen:

— Alle vier Potentiale reifen von Anfang an — nebeneinander und heterochron — in spezifischer *Umweltabhängigkeit*;

— für ihre positive Ausreifung und Entfaltung sind bestimmte *Altersphasen* in der Ontogenese besonders bedeutsam. Diese spiegeln im Vergleich zur Phylogenese — gerade im Sinne der typisch menschlichen Entwicklungsdifferenzierung — keine einfache, sondern eine speziell variierte Rekapitulation wider.

— Im Reifungsprozeß des Psychischen realisiert sich insbesondere auch die dialektische Wechselwirkung zwischen
der Ebene des Emotional-Affektiven (Potentiale der psychischen Grundstruktur) und
der Ebene des Rational-Kognitiven (der Intelligenz), s. S. 177.

7. Abschließend wird als **grundsätzliche Frage** die in diesem Konzept vorgestellte prinzipielle (gesetzmäßige?) Zuordnung der einzelnen Strukturanteile/Möglichkeitsfelder/Potentiale zur Diskussion gestellt, die eine (hypothetisch angenommene) aufsteigende **Linie in der evolutiven Höherentwicklung des Psychischen** zum Inhalt hat. Sollte es eine andere Zuordnung geben, die eine größere Relevanz bzw. Annahmeberechtigung besitzt?
Es ergeben sich weiterhin vielfältige Fragen im Detail, insbesondere an die interdisziplinär angrenzenden Bereiche der Gesellschafts- und Bio-Wissenschaften.
J. Erpenbeck und H. Hörz (1977) forderten in den zusammenfassenden Schlußbemerkungen ihres Buches dazu auf, sich „um die ontogenetische und phylogenetische Entwicklung des Psychischen" zu bemühen.
Vielleicht kann das hier vorgestellte Konzept als ein Diskussionsbeitrag dazu angesehen werden.
Es handelt sich nicht um ein empirisch-theoretisch abgesichertes Modell, sondern um einen aus den Bedürfnissen der medizinischen/psychotherapeutischen Praxis entstandenen Versuch einer synoptisch-mehrdimensionalen Synthese mit Fragen an die interdisziplinären Wissenschafts-Theoretiker.

Literatur

Baumann, R. und K. Hecht (Hrsg.): Stress Neurose Herz-Kreislauf. Berlin: VEB Deutscher Verlag der Wissenschaften 1977.

Ermisch, A.: Gehirne und Gefühle. Leipzig, Jena, Berlin: Urania-Verlag 1985.

Erpenbeck, J.; H. Hörz: Philosophie contra Naturwissenschaft? Berlin: Deutscher Verlag der Wissenschaften 1977.

Freye, H.-A.: Der Mensch als biopsychosoziale Einheit. Deutsche Zeitschrift für Philosophie **33** (1985), H. 2, 135.

Fuchs-Kittowski, K.: Der Mensch als biopsychosoziale Einheit. Deutsche Zeitschrift für Philosophie **33** (1985), H. 3, 226.

Geissler, E.: Der Mensch als biopsychosoziale Einheit. Deutsche Zeitschrift für Philosophie **33** (1985), H. 2, 138.

Hassenstein, B.: Verhaltensbiologie des Kindes. München—Zürich: Verlag R. Piper & Co. 1980.

Höck, K. und W. König: Neurosenlehre und Psychotherapie. Jena: VEB Gustav Fischer Verlag 1976.

Hörz, H. E. und H. Hörz: Dialektik von genetischen Grundlagen und gesellschaftlicher Entwicklung des Menschen. Deutsche Zeitschrift für Philosophie 1973, H. 9, S. 1061.

Hörz, H. und K.-F. Wessel: Philosophische Entwicklungstheorie. Berlin: VEB Deutscher Verlag der Wissenschaften 1983.

Johst, V. (Hrsg.): Biologische Verhaltensforschung am Menschen. Berlin: Akademie-Verlag 1982.

Klix, F.: Über einige Zusammenhänge zwischen Allgemeiner Psychologie, Neurosenlehre und Psychotherapie. Ztschr. f. Psychol., Suppl. 1 (1981), 9—16.

Löther, R. (Hrsg.): Biologische Evolutionstheorie und Medizin. Jena: VEB Gustav Fischer Verlag 1982.

KOSSAKOWSKI, A. (Hrsg.): Psychologie im Sozialismus. Berlin: VEB Deutscher Verlag der Wissenschaften 1980.

KRETSCHMER, E.: Körperbau und Charakter. Berlin: Verlag Julius Springer 1929.

LEONHARD, K.: Akzentuierte Persönlichkeiten. Berlin: VEB Verlag Volk und Gesundheit 1968.

MEHLHORN, G. und H.-G. MEHLHORN: Begabung — Schöpfertum — Persönlichkeit. Berlin: Akademie-Verlag 1985.

SCHMIDT-KOLMER, E.: Frühe Kindheit. Berlin: Verlag Volk und Wissen 1984.

SEIDEL, K. und H. SZEWCZYK (Hrsg.): Psychopathologie. Berlin: VEB Deutscher Verlag der Wissenschaften 1978.

SIMONOV, P.: Höhere Nerventätigkeit des Menschen — Motivationelle und emotionale Aspekte. Berlin: VEB Verlag Volk und Gesundheit 1982.

STEENBECK, M. und W. SCHELER: Essay über den Einfluß von genetischem und gesellschaftlichem Erbe auf das Verhältnis Mensch—Gesellschaft. Deutsche Zeitschrift für Philosophie **21** (1973), H. 7, 781—798.

STEPHAN, B.: Der Mensch als biopsychosoziale Einheit. Deutsche Zeitschrift für Philosophie **33** (1985), H. 2, 153.

RIEMANN, F.: Grundformen der Angst — Eine tiefenpsychologische Studie. München—Basel: Ernst Reinhardt Verlag 1975, 9. Aufl.

TEMBROCK, G., E. GEISSLER und W. SCHELER (Hrsg.): Philosophische und ethische Probleme der modernen Verhaltensforschung. Berlin: Akademie-Verlag 1978. VI. Kühlungsborner Kolloquium.

ULRICH, G.: Konzepte der psychobiologischen Konstitutions- und Dispositionsforschung. Fortschr. Neurol. Psychiat. **49** (1981), H. 8, 295—312.

WESSEL, K.-F.: Pädagogik in Philosophie und Praxis. Berlin: VEB Deutscher Verlag der Wissenschaften 1975.

WOLF, G.: Neurobiologie — Vom Molekül zum Verhalten. Berlin: Akademie-Verlag 1976 (WTB Bd. 120).

Zur biotischen und sozialen Evolution der Wertung

J. ERPENBECK

Die evolutionäre Erkenntnistheorie ist gegenwärtig, sowohl was den Begriff selbst als auch was ihre Intentionen betrifft, im Schwange: In den westeuropäischen Ländern an die Arbeiten von K. LORENZ, R. RIEDL und G. VOLLMER in den angelsächsischen Ländern an D. CAMPBELL und K. POPPER anknüpfend, hat sich ein Theoriengebäude entwickelt, das von sich selbst behauptet, die quasi „endgültige" Lösung des Erkenntnisproblems in der Tasche zu haben. Der Grundgedanke ist dabei, die biotische Evolution des Erkenntnisapparates zu verfolgen, die immer adäquatere Widerspiegelung äußerer Gegebenheiten als ein durch Mutation und Selektion entstandenes Produkt evolutiver Passung zu begreifen und die neue, menschliche Qualität des Erkennens durch Analogieschlüsse herauszufinden. — Tatsächlich hat dieser Zugang unser Verständnis des Erkenntnisprozesses, oder besser: von dessen biotischen Grundlagen, wesentlich vertieft. Auch die erwähnten Analogiebildungen sind interessant und aufschlußreich, weisen sie doch auf die **Formen** der Entwicklung menschlichen Wissens hin.

Natürlich gab und gibt es ernstzunehmende Kritiken an dieser evolutionären Erkenntnistheorie, und zwar schon recht massive im Lager der nichtmarxistischen Philosophie selbst. So wird gegen die Position des „hypothetischen Realismus" Front gemacht, es wird oft behauptet, die Theorie sei überhaupt keine philosophische, sondern eine Kette philosophischer Kurzschlüsse, die auf einzelwissenschaftlichem Material ruhe, vor allem aber: sie sei eben nur eine Theorie über die **Bedingungen** des Erkennens, keine wirkliche Erkenntnistheorie, da sie auf die Kernfrage, was Wahrheit sei, eigentlich keine Antwort gebe.

Die marxistische Analyse übt in gewisser Weise noch radikalere Kritik. Aber gerade weil sie von einem materialistischen Grundstandpunkt und keinem wie immer gearteten, bloß realistischen ausgeht, kann sie die materialistischen Begründungsimplikate der evolutionären Erkenntnistheorie einordnen und verwenden, ohne sie zu verdammen oder auch zu einer Universallösung hochzustilisieren. Hauptkritikpunkt marxistischer Überlegungen ist, daß die biotische Evolution nichts über die Entwicklung der menschlichen Gesellschaftlichkeit, nichts über die Entstehung von Arbeit, Sprache, Bewußtsein und damit Erkennen im eigentlichen, menschlichen Sinne auszusagen vermag. Für das marxistische Denken ist die biotische Evolution Grundlage und Voraussetzung der gesellschaftlichen Entwicklung, die philosophischen Aspekte der evolutionären Erkenntnistheorie gehören folglich, soweit sie interessante und wichtige Weiterentwicklungen enthalten — und davon gibt es eine ganze Menge —, in das Gebäude einer philosophischen Entwicklungstheorie eingebettet. Ausgehend von der durch H. HÖRZ und K. F. WESSEL sehr weitgehend ausgearbeiteten philosophischen, marxistischen Ent-

wicklungstheorie gelingt es, wie in unserem Bereich durchgeführte Untersuchungen gezeigt haben, diese Ergebnisse dialektisch aufzuheben, und das heißt: für unsere Weltanschauung nutzbar zu machen.
Der interessanteste Grundgedanke der evolutionären Erkenntnistheorie ist fraglos der, die Evolution der vorsprachlichen Mechanismen zu verfolgen, die im tierischen Bereich eine immer differenziertere adäquatere Abbildung der Wirklichkeit erlauben und damit ein immer variantenreicheres Verhalten innerhalb der jeweiligen biotischen Umgebung gestatten. Die sich auf dieser Basis entwickelnde menschliche Sprache nutzt bereits vorsprachlich gebildete Klassifikate; sofern sie verhaltenswichtig sind, werden sie im Verlauf der Sprachevolution zunehmend sprachlich „belegt". Damit gehen natürlich auch Gegebenheiten des Umgangs, der Verknüpfung und Reihung der vorsprachlichen Klassifikate auf die Sprache selbst über, wie Hildebrand und Nilshon sehr einleuchtend gezeigt hat. Vor allem eines der wichtigsten Prinzipien aller kognitiver Prozesse, das der Invariantenbildung, verbindet den vorsprachlich-tierischen Widerspiegelungsprozeß und den sprachlich-menschlichen Erkenntnisprozeß. Daraus lassen sich weitgehende Schlußfolgerungen ziehen, auf die ich jetzt nicht eingehen will.
Stattdessen möchte ich auf den anderen Zweig von Widerspiegelungsresultaten, die bereits im biotischen Bereich auftreten, aber auf menschlich-gesellschaftlichem, sprachlichem Niveau einen qualitativ neuen Charakter gewinnen, eingehen: auf die Wertungen. Es läßt sich zeigen, daß sich die biotische Evolution von Vorformen der Erkenntnis im engeren Sinne einerseits, der Wertung andererseits, schon recht früh in der biotischen Evolution differenzieren lassen. Die Evolution der Wertungsinstanzen läßt sich nun völlig analog der der „Erkenntnisinstanzen" im einzelnen verfolgen; tatsächlich hat das die „evolutionäre Erkenntnistheorie" bereits weitgehend getan, indem sie zwischen beidem nicht sauber oder überhaupt nicht differenzierte. Das Ergebnis derartiger Überlegungen könnte dann eine evolutionäre Wertungstheorie sein.
Sie wäre, ähnlich wie die evolutionäre Erkenntnistheorie, nicht eine philosophische Wertungstheorie im eigentlichen Sinne, erst recht keine Lösung des Wertungsproblems, weder von nichtmarxistischen noch von marxistischen Positionen aus. Sie wäre aber eine interessante einzelwissenschaftliche Begründungswissenschaft mit vielen wichtigen philosophischen Konsequenzen.
Ein solches Programm habe ich nun in Vorbereitung meiner Untersuchungen zur Motivationspsychologie und ihren philosophischen Konsequenzen durchzuspielen versucht. Ich möchte die Resultate kurz und unvollständig resumieren:

1. Innerhalb der **biologischen Evolution des Verhaltens** läßt sich mit K. Lorenz von den primitivsten bis zu den höchsten biologischen Verhaltensleistungen zwischen **vier Grundelementen** unterscheiden:

- der historisch-genetisch verankerten Information über Umgebung und Umwelt,
- der aktuell aufgenommenen strukturell-funktionellen Information über Umgebung und Umwelt,
- der Wertung der aktuellen, strukturell-funktionellen Information durch den Organismus und
- der Verhaltensentscheidung, Verhaltensauslösung und Handlung.

2. Der Begriff der Erkenntnis — hier im vormenschlichen, biologischen Sinne — wird in bezug auf die Verhaltensevolution in mindestens zwei deutlich voneinander verschiedenen Bedeutungen benutzt. Der **engere Erkenntnisbegriff** bezeichnet lediglich den

objektiven Informationsgehalt einer Widerspiegelung und umfaßt a) phylogenetisch entstandene bzw. b) ontogenetisch erworbene und abgespeicherte Informationen sowie c) aktuelle widergespiegelte, strukturell-funktionelle Informationen, also insgesamt die Grundelemente 1. und 2. des Verhaltens. Der **weitere Erkenntnisbegriff** umfaßt den gesamten Zusammenhang zwischen Widerspiegelungsinhalt, Wertung und gerichteter Wirkung bis hin zum materiellen Resultat dieser Wirkung, also alle 4 Grundelemente des Verhaltens.

3. Die Evolution der Erkenntnis im weiteren Sinne läßt sich dann als **Evolution der Erkenntnis im engeren Sinne und der Wertung** — beide auf Verhaltensentscheidung, Verhaltensauslösung und Handlung gerichtet — darstellen. Diese Aufteilung läßt sich zugleich physiologisch belegen.

4. Innerhalb der Wertungsevolution werden **Wertungsmechanismen** niedrigerer Strukturniveaus „weiterverwendet", **„überformt"**. Dabei „rutschen" objektive Bewertungen der biologischen Individuen und Arten durch die Umwelt im Verlauf des Evolutionsprozesses zunehmend als „eigentliche" Wertungen in die Individuen hinein. **Außenwertungen werden zu Innenwertungen.**

5. Eine verallgemeinernde Diskussion der „Biologie der Erkenntnis" erfordert neben der Behandlung bestimmter philosophisch-methodologischer Grundlagen (statistische Determination, materielle Strukturniveaus) die Analyse der **Invariantenbildung** im Widerspiegelungsprozeß, zusammenhängend mit **Erkenntnis im engeren Sinne,** und der **Zweckbildung,** zusammenhängend mit **Wertungsprozessen.**

6. Wertungen treten als Vor-Urteile auf der Grundlage von Erkenntnissen im engeren Sinne unter der Grundbedingung statistischer Determination (statistischer Gesetzeszusammenhänge zwischen höheren und niedrigeren Strukturniveaus) auf mit dem Ziel einer Entscheidungsfindung (im nichtalgorithmischen, also heuristischen Sinne). Wo **heuristische Entscheidungsprozesse notwendig werden, treten Wertungen auf** und vice versa.

7. Wertungen verankern in Form statistischer Zusammenhänge Gesetzmäßigkeiten höherer (Gruppe, Art) oder niedrigerer Strukturniveaus (Organe, biologische Teilfunktionen) im entscheidenden, handelnden biologischen Individuum. Gewertet wird unter dem Aspekt des **unmittelbaren** (Vorformen **hedonistischer** Wertungen) oder **mittelbaren** Abbaus von Appetenzen (Vorformen **utilitaristischer** Wertungen). Alle derartigen biologischen Wertungen sind **Vorformen** von Emotion und Motivation beim Menschen.

8. Die **Grenze** einer „Biologie der Erkenntnis" liegt im Übergang zur menschlichen Gesellschaftlichkeit. Dieser wirft zwei Probleme auf: Zum einen ist nach dem qualitativen Sprung **zwischen** der tierischen Sozietät und der menschlichen Gesellschaft, zum anderen ist nach den qualitativen Strukturniveaus **innerhalb** der menschlichen Gesellschaft gefragt.

Diese qualitativen Sprünge aufzuklären, ihre Grundlagen und Folgen zu erfassen, wäre aber Aufgabe einer marxistisch orientierten „evolutionären Wertungstheorie", will man einen solchen ziemlich irreführenden Titel einmal benutzen. Dafür sind zwei Untersuchungsgegenstände konstituierend. Zum einen muß herausgefunden werden, wie sich im gesellschaftlichen Bereich neue, gesellschaftsorganisierende Wertungen, darunter insbesondere ethisch-moralische und politische, entwickelten, wie diese zusammenhängen, aber auch, wie sie sich differenzieren. Zum anderen muß aber auch aufgeklärt werden, wie solche Wertungen, einmal gesellschaftlich produziert, immer wieder so zu Emotionen und Motivationen, also zu **Wertungen des konkreten menschlichen Individuums** „untersetzt", wie sie in jeder Generation neu **interiorisiert** werden, um gesellschaftlich wirksam zu werden, denn: die bestgemeinten ethisch-moralischen oder politisch-ideologischen Wertungen bleiben gesellschaftlich wirkungslos, wenn sie nicht von den die gesellschaftliche Bewegung und Entwicklung maßgeblich determinierenden Individuen interiorisiert worden sind. Zu dieser letzten Frage hat H. Hörz, die Entwicklung der Persönlichkeit in den Blickpunkt rückend, wichtige und detailreiche Ergebnisse beigebracht. Eine Summe ihrer Auffassung kann man in der Äußerung sehen: „Ohne die prinzipielle Position, die der historische Materialismus einnimmt, ist keine wissenschaftliche Persönlichkeitsauffassung zu entwickeln. Sie erst gestattet, auch psychisches Verhalten, ideelle Triebkräfte, moralische Stimuli, Formen der Sexualität usw. zu erklären, nicht indem alles auf materielle gesellschaftliche Verhältnisse zurückgeführt wird, sondern durch Aufdeckung der gesellschaftlichen Modifikation biologischer Verhaltensweisen, der materiellen Determination der Psyche usw. ... Der dialektische und historische Materialismus bedarf keiner prinzipiellen Ergänzung durch psychoanalytische Trieblehren, wohl aber schafft er philosophische, erkenntnistheoretische und methodologische Klarheit über die Nützlichkeit psychologischer Untersuchungen, deren wissenschaftliche Ergebnisse erst das Material für ein tieferes Verständnis philosophischer Aussagen über das Wesen des Menschen liefern."

Ausgehend von einer solchen Auffassung des Verhältnisses von Psychologie und marxistischer Philosophie ist es möglich, genauer die gesellschaftliche Modifikation biotischer Verhaltensweisen in bezug auf eine gesellschaftliche Überformung biotischer Wertungsinstanzen herauszuarbeiten. Es ergibt sich eine Art Stufenfolge grundlegender Wertungsarten, die ich in einem Schema zusammenzufassen versucht habe:

Wertungsart:	Wertung, antizipierend gerichtet auf:
Hedonistische Wertung (Vorformen)	Primäre Ziele
Utilitaristische Wertung (Vorformen)	Mittel zur Erreichung von primären (später auch sekundären) Zielen
Vertauschungswertung u. a. ästhetische Wertung als Vertauschung von Gebrauchswert und Gestaltwert (Vorformen)	Ziel-Mittel-Vertauschung
Gesellschaftsorganisierende Wertungen:	
Ethisch-moralische Wertung	Soziale Mittel „homogener" gesellschaftlicher Organisation
Politisch-ideologische Wertung	Soziale Mittel „inhomogener" gesellschaftlicher Organisation, insbesondere von Klassengesellschaften

Die Bezeichnung der ersten drei aufgeführten Wertungsarten als „Vorformen" hängt

damit zusammen, daß der Sprung in die jeweils menschliche Qualität deutlich markiert werden muß.
Zum anderen läßt sich auf diesem Wege, durch sorgfältige Analyse insbesondere motivationspsychologischen Materials eine konsistente Auffassung über den Prozeß der Reproduktion und Produktion gesellschaftlicher, insbesondere ethisch-moralischer und politisch-ideologischer Wertungen gewinnen. Dazu nur einige Andeutungen.
Ausgangspunkt sei die **Existenz bestimmter Wertungen** — Individual-, Gruppen-, Schichten-, Klassen-, National-, Gesellschafts-, Menschheitswertungen — zu einem bestimmten historischen Zeitpunkt. Diese können von einem konkreten Individuum **gelernt** werden: Sie sind ihm damit ihrem Inhalt nach **bekannt**, aber nicht „interiorisiert" (das heißt: zu Emotionen und Motivationen, also „eigentlichen" Wertungen dieses konkreten Individuums, umgewandelt). Diese Wertungen wurden zuvor in verschiedenen gesellschaftlichen Prozessen (Praxis, Arbeit, Spiel, theoretische — z. B. wissenschaftliche oder künstlerische — Tätigkeit als „allgemeine Arbeit") aus objektiven Gesetzen, Erfahrungen, Vermutungen usw. gewonnen.
Gleichzeitig existieren für das konkrete Individuum aus gesellschaftlichen Entscheidungssituationen mittelbar oder unmittelbar abgeleitete **individuelle Entscheidungssituationen,** die nicht allein unter Zuhilfenahme des von ihm bereits akkumulierten Wissens oder der bereits interiorisierten Wertungen bewältigt werden können, sondern die Verwendung wenigstens einer der bloß bekannten, gelernten Wertungen oder auch ganz neuer Wertungen verlangen. Es geht dabei um Entscheidungssituationen im Bereich der Empfindung und Wahrnehmung, der Urteilsbildung, der Klassifizierung und Begriffsbildung, des Lernens und Behaltens, des Sprachverstehens und der Sprachverwendung, des Denkens und Problemlösens, des unmittelbaren Handelns. Dies schließt also auch alle durch Zeichen vermittelten Entscheidungssituationen wie Entscheidungen über Zeichenverwendungen selbst mit ein! Eine individuelle Entscheidungssituation führt zu kognitiver Dissonanz des konkreten Individuums, zur **Labilisierung und Instabilität** seines inneren Zustandes durch Ungewißheit, durch den subjektiven Widerspruch; dies ist entscheidende Voraussetzung der Interiorisation.
Es erfolgt schließlich die **individuelle Entscheidung** gemäß vorhandenen Erkenntnissen im engeren Sinne als Vorwissen, bereits früher vorhandenen Motivationen und Emotionen und unter Zuhilfenahme wenigstens einer der bloß bekannten, gelernten oder der neuen Wertungen.
Danach wird die **entscheidungsgemäße Handlung,** meist im Rahmen gesellschaftlicher Kooperation und Kommunikation, in Form einer tatsächlichen oder geistigen Handlung ausgeführt.
Das Handlungsergebnis wird zunächst individuell, später gesellschaftlich, auf seine Adäquatheit hin **überprüft.** Die Adäquatheit wird dabei als Handlungserfolg bestimmt. Wird eine Handlung als erfolgreich eingeschätzt, kommt es zu einer komplexen individuellen **Abspeicherung von Erkenntnissen, Entscheidungen und Handlungsergebnissen zusammen** mit den zum Handlungserfolg führenden interiorisierten, aber auch mit den vorher bloß bekannten, gelernten oder den neuen **Wertungen.** Bei Mißerfolg kommt es zur Ablehnung der bloß bekannten, gelernten, der neuen, möglicherweise auch zur **Lösung** der früher schon interiorisierten Wertungen. Dabei führt natürlich keineswegs jeder Handlungserfolg zur Interiorisation und jeder Mißerfolg zur Löschung der Wertungen. Für die Bewertung als Erfolg oder Mißerfolg ist die gesellschaftliche Einschätzung wesentliches Kriterium.

Die interiorisierten oder abgelehnten Wertungen werden wiederum gesellschaftlich kommuniziert, bis hin zur Entstehung eines **„gesellschaftlichen Mittelwertes“** in Form von Normen- und Wertsystemen, deren Durchsetzungen durch Sanktionen und Institutionen befördert werden und die damit auf weitere Interiorisationsprozesse zurückwirken.

Bewähren sich auf solche Weise gesellschaftlich bereits existierende Normen und Wertungen, werden diese auf die beschriebene Weise — und notwendig in jeder Generation neu — **reproduziert**. Das konkrete Individuum kann aber, wie erwähnt, aufgrund seiner Erfahrungen und Erkenntnisse im engeren Sinne auch gesellschaftliche Wertungen antizipierend **neu produzieren**, die bisher noch nicht existierten, und die gesellschaftlich kommunizieren. Bewähren sich derartige von vielen zugleich antizipierte Wertungen in der gesellschaftlichen Praxis und werden deshalb innerhalb eines gesellschaftlichen Kommunikations- und Entscheidungsprozesses akzeptiert, so kann man von einer **erweiterten Reproduktion der Normen- und Wertsysteme** sprechen.

Abschließend läßt sich also feststellen, daß die Untersuchung der biotischen Evolution von Wertungsmechanismen und -formen wertvolle Hinweise auch für deren Weiterentwicklung im menschlich-gesellschaftlichen liefert. Sie muß aber durch die Untersuchung der neuen Entwicklungsqualität gesellschafts-organisierender, insbesondere ethisch-moralischer oder politisch-ideologischer Wertungen ergänzt werden. Nur auf diesem Wege kann der Mechanismus der Produktion und Reproduktion von Wertungen zunehmend erfaßt werden.

Zur Aneignung des gesellschaftlichen Wesens in der frühen Kindheit, vermittelt über die psycho-physische Regulation der Tätigkeit

E. Schmidt-Kolmer

Das menschliche Individuum wird nicht in die freie Natur, sondern in eine von seinen Vorfahren künstlich geschaffene Welt — die Gesellschaft — geboren.
Sein gesellschaftliches Wesen erwirbt der Mensch erst nach der Geburt in der Wechselwirkung mit seiner Umwelt.
Als pränatal fast ausschließlich genetisch gesteuertes Wesen befindet er sich ab der Geburt in einem überbiologischen System völlig neuer Lebensverhältnisse, das die höchste Organisationsform der Materie darstellt, dessen Teil und Träger er wird. Es bedarf einer jahrelangen Auseinandersetzung, eines jahrelangen Aneignungsprozesses, um Teil, Träger und Mitgestalter des jeweils historisch-konkreten Ensembles der gesellschaftlichen Verhältnisse zu werden. Das menschliche Individuum kann seine Entwicklung nur im Rahmen und durch die Teilnahme am gesellschaftlich-kooperativen Produktions- und Reproduktionsprozeß sichern. Um den Anforderungen im Rahmen der Gesellschaftsformation Herr zu werden, genügen die genetischen Regulationsmöglichkeiten auf biologischer Ebene nicht.
Das Kind muß sich die gesellschaftlich entstandenen menschlichen Wesenskräfte, das Können und Wissen aneignen, das die Menschheit durch gesellschaftliche Arbeit als materiellen und geistigen Reichtum produziert, in den Werkzeugen und Gebrauchsgegenständen wie in Sprache und Schrift fixiert und vergegenständlicht, von Generation zu Generation weitergibt. Diese Weitergabe und Reproduktion menschlicher Fähigkeiten erfolgt in der menschlichen Tätigkeit, in der Wechselwirkung mit der gesellschaftlichen Umwelt, vermittelt über die psychische Widerspiegelung als Ergebnis der höchsten Form der Informationsverarbeitung in der Hirnrinde.
Die Entwicklung zu einer menschlichen Persönlichkeit vollzieht sich in mehreren Schritten der individuellen Vergesellschaftung. Diese Vergesellschaftung erfolgt als Wechselwirkungsprozeß, bei dem das Kind seine Handlungsfähigkeit und soziale Kompetenz in qualitativen Sprüngen aktiv erwirbt und seine gegenständliche und personelle Umwelt ihm die menschlichen Wesenskräfte vermittelt. Diese Vermittlung ermöglicht ihm sein Nervensystem.
Die vor allem durch die signalverarbeitende, durch die höhere Nerventätigkeit bewerkstelligte Integration von Informationen über die Erscheinungen, Zustände und Vorgänge in der Um- wie in der eigenen Innenwelt ermöglicht es dem Menschen, die objektiven materiellen Wechselwirkungen als ideelle psychische Abbilder prozeßhaft widerzuspiegeln, wobei die gewonnene Erkenntnis keine photografische Abbildung, sondern immer eine subjektive, emotional bewertende, dem Zweck der Lebenssicherung entsprechende ist.

Die neurophysiologische Informationsverarbeitung individueller Erfahrungen im praktischen Umgang mit den Gebrauchsgegenständen und Werkzeugen, insbesondere in der Kooperation mit anderen Menschen, hinterlassen Spuren im Substrat des ZNS, die reaktiviert und als Gedächtnisprozesse widergespiegelt werden. Ebenso werden Elemente des gesellschaftlichen Bewußtseins bei der emotionalen, der praktischen wie der sprachlichen Kommunikation und Interaktion mit anderen Menschen vermittelt und durch Informationsverarbeitung in der Hirnrinde in individuelles Bewußtsein transformiert. Ausmaß, Richtung und Charakter dieser Aneignungsprozesse werden determiniert durch die aktive Herstellung von Beziehungen des Kindes mit verschiedenen Ausschnitten aus dem Ensemble der gesellschaftlichen Verhältnisse. Seine Stellung wird von Geburt an von der historisch-konkreten Gesellschaftsformation, von den klassen- bzw. schicht- und gruppenspezifischen Verhältnissen bestimmt, in denen seine Eltern, seine Familie leben. Die Ontogenese des Menschen unterliegt daher in letzter Instanz den Gesetzen des historischen Materialismus, die die gesellschaftliche Entwicklung bestimmen, von der jeweiligen ökonomischen Basis, den Produktivkräften und Produktionsverhältnissen bzw. dem sich darauf aufbauenden gesellschaftlichen Überbau menschlicher Kultur.

Das Entwicklungsniveau der Tätigkeit ist der strukturbildende Faktor, der das Leben des Kindes reguliert und die Züge seiner Persönlichkeit, das Ausmaß seiner subjektiven Individualität und seiner Handlungsfähigkeit bestimmt.

Die **Tätigkeit** in ihren mannigfachen Formen und Arten ist das Mittel, mit dessen Hilfe das Kind von früh an system- und prozeßhaft in Wechselwirkung mit seiner gesellschaftlichen Umwelt, mit den von den Menschen geschaffenen materiellen Gebrauchs- und den ideellen, in Sprache und Schrift fixierten Kulturgütern tritt. Die praktische äußere wie die verinnerlichte geistige Tätigkeit wird ermöglicht durch die informationsverarbeitende, orientierende und die Lebenstätigkeit regulierende Funktionsweise des ZNS, insbesondere durch die signalverarbeitende Funktion der Hirnrinde.

In der Vorbereitung und bei der Durchführung von Handlungen kommt es zur neurobiologischen Informationsverarbeitung der Reize aus der Außenwelt und dem Inneren des Organismus über die drei Aufnahmesysteme der Information — die Interozeptoren, die Sinnesorgane und Exterozeptoren sowie über die Propriozeptoren. Die Spuren sich wiederholender neurobiologischer Prozesse werden als geordnete Muster im materiellen Substrat langzeitig gespeichert. Zur Steuerung der Tätigkeit bilden sich über weite Teile der Hirnrinde reichende Verschaltungen von Neuronenverbänden als funktionelle Systeme heraus, deren Spuren sich bei wiederholenden oder ähnlichen Situationen reaktiviert werden und sich als Prozesse des Erinnerns, Vorstellens, Vergleichens, als Arbeitsgedächtnis usw. psychisch widerspiegeln.

Von kleinauf verinnerlicht das Individuum durch die psychische, subjektive Abbildung der objektiven Vorgänge und der Situation während seiner Tätigkeit seine Beziehungen zur gesellschaftlichen Umwelt. Seine Lebenstätigkeit wird durch diese Beziehungen immer mehr vergesellschaftet. In Abhängigkeit von seinen vererbten bzw. angeborenen individuellen Anlagen wird die Herausbildung der Persönlichkeit des Menschen determiniert durch den Platz, durch die Stellung, die er infolge der Entwicklung seiner Handlungsfähigkeit im Ensemble der gesellschaftlichen Verhältnisse erwirbt und dadurch, wie ihm durch Erziehung und Bildung die Aneignung des gesellschaftlichen Reichtums an Wissen und Können ermöglicht und vermittelt wird. Die subjektive Widerspiegelung des Niveaus seiner Tätigkeit und Beziehungen äußert sich als seine Subjektposition, als seinen Ich-Bezug zur Welt, als physische, psychische und soziale Befindlichkeit.

Wie geht die Vergesellschaftung, die Tätigkeits- und Persönlichkeitsentwicklung des Kindes vor sich?

Sie erfolgt von Geburt an nicht linear, sondern diskontinuierlich durch Entstehen immer neuer, immer umfangreicherer Systeme der Wechselbeziehungen, mit Wechsel der dominierenden Tätigkeit und der dabei sich herausbildenden Abbildprozesse der objektiven Realität. Die Herausbildung neuer Systeme vollzieht sich als Negation der Negation. Elemente des Neuen bilden sich allmählich im alten, sprengen es schließlich durch ihren Zusammenschluß zu einer neuen Struktur. Im neuen System bleiben Elemente des alten Systems und seiner Gesetzmäßigkeiten bestehen, werden aber den neuen, höheren Regulationen hierarchisch subsumiert.

Solange das Kind im Mutterleib lebt, wird es durch die Lebensweise seiner Mutter nur indirekt von den gesellschaftlichen Verhältnissen beeinflußt, braucht sich aber noch nicht direkt mit ihnen auseinanderzusetzen, da seine gesamte Lebenstätigkeit auf biologischem Wege über die Mutter gesichert und reguliert wird. Der Embryo bzw. der Fetus bildet mit seiner Mutter ein jeweils der Entwicklung seines Organismus entsprechendes dialektisches System.

Wie weit in den letzten Fetalwochen mütterliche psychophysische Prozesse und Zustände sowie Einwirkungen aus der gesellschaftlichen Umwelt bereits regulierend auf seine organismischen Verläufe einwirken, wird erst erforscht.

Vor und bis zur Geburt ist das Kind also noch kein gesellschaftliches Wesen, sondern ein menschliches Individuum mit allen artspezifischen, in seinen Genen in einzigartiger Form gegebenen Potenzen zur Aneignung seines gesellschaftlichen Wesens, zur Herausbildung seiner Rolle als Teil, Träger, Mitgestalter der Gesellschaft.

Mit der Geburt hört der **pränatale** Systemzusammenhang mit seiner Mutter auf. Das Neugeborene muß nunmehr mit seiner neuen gesellschaftlichen Umwelt, mit Mutter und Vater, mit seiner Familie, seinem häuslichen Milieu ein neues Wechselverhältnis einen neuen Systemzusammenhang finden. Es muß seinen gesamten Organismus darauf adaptieren. Dabei verändern sich wesentliche Prozesse der Organe und Organsysteme in Minuten, Stunden, Tagen usw. Zahlreiche neue Funktionen und Funktionsweisen verändern den inneren Systemzusammenhang. Die dabei führenden strukturbestimmenden, den Organismus regulierenden Prozesse sind die sich neu ausbildenden signalverarbeitenden Prozesse der Hirnrinde. In der neuen, aktiven Wechselbeziehung des Kindes mit seiner Umwelt treten alle Sinne in Aktion.

Alle Prozesse der Lebenstätigkeit spielen sich nunmehr in der gesellschaftlichen Umwelt ab, d. h. in den von den Menschen gestalteten, umbauten und durch sie mit Gebrauchsgütern ausgestalteten Räumen. Die Befriedigung der elementaren, sinnlich-vitalen Bedürfnisse des Kindes erfolgt von Anfang an mit Hilfe der von den Menschen produzierten Gegenstände, also in der von den Menschen hervorgebrachten Kulturwelt. Das Kind erwirbt schon früh feste Bedürfnisverhältnisse zu den Gebrauchsgütern seines Alltags. Das gilt nicht nur für die materiellen Kulturgüter, sondern auch für die interpersonellen Beziehungen zu den Menschen in ihren konkret-historischen, klassen- und gruppenspezifischen Verhältnissen, mit ihren spezifisch gesellschaftlichen Verfahren, Sitten und Gebräuchen, ob es sich um Essen oder Trinken, Körperpflege, Bekleidung, Tagesablauf oder die tausend kleinen Dinge des Alltagslebens handelt. Ab der Geburt wird also die Weiterentwicklung der individuellen menschlichen Lebensgeschichte, in oberster Instanz durch gesellschaftliche Gesetzmäßigkeiten vermittelt über die Eigengesetzlichkeit der subjektiven psychischen Widerspiegelung determiniert. Die Erleb-

nisse und Erfahrungen mit der Alltagswelt der Familie wiederholen sich täglich als quasi-identische Repetition über Monate und Jahre. Durch diese tägliche Kontinuität der Wechselbeziehungen in Einheit mit täglicher Variabilität entstehen auf dieser ersten Stufe der Vergesellschaftung tiefwurzelnde menschliche Gewohnheiten.
Die als Gewohnheiten widergespiegelten Spurenmuster funktioneller Systeme der Hirntätigkeit, z. B. die dynamischen Bewegungsstereotype oder die Stereotype auf zeitliche und räumliche Gegebenheiten (Zeitgefühl) sind besonders langlebig, beständig und weitgehend sekundär automatisiert. Sie bestimmen also als erste von klein auf die Regulation der Lebenstätigkeit, die oberste Steuerung des Organismus über die Informationsverarbeitung durch die höhere Nerventätigkeit, inhaltlich determiniert durch die Lebensweise in der Gesellschaft.
Die in der vorsprachlichen Stufe der kindlichen Entwicklung zunächst ausschlaggebenden sinnlich-konkreten und emotional erlebten Einwirkungen der Umwelt führen zur ersten Stufe der Repräsentation der objektiven Realität, zur **sinnlichen Erkenntnis** (Vorstellungen) und zum anschaulich-bildhaften, episodischen Gedächtnis mit stark emotionaler Färbung.
Motivation und Kognition bilden dabei von Anfang an eine dialektische Einheit. Der Ring- bzw. Doppelcharakter der Tätigkeit (Leontjew) bzw. der funktionellen Systeme der Hirntätigkeit (Anochin) bewirkt, daß jede Handlung sich, durch Motivation angetrieben, vom äußeren Orientieren zum inneren Verarbeiten der aufgenommenen Informationen, zum Entscheiden über das Ziel des Handelns auf Grund der Motivation und ihrer emotionalen Widerspiegelung und Bewertung bewegt. Die Interiorisation und subjektive Abbildung der Wirklichkeit beim Orientieren führt ihrerseits zum Aufbau eines subjektiven, ideellen Modells der Handlung und ihres Ergebnisses und zur Ausbildung eines Efferenzprogramms im ZNS für die Steuerung der Handlung. Infolge der efferenten Nervenimpulse kommt es zur Durchführung der Handlung und dabei wieder zum Umschlag in äußeres, materielles Geschehen, in produktive Vergegenständlichung des Interiorisierten. Schließlich erfolgt erneute Interiorisation durch Reafferenz aus dem die Handlung bewerkstelligenden Bewegungsapparat, den inneren Organen und von den Merkmalen des Ergebnisses der Handlung beim orientierenden Vergleich mit dem im Arbeitsgedächtnis produzierten internen Modell auf der Basis der reaktivierten Spurenmuster.
Diese psycho-physischen Prozesse bei der Wechselwirkung zwischen Individuum und Umwelt regulieren und steuern nicht nur die Tätigkeit, sondern auch seine Vergesellschaftung, seine Aneignung der menschlichen Fähigkeiten und die aktive Aufnahme von Beziehungen im Rahmen des Ensembles der gesellschaftlichen Verhältnisse. Durch die wachsende Komplexität von psycho-physischen Prozessen und ihrem hierarchischen Aufbau werden die biologischen Vorgänge des Organismus der gesellschaftlichen Lebensweise des Kindes entsprechend angepaßt und subsumiert.
Die jeweils wirkenden gesellschaftlichen Gesetzmäßigkeiten, die sich aus der Vorgangsweise der das Kind betreuenden und mit ihm in Interaktion und Kommunikation tretenden Menschen wie aus dem Umgang mit den Gebrauchsgütern ergeben, bewirken in Wechselwirkung mit den auf biologischer Ebene wirkenden genetischen und physiologischen Prozessen die individuelle Vergesellschaftung des Kindes, die Entwicklung seiner Handlungs- und sozialen Kompetenz und die Herausbildung seiner einmaligen individuellen Subjektivität, seiner Persönlichkeit.
Die Entwicklung verläuft in Etappen system- und prozeßhaft, in Abhängigkeit von der

Stellung des Kindes und der Art und Weise, wie ihm durch die sozialen Organisationen (Familie, Bildungseinrichtungen usw.) Alltagsnormen, Wertorientierungen, Wissen und Können vermittelt werden und wie es sie sich aktiv und subjektiv bewertend aneignet. Die wichtigsten strukturbildenden Faktoren in der frühen Kindheit sind dabei:

Im ersten Lebensjahr setzt die Entwicklung der höheren Nerventätigkeit bei der Herausbildung der Vorstufen gegenständlicher und kommunikativer Handlungen ein und bei der Widerspiegelung situativer Einwirkungen als sinnliche Erkenntnis.
Vorstufen der spezifisch menschlichen Tätigkeit sind 1. Körperbeherrschung und Willkürbewegungen, einschließlich Sitzen, Stehen, Gehen und die koordinierten Bewegungen von Armen, Händen und Fingern sowie die emotionale Körpersprache bei der Kommunikation (Mimik, Gestik). 2. Erkundungstätigkeit (sensomotorische) bei der Erforschung der Umwelt im Umgang mit den Gegenständen und bei der Nachahmung von Vorgängen. Beim älteren Säugling verbinden sie sich schon zum System der gegenständlichen Operationen und Handlungen sowie der kommunikativen Kooperation mit anderen Personen.

Ab **Ende des 2. Lebenshalbjahres** beginnt eine weitere und höhere Etappe der Vergesellschaftung, der Tätigkeit und psychischen Repräsentation der Wirklichkeit mit dem **Erwerb der Sprache.** Das menschliche Gehirn besitzt die Fähigkeit, die menschliche Sprache als Zeichen und Stellvertreter für andere Reize, als verbale Signale zu verarbeiten. Der Aneignungsprozeß des Spracherwerbs beginnt mit der Ausbildung des Sprachverständnisses (Sprachrezeption). Die von den Betreuern im Umgang mit dem Kind wiederholt für Dinge und Vorgänge geäußerten Bezeichnungen gehören für den Säugling zunächst gleichwertig zum jeweiligen Situationskomplex. Allmählich aber sondern sie sich als beständigstes Signal bestimmter Situationen aus und werden Auslöser der Reaktion des Kindes, stellvertretend für die übrigen Situationsreize auch in deren Abwesenheit. Die verbalen Signale erhalten Bedeutung als Zeichen (Bezeichnung) für einen ganzen Komplex sinnlich-konkreter Einwirkungen — sie werden „verstanden“. Durch die Herausbildung des Sprachverständnisses entsteht ein neues System der Wechselbeziehungen des Kindes mit seiner Umwelt. Die von den Erwachsenen geäußerten sprachlichen Instruktionen beginnen die Handlungen des Kindes zu regulieren. Die strukturbestimmende Dominanz verbaler Signale in der höheren Nerventätigkeit verändert die subjektive Repräsentanz der Wirklichkeit wie das System der Tätigkeit tiefgreifend.

Eine weitere Umwandlung im System der Wechselbeziehungen, der Tätigkeit und damit der Widerspiegelung der objektiven Realität vollzieht sich dann **im 2. und 3. Lebensjahr** mit dem Einsetzen der Sprachproduktion (äußeres und inneres Sprechen) des Kindes. Sobald sich die kommunikative und Erkenntnisfunktion der Sprache mit ihrer regulativen verbunden haben, erhält die psychische Abbildung der objektiven Realität „bewußten“ Charakter. Das sprachlich-begriffliche Denken und das semantische Wortgedächtnis entstehen. In diesem höchsten System der psychischen Abbildung und des inneren Operierens bleiben aber stets Elemente des Systems der sinnlichen Erkenntnis, die bildhaft-anschaulichen Vorstellungen, das episodische Gedächtnis aufgehoben und mit ihm hierarchisch verknüpft.

Über die sprachliche Kommunikation vermitteln die Erwachsenen dem Kind zusätzlich zu dessen individuellen Erfahrungen in seiner Umwelt wachsende Ausschnitte des gesellschaftlichen Bewußtseins auf mündlichem Wege, auch wenn es sie praktisch-anschau-

lich nicht erlebt, sondern nur auf Vorstellungs- und Denkebene durch geistige Tätigkeit erfassen kann.
Die Aneignung der **Schriftzeichen**, die dem Kind den Zugang zu dem in Schriftform vorhandenen kulturellen Erbe der menschlichen Gesellschaft eröffnet, bedeutet einen weiteren qualitativen Sprung in der individuellen Vergesellschaftung und der Herausbildung der individuellen Subjektivität des Kindes. Die gewaltige Speicherkapazität des Gehirns ermöglicht es jedem einzelnen, durch Verinnerlichung des gesellschaftlichen Reichtums und durch eigene schöpferische Beiträge immer mehr Subjekt der Verhältnisse, eine immer reichere Persönlichkeit zu werden. Durch die neurobiologische Informationsverarbeitung verbaler und nonverbaler Signale und die dadurch bewirkte bewußte Abbildung der Realität vermag er dann als Subjekt seiner gesellschaftlichen Handlungsfähigkeit und sozialen Kompetenz seine Lebenstätigkeit psychophysisch zu regulieren, wobei auf der biologischen Ebene des Organismus und seiner Teilsysteme genetische und physiologische Gesetzmäßigkeiten weiterwirken.
Wenn wir den Menschen nicht enthumanisieren und sozusagen zu einer „Überlebensmaschine" seiner Gene machen wollen, so müssen wir sein gesellschaftliches Wesen als seine eigentliche menschliche Qualität anerkennen. Seine artspezifischen Gene sind dafür Voraussetzung und Potenz. Inhalt und Determinanten seines menschlichen Seins sind aber seine erworbenen menschlichen Fähigkeiten, sein Wissen und Können, seine Stellung und seine Beziehungen in der Gesellschaft, sein menschliches Bewußtsein.

Literatur

Anochin, P. K.: Das funktionelle System als Grundlage der Architektur des Verhaltensaktes, G. Fischer Verlag, Jena 1978.

Leontjew, A. N.: Tätigkeit, Bewußtsein, Persönlichkeit, Bd. 1, Beiträge zur Psychologie, Volk und Wissen Verlag, Berlin 1979.

Schmidt-Kolmer, E.: Frühe Kindheit, Bd. 18, Beiträge zur Psychologie, Volk und Wissen Verlag, Berlin 1984.

Mensch — Wissenschaft — Humanismus: Eine neue Synthese

I. T. Frolow, G. L. Belkina

Heute braucht man bereits nicht mehr die Aktualität humanistischer Probleme für die jetzige Wissenschaft zu beweisen: die Flut der Publikationen zu diesen Problemen in der ganzen Welt spricht für sich selbst. Die Aufmerksamkeit für die „menschlichen Aspekte" der Wissenschaft beschränkt sich jedoch vorläufig am häufigsten auf abstrakte Deklarationen. „Die Humanisierung" der Wissenschaft, das heißt ihre größere Hinwendung zum Menschen, eine Bewertung ihrer Ergebnisse vom Standpunkt der Kultur aus, das Auffassen der Wissenschaft nicht nur als einer sozialen Institution, sondern auch als eines kulturellen und weltanschaulichen Phänomens wird erst als ein Ideal, und sogar nicht als ein methodologisches, sondern als ein allgemeines weltanschauliches Ideal, proklamiert. Das reale Leben der Wissenschaft geht nach wie vor oft seinen Gang, ohne sich auf dieses Ideal speziell zu orientieren. Deshalb muß man heute über die Notwendigkeit einer „neuen Synthese" der Wissenschaft mit dem Humanismus reden.

Das liegt daran, daß die „menschliche Kluft", die die jetzige Zivilisation durchdringt, eben in der Wissenschaft am deutlichsten in Erscheinung tritt. Sie löst sich von vielen kulturellen und humanistischen Problemen in einem starken Grade ab und verwandelt sich mitunter in ihrem Wesen in eine spezialisierte „wissenschaftliche Produktion". Man kann diese Kluft nur mit Hilfe eines ständigen gegenseitigen Einflusses unterschiedlicher Zweige der Wissenschaft und einem breiten Zusammenwirken der Wissenschaft mit dem gesamten Bereich der traditionellen humanistischen Kultur, das heißt ihrer „neuen Wiedervereinigung", überwinden.

Wir sprechen von einem zunehmenden Zusammenwirken verschiedener Bereiche der Kultur, die auch die Wissenschaft in ihren Bann zieht, von der Überwindung der gegenseitigen Absonderung der „zwei Kulturen", von der C. P. Snow mit Besorgnis schrieb. Man kann jedoch nicht übersehen, daß sich diese Bereiche in vielen Fällen eher absondern, als daß sie einander annähern, so daß das Ideal einer einheitlichen Wissenschaft, einer einheitlichen Kultur immer weiter in die Zukunft rückt. Diese Professionalisierung der Wissenschaft, die gigantische Maßstäbe erreichte und in vielen Fällen äußerst effektiv ist, kann im Endresultat auch für die Wissenschaft selbst sehr gefährlich werden. Man sucht deshalb nicht zufällig in der Wissenschaft und im „wissenschaftsnahen" Bereich hartnäckig, wenn auch nicht immer bewußt, nach einer Grundlage, die es ermöglichen soll, das wissenschaftliche Herangehen mit den traditionellen humanistischen Werten zu vereinen. Zwar besitzt diese Suche keine ausreichend zuverlässige philosophisch-methodologische Basis, stützt sich auf keine feste Grundlage der Praxis, jedoch gestatten jene Tendenzen, die man in Beiträgen der Naturforscher, in wissenschaftlichen Abhandlungen und in öffentlichen Diskussionen leicht erkennen kann, die Hoffnung auf die **neue Synthese** der Erkenntnisideale der Wissenschaft mit den humanistischen Werten der Kultur, auf ihre organische und tiefgreifende Verflechtung.

Es ist u. a. sehr wichtig, daß die Wissenschaft den Menschen in all seinen Erscheinungsformen, insbesondere auch als den Schöpfer der Wissenschaft selbst, untersucht. Psychologen, Soziologen, Historiker, Philosophen und Wirtschaftswissenschaftler erforschen beharrlich die Tätigkeit zur Erzeugung neuer Kenntnisse; sie versuchen, diese Tätigkeit im gesamten Zusammenhang der menschlichen Kultur mit ihren Werten aufzufassen und die reelle Abhängigkeit dieser Tätigkeit von einem weiten Spektrum sozialer, kultureller und persönlicher Faktoren aufzuklären. Solche Forschungen waren zunächst vor allem von einer methodologischen Ausrichtung gekennzeichnet: Ihr Endziel bestand in einem genaueren Begreifen der Spezifik der wissenschaftlichen Erkenntnis sowie in der Formulierung entsprechender methodologischer Empfehlungen. Die Begriffe „Humanisierung der Wissenschaft" und „Humanisierung der wissenschaftlichen Kenntnisse" erhielten dank diesen Forschungen „Bürgerrechte" in der wissenschaftlichen Literatur. Die philosophisch-methodologische Suche war jedoch vom Alltag der Wissenschaft viel zu weit entfernt, als daß sie deren Selbstbewußtsein sowie die Tätigkeit eines jeden Wissenschaftlers wesentlich beeinflussen konnte.

Nach und nach trat mit den ethischen Fragen eine andere Gruppe von Problemen, die mit dem kulturellen Wert der Wissenschaft verbunden ist, in den Vordergrund. Die Notwendigkeit einer philosophischen, weltanschaulichen Begründung der Ethik der Wissenschaft ist heute für viele Wissenschaftler offensichtlich. In dieser Beziehung kann die allerdings wohl etwas übertrieben zugespitzte Behauptung des US-amerikanischen Biologen B. Glass als charakteristisch betrachtet werden: „Die schwersten ethischen Probleme der Gegenwart sind Resultate der Erfolge der Wissenschaft, und zwar nicht nur der Erfolge der Kernforschung, sondern vor allem der der biologischen Wissenschaften ... Ich bin sicher, daß sich die Philosophen der Wissenschaft in der Zukunft viel mehr mit ethischen als mit logischen Problemen befassen werden."[1]

Viele in „klassischen" Traditionen erzogene Wissenschaftler faßten die Einsicht in die ethischen Kollisionen der Wissenschaft, die Notwendigkeit, ihre einstigen Ideale zu revidieren, als eine persönliche Tragödie auf. „Auch im Betriebe der Wissenschaft und ihrer Ethik", schrieb zum Beispiel M. Born, „ist eine Wendung eingetreten, die es unmöglich macht, das alte Ideal des reinen, nur auf Erkenntnis abzielenden Forschens aufrecht zu erhalten. Meine Generation widmete sich der Wissenschaft um ihrer selbst willen und glaubte, daß sie nie zum Schlechten führen könne, weil die Suche nach Wahrheit an sich gut sei. Das war ein schöner Traum, aus dem wir durch die Weltereignisse geweckt worden sind."[2]

Die Tragödie der Vernunft versucht hier gleichsam die Lösung in der Poesie der Humanität zu finden. Solche Versuche prägen den gesamten Forschungsbereich, der als Ethik der Wissenschaft bezeichnet wird, ihre Probleme und Diskussionen spezifisch aus.

Probleme der Wissenschaft, der Ethik und des Humanismus werden in den letzten Jahren nicht nur von Wissenschaftlern selbst, sondern auch von Persönlichkeiten des öffentlichen Lebens, ja sogar von Persönlichkeiten der Kirche und kirchlichen Organisationen, so z. B. dem Weltkirchenrat, im großen Maßstab diskutiert. Der Weltkirchenrat leistete eine nützliche Arbeit, insbesondere bei der Analyse und Einschätzung der Zulässigkeit von Experimenten am Menschen und in einigen anderen Bereichen. Die

Theologen geben jedoch selbst zu, daß wissenschaftliche Entdeckungen, so auf dem Gebiet der Genetik des Menschen, und dabei besonders die Perspektiven, deren praktischere Nutzung sie in eine schwierige Lage bringen: Die Kirchendiener können sich in diesen Fragen auf keine Präzedenzfälle stützen, weil solche Fragen nie früher behandelt worden waren. Die theologischen Ethiker sind nichtsdestoweniger fest davon überzeugt, daß die Wissenschaft infolge ihrer „Beschränktheit" nicht die Funktion eines „obersten Leiters" des Lebens ausüben könne. Wissenschaft und Technik sind nur Mittel in den Händen des Menschen, die er mit entgegengesetzten Zielen gebrauchen kann. Deshalb bedarf es einer äußeren ethischen Kontrolle über die Wissenschaft und die Nutzung ihrer Erkenntnisse. Als Subjekt solcher Kontrolle, so die Theologen, könne nur die Kirche dienen, die den Bereich der ethischen Urteile monopolisierte.

Paradoxerweise verknüpft sich das theologische Herangehen an die Probleme des Verhältnisses von Wissenschaft und Ethik mit dem ihm auf den ersten Blick feindlichen Scientismus, der die Erkenntnis dem wertorientierten Herangehen entgegenstellt. Das theologische Herangehen braucht den Scientismus, um diesen ergänzen und dadurch die eigene Unentbehrlichkeit beweisen zu können.

Der letzte Umstand äußert sich sehr deutlich insbesondere in den Reden des Papstes JOHANNES PAUL II., der zum Beispiel auf dem Symposium zu Ehren des 350. Jubiläums des Erscheinens des Buches „Gespräch über die beiden Hauptweltsysteme, das ptolomäische und das kopernikanische" von Galileo GALILEI die Wissenschaftler zu überzeugen suchte, jetzt wäre es möglich, „das ernsthafte Unverständnis" zwischen der Wissenschaft und der Religion zu überwinden. Man brauche dafür nur die Anerkennung von Wissen unterschiedlicher Ordnung und eines dementsprechenden verschiedenen Herangehens.

Was wird dabei gemeint? Der Papst betonte, daß die Kirche selbst durch Erfahrungen und Überlegungen lernt, daß sie jetzt besser als früher sieht, was man unter der Freiheit der Konfession verstehen muß. Es könne, so der Papst, keinen echten Widerspruch zwischen der Wissenschaft und dem Glauben geben, welche „zwei unterschiedliche Ordnungen des Wissens" darstellten und die Entdeckung einer „Ganzheit der Wirklichkeit" unterstützten, die ihren Ursprung in Gott hätte. JOHANNES PAUL II. wählte für die Versöhnung der Wissenschaft und des Glaubens kennzeichnenderweise gerade den „Fall GALILEI" und betonte dabei, eine „größere Aufnahmebereitschaft" der Wissenschaftler für die geistigen und sittlichen Werte bringe „neue Richtungen" in die Wissenschaft hinein und verlange, das „allgemein Wesentliche" vollständiger zu berücksichtigen, damit die wissenschaftlichen und technischen Ressourcen der heutigen Welt wirklich in den Dienst des Menschen gestellt werden.

Der Papst rief die Wissenschaftler, die, wie er sagte, über „einen außerordentlichen moralischen Einfluß" verfügten, auf, „humanistische und kulturelle Ziele der Wissenschaft" durchzusetzen. „Schützt den Menschen und seine Würde", sagte er, „in jenen Zentren, wo schicksalsschwere Entscheidungen auf dem Gebiet der wissenschaftlichen und sozialen Planung getroffen werden. Jedesmal, wenn Sie bestrebt sein werden, den Menschen im ganzen zu entwickeln, werden Sie in der Kirche einen Verbündeten haben." „Gründliche Forschungen können für jeden wahrhaft Gläubigen zu einer hohen ethischen und geistigen Wirkung werden ... Mehr denn je verlangt unsere Welt nach klugen Menschen, die das gesamte Bild erfassen können und ermöglichen, daß das Wissen zum ungeteilten humanistischen Verständnis und zur Weisheit fortschreitet. Anders gesagt, unser Wissen kann sich in die Weisheit verwandeln, zu einem echten

Maß des Menschen, des ganzen Menschen, werden", so lautet die Schlußfolgerung und der Appell des Papstes JOHANNES PAUL II. an die Wissenschaftler, in ihre „intellektuellen Fähigkeiten und ihr ethisches Verantwortungsgefühl".

Wie wir sehen, sind diese Überlegungen nicht trivial, sie berücksichtigen viele reale Probleme und ethische Dilemmas der heutigen Wissenschaft. So wird versucht, die Positionen der Religion zu festigen, sie zu „modernisieren" sowie in die „Übereinstimmung" mit den Bedürfnissen der heutigen Wissenschaft zu bringen, die an den Menschen, seine sittliche Welt und Wertorientierungen appelliert.

Man muß sagen, daß sich im Zusammenhang mit der Erforschung ihrer ethischen Probleme in der Wissenschaft jetzt eine recht eigenartige Situation herausbildet. Es werden einerseits lebhafte Diskussionen geführt, die Zahl der Veröffentlichungen nimmt schnell zu, immer neue Gruppen von Problemen werden entdeckt. Man bekommt andererseits jedoch den Eindruck, daß sich dieser Prozeß nicht so sehr intensiv, sondern vielmehr extensiv entwickelt. Die meisten Publikationen sind mit der Erörterung neuer konkreter Fragen, die im Laufe des wissenschaftlich-technischen Fortschritts aufkommen, verbunden. Das ist an und für sich ganz natürlich und, wahrscheinlich, notwendig. Jeder neue Zyklus der Diskussionen — ob hinsichtlich der Probleme der sozialen Folgen der Entwicklung des „genetic engineering" oder der Mikroelektronik, der Perspektiven der genetischen Kontrolle oder der Gefahr der Anhäufung von radioaktiven Abfällen — reproduziert oft die gleichen Stellungnahmen, nur mit unbedeutenden Modifikationen.

So schieben diejenigen, die die Anerkennung der ethischen Verantwortung der Wissenschaftler nicht akzeptieren, die Last dieser Verantwortung immer wieder entweder auf eine unerbittliche „Logik der Entwicklung der Wissenschaft" ab oder auf anonyme soziale Kräfte, die die Entwicklungswege der Wissenschaft und die Anwendung ihrer Errungenschaften angeblich ohne das Wissen der Wissenschaftler bestimmten. Auch wollen sie die Frage der Verantwortung generell eliminieren, indem sie mit der Unvorhersehbarkeit fundamentaler Entdeckungen und deren Folgen argumentieren.

Die Anhänger der Ideale des Humanismus und der ethischen Verantwortung der Wissenschaft setzen diesem Standpunkt derart abstrakte Behauptungen, die jeder historischen Grundlage entbehren, entgegen, so daß es unklar bleibt, wie man auf deren Grundlage jene konkreten sozialethischen Probleme konstruktiv lösen kann, mit welchen die Entwicklung der gegenwärtigen Wissenschaft uns konfrontiert.

Das marxistische Herangehen an die Betrachtung der Wissenschaft sieht im Unterschied dazu die Erforschung des gesamten Spektrums innerer und äußerer Verbindungen, der Determinanten, Bedingungen und Faktoren, die die jeweilige Erscheinung charakterisieren, in ihrem Zusammenhang als erforderlich an. Es setzt zugleich eine konkret-historische Betrachtung der untersuchten Erscheinung voraus, die die Aufdeckung der historischen Voraussetzungen der Widersprüche, die für das jeweilige Stadium der Entwicklung dieser Erscheinung charakteristisch sind, sowie die Festlegung der möglichen Wege zu deren Lösung gestattet. Eine solche Auffassung der Wissenschaft stellt unseres Erachtens eine unabdingbare Voraussetzung auch für eine adäquate Analyse ihrer ethischen Probleme dar. Sie warnt erstens vor einer Verabsolutierung dieser Probleme, indem sie zeigt, daß deren Entstehung und die Möglichkeiten ihrer Lösung im Endergebnis durch die sozial-historischen Bedingungen der Entwicklung der Wissenschaft bestimmt werden. Sie gestattet zweitens, diese Probleme in all ihrer Tiefe und Dramatik zu erblicken, ihre Entstehung als eine unvermeidliche Folge der Entwicklung der Wissenschaft und ihres Selbstbewußtseins darzustellen, nicht aber als eine nicht unbedingt nötige „Zugabe" zur inneren Entwicklung der Wissenschaft als solcher (eine solche Stellungnahme wird von szientistisch orientierten Wissenschaftlern sehr oft vertreten).

Eine ernsthafte Analyse der ethischen Probleme der modernen Wissenschaft setzt also die Untersuchung dieser Probleme im Kontext voraus: erstens, der gegenwärtigen gesellschaftlich-historischen Entwicklung, zweitens, der Entwicklung der Wissenschaft selbst, und drittens, der Entwicklung des Selbstbewußtseins der Wissenschaft, das heißt der Veränderung ihrer Ethik und der Vertiefung der Vorstellungen über die Struktur und die Ziele der wissenschaftlichen Tätigkeit, über ihre gegenseitigen Verbindungen mit der menschlichen Tätigkeit in den anderen Bereichen der sozialen Praxis.

Bei der Betrachtung dieser Probleme ist es wichtig, die objektiven historischen Prozesse der Professionalisierung sowie die begleitende Spezialisierung der wissenschaftlichen Tätigkeit zu berücksichtigen. Sie beeinflussen die Wertorientierungen der Wissenschaftler auf zweierlei Weise. Die Gemeinschaft der Berufsgelehrten neigt in ihrem Kompetenzbereich einerseits zu einer strengen Kontrolle, die die Möglichkeit der Äußerungen unkompetenter „Amateuransichten" streng einschränkt. Andererseits ermuntert diese Gemeinschaft im großen und ganzen die Wissenschaftler auch nicht zu Äußerungen außerhalb des Bereiches ihrer unmittelbaren Kompetenz, der im Laufe der fortschreitenden Spezialisierung eigentlich immer enger wird. Dementsprechend betrachten sich viele Wissenschaftler auch nur auf ihrem Forschungsgebiet als kompetent und werden von ihrer Umgebung, und zwar nicht nur von Kollegen, sondern auch von der öffentlichen Meinung insgesamt, nur in einem begrenzten Bereich als sachkundig anerkannt.

Die Professionalisierung fördert weiterhin eine Haltung, die von einer scharfen Trennung normativer Werturteile einerseits und faktueller, „von den Werten befreiter", Urteile andererseits geprägt wird. Nur letztere gelten als die dem Wissenschaftler als einem Professionellen, als dem Lieferanten objektiver wissenschaftlicher Kenntnisse, die als Mittel für das Erreichen irgendwelcher Ziele betrachtet werden, angemessenen Urteile. Man setzt dabei voraus, daß diese Ziele nicht vom Wissenschaftler, sondern von denjenigen bestimmt werden, die im Austausch gegen diese Kenntnisse dem Wissenschaftler die Existenzmittel geben.

Die Ethik der professionalisierten Wissenschaft zeigte jedoch im Laufe der Geschichte ihre Mangelhaftigkeit und Unzulänglichkeit. Mehr und mehr werden die Probleme der sozialen und ethischen Verantwortung heute zu einem integrierenden Bestandteil der Existenz und Entwicklung der Wissenschaft. Man sieht sich zwar auch heute nicht selten mit einem sozial verantwortungslosen Verhalten konfrontiert, welches durch die Ethik der „professionalisierten" Wissenschaft gerechtfertigt wird. Es ist jedoch kennzeichnend, daß eine solche Position schon nicht mehr als eine natürliche und für den Wissenschaftler einzig mögliche aufgenommen wird, sondern als eine solche, die man besonders rechtfertigen und verteidigen muß.

Dabei handelt es sich um keinen Verzicht auf die Berufsethik eines Wissenschaftlers: Ihre Bekundung und Entwicklung stellen an und für sich ebenfalls einen nicht umkehrbaren Prozeß dar. Es handelt sich nur darum, daß dieses normative System auf einer bestimmten Entwicklungsstufe der Wissenschaft als ein viel zu enges, die Fragen der sozialethischen Verantwortung ausschließendes, aufgefaßt wurde. In Wirklichkeit müssen die Berufsethik und die Ethik der sozialen Verantwortung nicht unbedingt entgegengestellt werden. Eine weit aufgefaßte Berufsethik umfaßt die Verantwortung des Wissenschaftlers nicht nur gegenüber der Gemeinschaft der Kollegen, sondern auch gegenüber der Gesellschaft insgesamt. Die Forderung nach der sozialen Verantwortung der Wissenschaft entartet ihrerseits in ephemere, an die Demagogie grenzende Losungen, wenn sie sich auf keine Basis der beruflichen Kompetenz stützt.

Die Frage der Übereinstimmung der Berufsinteressen eines Wissenschaftlers mit seiner sozialen Rolle gehört zu den Fragen, die nicht ein für allemal gelöst werden können: Das Problem wird in einer neuen Form bei jeder Veränderung der konkreten Situation reproduziert und verlangt somit immer wieder eine Lösung.

Was die gegenwärtige Lage anbelangt, so muß das Selbstbewußtsein der Wissenschaft, um adäquat zu sein, sowohl ihre kulturell-weltanschauliche Funktionen als auch ihre Rolle als Produktivkraft der Gesellschaft im gleichen Maße berücksichtigen. Das ist auch eine unabdingbare Voraussetzung einer mehrdimensionalen Auffassung heutiger Probleme der Ethik der Wissenschaft, vor allem in jenen Bereichen, wo der Mensch unmittelbar erforscht wird. Wir haben vorstehend erwähnt, daß er immer mehr zu einem Forschungsobjekt im Rahmen der modernen Wissenschaft wird. Es ist hier nicht der Platz, alle Ursachen dieser Erscheinung sowie alle Folgen, welche sie in der Entwicklung der Wissenschaft sowie in der Philosophie hervorruft, zu betrachten[3]. Hervorzuheben ist, daß „Schmerzstellen" der modernen Wissenschaft, die einer sozialethischen Analyse besonders dringend bedürfen, auf diesem Abschnitt konzentriert sind. Gerade hier zeigen sich die Unmöglichkeit und sogar Gefährlichkeit eines Abbruchs der Verbindungen zwischen der wissenschaftlichen Erkenntnis und den menschlichen Werten sowohl für die Wissenschaft als auch für den Menschen.

Die Ethik der Wissenschaft tritt hier wie die „angewandte Philosophie" auf. Ethisch-deontologische Probleme spielen zum Beispiel in vielen Fällen die entscheidende Rolle bei medizinisch-biologischen Forschungen. Es handelt sich dabei um nicht nur solche Extreme wie das Experimentieren am Menschen, verschiedene psychochirurgische Eingriffe, die die Identität der Persönlichkeit bedrohen, die Anwendung der sogenannten Euthanasie u. a., wovon schon viel geschrieben wurde und was heute bereits nicht nur einen Gegenstand wissenschaftlicher Diskussionen, sondern auch ein Objekt praktischer Lösungen darstellt[1]. Immer beharrlicher wird die Frage nach der Ausarbeitung strenger sozialethischer Grundsätze des Experimentieren am Menschen und — was eben die Hauptsache ist — nach einer strengeren sozialen und ethischen Kontrolle über die Einhaltung dieser Grundsätze gestellt. Betont wird dabei die Notwendigkeit, einerseits die Einmaligkeit und Freiheit des Individuums anzuerkennen, die durch moralische und Gesetzesnormen sowie durch die Handlungen der Gesellschaft gesichert werden sollten, und andererseits, die ungehinderte Entwicklung des Experimentierens unter Beachtung dieser Normen zu gewährleisten. Jedes Experimentieren am Menschen bedeutet selbstverständlich eine teilweise Einmischung in seine unveräußerlichen Rechte und Freiheiten, es kann jedoch derart eingeschränkt werden, daß es dem System von sittlichen und anderen Werten nicht widerspricht. Die Kriterien der Zulässigkeit oder Unzulässig-

---

[1] So stellt z. B. Caplan im Zusammenhang mit der Diskussion der Frage, ob die „angewandte Ethik" in der Medizin wirksam genutzt werden kann und ob es nötig ist, daß sie danach strebt. Man brauche auf diesem Gebiet keine allgemeinphilosophischen Urteile, sondern konkrete sachliche Empfehlungen, eine Art „sittliches Engineering". (Vgl. Caplan, A. L.: Can Applied Ethics Be Effective in Health Care and Should It Strive to Be?, in: Ethics 1983, Bd. **93**, Heft 2, S. 311–319).

keit experimenteller Manipulationen mit dem Menschen werden in Abhängigkeit von ethischen und humanistischen Grundprinzipien bestimmt. Die meisten Wissenschaftler stimmen überein, daß diese Prinzipien bereits bei der Vorbereitung eines Experiments, bei seinen ersten Schritten beachtet werden sollen, daß deren Nichtbeachtung auch nicht durch die Möglichkeit bedeutender Entdeckungen gerechtfertigt werden darf. Das Ziel darf also bei biologischen Experimenten am Menschen, wie übrigens nirgendwo, unzulässige Mittel entschuldigen.

Diese Probleme werden von Fachleuten recht gründlich, zum Beispiel im Buch „Experimente mit dem Menschen"[4], diskutiert. Hier begründet man vor allem die Notwendigkeit unterschiedlicher Typen von Versuchen. Die Versuchsarten wechseln in der medizinischen Praxis sowie bei den medizinisch-biologischen Forschungen einander oft ab, wobei jede von ihnen mit spezifischen ethischen Problemen verknüpft ist. Die Teilnehmer der Diskussion, die im Buch widergespiegelt worden ist, sonderten vier solcher Typen ab, um deren ethische Unterschiede präzisieren zu können, wobei sie in dieser Phase der Untersuchung keinen von ihnen weder guthießen noch mißbilligten.

1. Typ: Jeder Mensch ist physiologisch und psychologisch einmalig. Deshalb stellt sogar eine konservative Behandlung des Individuums ein einigermaßen riskantes Experiment dar. Die Zahl der Variablen ist dabei so groß, daß das Resultat unbedingt in Zweifel zu ziehen ist. Die Medizin war in diesem Sinne schon immer eine experimentelle Wissenschaft. Sie entwickelte sich eigentlich von einer Arbeitshypothese zur anderen, von einem Deduktivschluß zum anderen. Man gelangte zu diesen Hypothesen und Schlußfolgerungen nach einer aufmerksamen Beobachtung wenig kontrollierter und sogar zufälliger klinischer Ereignisse, nach ihrer sorgfältigen Untersuchung und nach der Überprüfung ihrer Folgen.

2. Typ: Die Anwendung der Methoden der Erfahrungswissenschaft in der Medizin machte eine planmäßige Erfassung von Daten, die man überprüfen und zahlenmäßig ausdrücken kann, notwendig. Die Ärzte wurden gleichzeitig zu Wissenschaftlern und die Patienten zu Versuchspersonen. Die Heilung der Patienten bleibt nach wie vor das Hauptziel, im Laufe der Behandlung werden jedoch Daten erfaßt, mit deren Hilfe Hypothesen, therapeutische Methoden sowie Medikamente überprüft und präzisiert sowie neue Meinungen begründet werden.

3. Typ: Eine andere Verfassung des Experimentierens wurde für die klinischen Grundlagenforschungen ausgearbeitet. Ihr Hauptziel besteht nicht im Erlangen vorübergehender therapeutischer Vorteile, sondern in der Erweiterung der Kenntnis physiologischer, biologischer, psychologischer Funktionen überhaupt, unabhängig davon, ob das unmittelbare therapeutische Resultate zur Folge hat.

4. Typ: Die neuen Erfolge der Biologie des Menschen und ihre Anwendung auf soziale Probleme machen die ethischen Probleme immer komplizierter. Eine der neuen Richtungen, und zwar die Manipulation mit dem genetischen Material durch die Ausnutzung der Kenntnisse auf dem Gebiet der Chemie der Gene sowie anderer Errungenschaften der Molekularbiologie, ist in den medizinisch-biologischen Forschungen bereits jetzt denkbar und möglich. Solche Kenntnisse könnten in fernerer Zukunft für die Beseitigung genetischer Mängel oder Gestaltung genetischer Veränderungen nach im voraus entworfenen Modellen im Interesse der Gesellschaft genutzt werden. Metoden zur Veränderung der menschlichen Persönlichkeit mit Hilfe der Neurochirurgie sind bereits jetzt denkbar und möglich; in der Zukunft kann auch die Neuropharmakologie dazu kommen. Die ethischen Grundsätze, die mit diesen Forschungen verbunden sind, werden sich von den ethischen Grundsätzen der drei anderen Typen kraß unterscheiden. In diesem Fall müssen die Gesellschaft und der Forscher als Garanten der Erhaltung der künftigen Generationen handeln. Man muß dafür aber die Grenzen der Manipulation mit dem genetischen Material des Menschen als biologischer Art bestimmen.

Die Autoren der Arbeit „Experimente mit dem Menschen" nehmen eine philosophisch recht umstrittene, jedoch ziemlich interessante kritische Analyse der grundlegenden Voraussetzungen der medizinisch-biologischen Forschungen vor. Nach ihrer Meinung gelten für die medizinische Praxis, die sich teilweise auf die Basis der Naturwissenschaften stützt, die allgemeinen Voraussetzungen der wissenschaftlichen Methode und der Anwendung der Wissenschaft in der Technik: die Erkennbarkeit der Materie durch Beobachtung und Experiment; die Möglichkeit ihrer zahlenmäßigen Beschreibung in Ausdrücken der Logik und Mathematik; die Möglichkeit, diese Ziele durch Experimente zu erreichen; die Möglichkeit, das wissenschaftliche Wissen auf die Technik zwecks der Verbesserung der Lage des Menschen anzuwenden.
Für die medizinische Praxis und vor allem für die medizinische Ethik sei zugleich eine grundlegende Voraussetzung relevant, die mit Hilfe solcher Definitionen, wie „der Mensch ist die einmalige Erscheinung des Weltalls", „der Mensch ist ein Wesen, das denken und soziale Verhältnisse herstellen sowie seine Freiheit bekunden kann, indem er zustimmt oder sich weigert, Versuchsperson zu werden, der Mensch kann moralische Urteile über sich selber abgeben und Verantwortung für seine Handlungen übernehmen", ausgedrückt wird.
Desweiteren seien hinsichtlich der Technik, welche als Voraussetzung oft viel zu vereinfacht betrachtet wird, folgende einschränkende Bemerkungen erforderlich:

— die Technik verlangt ökonomische, soziale und, natürlich, moralische Ressourcen, die nicht immer vorhanden sind;
— jede wichtige technische Lösung, darunter auch solche, die mit guten Absichten gemacht wurde, kann neue, mitunter kompliziertere Probleme zur Welt bringen;
— technische Systeme können zum Wohle, aber auch zum Schaden des Menschen eingesetzt werden.

Ausgehend von der Kompliziertheit der Situation fordern die Autoren eine Präzisierung der ethischen Normen der medizinisch-biologischen Forschungen und der medizinischen Praxis. Man müsse dabei viele Konflikte und Dilemmas berücksichtigen. So besteht zum Beispiel eine Kluft zwischen dem gesunden wissenschaftlichen Fortschritt und den Erwartungen der Öffentlichkeit. Das Tempo des wissenschaftlichen Fortschritts war so lange nicht sonderlich von Belang, wie es sich auf den Bereich „reiner Forschungen", die in der Praxis nicht direkt angewandt wurden, beschränkte. Je mehr sich praktische Ergebnisse schon abzeichnen, verlangt eine „anständige" Wissenschaft, daß die Hypothesen im Laufe sorgfältig vorbereiteter, kontrollierter und gedanklich verarbeiteter Experimente genau überprüft werden. Die Öffentlichkeit (ob die Bevölkerung insgesamt oder Regierungen, Einrichtungen, die die Erkundungsentwicklungen finanzieren, Arzneimittelindustrie bzw. Journalisten) erwartet jedoch bedeutsame wissenschaftliche Entdeckungen und technische Errungenschaften, die es gestatten, schnell, eindeutig und effektiv die noch ungelösten Probleme zu beantworten oder Krankheiten oder Leiden zu heilen. Wie kann man die Folgen des Druckes der ungeduldigen Öffentlichkeit vermeiden, die die Wissenschaftler dazu zwingen können, daß sie sich entweder im „Elfenbeinturm" abkapseln oder aber den Weg der „schlechten Wissenschaft" einschlagen, Hypothesen, die gar nicht bzw. nur teilweise bewiesen worden sind, als gesicherte Erkenntnisse propagieren?

Das gleiche Dilemma nimmt einen scharfen und persönlichen Charakter in den Beziehungen zwischen dem Arzt, der zugleich Wissenschaftler ist, und dem Patienten an. Wann darf man neue Medikamente und Behandlungsmethoden, die noch nicht in vollem Umfang überprüft worden sind, anwenden, um die übermäßige Kluft zwischen dem heutigen Niveau der biomedizinischen Forschungen und der traditionellen medizinischen Praxis zu überbrücken? Wie weit soll der Patient in die zwiespältige Natur des genutzten Präparats oder der Methode und die damit verbundene Unbestimmtheit eingeweiht werden?

Neue Entdeckungen erzeugen neue Probleme. Beispiele dafür sind auch in der medizinisch-biologischen Forschung allgemein bekannt:

— schnelles Wachstum der Bevölkerung und seine negative Folge, die Übervölkerung, die in hohem Maße durch Erfolge der Medizin bei der Bekämpfung der Kindersterblichkeit hervorgerufen wurde;
— Fragen der Sterbehilfe insbesondere für Menschen, deren Lebenstätigkeit nur mit Hilfe starkwirkender Medikamente aufrechterhalten wird. In diesem Zusammenhang entsteht nicht so sehr das Problem der „Euthanasie" (darunter versteht man die Tötung mit Hilfe einer tödlichen Dosis eines Arzneimittels), sondern der „Orthonasie" (die Ausnutzung der Analgetika, die ermöglichen, daß der Patient ruhig stirbt, wobei man ihm keine Medikamente gibt, die die Lebenstätigkeit künstlich verlängern könnten);
— schädliche Spätfolgen der umfassenden Verwendung einiger hocheffektiver Insektizide, die man nicht rechtzeitig in Betracht zog;
— Einmischung in das „Überleben des Stärkeren", die die natürliche Zuchtwahl verhindert und deshalb eine Verschlechterung des genetischen Materials des Menschen nach sich zieht, was die Existenz des menschlichen Geschlechts bedroht. (Einige prominente Wissenschaftler widerlegen jetzt die weit verbreitete Meinung, daß sich das menschliche genetische Material im Laufe langer historischer Perioden verschlechtert.)

Diese und andere Ungewißheiten lassen die Frage entstehen: Was muß man also mit bereits gespeicherten sowie „heranrückenden" gefährlichen Kenntnissen tun? Sollen sich die Forschungen weiterentwickeln, wobei sie immer etwas Neues in einer ununterbrochenen Kettenreaktion entdecken, oder gibt es irgendwelche Grenzen solcher Forschungen und ihrer Eigenständigkeit?

Widersprüchlichkeit ist bereits der Persönlichkeit des Wissenschaftlers eigen. Die Quellen der Motivation seiner Arbeit können Wißbegier oder das Streben nach der Wahrheit, die Verbesserung der Lage der Menschheit, der Wunsch, eine Anerkennung zu finden, oder andere, nicht so erhabene Antriebe sein. Hinzu kommt, daß der Wissenschaftler ständig im Zustand der äußersten Spannung arbeiten muß, und zwar infolge der Erwartungen, die die Allgemeinheit und die seine Arbeit finanzierenden Einrichtungen auf ihn setzen, wegen der Praxis, die bei den Ernennungen in den wissenschaftlichen Forschungseinrichtungen und Hochschulen herrscht, wegen der Eile mit Publikationen u. ä. Nicht unwichtig ist auch der Umstand, daß der Wissenschaftler weiß, daß er nicht verhindern kann, daß seine Forschungsergebnisse z. B. auf dem Gebiet

der Molekularbiologie möglicherweise im Interesse eines bakteriologischen Krieges oder für verantwortungslose Manipulationen mit Genen mißbraucht werden, auch wenn er eine solche Nutzung seiner Erkenntnisse strikt ablehnt.
Wenn der Wissenschaftler in so eine widersprüchliche Lage gerät, hat er nur wenige Möglichkeiten, mit seinen Kollegen vom Lehrstuhl oder aus dem Labor das Dilemma zu besprechen, mit dem sie konfrontiert worden sind, sowie mögliche Spätfolgen ihrer wissenschaftlichen Arbeit zu diskutieren. Die Erörterung solcher Probleme kann jedoch nicht nur den um die Fragen der Ethik bekümmerten wissenschaftlichen Mitarbeitern überlassen werden. Ihre Diskussion darf sich nicht auf einen eng begrenzten Kreis und die private Sphäre beschränken. Zu fragen ist deshalb auch: Wie und wodurch kann man solche Diskussionen bereits in der Zeit des Studiums an den Universitäten fördern, wie kann man diese Probleme zum integrierenden Bestandteil der biologisch-medizinischen Forschungen machen?
Damit ist eine Reihe jener Fragen angedeutet, für die die Wissenschaftler klare und eindeutige Antworten finden müssen, und zwar unabhängig von ihren unterschiedlichen weltanschaulichen, philosophischen und sozialen Positionen. Das wird jedoch weder durch Rummel noch durch Sensationslust begünstigt, mit welchen viele biologische und medizinische Entdeckungen der letzten Jahre der Allgemeinheit serviert wurden. Es sei hier nur an die Debatten erinnert im Zusammenhang mit Experimenten zur Transplantation der menschlichen Eizelle, die im künstlichen Medium befruchtet wurde, sowie mit der erfolgreichen Geburt des ersten „Kindes aus der Retorte“. Dabei darf man selbstverständlich jene realen und mitunter sehr komplizierten Probleme nicht ignorieren, die hier entstanden und, wie viele Wissenschaftler meinen, „einer wesentlichen Umwälzung im Denken“ bedürfen, die eine klare Bestimmung der Grenze zwischen zulässigen und unzulässigen Eingriffen in den Bereich ethischer, familiärer und intimer Beziehungen ermöglichen. Diese Probleme verschärfen sich noch wegen der Gefährlichkeit der Manipulation bei Experimenten mit Menschen. Rechtliche Normen spielen hier neben den ethischen Regulativen eine wichtige Rolle.
Die Gesetzgebung vieler Länder, unter anderem auch der UdSSR, läßt klinische Experimente am Menschen zu. Man muß dabei deutlich bestimmen, wann und wie oft, bis zu welcher Grenze und mit welchem Risikograd dieses Experimentieren möglich ist. Jede szientistische Manipulation, die mit den ethischen Prinzipien des Humanismus und der Souveränität eines jeden Menschen unvereinbar ist, muß selbstverständlich als etwas absolut Unzulässiges angesehen werden. Es liegt wohl nicht nur an den Wissenschaftlern zu bestimmen, wie dies konkret bestimmt werden kann. Man spricht nicht zufällig immer öfter und eindringlicher in diesem Zusammenhang über die Erarbeitung globaler Kriterien des Experimentierens am Menschen, die zu einheitlichen Kodexen mit Weltbedeutung zusammengefaßt werden könnten.
Als Beispiele können dabei der Nürnberger Kodex (1947) und der Internationale Kodex der medizinischen Ethik (1949) dienen. Sie enthalten Empfehlungen an die Ärzte für klinische Untersuchungen und globale ethische Prinzipien des Experimentierens am Menschen, bestimmen objektive und subjektive Kriterien der Zulässigkeit bzw. Unzulässigkeit bestimmter Versuche mit Menschen. Von großer Bedeutung sind Ergänzungen zur Deklaration von Helsinki, die ein Kolloquium in der Schweiz zum Thema „Experimente mit Menschen“ erörterte, sowie Artikel 6 und 7 der Internationalen Vereinbarung über die bürgerlichen und politischen Rechte, die die UNO 1966 billigte, und andere UNO-Dokumente.

Eine große Rolle spielen in diesem Bereich der Wissenschaft die Weltgesundheitsorganisation, der Welt-Ärztebund und der Rat der internationalen medizinisch-wissenschaftlichen Verbände, die eine Reihe von Dokumenten über Probleme der medizinischen Ethik ausgearbeitet haben. Eine große positive Bedeutung hatte die Konferenz „Schutz der Menschenrechte im Lichte des wissenschaftlichen und technischen Fortschritts in der Biologie und Medizin", die im Herbst 1973 in Genf stattfand. Man betonte dort nachdrücklich die Notwendigkeit, einige Einschränkungen und Verbote, vor allem in der Genetik und Psychochirurgie einzuführen, die es gestatten würden, die Rechte und Würde des Menschen, sowie die Freiheit der Persönlichkeit zu schützen. Ein Dokument wurde angenommen, welches Grenzen und Formen des Experimentierens mit Menschen festlegt[5].

Die Weltgesundheitsorganisation erarbeitete in Erfüllung der Resolution der UN-Vollversammlung „Schutz der menschlichen Persönlichkeit und der körperlichen und intellektuellen Unverletzlichkeit im Lichte des Fortschrittes der Biologie, Medizin und Biochemie" ein besonderes Dokument „Menschenrechte und Gesundheitswesen beim Fortschritt der Biologie und Medizin", in dem insbesondere Fragen des Experimentierens am Menschen, der Transplantation von Organen und Gewebe usw. behandelt werden. Das Dokument analysiert unterschiedliches Herangehen und Bedingungen, unter denen solche Operationen wissenschaftlich und ethisch motiviert werden können. Es werden auch andere Probleme der Entstehung des Lebens, der künstlichen Unterbrechung der Schwangerschaft, Ausnutzung menschlicher Embryonen für wissenschaftliche Zwecke, der Feststellung des Augenblicks des Todes, der Psychochirurgie u. a. diskutiert.

Gegenwärtig gibt es bekanntlich einen Kodex internationaler Empfehlungen hinsichtlich medizinisch-biologischer Forschungen mit dem Menschen als Forschungsobjekt. Er wurde vom Rat der internationalen medizinisch-wissenschaftlichen Verbände auf der XV „Rundtisch"konferenz (Manila, Philippinen, 1981) erörtert und danach vom WHO-Globalkomitee für medizinische Forschungen bestätigt.

Es handelt sich dabei um die Ausarbeitung eines Systems von Normen, darunter auch rechtlichen, die die wissenschaftlichen Forschungen dort reglementieren, wo sie dem Menschen irgendwie schaden können. Und das kann eine der größten Errungenschaften der Selbstbewußtseinsentwicklung in der Wissenschaft bedeuten, der Wissenschaft, die jahrhundertelang gegen allerlei Verbote kämpfte, und jetzt selber die Notwendigkeit erkannte, bestimmte Hindernisse zu errichten, die ihre Bewegung zwar einschränken, dafür aber die Entwicklung manipulatorischer, menschenfeindlicher Tendenzen, die die Wissenschaft kompromittieren und sie dadurch nicht nur vom Guten, sondern auch von der Wahrheit ablenken, hemmen.

Insgesamt beobachtet man jetzt eine immer höhere Aktivität bei der Erörterung von Problemen, die man durch den gemeinsamen Begriff „Bioethik" zusammenfaßt[1]. Unseres Erachtens schenkt man vielen **speziellen** Aspekten dieses Problems noch zu wenig Aufmerksamkeit.

Das wachsende sozialethische, humanistische Selbstbewußtsein der Wissenschaftler verwandelt sich in aktive Formen des praktischen, politischen Wirkens, in erster Linie in die Bewegung für Frieden und Abrüstung. Die berühmte Pugwash-Bewegung, Bewegungen der Ärzte, Ökologen und anderer stellen nur einige Beispiele solcher Aktionen dar. Die Wissenschaftler aus den sozialistischen Ländern, deren sozialethisches Selbstbewußtsein mit dem humanistischen Wesen der Gesellschaft, in der sie arbeiten,

übereinstimmt, beteiligen sich an diesen Bewegungen aktiv. Das bedeutet nicht, daß es für sie überhaupt keine Probleme gibt. Sie werden jedoch im Sozialismus grundsätzlich anders gestellt und gelöst, was den Wissenschaftlern der sozialistischen Länder gestattet, eine aktive sozialethische Haltung, die der humanistischen Zweckbestimmung der Wissenschaft entspricht, einzunehmen.
Abschließend sei nochmals auf die außerordentliche Kompliziertheit der ethischen Probleme der Wissenschaft, die Mehrdeutigkeit ihrer Lösungen verwiesen. Man muß berücksichtigen, daß die Wissenschaft ihrem Wesen nach die Suche nach neuem Wissen darstellt und daß ihre Weiterentwicklung die Entstehung auch vom Standpunkt der Ethik aus einmaliger Situationen hervorrufen wird, die man nicht im voraus absehen kann. Dabei besteht das Hauptproblem zur Zeit darin, das ethische Niveau und das soziale Niveau in ein klares Verhältnis zueinander zu bringen.
Eine solche Auffassung der Ethik der Wissenschaft bestimmt ihre praktischen Schlußfolgerungen und schränkt sie zugleich auch ein. Die ethische Verantwortlichkeit des Wissenschaftlers ist zwar eine notwendige, jedoch keine hinreichende Bedingung, um die Möglichkeit, die wissenschaftlichen Errungenschaften zu mißbrauchen, restlos auszuschließen. Dieses Problem kann nur durch den gesamten Prozeß der fortschrittlichen sozialen Entwicklung gelöst werden. Es wäre naiv, die Möglichkeiten der Wissenschaft und der Wissenschaftler bei der Humanisierung des Fortschritts der Wissenschaft und Technik zu übertreiben. Noch unvernünftiger und eigentlich verantwortungslos wäre es, die Rolle zu ignorieren, die die fortschrittliche und aktive sozialethische, humanistische Haltung der wissenschaftlichen Öffentlichkeit in diesem Prozeß spielen kann.
Neue Probleme und neue Diskussionen in der Entwicklung befindlicher Forschungsbereiche, welche die Ethik der Wissenschaft zweifellos darstellt, sind zu erwarten. Wissensgebiete, für die die ethische Problematik bisher noch nicht aktuell war, werden zunehmend von ethischen Fragen erfaßt werden. Auch das ist gesetzmäßig: Die Ethik der Wissenschaft kann sich als eine eigenständige sozialphilosophische Disziplin nur dann entwickeln, wenn sie konkrete Forschungssituationen im gesamten Komplex heutiger Wissenschaften, in einem engen Zusammenhang mit der Geschichte dieser Wissenschaften und mit der Entwicklung der menschlichen Kultur insgesamt, ein-

---

[1] Man kann ernste Initiativen von Instituten und Verlagen vieler Länder der Welt erwähnen. So z. B. vom Zentrum für Bioethik des Instituts für klinische Forschungen (Kanada, Montreal), Institut für Gesellschaft, Ethik und Wissenschaft über das Leben (USA, New York), Institut für Ethik „J. Kennedy" (USA, Georgetown), Nordwestliches Institut für Ethik und Wissenschaften über das Leben (USA, Seattle), Gesellschaft für Gesundheit und menschliche Werte (USA, Philadelphia), Forschungszentrum für Bioethik (Belgien, Brüssel), Zentrum für Bioethik (Niederlande, Maastricht) und viele andere. Unter Sonderausgaben kann man folgende nennen: „Enzyklopädie der Bioethik" in vier Bänden, die 1978 erschien, „Werke zur Bioethik" des Zentrums für Bioethik des Instituts für klinische Forschungen in Montreal, „Grundlagen der Ethik und ihr Verhältnis zur Wissenschaft" des Instituts für Gesellschaft, Ethik und Wissenschaft über das Leben, die Reihe „Philosophie und Medizin", die der Verlag Reidel aus den Niederlanden herausbringt. Die Internationale Akademie für philosophische Wissenschaften widmete auf Initiative ihres Präsidenten E. Agazzi die ordentliche Jahresrunde ihrer Treffen den Problemen der ethischen und sozialen Verantwortung in der Wissenschaft. Das letzte dieser Treffen, das im April 1984 in Brüssel stattfand, war gänzlich der Ethik der biomedizinischen Forschungen gewidmet.

schließlich der Kunst, Literatur und anderer ihrer Bereiche, erforscht. Die humanistische Kultur ist in diesem Sinne im Prinzip einheitlich und unteilbar, obwohl sie im realen Leben von diesem Ideal noch weit entfernt ist.

Literatur

1 Glass, B.: A practioner's view of the biological sciences. Mind, Science and History, New York 1970, S. 208.
2 Born, M.: Physik im Wandel meiner Zeit, Braunschweig 1966, S. 269.
3 Frolov, I. T.: Progress nauki i buduščee čeloveka, Moskva 1975; Frolov, I. T.: Perspektivy čeloveka, Moskva 1979.
4 Weber, H. (ed.): Experiments with man. Report of an ecumenical consultation, Geneva/New York 1968.
5 Protection of human rights in the light of scientific and technological progress in biology and medicine, Geneva 1974.

Struktur und Prozeß der Ontogenese — Dynamik der biopsychosozialen Einheit Mensch

K. F. Wessel

Neben den vielen Herausforderungen, denen sich die gegenwärtige Wissenschaft ausgesetzt sieht, ist der Mensch selbst als Erkenntnisobjekt wohl die größte. Die Selbsterkenntnis des Menschen ist selbstredend eine uralte Quelle wissenschaftlicher Tätigkeit, philosophischen Denkens und dichterischen Grübelns. Die Geschichte des Menschen ist auch eine Geschichte seiner Selbsterkenntnis. Diese Geschichte allerdings ist äußerst widersprüchlich, stagnierende und regressive Momente eingeschlossen, sie ist insbesondere auch vielgestaltig und kommt uns somit in unterschiedlichster Weise entgegen, primär in der Form von Traditionen. Diese wiederum vermengen sich mit den Ansprüchen, Erfordernissen und Erwartungen der Gegenwart, die auch keineswegs einheitlich sind. Was sich daraus an Ideologie ergibt, ist gegensätzlich. Unverkennbar aber der Anspruch weiter Kreise von Wissenschaftlern auf der ganzen Welt, dem Menschen zu helfen, wenn auch die Möglichkeiten der Realisierung dieses Anspruches recht unterschiedlich sind und häufig noch nicht einmal reflektiert werden. Soweit es um die Existenz des Menschengeschlechts geht, interessiert allerdings stets auch seine soziale Perspektive. Lorenz ist zuzustimmen, wenn er schreibt: „Die kulturelle Entwicklung der Menschheit geht immer schneller und schneller vor sich und hat zur Zeit eine Geschwindigkeit erreicht, ... daß die Schnelligkeit der genetischen, stammesgeschichtlichen Evolution im Vergleich mit ihr vernachlässigt werden kann."[1]

In der Tat, die genetische, stammesgeschichtliche Evolution hat der kulturellen Evolution ein Maß an Entfaltungsmöglichkeiten und Perspektiven eröffnet, welches praktisch unerschöpflich ist und für lange Zeiträume dem Menschen reichen Spielraum seiner materiellen und geistigen Produktivkräfte bietet. Aber, und so werte ich warnende Stimmen, die kulturelle Entwicklung ist keine lineare, sie schließt nicht nur Regression und Stagnation ein, sondern enthält auch die Möglichkeit der Selbstvernichtung. Es liegt in des Menschen Hand, wie er die Ambivalenz seiner eigenen genetischen und stammesgeschichtlichen Evolution zu nutzen vermag. Die Zukunft liegt nicht in der Vergangenheit, sie ist aber menschlich möglich. Die Zukunft liegt nicht in der Vergangenheit, soll auch heißen, daß wir nicht einfach aus der Tatsache, die menschliche Gesellschaft hat bisher im Prinzip nicht nur den Fortbestand, sondern auch ihre Entwicklung sichern können, darauf schließen können, daß sie es auch in Zukunft wird tun können. Sie ist aber immer und zwar unabhängig, von ihrer konkreten Gestalt, menschlich möglich, d. h., die Menschen selbst haben die Dimension Zukunft in der Hand. Zukunft ist nicht Gegenwart, aber die Gegenwart enthält die Zukunft als potentielle Möglichkeit. Nur die Menschen selbst, d. h. als soziale Wesen in einer sozialen Gemeinschaft, können die Zukunft sichern, sie liegt nicht in ihrer genetischen und stammesgeschichtlichen Evolution als Naturgesetz verborgen. Dies soll nun aber nicht heißen, die stammesgeschichtliche, die genetische Evolution würde bedeutungslos sein, wenn es um die Erkenntnis des Menschen geht. Eine solche Ansicht steht von vornherein abseits von den allgemeinen akzeptierten und wissenschaftlich begründeten Erkenntnisprogrammen. Es könnte bestenfalls bedeuten, daß in Hinblick auf die Lösung aktueller Fragen, etwa der des Kampfes um und für den Frieden, es relativ bedeutungslos ist, warum der Mensch ist wie er ist, denn er hat eine Qualität in seiner Evolution erreicht, die es ihm ermöglicht, für die fundamentalen Bedingungen seiner Existenz zu kämpfen. Aber selbstverständlich ist keiner so naiv zu glauben, man könne nacheinander die Probleme lösen, so als gäbe es eine lineare Folge von relativ isolierbaren Problemen. Der Kampf etwa um den Frieden, um den Fortschritt in der Welt ist auch ein Weg fortschreitender Erkenntnis und des Durchsetzens bereits gewonnener Erkenntnis über die Gesellschaft und den Menschen. Insofern ist der Mensch als Gegenstand der Erkenntnis in der Tat die Herausforderung unserer Tage, eine Herausforderung, die anzunehmen wir gerade erst begonnen haben. Interessant ist, vielleicht ist dies auch eine Gesetzmäßigkeit, daß zwei Quellen für diese Herausforderung zusammenlaufen. Einerseits der schneller werdende Wandel gesellschaftlicher Prozesse, der politischen Verhältnisse in der Welt, der Einfluß des wissenschaftlich-technischen Fortschritts auf die sozialen Verhältnisse, einschließlich der darauf beruhenden weltanschaulichen Auseinandersetzungen und andererseits der Prozeß der Wissenschaftsentwicklung, der mit starken Integrationstendenzen verbunden ist. Beide Quellen lassen sich nicht voneinander trennen. Die in einzelnen Disziplinen gewonnenen Erkenntnisse drängen geradezu auf eine Integration, weil sie anders nicht auswertbar und anwendbar sind, und der Mensch selbst bedarf der Anwendung aller Erkenntnisse, um sich in den wandelnden Lebenssituationen behaupten zu können. Wissenschaft kann und muß sowohl auf Wohlbefinden wie schöpferisches Arbeitsvermögen der Menschen einzuwirken versuchen. Dieser allgemeine Hintergrund ließe sich weiter skizzieren, aber es kann auf Beiträge in diesem Band verwiesen werden sowie auf viele andere Hinweise, die sich in der Literatur in großer Zahl finden. Es sollte aber nicht darauf verzichtet werden, auch hier den Hintergrund für die Thematisierung des Problems der biopsychosozialen Einheit Mensch bzw. der Dynamik und Struktur der ontogenetischen Entwicklung des Menschen zu nennen.

Die Vorgeschichte für die Thematisierung des Problems der biopsychosozialen Einheit Mensch in unserem Verständnis ist sehr reich, sie ist viel umfassender, als das, was bis jetzt zu der genannten Thematisierung gesagt worden ist. Zu dieser Vorgeschichte gehört auch die jahrzehntelange Diskussion zum Verhältnis von Sozialem und Biologischem, die auch in der DDR mit großer Intensität geführt worden ist.[2] Auf der Kühlungsborner Tagung im Jahre 1983 haben H. HÖRZ und ich in einem Referat „Philosophische Bemerkungen zur Theorie der Selbstorganisation der Materie und zur Einheit von Biologischem und Sozialem in der ontogenetischen Entwicklung des Menschen", den Begriff **biopsychosoziale Einheit Mensch** gewählt, um hinsichtlich der Erforschung der Ontogenese des Menschen eine Problemsituation zu charakterisieren, die in ihrer Qualität nicht durch die häufig in reduktionistischen Modellen verhaftete Auseinandersetzung um das Verhältnis von Biologischem und Sozialem erfaßt wird. In einer darauf folgenden zweitägigen Befragung haben führende Vertreter unterschiedlicher Disziplinen von der Medizin über Biologie und Psychologie bis zur Philosophie ihre Standpunkte zur Komplexität der Beziehung zwischen biotischen, psychologischen und sozialen Komponenten des Menschen und seiner ontogenetischen Entwicklung dargelegt. Ein Ergebnis (neben dem vorhandenen Tonprotokoll) dieser Diskussion war dann die Befragung in der DZfPh im Jahre 1985.[3]

Diese Veröffentlichung hat neben zahlreichen anderen gezeigt, daß es ein unübersehbares Erfordernis ist, über die Grenzen bisheriger Vorstellungen hinauszugehen. Wir dürfen, insbesondere wenn es um den Menschen selbst geht, nicht selbstgenügsam mit den Erkenntnissen auskommen wollen, die wir bereits haben. Die Integration kann nicht das Ziel haben, vorhandene Kenntnisse auszutauschen, auch das ist wichtig, sondern sie muß auf neue Erkenntnisse insistieren. Insofern ist die mit dem Begriff biopsychosoziale Einheit Mensch verbundene Absicht auch die Hoffnung, daß im aktiven Gespräch zwischen Vertretern verschiedener Disziplinen hinreichend häufig neue Akzente gesetzt und neue Quellen für Erkenntnisse erschlossen werden können. Die Gerichtetheit in solchen Gesprächen muß nicht unbedingt ein Forschungsprogramm oder -projekt sein, es genügt, wenn der ernsthafte Wille vorhanden ist, im Interesse der Bewältigung wissenschaftlicher Aufgaben eine hinreichende Menge von interdisziplinären Gesprächen zu führen, die ganz unterschiedliche Standpunkte zur Voraussetzung haben können. Der Begriff biopsychosoziale Einheit Mensch soll in diesem Zusammenhang darauf orientieren, daß ganz verschiedene, z. T. auch einseitige Orientierungen auf bestimmte Seiten individueller menschlicher Existenz schließlich doch immer das Ganze des Menschen zum Ziel haben. Dies setzt Diskussionen voraus, die es gestatten, eine Korrespondenz zu dem jeweils auf anderem Weg mit anderer Zielstellung erreichten Ergebnissen zu ermöglichen und auch entsprechende Ausgangspunkte für spätere Korrespondenzen zu schaffen. Ein erheblicher Teil des gegenwärtigen Wissenschaftsprozesses wird sehr stark von einer linearen Rationalität bestimmt, um so mehr ist es erforderlich, für einen bestimmten Bereich des Forschungspotentials Neuland durch das Wagnis der Unsicherheit und Unvollkommenheit erschließen zu helfen. Überraschungen kann man nicht vorher kennen, aber man kann sie erwarten, man muß sie erwarten wollen. Wer betroffen ist von der Wahl des Begriffes biopsychosoziale Einheit Mensch, bestätigt nur, daß dieser Begriff unbestimmt genug ist, um nicht nur bereits Bekanntes erwarten zu lassen. Mancher Punkt in überholten Diskussionen wäre z. B. nicht aufgetreten, wenn in die Kontroverse um Biologisches und Soziales der Gegenstandsbereich der Psychologie mit einbezogen worden wäre. Natürlich kann dies nicht die alleinige Absicht der Benutzung dieses Begriffes sein. Der sichtbare Erfolg kontinuierlicher interdisziplinärer Zusammenarbeit steht und fällt mit der sich im Prozeß dieser Zusammenarbeit selbst entwickelnden Konzeption. Unter diesem Aspekt sollen nun einige Standpunkte fixiert werden, die zu den Schwerpunkten gemeinsamer Diskussion gehören.

Zunächst sei betont, daß die inhaltliche Konzeption, die hinter dem Begriff „biopsychosoziale Einheit Mensch" steht, in der Formulierung Struktur und Dynamik der Persönlichkeitsentwicklung zum Ausdruck kommt, d. h. es geht um zwei entscheidende Aspekte. Erstens um die Struktur, d. h. um die Beziehungen zwischen den wesentlichen Momenten menschlicher Existenz, primär ist die Ontogenese gemeint, die das Ganze ausmachen. Die Komplexität nicht in Hinblick auf die Vielzahl der Elemente, sondern die Qualität, die dieses Ensemble der Elemente des Systems bekommt. Zweitens geht es um die zeitliche Ganzheit individueller menschlicher Existenz, d. h. um die Ganzheit der Ontogenese, also um die Entwicklung von der pränatalen Phase bis zum Tode.

Beide Aspekte haben mehrere Dimensionen, von denen drei hervorgehoben werden sollen, um dabei gleichzeitig das Anliegen konzeptioneller Vorstellungen, die mit dem Begriff biopsychosoziale Einheit Mensch ausgedrückt werden, zu verdeutlichen.

Erstens, die weltanschauliche Dimension.

Um so größer die Komplexität eines Forschungsgegenstandes, um so größer ist die Gefahr eines unzulässigen Reduktionismus, der wiederum in seiner konkreten Erscheinung entscheidend von der weltanschaulichen Orientierung der Forschenden geprägt wird. Es ist insbesondere die Aufgabe der am Forschungsprogramm beteiligten Philosophen, reduktionistische Schlußfolgerungen aus plausiblen Forschungsergebnissen vermeiden zu helfen und Angriffe auf vernünftige Programme, Überlegungen und Fragestellungen zurückzuweisen, die wiederum ihre Quelle in reduktionistischen Betrachtungsweisen haben. Dabei gilt es einer weiteren Gefahr zu begegnen, die darin besteht, durch einschränkende Bedingungen die eigentlich zu beachtende Komplexität so zu reduzieren, daß eine möglichst große Bestimmtheit und damit Unangreifbarkeit eigener Aussagen erreicht wird. Die ganze Geschichte der Erforschung der Phylogenese und Ontogenese des Menschen, seiner Gesellschaftlichkeit und seiner individuellen Existenz, ist begleitet von weltanschaulichen Auseinandersetzungen par excellence.
Sie reicht von der Charakterisierung der „Bestie Mensch“ durch Tiervergleich in der antiken Literatur[3] bis zu modernen biologistischen und soziologistischen Erklärungen menschlichen Verhaltens. Diese Geschichte belastet auch aktuelle Diskussionen, weil nicht selten mit der Zurückweisung reduktionistischer Interpretationen von Forschungsergebnissen auch diese selbst zurückgewiesen werden und damit auch dann die berechtigte provokatorische Fragestellung, die zu neuen Antworten zwingt. Eine komplexe interdisziplinäre Betrachtungsweise des Menschen ist notwendigerweise bereits das Resultat eines Prozesses der Beseitigung von weltanschaulichen, erkenntnistheoretischen und methodologischen Vorurteilen und nicht erst der Anfang. Es ist z. B. eine Seite, sich mit dem Buch von K. Lorenz „Der Abbau des Menschlichen“[4] auseinanderzusetzen, welches übrigens durchaus als positive Aufforderung verstanden werden kann, und eine andere, sich das Ziel zu stellen, teilzunehmen an der Entfaltung von Vorstellungen, Forschungsprogrammen und Strategien, die die Notwendigkeit und Möglichkeit des „Ausbaus des Menschlichen“ zum Gegenstand und Ziel haben. Dabei kann es nicht das Ziel sein, eklektizistisch zwischen unterschiedlichen weltanschaulichen Positionen zu vermitteln, sondern vielmehr, eine Vermittlung zwischen einzelwissenschaftlichen Ergebnissen und Methoden zu erreichen, die es ermöglichen, immer besser und tiefer die Struktur und die Entwicklung des Verhaltens, Erkennens und Agierens des Menschen zu erkennen und seine Perspektiven zu erschließen. Vielfältig sind die Herangehensweisen der verschiedenen einzelwissenschaftlichen Disziplinen und der Philosophie, zwischen ihnen zu vermitteln ist Sache aller Beteiligten, verlangt Geduld und Verantwortung. Mit dem Begriff biopsychosoziale Einheit ist in diesem Zusammenhang noch kein Programm gegeben, aber die Absicht verbunden, den Menschen als ein Ganzes zu betrachten, welches weder biologistisch noch soziologistisch noch psychologistisch erfaßt werden kann, so berechtigt auch immer die primär durch einen Aspekt vorgenommene Erklärung des Menschen ist, wenn die Bedingungen und die Zielstellung dafür angegeben werden. Die Neigung jedenfalls, zu erklären, daß die eigene wissenschaftliche Disziplin die Grenzen ihrer Erklärungen sehr gut kenne, nur die jeweils Anderes behauptende Disziplin nicht, kann in beliebiger Häufigkeit belegt werden. Nur die Bemühungen um komplexe Betrachtungsweise, die Interdisziplinarität voraussetzt, ver-

mögen diese Häufigkeit entscheidend zu reduzieren. Daran mitzuwirken, die entsprechenden Hemmnisse beseitigen zu helfen, ist eine weltanschauliche Dimension, die hier nur angedeutet werden konnte.

Zweitens, die heuristisch-methodologische und inhaltliche Dimension.

In jüngster Zeit wird immer augenfälliger, wie produktiv das Verhältnis von Philosophie und Einzelwissenschaften hinsichtlich des Entwicklungsdenkens ist. Die Vorstellungen über die Evolution allen Geschehens werden immer deutlicher. Die Entwicklungstheorie wird zunehmend zu einem methodischen Instrumentarium der Wissenschaften, in einer neuen Qualität hinsichtlich der Wissenschaften, die direkt Evolutionsgeschehen erforschen, in einem ungeahnten Maße hinsichtlich solcher Wissenschaften, die bisher ohne entwicklungstheoretisches Instrumentarium auszukommen glaubten.
Für unseren Zusammenhang gilt es, insbesondere das Verhältnis von Struktur und Dynamik tiefer zu erschließen. Die bereits erwähnten beiden Aspekte der inhaltlichen Konzeption, die hinter dem Begriff biopsychosoziale Einheit Mensch steht, die Struktur der wesentlichen Momente individueller menschlicher Existenz und die zeitliche Ganzheit der Ontogenese von der pränatalen Phase bis zum Tode, können nur in einem engen Zusammenhang gesehen werden. Dieser Zusammenhang findet seinen Ausdruck in der These, daß mit zunehmender Komplexität der Objekte und Gegenstände die Zeit an Bedeutung gewinnt.[5] Das heißt unter anderem auch, die tiefere Erkenntnis der wirklichen Komplexität menschlicher Existenz ist nur möglich unter der Voraussetzung, daß man gleichzeitig die ganze Ontogenese des Menschen unterstellt.
Oder auch anders ausgedrückt, will man sich mit dem Verlauf, dem Prozeß der ganzen Ontogenese befassen, kann man dies nur, wenn man sich hinreichend mit der ganzen Komplexität, mit der biopsychosozialen Einheit Mensch befaßt. Dieser Zusammenhang ist grundlegend für zukünftige interdisziplinäre Forschungsorientierung, die gleichzeitig disziplinäre Forschung zu beeinflussen vermag. Denn die These vom Zusammenhang und der Wechselwirkung von Komplexität und Zeit als heuristisches Prinzip schließt ja nicht die Bestimmung von Forschungsgegenständen aus, die nur eine Phase der Ontogenese oder ein Moment der Komplexität berühren. Es geht vielmehr darum, daß immer die Relativität des gewählten Zusammenhanges benannt wird und natürlich auch darum, daß der bewußt eingeengte Gegenstand nur dann zunehmend souverän beherrscht werden kann, wenn seine Bestimmung im Zusammenhang mit dem Ganzen erfolgt. Dies ist wiederum eine Forderung, die, unabhängig von den jeweiligen inhaltlichen Problemen, nur mit Hilfe der bewußten heuristischen Anwendung von bekannten allgemeinen dialektischen Zusammenhängen geklärt werden kann. Die Vermittlung von zeitlich ganzheitlicher Betrachtung und der Erforschung einzelner Abschnitte der Ontogenese ist wahrscheinlich nur möglich über die Annahme einer phasenhaften Entwicklung, deren Einheit wiederum ein Zyklus ist, dessen Maßverhältnis durch eine bestimmte Qualität beschrieben werden kann. Jede Phase der Entwicklung kann somit als ein eigener Zyklus beschrieben werden. Das Problem besteht in der Erforschung solcher Zyklen, die bisher weitgehend unbekannt sind. Wir teilen zwar das menschliche Leben, die Ontogenese, in verschiedene Phasen ein, können aber in der Regel die Qualität eines Zyklus nicht hinreichend beschreiben.
Die Annahme, daß es für jeden Entwicklungsprozeß in Hinblick auf die qualitative Veränderung sensible Phasen gibt, scheint sich zu bestätigen, ist also heuristisch von großer Bedeutung. Gleiches gilt für die Konzeption der Möglichkeitsfelder, die einer-

seits die Unausweichlichkeit der Entwicklung innerhalb dieses Feldes, gleichzeitig aber die Unbestimmtheit hinsichtlich des realen Verlaufes der Ereignisse voraussetzt. Weitere Zusammenhänge lassen sich durch Begriffe wie Irreversibilität, Koevolution, Multistabilität, Labilität u. a. andeuten, die hier nicht im einzelnen in ihrer heuristischen Funktion dargestellt werden können. Einsichtig ist ohnehin, daß etwa die Annahme der Irreversibilität für die Ontogenese unausweichlich ist, soweit es sich um Entwicklung handelt. Problematisch bleibt es aber, alle Konsequenzen aus dieser Annahme für die Einwirkung auf die Entwicklung des Individuums wirklich zu ziehen. Andererseits ergibt sich aber die besondere Verantwortung etwa des Erziehers im Erziehungsprozeß dem zu Erziehenden gegenüber oder auch des Individuums seiner eigenen Entwicklung gegenüber aus der Tatsache, daß Entwicklung immer auch an Irreversibilität gebunden ist und der Korrektur Grenzen gesetzt sind.

Damit ist bereits angedeutet, daß methodologisch-heuristische Dimensionen der Konzeption, die hinter dem Begriff der biopsychosozialen Einheit Mensch steht, immer auch an die inhaltlichen Probleme gebunden ist, d. h. an solche, die sich aus dem Charakter des Gegenstandes ergeben.

Es hat sich als ziemlich sinnlos herausgestellt, errechnen zu wollen, welchen Anteil biotische und soziale Einflüsse z. B. auf die Entwicklung intellektueller Leistungen haben. Eine solche Fragestellung geht bereits von Prämissen aus, die die biopsychosoziale Einheit als eine organische Einheit negieren. Es ist überhaupt nicht möglich, in Prozenten Anteile biotischer und sozialer Einflüsse zu bestimmen, weil es um die Qualität der jeweiligen Voraussetzungen geht und sich diese Qualität in jeder Phase der Entwicklung ändert bzw. ändern kann. Soziale Einflüsse können jeweils nur in dem Maße wirken, wie es die biotischen Voraussetzungen ermöglichen, die ja auch einer dauernden Veränderung und Entwicklung unterliegen. Mehr noch, zu jedem zeitlichen Meßpunkt ist die Wechselwirkung von biotischen und sozialen Faktoren im Produkt, also der jeweils konkreten Daseinsweise des Individuums, geronnen und nicht mehr in der Form zu zergliedern, die prozentuale Anteile erkennen ließe. Worauf es aber ankommt, ist, in Erfahrung zu bringen, welche Veränderungen der Beziehungen zwischen den Elementen im System vor sich gehen, also wie sich die Struktur des Systems jeweils verändert. Das führt unter anderem zu der Erkenntnis, daß dieses System zu unterschiedlichen Zeiten, also in unterschiedlichen Phasen in bestimmter Hinsicht labil oder stabil ist und weiterhin zu der Einsicht, wann in der ontogenetischen Entwicklung welches Maß an Selbstorganisation erreicht ist und wie der Reichtum der Umgebung aussehen sollte, um ein Optimum an Entwicklung zu sichern. Es ließe sich hier an eine Theorie der **Ökologie der Ontogenese des Individuums** denken. Einer Theorie, die die Entwicklung der Wechselwirkung von innerer und äußerer Umwelt beschreiben und erklären würde, einer Theorie, die sehr genau die natürliche und soziale Umwelt, soweit sie sich objektiv beschreiben läßt, voraussetzt, aber primär erklärt, wann (im Prozeß der Entwicklung) und unter welchen Bedingungen (Motivation und Handlung) was als Situation durch das Individuum erkannt und akzeptiert wird. Hiermit wäre auch ein Zugang zur Subjektivität des Individuums gegeben. Das sind Vorstellungen, die nur interdisziplinär entwickelt werden können. Denn unter der Voraussetzung, daß die Wechselwirkung innerer und äußerer Umweltbedingungen über die ganze Ontogenese Erkenntnisgegenstand ist, also von der pränatalen Phase bis zum Tode, müssen sowohl humangenetische, endokrinologische, verhaltensbiologische und psychische Erkenntnisse, um nur einige zu nennen, konsequent einbezogen werden.

Eine Theorie etwa der Begabung ist auch eine Theorie ihrer Voraussetzungen, also auch eine Theorie des Gewordenseins und der Perspektive von Begabungen und damit nur unter der methodologischen Voraussetzung möglich, das Individuum als eine biopsychosoziale Einheit zu verstehen. Natürlich setzt dies eine differenzierte Betrachtungsweise der Persönlichkeiten voraus und zwar eine Betrachtungsweise, die immer die jeweiligen Bedingungen möglichst genau benennt. Gemeint ist damit beispielsweise die Erkenntnis, daß Individuen mit sehr schlechten, wie solche mit sehr guten intellektuellen Leistungsvoraussetzungen gleich sensibel gegen ungünstige Umweltbedingungen sind. Ähnliche Phänomene lassen sich in aufregender Fülle finden. Es ist hier nicht der Raum, um die unterschiedlichsten Konsequenzen zu diskutieren, die sich für Problemformulierungen und -lösungen ergeben. Sicher ist jedenfalls, daß viele bedeutsame Probleme, wie etwa die Entwicklung und die Wirkung des Zeitbewußtseins in der Ontogenese (Zukunftseinstellung), die Entfaltung des Schöpfertums in den verschiedenen Phasen der Ontogenese (Zusammenhang von Problemebene und Bedingungsgefüge) oder auch der Leistungsmotivation und des Leistungsverhaltens als Ausdruck ganz komplexer Voraussetzungen, im Zusammenhang mit einer umfassenden Orientierung auf die Komplexität und die zeitliche Ganzheit der Ontogenese sich mit ganz neuen Perspektiven und viel differenzierteren Lösungen erforschen lassen.

Drittens, die Dimension konsequenter Realisierung von Vorstellungen und Absichten, die mit dem Konzept der biopsychosozialen Einheit Mensch in seiner ontogenetischen Entwicklung im Zusammenhang stehen.

Zunächst darf nicht verkannt werden, daß unter ganz verschiedenen Überschriften in vielen Disziplinen in Vergangenheit und Gegenwart bereits viel geleistet worden ist, was mit dem hier Beabsichtigten in einem unmittelbaren Zusammenhang steht. Es war aber nicht der Raum und die Absicht vorhanden, um diese Geschichte zu schreiben und zu würdigen. Das Kühlungsborner Kolloquium zum Thema „Biopsychosoziale Einheit Mensch" (1985) war ein bedeutsamer Schritt im Prozeß der Entfaltung der Interdisziplinarität, die erforderlich ist, wenn der Mensch im Prozeß der Ontogenese besser erkannt werden soll. Es sollte aber auch nicht verhehlt werden, daß das Erreichte nicht den aktuellen Erfordernissen und auch nicht den Möglichkeiten entspricht, die vorhanden sind. Wer stellt den Zusammenhang zwischen Kinderpsychologie und Gerontologie her, wie wirken Humangenetik, Verhaltensbiologie und Pädagogik aufeinander ein, wer nutzt die differenzierten Erkenntnisse der Rehabilitationspädagogik heuristisch für die Entwicklung einer Begabtentheorie. Diese Fragen sollen nur andeuten, daß viele Potenzen für interdisziplinäre Diskussionen nicht genutzt werden. Die Erfahrung zeigt, daß Appelle an die Vertreter einzelner Disziplinen wirkungslos sind, wenn sie nicht mit konkreten Zielstellungen, Aufforderungen und Herausforderungen verbunden sind. Es ist hier nicht der Platz, um ausführlich auf ein Programm einzugehen, welches sich aus der beschriebenen Orientierung ergibt. Aber stellvertretend für dieses Programm soll abschließend auf eine Zielstellung aufmerksam gemacht werden. Neben der notwendiger Weise vertieft zu führenden theoretischen Diskussion besteht eine Herausforderung an viele Disziplinen und Konzeptionen beziehungsweise an ihre Vertreter in einer beabsichtigten **interdisziplinären** Längsschnittstudie, die durch die Initiative der Humboldt-Universität im Verein mit vielen Institutionen und Forschungsgruppen in der Republik langfristig und sorgfältig vorbereitet wird.

Es handelt sich um eine Studie, die beginnend in der pränatalen Phase den Entwicklungsprozeß des Individuums nach einem Forschungsprogramm untersuchen soll, welches den Intensionen folgt, die mit dem Begriff der biopsychosozialen Einheit Mensch in seiner ontogenetischen Entwicklung insistiert sind. Die Herausforderung besteht darin, interdisziplinär akzeptierte Thesen zu formulieren, die validierbar sind. Solche Thesen für ein entsprechendes disziplinäres Unternehmen zu finden, ist sehr schwer, sie für ein interdisziplinäres Projekt zu entwickeln, scheint unlösbar — die Herausforderung besteht in der Negation von Annahmen, die für die Unlösbarkeit sprechen.

Literatur

1 Konrad Lorenz: Der Abbau des Menschlichen, München/Zürich, 1983, S. 18.

2 Umfrage: Der Mensch als biopsychosoziale Einheit, in: DZfPh, Heft 2/1983, S. 134 bis 160 und Heft 3/1983, S. 223 bis 243.

3 Änne Bäumer: Die Bestie Mensch, Frankfurt am Main/Bern, 1982.

4 Konrad Lorenz: Der Abbau des Menschlichen, München/Zürich, 1983.

5 Ilya Prigogine: Vom Sein zum Werden, München/Zürich, 1979.

Philosophische Standpunkte zum Menschen als biopsychosoziale Einheit (Anmerkungen zur Problemgeschichte)

R. Mocek

Ein Blick in die Problemgeschichte ist nie Selbstzweck; manchmal ist er lehrreich, in der Regel hat er eine ganz spezielle Aufgabe zu erfüllen — eine Legitimation einzuholen! Die Kritik zu diesem Vorhaben wurde mir in vorbereitenden Gesprächen schon zu verstehen gegeben — „ihr Philosophen weicht ja gern in die Geschichte aus, sobald es problematisch wird". Da meine Philosophenkollegen hier aber schon soviel Aktuelles vorgewiesen haben, sei mein esoterisches Vorhaben geduldet.

Geschichte gilt als das Bekannte. Neues kann man ihr entlocken, wenn man das Bekannte problematisch macht, indem man Fakten, Wertungen und Zusammenhänge neu verknüpft. Für viele einzelwissenschaftliche Arbeitsrichtungen ist auch das uninteressant. Das Thema dieses Bandes jedoch ist kein einzelwissenschaftliches Problem, sondern Bestandteil der geistigen Kultur der Gegenwart; zudem ist manches nicht unumstritten, was an Deutungen und Interpretationen in Verbindung mit dem Menschenbild von Philosophie und Wissenschaft heute vorgelegt wird; andererseits steht eine marxistische Erörterung dieses ganzen Sachverhalts auf einem guten und entwickelten Problembewußtsein[1].

Mir geht es in meinen Darlegungen um philosophische Anteile zum Thema. Um der Versuchung zu entgehen, dabei zu sehr in die Breite zu geraten, gebe ich einer thesenhaften Aufgliederung, die selbstverständlich aus der Fülle des Stoffes nur auswählen kann, den Vorzug.

1. Philosophie als erkenntnissuchende Wissenschaft bindet sich gern eng an die Einzelwissenschaften. Das ist geradezu eine Vorbedingung für ihre Aktualität. Die Kehrseite einer zu eng, zu einseitig verstandenen Bindung besteht allerdings darin, daß die Philosophie dann nicht selten nur von den Enttäuschungen lebt, die ihr die anderen Wissenschaften bereiten. Dabei ist es in der Tat so, daß die moderne Naturwissenschaft die Philosophie regelrecht herausfordert; sie fordert aber **eine Philosophie, die eigene Stärken hat und einbringt,** die die Strukturen des Allgemeinen im Blick hat, nicht aber eine Philosophie, die beschämt oder schuldbewußt vor den Wissenschaften ihr Potential zurückstellt oder gar aufgibt und sich hilfesuchend oder gar anbiedernd unter die Einzelwissenschaften mischt. Philosophie ist als Philosophie gefordert.

Ich stelle diese These bewußt an den Anfang, meine sie durchaus polemisch, vor allem gegen Tendenzen, der Philosophie ihre Darlegungen zum Menschenbild mehr nur als eine Art vorwissenschaftlichen Reflektierens zu konzedieren, aber „das Eigentliche" nun aus den Biowissenschaften zu erwarten. Es gibt für meine Begriffe nur ein **philosophisches,** aber kein biologisches **Menschenbild.** Damit ist gesagt, daß ein Menschenbild stets an eine philosophische Theorie gebunden ist, genauer gesagt, daß verschiedene

Philosophien derartige theoretische Positionen entwickelt haben und noch entwickeln. Die daraus resultierenden philosophischen Menschenbilder haben den Grund ihrer Verschiedenheit nicht im subjektiv differenten Erkenntnis- oder Formulierungsvermögen der Philosophen, sondern in der Tatsache, daß jede Philosophie das Problem des Menschen vor dem Hintergrund einer weltgeschichtlichen Situation betrachtet, der sie sich unterschiedlich verpflichtet weiß. Sie konzentriert sich dabei auf das Verhältnis von Individuen zu einem jeweils vorliegenden historischen Geschehen, auf daraus entspringende Möglichkeiten, einen Sinn des Daseins zu finden und zu bestimmen. Insofern ist ein Menschenbild nie reduzierbar auf eine Formel, noch weniger auf die bloße Tatsache von Individualität. Die philosophische Hauptidee zielt in der Regel auf die Spannung zwischen Individuum und Gesellschaft — wobei diese Spannung ganz unterschiedlich gesehen, interpretiert, „ausgelotet" wird. Das Eigene der Philosophie innerhalb des jeweiligen gesamtwissenschaftlichen Problembewußtseins zum Menschen sind jene Theorien der Beziehung von Individuum und Gesellschaft — bei ARISTOTELES ebenso wie bei ROUSSEAU, bei HOBBES wie bei KANT, bei SPINOZA wie bei MARX. Individualistische Philosophien formulierten ein derartiges Menschenbild oft gegen Ansprüche einer realen, als nicht menschengemäß empfundenen Gesellschaft; ihre einseitige analytische Potenz vermochte dann in der Regel kein klares Bild vom Wesen und von der Veränderbarkeit der Gesellschaft zu vermitteln. Sie waren stark im Ausdruck menschlicher Daseinsangst und Existenznot, aber schwach in der Aufdeckung von Machbarkeiten. Umgekehrt haben menschenfremde Ontologien die Eingliederung der Individuen in eine als gut deklarierte Gesellschaft empfohlen, die Menschenwürdigkeit dieser Gesellschaft aber nicht am Maßstab des Wohlbefindens aller Gesellschaftsmitglieder gemessen. Die Haltung zu diesem Problem ist in der spätbürgerlichen Philosophie durchaus widersprüchlich, während die marxistische Philosophie hier eine klare Theorie der dialektischen Einheit beider Seiten vorzuweisen vermag — darauf ist noch zurückzukommen. Kennzeichnend für spätbürgerliches Denken ist die Verabschiedung von Denkmustern, die eine Erkenntnis der Gesellschaft als gesetzmäßigen Zusammenhang von Individuum und Gesellschaft zum Ziel haben, und die Hinwendung zu den Merkmalen, Wesenszügen und Antrieben der Individuen. Aus dieser Selbstbeschränkung des philosophischen Themas resultierte eine zeitweise Erkenntnisparallelität zu verschiedenen biologisch-anthropologischen Forschungsrichtungen — die philosophische Anthropologie als Spielart spätbürgerlichen Philosophierens konnte sich so mit der Aura der Wissenschaftsverbundenheit umgeben. Die Hinwendung „zum Menschen" geschah dabei in der deutschen bürgerlich-philosophischen Tradition (auf den angelsächsischen Behaviorismus und die französische Lebensphilosophie gehe ich dabei nicht ein, weil für die aktuellen Debatten um Biologie und Gesellschaft die im folgenden skizzierten Standpunkte die Hauptrolle spielen[2]) im wesentlichen auf zweierlei Weise.

Einmal — in Deutschland anhebend mit Max SCHELER — parallel zu den anwachsenden naturwissenschaftlich-anthropologischen Kenntnissen zum Lebenstyp des Menschen, jedoch weitgehend auf der Basis eigenen theoretischen Deutungsprofils. Die Szenerie wird dabei beherrscht durch die Arbeiten Helmuth PLESSNERS und Arnold GEHLENS. Diese philosophische Anthropologie erhebt nach GEHLENS Worten den Anspruch, „mit dem Material der Einzelwissenschaften und über ihre Grenzen hinweg Aussagen über den Menschen als Ganzes zu machen"[3].

Ein **zweiter** Weg geht auf Wilhelm DILTHEY zurück und findet sich am ausgeprägtesten bei Martin HEIDEGGER[4]. HEIDEGGER will in (für seine Klasse) sinngefährdeter Zeit dem Sinn von Sein auf die Spur kommen und ist dabei gezwungen, auf diejenigen Wesen sich zu konzentrieren, die Seins- und Selbstverständnis haben — die Individuen. Eine biologische Grundlegung dieser Individualität ist dabei für HEIDEGGER kein Problem — er stellt sie auch nicht in Frage —, aber sie ist für seine Zielstellung irrelevant. Der Mensch interessiert ihn vermöge seines Daseinsgefühls und durch das Vermögen, dieses Dasein zu reflektieren. Diese Selbstreflexivität ist für das gesellschaftliche Leben nach HEIDEGGER entscheidend, nicht aber die anthropogenetische Struktur vom Menschsein.

Wir haben hier zwei völlig verschiedenartige spätbürgerliche philosophische Konzeptionen zum Menschenbild vor uns, und zudem zwei mit bemerkenswerter Ausstrahlungskraft. Schon ein ganz oberflächlicher Vergleich der Schriften von HEIDEGGER und PLESSNER aus den späten zwanziger und beginnenden dreißiger Jahren mit seinerzeitigem naturwissenschaftlich-anthropologischem Schrifttum unter dem Aspekt der Aus- und Nachwirkungen verdeutlicht die völlige Eigenständigkeit der philosophischen Anthropologien. Aus der Lektüre von HEIDEGGERS „Sein und Zeit“ erhoffte sich niemand Aufschlüsse über wissenschaftliches Grundwissen zum Menschen — aber nicht wenige erkannten darin ihre Lebensprobleme wieder! Philosophische Menschenbilder haben die Funktion von Modellen für die Prüfung des eigenen Lebens; je nach sozialer Lage und Klassengebundenheit wird HEIDEGGER als treffend oder abwegig, als wegleitend oder reaktionär empfunden und auch eingeschätzt. Menschenbild ist stets mehr als die Summe verfügbaren einzelwissenschaftlichen Wissens zum Menschen; es beansprucht Sinnbeurteilung und Sinngebung. Dabei lasse ich hier unberücksichtigt, daß neben dieser individuellen Rezeption derartiger Schriften noch ihre eine ganze Gesellschaft einschätzende, ein ganzes Jahrhundert beurteilende Aussagegesamtheit, ihre geschichtsphilosophische Qualität und ideologische Richtung einer marxistischen Analyse und kritischen Würdigung zu unterziehen wäre — ich kann mich hier auf andernorts Vorgelegtes berufen[5]. Aus dieser Feststellung der Eigenständigkeit des philosophischen Menschenbildes resultiert aber nun auch die spezifische historische Neugier, vor allem auch, was die Etappen der Herausbildung eines Menschenbildes betrifft, das einen höheren Anspruch auf Geltung hat als andere und dennoch philosophischer Natur ist. Müssen wir doch davon ausgehen, daß auch die klassenbedingten Widerspiegelungen der Welt eine Entwicklung haben und nicht unvergleichbar nebeneinanderstehen. Es wird zu zeigen sein, daß dabei die Beziehung des philosophischen Menschenbildes zu den Ergebnissen der Natur- **und** Gesellschaftswissenschaften eine große Rolle spielt.

2. Damit ist die Problemgeschichte direkt betroffen und die Aufgabe, die Originalität und Eigenständigkeit der philosophischen Wege zum Menschen bis zur Herausbildung des MARXschen Menschenbildes zumindest in groben Zügen nachzuzeichnen. Auch hier enthebt mich der Verweis auf vorliegende Monographien von der Pflicht der Vollständigkeit[6].

Das Thema „Der Mensch“ ist in der Geschichte des neueren philosophischen Denkens erst von der bürgerlichen Philosophie recht eigentlich in den Mittelpunkt des Nachdenkens über diese Welt gerückt worden — von DESCARTES' Seinsvergewisserung aus dem Erlebnis des Denkens heraus bis zu KANTS berühmtem Fragenensemble, was der Mensch wohl sei, was er wissen könne, tun sollte und hoffen dürfe, spannt sich der Problembogen. Die soziale Natur des Menschen im Widerstreit zu seinen allgemeinen Naturgaben beschäftigte die Geister und die Debatten zu Egoismus und Altruismus, zur Spannung zwischen Pflicht und Neigung, zür naturrechtlichen Grundlegung einer

ganzen neuen Gesellschaft kündeten vom neuen Geist dieser Philosophie. Doch im Mittelpunkt dieser Debatten standen nicht kontemplative Themen der Selbsterkenntnis allein — das Thema „Mensch“ wird wie spannungsreich auch immer auf revolutionäre Weise aufgearbeitet! Das Motiv der Freiheit wird beherrschend — kein Wunder, diese Philosophen waren Zeitgenossen der bürgerlichen Revolutionen! Dieser Philosophie ging es nicht um Definitionen, Anteile oder Prozente, sondern da ging es um die Bestimmung des Menschengeschlechts, da leuchteten Sinnfragen auf. Aber auch ein auf das Natursein des Menschen bezogenes Menschenbild feudaler Prägung war zu bannen. In dieser alten feudal-dogmatischen Weltsicht war der Mensch schier auseinandergerissen — der sündige Leib hie, der gottvergleichliche Geist da. Selbst die Sündenkartei wurde nach diesem gnadenlosen Dualismus geführt — die Sünden wider das Fleisch galten als läßlich, die Sünden wider den Geist aber als Todsünden.
Der Mensch als Einheit von Körper und Geist galt dieser Philosophie nicht nur nichts, er hatte auch keine Chance, anders denn als ein Geistwesen in ihren Denkbereich zu gelangen. Die Idee der einheitlichen Menschnatur mußte tatsächlich ganz allmählich sich ihren Weg bahnen — sie brach durch auf den weltgeschichtlichen Bahnen der bürgerlichen Klasse, erfuhr ihren höchsten theoretischen Ausdruck dann in der klassischen deutschen Philosophie. Johann Gottfried HERDER ist hier an erster Stelle zu nennen, jedoch ist nicht zu übersehen, daß von naturwissenschaftlicher Seite mit der Lehre von der Irritabilität durch Albrecht von HALLER insofern der Boden vorbereitet worden war, als damit die krassen Dualismen von „materia“ und „anima“, wie sie noch bei Georg Ernst STAHL anzutreffen waren, als überwunden angesehen werden müssen. Mit der philosophischen Anthropologie HERDERS nun waren eine ganze Reihe von **bleibenden Einsichten** zum philosophischen Menschenbild verbunden, die gleichwohl mannigfache Präzisierungen erfahren haben, jedoch in ihrer Grundstruktur auch heute noch gültig sind. Solche Einsichten erblicke ich *erstens* darin, daß das Verhältnis des Menschen zu seiner Körperlichkeit einen völlig neuen Stellenwert bekam. Der Mensch wird **von Natur aus** als Subjekt betrachtet; seine **Natur** ist zwar nicht schon das entfaltete Humane, aber dessen Basis. Der menschliche Körper ist nicht mehr nur noch ein beliebiges Stück Natur, sondern er ist spezifisch werthaft, weil sich in ihm und nur in ihm — so HEGEL — menschlicher Geist verkörpere. Der Körper wird zum Symbol des Humanen, er ist nicht mehr bloße Naturtatsache. Beeindruckend ist HERDERS Würdigung der menschheitsprägenden Wirkung des aufrechten Ganges, die eben diese Wesenseinheit von Körper und Geist unterstreicht: „Blicke also auf gen Himmel, o Mensch, und erfreue dich schaudernd deines unermeßlichen Vorzugs, den der Schöpfer der Welt an ein so einfaches Principium, deine aufrechte Gestalt, knüpfte. Gingest du wie ein Tier gebückt, wäre dein Haupt in eben der gefräßigen Richtung für Mund und Nase geformt und darnach der Gliederbau geordnet; wo bliebe deine höhere Geisteskraft, das Bild der Gottheit, unsichtbar in dich gesenkt? Nun aber durch die Bildung deiner Glieder zum aufrechten Gange bekam das Haupt seine schöne Stellung und Richtung: mithin gewann das Hirn, dies zarte ätherische Himmelgewächs, völligen Raum, sich umherzubreiten und seine Zweige abwärts zu versenken. Gedankenreich wölbt sich die Stirn, die tierischen Organe traten zurück, es ward eine menschliche Bildung ...“[7].
Neben dieser Humanisierung und Eigenbewertung der Körperlichkeit, die zugleich die fortwirkende Idee der Einheit von individuellem Leib und individueller Seele begründete, wurde *zweitens* der Körper in die werthafte Ordnung der Welt hineingestellt.

Eingriffe in die Körperlichkeit mußten nun auch als Eingriffe in die kosmische Weltordnung gelten. Die Ambivalenz dieser naturphilosophisch-anthropologischen Auffassung brach zu mehreren Zeiten der neueren Wissenschaftsgeschichte schmerzhaft auf — sie beförderte die Idee der materiellen Einheit der Welt, sie widerstrebt aber auch Eingriffen in die Körperlichkeit. Nun waren aus der Kulturgeschichte genügend soziale Bräuche und Handlungsweisen bekannt, die als gezielte Beeinflussung von Körperlichkeit gewissermaßen von altersher angesehen werden müssen (von der Auslese der Spartaner bis zu ernährungsphysiologischen Gewohnheiten der Völker, was zur Zeit der Hochblüte einer physiologischen Anthropologie in der ersten Hälfte des 19. Jahrhunderts mehr als nur ein Faktum unter vielen war). Die Idee der Wesenseinheit von Körper und Geist forderte unter diesem Gesichtspunkt die dialektische Potenz, die im Denken der klassischen deutschen Philosophie enthalten war, heraus. Daß der Körper spezifisch bewertet wird, heißt nicht, daß über ihn das Verdikt der Unveränderlichkeit verhängt wurde. Hier wurde aber eine Bedingung gestellt, die von großem aktuellem Interesse ist: Die Veränderlichkeit des Körperlichen ist ein Prozeß; er ist als Assimilation der Gattung anzusehen und begleitet deren Lebensprozeß. Menschliche Natur ist nicht bloße Materie für den Geist; ihre Evolution ist zugleich Evolution des Geistes und erfaßt das ganze Menschengeschlecht.

Drittens und damit eng verbunden wird Entwicklung der Menschheit nicht lediglich als endogener Prozeß betrachtet. Sondern der Mensch hat stets Techniken hervorgebracht, die auf diese Vorgänge vielfältig vermittelt einwirkten. Diese Techniken sind in ihrer Ganzheit gattungserhaltend und gattungsprägend. Körperlichkeit, Geistigkeit und Techniken verschränken sich! Aber mit den Techniken wird die individuelle Schranke gebrochen, denn mit ihrem Gebrauch stellen sich Individuen aufeinander ein oder, was eine andere Sichtweise ist, sie stellen sich außer sich. Hier nun stieß das subjektorientierte Menschenbild der klassischen deutschen Philosophie auf selbstgezogene Grenzen.

3. Die Marxsche Idee der Menschenwürdigkeit aller Verhältnisse, unter denen Menschen leben, als Idee und Auftrag des neuen Materialismus war mit diesen eben referierten Grundsätzen von einer spezifischen Seite her — der Philosophie des Menschenbildes — vorbereitet. Aber Ludwig Feuerbach muß noch genannt werden, weil — um es pointiert auszudrücken — die Kritik an Feuerbachs Kritik des subjektorientierten Menschenbildes der Kant, Herder und Hegel der Einstiegspunkt des Marxschen Menschenbildes ist. Feuerbach stellte fest, daß das klassische philosophische Menschenbild im Umkreis Herders eigentlich nur stillschweigend zwei anthropologische Gegebenheiten voraussetzt, deren bewußte Hervorhebung die genannten Grenzen sprengen würde. Das „Ich“ der klassischen deutschen Philosophen, so Feuerbach, ist ja nicht nur ein denkendes, sondern ein tatsächlich und wirklich lebendes, mit Bedürfnissen ausgestattet, ein Komplex voller Sinnlichkeit. Und dadurch ist dieses „Ich“ von vornherein aus einer kategorialen Vereinzelung herausgehoben, ist der Bezug auf ein je anderes Ich möglich. Voraussetzung aller Fragestellungen nach dem Ausgangspunkt von Philosophie sind nach Feuerbach sinnlich lebende (Feuerbachs Begriff der Sinnlichkeit vereint erkenntnistheoretische und vitale Aspekte) Gemeinschaften von Menschen. Sinnlichkeit und Gemeinschaftlichkeit seien die Startpunkte der (neuen) Philosophie, überwunden sei das Festhalten an den scheinbaren Zentralbegriffen für Menschsein, nämlich Selbstbewußtsein und abstrakte Körperlichkeit. Hier nun knüpfte Marx an, und an einer ganzen Reihe konkreter Äußerungen Feuerbachs; so zum Beispiel

folgende großartige Einsicht: „Der **geistlose** Materialist sagt: ‚Der Mensch unterscheidet sich vom Tier **nur** durch Bewußtsein, er ist ein Tier, aber mit Bewußtsein', er bedenkt also nicht, daß in einem Wesen, das zum Bewußtsein erwacht, eine **qualitative** Veränderung des ganzen Wesens vor sich geht"[8]. FEUERBACHS Kategorie der Sinnlichkeit führt MARX weiter zum Begriff der praktischen menschlich-sinnlichen Tätigkeit[9]. Die menschliche Sinnlichkeit ist für MARX das Vermögen zur naturbe- und umarbeitenden Tätigkeit, und dieser Prozeß formt beide Seiten[10]. An anderer Stelle heißt es bei MARX: „Herr PROUDHON weiß nicht, daß die ganze Geschichte nur eine fortgesetzte Umwandlung der menschlichen Natur ist"[11]. Die Einheit der Entwicklung des menschlichen Wesens mit seinem produktiven Vermögen sieht MARX ziemlich scharf: „Die Verhältnisse, in denen sich die Produktivkräfte entwickeln, (sind) nichts weniger als ewige Gesetze", sondern sie entsprechen „einem bestimmten Entwicklungszustande der Menschen und ihrer Produktivkräfte"[12]. Erinnert sei auch an die vielzitierte Textstelle aus den frühen Schriften von MARX, wo die Industrie bezeichnet wird als das „**aufgeschlagne** Buch der **menschlichen Wesenskräfte,** die sinnlich vorliegende menschliche **Psychologie** ..., die bisher nicht in ihrem Zusammenhang mit **dem Wesen** des Menschen, sondern immer nur in einer äußern Nützlichkeitsbeziehung gefaßt wurde ..."[13].

FEUERBACHS Begriff der Gemeinschaftlichkeit bzw. des Altruismus greift MARX in der Kategorie der Verkehrsform, später der Produktionsverhältnisse auf. Beide Ideen FEUERBACHS werden also über eine bloße anthropologisch-biologische Sichtweise, über die reine conditio humana hinausgeführt und auf den praktischen, naturaneignenden Lebensprozeß in seiner historischen Entfaltung bezogen. Der anthropologische Materialismus wurde zum historischen. Diese Entwicklung wird in der Literatur gelegentlich auch als die Begründung einer neuen, nämlich der Marxschen, Anthropologie bezeichnet[14]. Ich folge dieser Bezeichnung nicht, weil ich im Werk MARXens die Überwindung der philosophischen Anthropologie insgesamt erblicke. Doch darauf will ich an dieser Stelle nicht ausführlicher eingehen.

4. Menschenbild hat also bei MARX — auf der Grundlage der Tatsache einer unaufhebbaren Naturbasis — primär zu tun (d. h. im ersten Begründungsschritt) mit Produktion und Reproduktion des menschlichen Lebens. Und aus den historischen Etappen dieser Produktion ergeben sich die weit ausgespannten menschlichen Existenzprobleme in der Marxschen Sicht: Arbeitsteilung und Überwindung ihrer „knechtenden Rolle" für den Menschen; Entfremdung und die historischen Chancen ihrer Aufhebung; der Weg vom Reich der Notwendigkeit zum Reich der Freiheit als Prozeß wachsender Naturbeherrschung durch hochentwickelte Produktivkräfte und unter Bedingungen, die der menschlichen Natur am „würdigsten" sind[15], Entfaltung der Individualität im Rahmen einer Gesellschaft, in der die freie Entwicklung eines jeden die Grundlage für die freie Entwicklung aller ist[16]. Kategorien im Rahmen der Theorie des Menschen bei MARX sind ferner Vergegenständlichung und Entgegenständlichung[17], die Einheit von praktischer, theoretischer und praktisch-geistiger Aneignung der Natur, Selbstverwirklichung und eine Idee der Gleichheit, die primär auf die Stellung der Menschen zum Besitz an Produktionsmitteln bezogen ist sowie auf die gleiche Möglichkeit zur Wahrnehmung der Entfaltungschancen, die die Gesellschaft jedem bieten müsse. **MARX' Menschenbild hat ersichtlich eine Tendenz — es zielt auf die Herstellung menschenwürdiger Verhältnisse!** Scheinbar habe ich damit einen Aspekt der Tagungsthematik überbetont, möchte jedoch folgendes hinzusetzen. Die Idee der Aufklärung

von KANT zu MARX war die Idee der Selbstbefreiung und Selbstverwirklichung des Menschen in einer menschenwürdig zu gestaltenden Welt. Wenn dieser Maßstab dominiert, dann folgt ganz zwangsläufig, daß die gesamten Wissenschaften vom Menschen sich diesem Anspruch einfügen. Und dieser Prozeß konnte erst einsetzen, als diese Wissenschaften imstande waren, verläßliches Wissen hinzuzufügen. Das Marxsche Menschenbild ist offen für alles Wissen zum Menschen, denn dieses ist ja gerade dazu bestimmt, den Menschen mit herausführen zu helfen aus knechtenden Lebensumständen. MARX und seine Freunde unter den Naturwissenschaftlern und Ärzten damals — ich möchte hier aus aktuellem Anlaß nur den Kölner Arzt und Mitangeklagten des Kölner Kommunistenprozesses 1851/52, Roland DANIELS, nennen[18] — haben die Naturwissenschaften ganz in diesem Sinne konzipiert und sie überschwenglich als revolutionäre Wissenschaften bezeichnet[19]. Die physiologische Anthropologie zählte DANIELS damals schon zum wissenschaftlichen Kommunismus! Im Kontext der Marxschen Theorie wurde die Biologie betrachtet als Wissenschaft der Befreiung — vielleicht ist es ganz angebracht, einmal auch diese Seite der Medaille sozial angewandter Naturwissenschaft zu nennen, weil doch die Kritik am reaktionären Biologismus in unserem Schrifttum weitaus überwiegt.

Die Gesellschaft gehört zum Marxschen Menschenbild dazu, auch in der Einbeziehung der ganzen Wissenschaften vom Menschen. Das Höchste, wozu der anschauende Materialismus kommt — MARX meinte damit Ludwig FEUERBACH — ist „die Gegenüberstellung von einzelnen Individuen und bürgerlicher Gesellschaft", heißt es in den FEUERBACH-Thesen. Obwohl FEUERBACH den idealistischen Subjektbegriff kritisierte und, wie gezeigt, auf den Begriff der Gemeinschaftlichkeit projizierte, gelangte er doch nicht zur Aufdeckung der produktiven Wurzel dieser Gemeinschaftlichkeit. Das aber ist der Standpunkt des neuen Materialismus, der in den identischen Begriffen der „menschlichen Gesellschaft" und der „gesellschaftlichen Menschheit" ausgedrückt wird[20]. Und in diesem Sinne ist auch die Marxsche Formulierung zu interpretieren, wonach das menschliche Wesen „in seiner Wirklichkeit ... das ensemble der gesellschaftlichen Verhältnisse" ist. Das ist auf FEUERBACH gerichtet und nicht auf die gesamte nachfolgende Wissenschaft vom Menschen. Dieser Satz macht die neue Qualität des Marxschen Menschenbildes deutlich, setzt aber keine Abgrenzungslinien gegenüber den Wissenschaften vom Menschen. Gerade die hat MARX ja bekanntlich als eine Einheit prognostiziert[21].

5. Es stand nun völlig offen, diesen Ansatz naturgeschichtlich zu vervollkommnen. MARX und ENGELS war völlig klar, daß nicht alle Menschen gleich sind, daß kulturelle Entwicklungsverschiedenheiten auch differente Strukturen gesellschaftlicher Individualität hervorbringen. Doch zum einen waren die zeitgenössischen Anthropologien in ihren Aussagen von BUFFON und ROMANTIK, der BROWNschen Reizphysiologie und des wissenschaftlich ja mehr als verdächtigen Mesmerismus (dem MARX erstaunlicherweise recht gewogen war), der Comteschen sozialen Physik und des Lotzeschen Neuidealismus nicht empirisch verläßlich abgesichert, als daß man sie zur naturwissenschaftlichen Grundlage der neuen Anschauung hätte erklären können, wie es von MARX damals allein dem Darwinismus zuerkannt wurde. Zum anderen spielte die unleugbare Tatsache des ideologisch-weltanschaulichen Klassenkampfes in die nachmarxsche anthropologische Szene hinein und mobilisierte auch Biologen gegen die Wissenschaft von der Gesellschaft. Es ist dabei nicht uninteressant, daß der Anstoß für eine Zurücknahme der großen Ideengeschichte von KANT zu MARX aus der Philo-

sophie selbst kam, und zwar aus einem Ableger dieser Traditionslinie — ich meine das Spätwerk von SCHELLING[22]. Dieser Umbruch im Werk des späten SCHELLING richtet sich gegen die nachgerade „heilige" Kategorie der deutschen philosophischen Klassik — die Vernunft! Diese, so SCHELLING, sei zu sehr auf die Erkenntnis des Wesens der Dinge gerichtet. Aber nicht das Wesen der Dinge, sondern die aktuelle Welt, das Dasein fordere Erkenntnis! Im Dasein erblickte SCHELLING den Beweggrund von Philosophie — und in dieser Gegenüberstellung von Denken und Sein, Wesen und Erscheinung, nicht mehr in ihrer dialektischen Vermittlung gesehen, geht eine große idealistisch-philosophische Tradition zu Ende. Bis dahin galt es als ausgemacht: das Wesen einer Sache enthält auch deren Gewordensein. Jedoch „Dasein" läßt nun vom Werdegang abstrahieren. Für Dasein ist Geschichte — so drückte es später HEIDEGGER aus, der über den SCHELLING-Hörer Sören KIERKEGAARD ganz in dieser Tradition philosophieren gelernt hatte — lediglich ein Vorsein. Geschichte bringe dabei nichts ein — eine härtere Konfrontation zum Marxschen Begriff der geschichtlichen Selbsterzeugung der Gattung ist kaum denkbar! Diese Wende von der Einsicht in das Wesen menschlich produzierter Geschichte zur Einsicht in Strukturen erlebten Daseins bedeutete eine einschneidende Umprägung des geschichtsphilosophischen Bewußtseins im bürgerlichen Denken und stellte eine der Voraussetzungen dar für die später vehement einsetzende sogenannte anthropologische Wende in dieser Philosophie, mit welcher sowohl die alte überkommene Metaphysik als auch der Positivismus angezielt, aber recht eigentlich die marxistische Theorie getroffen werden sollte[23]. Ein anderer — ebenfalls „spätzündender" — Vertreter der deutschen nachklassischen Philosophie, Arthur SCHOPENHAUER, flankierte diese Idee durch die ironische Wendung, Geschichte sei bloße Katzbalgerei. Menschliches Denken und Dasein werde nicht durch seine geschichtlich geprägte gesellschaftliche Natur, sondern durch seine biotische Verfaßtheit charakterisiert. Dieser Biologismus argumentiert dabei ausgesprochen „erkenntnisarm" und ist — was bei dieser Gelegenheit gleich mit anzudeuten war — keineswegs nur ein direkter Ableger der mißinterpretierten Fortschritte der Biowissenschaften. Biologismus brachten auch Philosophen in die Welt, die kaum einen oder keinen Kontakt zur Wissenschaft der Biologie hatten — SCHOPENHAUER, NIETZSCHE.

Dieser unhistorische Begriff des Menschen kennzeichnet nun viele der folgenden nichtmarxistischen Philosophien sowohl der biologisch-anthropologischen als auch der soziologisch-kulturphilosophischen Spielart. Unhistorisch heißt dabei keinesfalls Verzicht auf Evolution, sondern heißt Verzicht auf geschichtliche Entwicklung, Verzicht auf die prägende Wechselbeziehung von Mensch und Natur im Arbeitsprozeß. **Evolution wird gegen die menschliche Geschichte gestellt!** Der historische Materialismus soll auf diese Weise wieder zum naturhistorischen Materialismus werden bzw. wird bewußt idealistisch konfrontiert. Ein Beispiel ist Jakob BURCKHARDT, in dessen großangelegtem Kulturwerdeporträt der Menschheit die Idee der Unveränderlichkeit des Menschen durch alle Kulturepochen hindurch einen zentralen Platz einnimmt[24].

Es ist anzumerken, daß wir es hier mit einem Grundproblem der neueren Wissenschaften vom Menschen zu tun haben, weil die These der Fertigkeit des Menschen, der Abgeschlossenheit seiner conditio humana seit rund 40000 Jahren, anthropogenetisch gesichert scheint. Die Frage ist tatsächlich die, wo die Veränderungspotentiale liegen und was jene „fortgesetzte Umwandlung der Natur des Menschen" meint, von der MARX sprach. Ist das genetisch zu fassen? Oder eher als Entfaltung aller Anlagen, als Freisetzung alles Menschenmöglichen? Die Marxsche Intention zielt eindeutig auf letzteres. **Die soziale und geschichtliche Dimension erbringt den Freiraum für die Anlagen des Menschen,** setzt seine biotischen Potentiale wirklich erst frei.

6. Die Geselligkeit allein vermag den Unterschied zwischen Tier und Mensch nicht aufzuhellen. Seit CASSIRERS Kritik an der allerdings durch die lateinische Interpretation (SENECA) verzerrten These des ARISTOTELES vom Menschen als „zoon politikon" ist klar, daß man mit Kurzformeln nicht weiterkommt und die menschliche Gattungsspezifik eine wesentlich konkretere kulturelle Erörterung notwendig macht[25]. Allerdings hatte ARISTOTELES nicht jene Geselligkeit schlechthin im Sinn, die ihm CASSIRER unterstellt, sondern meinte, daß sich die naturwüchsige Geselligkeit politisch verwirkliche! **Der Mensch,** so ARISTOTELES, **ist auf das Leben in der Polis angelegt!** In der Polis zu leben realisiert erst menschliche Natur — jenseits dieser Polis aber könne der Mensch nur als Tier leben[26]! Geselligkeit ist also nach ARISTOTELES bereits weit mehr als eine auch bei Tieren nachweisbare soziale Lebensweise — sondern Gesellschaft ist eine bestimmte politische Organisation dieser Geselligkeit.

In vielen neueren Philosophien ist neben der historischen Natur des menschlichen Selbsterzeugungsprozesses auch diese großartige Idee des ARISTOTELES verschüttet worden. An die Stelle einer verkürzten Geselligkeit, die, wie leicht ersichtlich, als unterscheidendes Merkmal zwischen Mensch und Tier nicht ausreicht, traten nun diverse Ersatzlösungen. Kennzeichnend für diese Ersatzlösungen ist, daß sie die soziale Besonderheit des Menschen auf der Grundlage der unaufhebbaren biotischen Basis in bestimmten herausragenden Leistungsfähigkeiten erblicken. CASSIRER entdeckt den Menschen als „animal symbolicum", damit auf die Gattungsbefähigung verweisend, Symbole zu generieren und systematisch zu gebrauchen — ein bereits bei Johannes MÜLLER, dem großen Physiologen der ersten Hälfte des 19. Jahrhunderts, angelegtes Motiv, das sich später in vielen Varianten wiederfindet, u. a. auch bei Emile DURKHEIM. Ein zentraler und wichtiger Begriff, den CASSIRER mit der Symbolfähigkeit herauspräpariert, ist die „Weltoffenheit", das Distanzieren von Umwelt zu Welt. In der hier gebotenen Kürze ist eine umfängliche Gegenargumentation kaum möglich — soviel möchte ich jedoch anmerken, daß CASSIRER damit auf ein überaus wichtiges Problem aufmerksam macht, dürfte doch gerade in der Differenz von Umwelt und Welt einer der entscheidenden Gründe liegen, weshalb man die Ergebnisse der Evolutionären Erkenntnistheorie nicht so ohne weiteres auf den menschlichen Erkenntnisvorgang ausdehnen kann[27]. Bei MARX resultiert die Weltöffnung — der Übergang von Umwelt zu Welt, von aktueller Konfrontation zur Reflexion über die Umwelt — aus der fortschreitenden Aufeinanderbezogenheit von Vergegenständlichung (der Mensch prägt der Umwelt neue Strukturen auf) und Entgegenständlichung (die Strukturen der Realität werden bloßgelegt) im Arbeitsprozeß. Fraglos aber ist dieser Aspekt in der neueren marxistischen Literatur unterbelichtet!

Streifen wir noch einige dieser neueren anthropologischen „Ersatzlösungen". Michael LANDMANN betrachtet den Menschen als halbfertiges Geschöpf, das zur schöpferischen Selbstvollendung gezwungen ist durch seine „fragliche Naturausstattung". Der „homo creator" ist schöpferisch und innovativ, er ist mithin auch „homo inveniens". Hier setzt nun die stattliche Reihe der Neubestimmungen des Menschen durch die spätbürgerliche Kulturphilosophie ein. Der „homo discens" wird vorgestellt, auf die menschliche Lernfähigkeit zielend (Werner LOCH), der „homo faber" als handwerkendes Wesen (Hannah ARENDT), der „homo fabricans" (Arnold GEHLEN), der „homo oeconomicus" (Werner SOMBART) und der „homo capitalisticus" (Max SCHELER) spezifizieren das soziale Wesen „Mensch“ in je unterschiedlicher Weise. Diesen Spezifizierungen des Menschen als „animal sociale“ stellen sich nun kontrapunktisch Charakterisierungen des Menschen als „animal rationale“ gegenüber. „Psychological man“, „homo loquens“, „homo psychoanalyticus“, „homo sociologicus“, der Rollenmensch, „homo communicator“ etc. tauchen in den Debatten auf — dennoch ist die Tendenz unverkennbar, in der Einheit von Werkzeuggebrauch und Kommunikation die Grundbestimmung des Menschen zu erblicken. „Homo fabricans“ plus „homo loquens“ — das klingt wie eine versöhnliche Geste an MARX' Adresse, ist aber im Grunde genommen halbherzig, weil der Werkzeuggebrauch in keiner dieser Kulturphilosophien auf seine sozialen und ökonomischen Folgen befragt wird. Es wird Arbeit konstatiert, aber keine Produktivkraftdynamik; es wird Kommunikation problematisiert, aber es werden keine Produktionsverhältnisse zugelassen, die ja die allgemeinen Strukturen menschlich-gesellschaftlichen Beziehungslebens prägen.

Unterm Strich aber bleibt ein wahrer Definitionsdschungel!

Dennoch wäre es verfehlt, diese ganze Riesenliteratur a limine auf die Liste der philosophischen Kapazitätsverluste zu setzen. Auch hier zeigt sich ein kognitiver Wechselbezug zu den Humanwissenschaften und vor allem ein Gedankenfluß innerhalb einer bestimmten geistigen Kultur, welcher auf diese Weise Grundfragen der wissenschaftlichen Weltbetrachtung ständig gegenwärtig sind.

7. Betrachten wir abschließend zusammenfassend philosophische Erträge zum Problem. In der Erkenntniskette bis zu MARX sind das die Idee und Forderung der Eigenwertigkeit der Körperlichkeit, die Idee der dialektischen Verbindung der körperlichen, geistigen und technologischen Evolutionen, die auf die Gattung bezogen sind, auf dieser Basis die Bestimmung der Gesellschaftlichkeit des Menschen samt dem daraus resultierenden Forderungskatalog zur menschenwürdigen Gestaltung der Gesellschaft. Damit wird der Blick für die historische Struktur des Mensch-Welt-Verhältnisses geöffnet; Natur steht nicht fern da draußen, sondern ist Aspekt der Menschwerdung. Die Idee der menschlichen Verantwortung für die Natur ist somit ebenfalls ein Glied der genannten Erkenntniskette.

Diese philosophischen Standpunkte sind keine Marxschen Erfindungen, sondern Resultat einer für die neuere Wissenschaftsentwicklung entscheidenden Etappe im europäischen Geistesleben, die in den Kategorien Humanität und vernunftgemäßes Handeln ihren höchsten Ausdruck findet. MARX steht in dieser Tradition, nicht neben ihr. Daß er ihr entscheidende theoretische und Realisierungsmaßstäbe zufügte, sie mit dem historischen Auftrag zur Selbstbefreiung einer gesellschaftlichen Klasse verband — weil nur über diese Verbindung diese großartigen Ideen zu verwirklichen sind — hat dazu geführt, daß sich nicht wenige neuere Denker betont neben diese Traditionslinie stellen. Daß sie von diesen Grundgedanken dabei nicht loskommen, ist unübersehbar. Diese Wendung gegen MARX ist das eine Kennzeichen der neueren nichtmarxistischen Anthropologie, das andere besteht in der Hinwendung zu Lebensrealitäten. Hier werden Denkfelder ausgelotet, die teilweise von den Naturwissenschaften nur angerissen werden, und Folgerungszwänge exerziert, die naturwissenschaftliche Arbeitsfelder in neue Bereiche überführen. Erich FROMM allein sei herausgegriffen, dessen Menschenbild auf einer vagen Hypothese beruht, wonach der Mensch zusammengesetzt sei aus angeborenen guten und erworbenen bösen Eigenschaften. Der Bezug zur naturwissenschaftlichen Anthropologie ist kaum noch gegeben, die Interpretation von Angaben und Fakten aus anderen humanwissenschaftlichen Forschungen ist völlig eigenständig, ja

führt so weit, daß FROMM anthropologisch-völkerkundlichen Reiseberichten geradezu auf den Leim geht — siehe sein Wehklagen über angeblich von Natur aus traurige und lustige Völker[28]. Aber indem FROMM die sozialen Determinanten für den „Anthropos" sucht und die Dialektik von gut und böse nicht einem „genetischen Schicksal" überlassen möchte, sondern soziale Chancen für eine gute Menschheit zu ermitteln sucht, denkt er naturwissenschaftlich-anthropologisches Wissen weiter, mahnt an jenes einheitliche Bild vom Menschen, das gerade in der neueren Literatur von Verhaltensbiologie und Evolutionärer Erkenntnistheorie insofern unterlaufen wird, als dieses auf die philosophische Problemgeschichte kaum noch Rücksicht nimmt[29].
Ja, es bleibt wohl dabei — im Wissen um die Gesellschaftlichkeit des Menschen wird die ganze Tragweite des Biotischen erst offenbar. Die Marxsche Idee der Menschenwürdigkeit gesellschaftlicher Verhältnisse ist der philosophische Bezugspunkt für ein wissenschaftliches Problem, das mit der neuen Formulierung, der Mensch ist eine „biopsychosoziale Einheit", für den zufriedenstellend umrissen ist, der den ganzen Problemkontext darin enthalten weiß.

Literatur

1 Vgl. dazu Dieter BERGNER (Hrsg.): Der Mensch: Neue Wortmeldungen zu einem alten Thema. Berlin 1982, und die darin angegebene Literatur.

2 Siehe u. a.: Alexander ALLAND: Evolution und menschliches Verhalten. Frankfurt am Main 1970 (amerik. Ausgabe 1967).
Pierre BOURDIEU: Entwurf einer Theorie der Praxis auf der ethnologischen Grundlage der kabylischen Gesellschaft. Frankfurt am Main 1976 (französ. Ausgabe 1972).
Axel HONNETH, Hans JOAS: Soziales Handeln und menschliche Natur: Anthropologische Grundlagen der Sozialwissenschaften. Frankfurt am Main, New York 1980.

3 Arnold GEHLEN: Studien zur Anthropologie und Soziologie. Neuwied und Berlin (W), 1971, S. 16.

4 Martin HEIDEGGER: Sein und Zeit, Halle 1927; siehe auch: Hans-Martin GERLACH: Martin HEIDEGGER: Denk- und Irrwege eines spätbürgerlichen Philosophen. Berlin 1982.

5 Siehe u. a. Hans-Martin GERLACH, Reinhard MOCEK: Bürgerliches Philosophieren in unserer Zeit. Berlin 1983; Manfred BUHR: Vernünftige Geschichte: Zum Denken über Geschichte in der klassischen deutschen Philosophie. Berlin 1986. Zum Gesamtproblem sei auch verwiesen auf den instruktiven Sammelband: Georg RÜCKRIEM (Hrsg.): Historischer Materialismus und menschliche Natur. Köln 1978.

6 Siehe u. a.: Sozialismus und Persönlichkeit, Autorenkollektiv unter Leitung von Leonid ARCHANGELSKI. Berlin 1980; Rosemarie AHRBECK: Die allseitig entwickelte Persönlichkeit. Studien zur Geschichte des humanistischen Bildungsideals. Berlin 1979; Hermann LEY: Vom Bewußtsein zum Sein: Vergleich der Geschichtsphilosophie von HEGEL und MARX. Berlin 1982.

7 Johann Gottfried HERDER: Ideen zur Philosophie der Geschichte der Menschheit. Berlin und Weimar 1965, Bd. 1, S. 128. Zu diesem Gedankengang entnahm ich mancherlei Anregungen aus einem mir von Kurt BAYERTZ freundlicherweise überlassenen Manuskript: Kurt BAYERTZ: GenEthik: Philosophische Probleme technischer Eingriffe in die menschliche Reproduktion. Bielefeld, 1985.

8 Ludwig FEUERBACH: Das Wesen des Christentums. Neu hrsg. und eingeleitet von Dieter BERGNER. Leipzig 1957, S. 60 (Fußnote).

9 Karl MARX: Thesen über FEUERBACH. These. In: MEW, Bd. 3, Berlin 1958, S. 6.

10 Karl MARX: Das Elend der Philosophie. In: MEW, Bd. 4, Berlin 1959, S. 140.
11 Ebenda, S. 160.
12 Ebenda, S. 140.
13 Karl MARX: Ökonomisch-philosophische Manuskripte. In: MEW, Ergänzungsband, Erster Teil, Berlin 1968, S. 542.
14 Siehe Agnes HELLER: Theorie der Bedürfnisse bei MARX. Berlin (W) 1976, zum Problem vgl. auch die zitierten Arbeiten von RÜCKRIEM und HONNETH und JOAS.
15 Karl MARX: Das Kapital. Dritter Band. In: MEW, Bd. 25, Berlin 1973, S. 828.
16 Karl MARX, Friedrich ENGELS: Manifest der Kommunistischen Partei. In: MEW, Bd. 4, Berlin 1959, S. 482.
17 Siehe: Dmitri UGRINOWITSCH: Mensch und Kultur. In: D. BERGNER (Hrsg.): Der Mensch. Neue Wortmeldungen zu einem alten Thema. Berlin 1982, S. 192–209; siehe auch: Reinhard MOCEK: Kulturideale im Zeichen der Dialektik von Individuum und Gesellschaft. In: Deutsche Zeitschrift für Philosophie, 7 (31) 1983, S. 837–42.
18 Roland DANIELS' (1819–1855) bislang unveröffentlichtes Manuskript trägt den Titel: Mikrokosmos. Entwurf einer physiologischen Anthropologie. Die Veröffentlichung im Lang Verlag, Bern und Frankfurt am Main, ist in Vorbereitung.
19 Roland DANIELS, ebenda, S. 120 nach dem Andruck des Lang Verlags.
20 Karl MARX: Thesen über FEUERBACH. 10. These. MEW, Bd. 3, S. 7.
21 Karl MARX: Ökonomisch-philosophische Manuskripte. In: MEW, Ergänzungsband, Erster Teil, Berlin 1968, S. 544.
22 Zur Bewertung der SCHELLINGschen Philosophie ist inzwischen viel Neues erschienen, ich verweise nur auf den von H. J. SANDKÜHLER edierten Band: Natur und geschichtlicher Prozeß. Studien zur Naturphilosophie F. W. J. SCHELLINGS. Frankfurt am Main 1984.
23 Vgl. G. RÜCKRIEM (Hrsg.): Historischer Materialismus und menschliche Natur. Köln 1979; Wolf LEPENIES, Helmut NOLTE: Kritik der Anthropologie. MARX und FREUD. GEHLEN und HABERMAS. Über Aggression. München 1971.
24 Siehe dazu auch Ludwig ELM (Hrsg.): Falsche Propheten: Studien zum konservativ-antidemokratischen Denken im 19. und 20. Jahrhundert. Berlin 1984, S. 86ff.
25 Ernst CASSIRER: Was ist der Mensch? Versuch einer Philosophie der menschlichen Kultur. Stuttgart 1960.
26 ARISTOTELES: Politik, Erstes Buch, 2. Kapitel. Siehe dazu die informative Studie von Manfred RÖSEL: Conditio Humana: Idealtypisierende Antworten der Kulturwissenschaften auf die Frage nach der Befindlichkeit des Menschen. Meisenheim am Glan, 1975.
27 Jüngst und überaus große philosophische Ansprüche erhebend: Rupert RIEDL: Die Spaltung des Weltbildes: Biologische Grundlagen des Erklärens und Verstehens. Berlin (W) und Hamburg, 1985.
28 Erich FROMM: Haben oder Sein: Die seelischen Grundlagen einer neuen Gesellschaft. Stuttgart 1976; ders.: Anatomie der menschlichen Destruktivität. Reinbek bei Hamburg 1977, S. 191ff.
29 Ausführlicher bin ich darauf eingegangen in dem Beitrag: Neofreudismus und Menschenbild. In: D. BERGNER (Hrsg.): Der Mensch. Neue Wortmeldungen zu einem alten Thema. Berlin 1982, S. 411–419.

Die biopsychosoziale Einheit Mensch und Wechselwirkungen ihrer Reproduktionsmechanismen

S. Sander

Der Terminus „Biopsychosoziale Einheit Mensch" gewinnt, angeregt durch philosophische Fragestellungen in der wissenschaftlichen Diskussion unseres Landes immer mehr an Bedeutung. Er ist Ausdruck von Bemühungen, die Komplexität Mensch interdisziplinär umfassender zu erforschen und besser zu erkennen[1].

Das Begreifen des Menschen als biologisches *und* gesellschaftliches Wesen wurde von den Klassikern Marx und Engels auf eine wissenschaftliche Ebene gehoben. Voraussetzung dafür war die Anerkennung des Menschen als ein aus dem Tierreich hervorgegangenes Lebewesen, als ein Produkt der Bioevolution, worauf Löther detailliert eingeht (dieser Band). Weithin akzeptiert wird ferner die Tatsache, daß im weiteren Verlauf der Entwicklung des Menschen seine gesellschaftlichen Determinanten in zunehmendem Maße zu dominierenden Faktoren dieser werden, d. h., die Bioevolution geht als notwendige Voraussetzung in die gesellschaftliche ein, sie ist in ihr dialektisch aufgehoben.

Darüber hinaus wissen wir, daß sich der Prozeß der historisch nacheinander erfolgten Ausbildung der biologischen und gesellschaftlichen Bewegungsform der Materie nicht linear vollzogen hat, und daß die existierenden Wechselwirkungen auch nicht im Sinne strenger Kausalität beschreibbar sind. Wir versuchen, uns heute diese Erkenntnis mit Hilfe eines nach allen Seiten hin unbegrenzten Netzwerkes zu veranschaulichen, innerhalb dessen sowohl die Evolution vom Tier zum Menschen als auch die Entwicklung eines jeden Individuums in seiner Interaktion mit anderen Individuen, Gruppen und mit der Natur wieder ein offenes System darstellt. Insofern halte ich die Herangehensweise von Hörz, die Entwicklung der Persönlichkeit basierend auf „Möglichkeitsfeldern" theoretisch zu erfassen, für eine Bereicherung, eine andere Akzentsetzung als diese beispielsweise mit „Rahmenbedingungen" gegeben ist[2].

Aus dem Gesagten muß konsequenterweise geschlußfolgert werden, daß die Komplexität Mensch allein mit der ihr inhärenten Dialektik von Biologischem und Gesellschaftlichem nicht erfaßbar ist. Die auf beiden Bewegungsebenen der Materie ablaufenden, spezifischen Prozesse werden über unzählige andere „vermittelt", sie sind wechselseitig Voraussetzung, bedingen einander und schließen sich gegenseitig aus.

Somit werden mit dem Terminus „Biopsychosoziale Einheit Mensch", wie die interdisziplinär geführte Diskussion zeigt, bei weitem nicht alle, aber drei *wesentliche* Seiten der den Menschen ausmachenden Komplexität erfaßt.

Auf dem X. Kühlungsborner Kolloquium wurde an Bach gerichtet die Frage gestellt, welche Möglichkeit er sieht, das interdisziplinäre Gespräch zum Menschenbild auf eine qualitativ höhere Ebene zu heben. Das würde voraussetzen, daß wir einen gewissen

„Faden“ finden, der sich zumindest durch einen großen Teil der publizierten und erörterten Konzepte hindurchzieht. Aus meiner Sicht gibt es einen solchen Faden, wozu hier kurz einige ausgewählte Anmerkungen gemacht werden sollen.
Wenn wir jedes menschliche Individuum als komplexes System fassen, so impliziert dies auch seine Reproduktion als komplexes System. Es ist interessant, zu verfolgen, auf wievielen verschiedenen Ebenen diesbezüglich bisher Reproduktionsmodelle aufgestellt wurden und werden.
Ich möchte an die auf dem X. Kühlungsborner Kolloquium zum Genbegriff geführte Diskussion anknüpfen, nicht an die sichtbar gewordenen Probleme einer Definition, sondern an das Reproduktionsmodell auf molekularer Ebene. Wir wissen, daß dem molekularen Reproduktionsprozeß in seiner Einheit als Blaupause und Programmvorschrift die identische Replikation der DNA zugrunde liegt. Wenn etwas reproduziert werden soll, muß etwas erhalten werden, es muß eine Kontinuität gewährleistet sein. Fehler in der Replikation der DNA — dabei sind für unsere Betrachtung die erheblichen Schwankungen in den Zahlenangaben unwichtig (5000 bzw. 450000 am Tag pro menschlicher Zelle[3]) — beinhalten die Möglichkeit der Entstehung von Neuem, wobei sich die meisten Fehler aufgrund des Wirkens von Reparaturprozessen nicht etablieren können. Auf die enorme Relevanz des Auftretens von Fehlern und ihre „Festschreibung“ als etwas Neuem im Verlaufe der Evolution machte bereits Darwin aufmerksam[4].
In der Debatte des Kolloquiums wurde mehrfach darauf hingewiesen, daß die Reproduktion auf molekularem Niveau einschließlich ihrer Mechanismen, den Prozessen auf anderen Ebenen der Komplexität Mensch zugrunde liegt, letztere aber bei weitem nicht nur durch molekulare Prozesse beschreibbar und aufklärbar sind. Das heißt, um es in Form einer Frage auszudrücken, gibt es auch auf anderen Ebenen der Komplexität Mensch sich reproduzierende Einheiten mit spezifischen Reproduktionsmechanismen? Diese Frage muß wohl mit ja beantwortet werden. Das Gesagte trifft insbesondere auf die Beiträge von Tembrock, Dörner und Freye (in diesem Band) zu.
Marx hat bekanntlich ein Reproduktionsmodell für die gesellschaftliche Ebene erstellt. Unter Beachtung der Spezifik des Gesellschaftlichen, hier der Produktionssphäre im Besonderen, könnte man die im Marxschen Konzept mit einfacher Reproduktion bezeichneten Prozesse mit denen der identischen Replikation der DNA vergleichen, wobei wir aus philosophischer Sicht festhalten müssen, daß es beide streng genommen gar nicht gibt, sie sind eine Abstraktion. Den mit erweiterter Reproduktion bezeichneten Prozessen würden in diesem Modell auf molekularer Ebene die Mutationsprozesse entsprechen. In letzter Zeit gibt es eine Reihe einzelwissenschaftlicher Evolutionstheorien, die für konkrete Ebenen bzw. „ebenenübergreifend“ Reproduktionsmodelle erstellt haben. Hervorgehoben seien besonders die „Genetische Epistemologie“ Piaget, die „Evolutionäre Erkenntnistheorie“ unterschiedlichster Prägung (etwa bei Riedl, Wuketits, Vollmer) und Soziobiologie, worunter wir heute auch verschiedene Konzepte zusammenfassen. Einer ihrer Vertreter, Wilson, fand in der Tagungsdiskussion größere Beachtung.
Nachfolgend seien zu den drei genannten Theorien ausschließlich unter dem Aspekt der Reproduktion einige Ausführungen gemacht.
Zunächst einige Bemerkungen zu Piaget. Ein theoretischer Ansatzpunkt für Piaget ist der strukturale Aspekt des Verhaltens, ausgehend vom Fließgleichgewichtsverständnis Bertalanffy. Nach Piaget sind für die Entwicklung organismischer, bis hin zu kognitiven Strukturen Prozesse entscheidend, die er mit Hilfe von drei Gleichgewichts-

begriffen zu erfassen sucht. Das erste Gleichgewicht umfaßt das Verhältnis von Organismus und Schemata (Schemata steht für Organisationszyklen), das zweite das Verhältnis von Assimilation und Akkumulation (Assimilation bezeichnet das „Verhalten" des Organismus gegenüber der Umwelt; Akkumulation umfaßt das „Einwirken der Umwelt" auf den Organismus), was er unter Adaptation zusammenfaßt, und schließlich das dritte Gleichgewicht, die Organisation (Autoregulation und Selbstorganisation umfassend). Autoregulation erfordert Reproduktion von Strukturen, relativ identische und nichtidentische. Deshalb kommt innerhalb der Einheit der drei Gleichgewichte dem dritten besondere Bedeutung zu[5].

Ebenso kurz müssen in diesem Rahmen die Anmerkungen zur evolutionären Erkenntnistheorie ausfallen. Ich möchte insbesondere auf die von RIEDL im Buch „Die Spaltung des Weltbildes" vorgelegte Theorie Bezug nehmen. Hervorzuheben ist, daß RIEDL wie andere Vertreter der evolutionären Erkenntnistheorie diese als eine *biologische* Disziplin sieht, wobei durchaus beachtenswerte Anregungen für eine philosophische Erkenntnistheorie gegeben werden.

Einiges zum Grundanliegen der Darlegungen RIEDLs. Die Hauptthese lautet: „Die Evolution ist ein kenntnisgewinnender Prozeß." Dieser wird auf den unterschiedlichsten Ebenen beleuchtet. „Der Kenntnisgewinn der Gene steht am Anfang." RIEDL äußert sich im weiteren zu den Produkten dieses Kenntnisgewinns. „Die alternativen Produkte.... nennt man Wildform und Mutante. ... Die identische Replikation der Wildform entspricht dem konservativen Prinzip einer Re-Etablierung des Etablierten. ... Die Mutante dagegen entspricht dem blinden schöpferischen Versuch. ... In diesem Sinne ist das ‚Lernen' der Gene ein durchaus schöpferischer, (er)kenntnisgewinnender Prozeß, indem er Kenntnis schafft, wo vordem niemand eine solche besessen hat"[6]. Er entwickelt weiterhin im Rahmen seiner Theorie Kreisläufe des Kenntnisgewinns, angefangen von der molekularen Ebene bis hin zur Wissenschaftsebene und bettet diese Kreisläufe in einen universellen Schraubenprozeß ein. Wenngleich zu den Kreisläufen einiges zu sagen wäre, so möchte ich an dieser Stelle doch den Akzent auf das Schraubenmodell setzen. RIEDL schreibt: „Es ist ein universeller Schraubenprozeß, der hier vorliegt. Er reicht, seiner Methode nach, ungebrochen von der Lebensentstehung über den genetischen und den assoziativen Kenntnisgewinn über die Erkenntnisprozesse in den induktiven oder Erfahrungswissenschaften bis in die Prozesse der Wissenschaftsdynamik[7].

Einige Worte noch zur Soziobiologie, speziell zu der von LUMSDEN und WILSON in „Genes, Mind, and Culture" vertretenen Theorie. Bei aller differenziert zu führenden Diskussion einschließlich der Kritik scheint mir der Versuch hervorhebenswert, von den Genen als molekularer Reproduktionseinheit bis hin zu den Kulturgenen als Reproduktionseinheiten auf gesellschaftlicher Ebene ein durchgängiges Reproduktionsmodell aufgestellt zu haben; dieses Modell verdient Beachtung, wenngleich innerhalb des Modells Analogieschlüsse die Spezifik der unterschiedlichen Ebenen nicht oder nur sehr einseitig berücksichtigen, und der Mensch als abstraktes Wesen der Natur gegenübergestellt wird. Zwischen den Genen und der Kultur, der genetischen und kulturellen Evolution (genetisch-kulturelle Koevolution) vermitteln sogenannte epigenetische Gesetzmäßigkeiten („epigenetic rules"), wobei die primären stark, die sekundären weniger genetisch determiniert sind. Hervorgehoben wird die Existenz einer positiven Rückkoppelungsschleife zwischen den Genen und Kultur, die nur durch die von den epigenetischen Gesetzmäßigkeiten gesteuerten psychischen Aktivitäten des menschlichen

Gehirns gegeben ist (Gene → epigenetische Gesetzmäßigkeiten → psychische Aktivitäten des Gehirns → individuelles soziales und kulturelles Verhalten des Menschen/Kultur → Kulter/Umwelt → psychische Aktivitäten des Gehirns → epigenetische Gesetzmäßigkeiten → Gene)[8].
Zusammenfassend läßt sich feststellen, daß die ausgewählten Theorien Reproduktionsmodelle auf unterschiedlichen Ebenen aufstellen, wobei explizit von der Reproduktion auf molekularer Ebene ausgegangen wird bzw. spezifische Zusammenhänge zu dieser hergestellt werden. Dabei verweisen alle Vertreter ausdrücklich auf die Existenz dissipativer Strukturen, worin offenbar im Augenblick tatsächlich ein „Faden" dieser Theorien und auch des während des X. Kühlungsborner Kolloquiums geführten interdisziplinären Gespräches gesehen werden kann, wie auch WESSEL (dieser Band) ausführt.
Möglicherweise gelangen wir, aufbauend auf den Aussagen der Theorien dissipativer Strukturen, zu einem durchgängigen Reproduktionsmodell für die menschliche Population, basierend auf molekularen Prozessen bis hin zur Ebene der Technik beispielsweise. Vielleicht ergibt sich aus einem solchen Modell eine neue Interpretationsmöglichkeit, eine neue Sichtweise der MARXschen Auffassung: „Die Naturwissenschaft wird später ebensowohl die Wisesnschaft von dem Menschen wie die Wissenschaft von dem Menschen die Naturwissenschaft unter sich subsumieren: es wird *eine* Wissenschaft sein"[9].

Literatur

1 Umfrage der DZfPh, Heft 2 und 3, 1985.
2 HÖRZ, H./WESSEL, K.-F. (Hrsg.): Philosophische Entwicklungstheorie, Berlin, 1983, S. 86ff., 110ff.
3 GEISSLER, E.: DZfPh, 1985, Heft 2, S. 138.
PIECHOCKI, R.: Stabilität und Variabilität des genetischen Materials, Vortrag auf der Tagung Struktur und Funktion genetischer Informationsträger, Halle, 16./17. 10. 1984.
4 DARWIN, Ch.: The Origin of Species by Means of Natural Selection, Chicago, 1952, S. 374.
5 PIAGET, J.: Biologie und Erkenntnis, Tübingen, 1974, LENNIG, W., Promotion B, 1987, Humboldt-Universität Berlin.
6 RIEDL, R.: Die Spaltung des Weltbildes, Hamburg 1985, S. 45.
7 ebenda, S. 55.
8 LUMSDEN, Ch., WILSON, E.: Genes, Mind, and Culture, Cambridge, 1981.
9 MARX, K.: Ökonomisch-philosophische Manuskripte, Leipzig, 1974, S. 194.

Biologismus und Antibiologismus in der Soziobiologie?

B. H. J. Eichler

Ohne Fragezeichen verstanden, könnte das Thema meines Beitrages vermuten lassen, daß ich vielleicht vorhabe, ein dialektisch anmutendes Mischungsverhältnis von biologistischen und gegenbiologistischen Tendenzen innerhalb der Soziobiologie, also etwa ein „sowohl als auch" oder ein „einerseits und andererseits" vorzustellen. Ich habe aber etwas ganz anderes vor, denn die Dialektik der Problematik des Biologismus liegt auf ganz anderer Ebene.

Der Münchener Philosoph Peter Koslowski hat kürzlich in einer sehr geistreichen Auseinandersetzung mit der Soziobiologie, insbesondere auch hinsichtlich der in den Beiträgen von Siegfried Kirschke und Ingeborg Förster (dieser Band) diskutierten theoretischen Auffassungen und Argumentationen von Wilson und Lumsden zur Problematik der Koevolution von Bios und Kultur, gesagt, daß sich die Philosophie gegenüber den von der Soziobiologie überzogenen Erklärungsansprüchen „in der Rolle desjenigen wiederfinden muß, der auf die Einlösung der Ansprüche pochen muß"[1].

Im gleichen Zusammenhang hebt er hervor, daß die Soziobiologie zwar ein begrüßenswerter „Widerpart gegen abstrakten Historismus und Kulturismus"[2] sein kann, aber gleichzeitig der Gefahr unterliege, „in einen abstrakten Biologismus zu verfallen"[3].

Solche Einschätzungen und entsprechende Bedenken sind in den letzten Jahren mehrfach geäußert worden. Ich meine dabei, daß die Einschätzung der Soziobiologie als ein ernsthafter Widerpart gegen abstrakten Historismus und Kulturismus gewiß ins Schwarze trifft. Hinsichtlich der Rolle aber, die Koslowski hier für die Philosophie und bezüglich der Gefahr des Biologismus in der Soziobiologie sieht, hat er danebengetroffen, oder vielleicht auch, mit einer idealistischen Optik a priori, am Problem vorbei gezielt.

Wenn es tatsächlich darauf ankommt, gegenüber einer biologischen Wissenschaft und den dort entwickelten neuen Hypothesen, theoretischen Ansätzen und Forschungsprogrammen seitens der Philosophie auf die Einlösung dortiger Ansprüche zu pochen, so sollte dies keinesfalls mit dem Holzhammer des abstrakten Biologismusvorwurfes geschehen. Die Biologismusproblematik ist — wie ich im weiteren darlegen möchte — keineswegs in erster Linie innerhalb einer Biowissenschaft zu suchen, sondern wesentlich in einem über korrekte Wissenschaft eigentlich hinausgehenden ideologischen Umfeld bzw. in der Tendenz zu unwissenschaftlichem ideologischem Mißbrauch von Biologie zu finden.

Sie ist zudem eine recht ambivalente Angelegenheit. Gerade die Diskussion um die Soziobiologie kann dies erneut verdeutlichen. Und was die Position der Philosophie im Spannungsfeld zwischen biologischen und gesellschaftswissenschaftlichen Erkenntnissen und Hypothesen betrifft, so wäre sie gewiß unglücklich beraten, wenn sie sich in die Rolle einfordernder Kritik drängen ließe. Dialektisch-materialistische Philosophie wird vielmehr die offensive Orientierung auf neue Wissenschaftsergebnisse und die Funktion eines Mitorganisators für die lösungsorientierte Zusammenarbeit von Biowissenschaften und Gesellschaftswissenschaften als Aufgabe anerkennen und übernehmen müssen. Freilich ergeben sich auch in diesem Zusammenhang, und überhaupt in den ideologischen Auseinandersetzungen unserer Gegenwart, stets spezifische Aufgaben philosophischer Kritik einschließlich der damit tangierten Ambivalenzen der Biologismusproblematik. Diesbezüglich würde ich aber meinen, daß dabei die weitere Öffnung unseres Blicks auf das Neue in der Wissenschaftsentwicklung unbedingt das Primat gegenüber zurückweisender Kritik haben sollte. Das heißt nun keineswegs, daß in den Wechselbeziehungen von Philosophie und Naturwissenschaften das Element einfordernder oder zurückweisender philosophischer Kritik immer nur eine Nebenrolle zu spielen habe, sondern vielmehr, daß es stets, auch da, wo es beispielsweise aus unmittelbar politisch-ideologischen Gründen in den Vordergrund getragen wird, diesem Primat der heuristisch positiven Öffnung auf neue Erkenntnisse, neuartige Lösungsmöglichkeiten, neue Problemsicht usw. in immanenter Weise selbst entsprechen sollte.

Ich hoffe nun zwar, daß ich mit diesen recht allgemeinen und abstrakt-theoretischen Bemerkungen zunächst auf weitgehende Zustimmung treffen kann, weiß aber auch recht gut, daß ich mich damit trotzdem in einem ganz praktischen Dilemma befinde, denn die tatsächlichen Erscheinungsformen philosophischer Kritik sind ja keineswegs immer so „sauber“. Gerade die Biologismusproblematik ist in dieser Hinsicht — ich möchte das entsprechende Wort nun zum drittenmal benutzen — allzu „ambivalent“. Was ich damit meine, möchte ich im folgenden darstellen.

Zunächst vielleicht auf der Ebene ganz simpler Erscheinung, nämlich anhand einiger Aspekte der Entwicklung der Diskussion um die Soziobiologie. Diese Diskussion, die bereits kurz nach Erscheinen des bekannten Buches von E. O. Wilson „Sociobiology. The New Synthesis“[4] in den USA und England begann und in welcher sehr heftige Vorwürfe gegen die Soziobiologie und ihren Hauptvertreter auftauchten, wurde zunächst von marxistischen Gesellschaftswissenschaftlern und Philosophen sozialistischer Länder nur sehr zögernd und durchaus mit Verspätung zur Kenntnis genommen. Außerdem erfolgte dann in sozialistischen Ländern, alles in allem betrachtet, eine in Anbetracht der Heftigkeit der Kontroversen in den USA und England nur recht zurückhaltende politisch-ideologische Auswertung dieser Diskussion. Dies ist auch für die Diskussion zur Soziobiologie in der DDR charakteristisch, zumal wenn man vergleichsweise bedenkt, mit welcher Heftigkeit noch wenige Jahre zuvor bei uns die Biologismuskritik hinsichtlich der ethologisch orientierten Aggressionstheorien betrieben wurde. Damals wurde wohl nahezu jedes antiethologistische Argument aus den Diskussionen in westlichen Ländern importiert, d. h. im Sinne der Kritik ausgewertet und zumeist auch in die Polemik übernommen und entsprechend popularisiert. Nahezu alles, was je gegen K. Lorenz oder andere, ab und an biologistisch agierende Verhaltensforscher vorgebracht wurde, konnte man über kurz oder lang dann auch in der DDR-Literatur wiederfinden. Ganz offensichtlich hatte damals die von philosophischer und gesellschaftswissenschaftlicher Seite vorgetragene zurückweisende Kritik zunächst das Übergewicht gegenüber der philosophischen und gesellschaftswissenschaftlichen Zurkenntnisnahme bzw. der problemorientierten Aufnahme der sachlich relevanten Ergebnisse der Ethologie. Letzteres entwickelte sich ja erst später.

Da ist die Situation hinsichtlich der Diskussion um die Soziobiologie in der DDR nun tatsächlich eine ganz andere, obwohl es nach wie vor signifikante biologistische Tendenzen in der internationalen Diskussion gibt. Ich meine hier nicht nur entsprechende Aspekte der Kontroversen in den USA (und will auch keineswegs dazu auffordern, diese vielleicht nun — etwa in Analogie zur vergangenen Antiaggressionspolemik — für die DDR „nachzuholen"), sondern ich meine vor allem gegenwärtige Tendenzen dieser Diskussion in Westeuropa. Bemerkenswert ist zunächst, daß dort — worauf insbesondere HEMMINGER in einer in der BRD erschienenen Studie zur Soziobiologie[5] aufmerksam gemacht hat — der breiten und vorbehaltlosen Popularisierung spektakulärer Aspekte der Soziobiologie in den Massenmedien nur wenige kritische Stimmen gegenüberstehen, die zudem meist noch in speziellen Fachzeitschriften mit wenig Öffentlichkeitswirkung verbleiben. Außerdem kann nicht übersehen werden, daß sich in Westeuropa plötzlich Neokonservative und profaschistische rechtsradikale politische Gruppierungen (in letzter Zeit insbesondere in Frankreich und der BRD) auf Soziobiologie berufen, und versuchen, damit politisch zu agieren. Auf diese neue Dimension hatte ja bereits das englische Wissenschaftsmagazin „Nature" im Jahre 1979[6] und auch später verschiedentlich aufmerksam gemacht. Es sei hier aber insbesondere auch auf die Arbeit des westdeutschen Autors Michael HALLER „Frankreichs Neue Rechte und die Internationale des soziobiologischen Rassismus"[7] verwiesen. Der schon erwähnte Hansjörg HEMMINGER führt zu dieser Problematik aus: „Warum sich die Soziobiologie als Vehikel eines ‚rechten' Politikverständnisses anbietet, kann, wie gesagt, leicht erklärt werden: Von den soziobiologischen Prämissen der Erblichkeit und der stammesgeschichtlichen Angepaßtheit allen Verhaltens ausgehend, ist es einfach, die bestehenden Verhältnisse als gut und notwendig darzustellen und Privilegien und Schichtungen in der Gesellschaft als naturgegeben erscheinen zu lassen. In diesem Sinne hat die europäische ‚Neue Rechte' die Soziobiologie auch schnell aufgegriffen und ausgiebig ideologisch verwertet!"[8] Und weiter weist er darauf hin, daß gerade in Westeuropa „WILSON und DAWKINS sehr schnell zu Kronzeugen politisch extrem konservativer oder gar neofaschistischer Ansichten gemacht" wurden. Und bemerkt dazu: „Natürlich kann kein Wissenschaftler verhindern, daß seine einmal veröffentlichten Ideen mißbraucht werden. Aber ein wenig mehr Gegenwehr dagegen, von diesen fragwürdigen politischen Strömungen vereinnahmt zu werden, hätte den Hauptvertretern der Soziobiologie sicherlich gut angestanden."[9] Vielleicht hat HEMMINGER aus moralischer Sicht mit der zweiten Bemerkung recht. Der erste Teil dieser Argumentation enthält meiner Meinung nach jedoch einen schwerwiegenderen Fehler, weil hier ganz pauschal und allzu schnell der Soziobiologie in ihrer Gesamtheit genau das unterstellt wird, was gerade die Neofaschisten von ihr erhoffen oder in illusionärer Weise zu finden glauben. Ganz so direkt sieht diese Beziehung von Wissenschaft und Politik aber sicher nicht aus. Ich meine vielmehr, daß die neofaschistische Beanspruchung von Soziobiologie keineswegs schuldhaft durch Soziobiologie selbst verursacht sein muß. Wir treffen hier auf eine viel kompliziertere politische Situation. Einerseits ist für faschistisch-rassistische Ideologie ohnehin der Rückgriff auf Biologie typisch, zum anderen aber ist nun für die neue Rechte in der BRD und vor allem in Frankreich der Versuch charakteristisch, sich deutlich von bestimmten bisherigen extremistischen Erscheinungsformen in der Politik zu verabschieden und sich mit einem sehr ästhetisch-vergeistigten sowie unmittelbar wissenschaftlich erscheinenden Image zu umgeben. Es wird beansprucht, das konservative Erbe der Vergangenheit mit den Ergebnissen der modernen Wissenschaften zu

verbinden. Dabei wird dann freilich nicht nur auf die Soziobiologie, sondern auch auf andere Wissenschaften, beispielsweise auch auf die Physik, so etwa ausdrücklich und ausführlich auf den 2. Hauptsatz der Thermodynamik zur Begründung der politischen Ungleichheit in der Gesellschaft, zurückgegriffen[10]. Das widerspruchsvolle Bild muß aber noch durch andere Hinweise ergänzt werden.
Neokonservatismus hat im gleichen Zuge auch eine Reihe von Themen aufgegriffen, die traditionell bislang eher auf der linken Seite des politischen Spektrums zu finden sind, wobei auch der Versuch unternommen wird, etwa marxistische Denker wie beispielsweise Gramsci profaschistisch auszuwerten. So wie Faschismus in der realen Politik letztlich vor keiner Ungeheuerlichkeit zurückschreckt, so tut er es hier vielleicht zunächst auch in der Theorie nicht. Dabei wird aber auch die Einschätzung, daß es sich dabei einfach um voluntaristischen Eklektizismus handelt, der Problematik kaum gerecht werden; auch Irrationalismus hat in seiner konkreten Erscheinungsform jeweils seine spezifische eigene innere Rationalität, die philosophisch aufgeschlüsselt werden muß. Fest steht jedoch, daß es in diesem Zusammenhang so etwas wie eine wachsende ernstzunehmende biologistische Dimension mit entsprechenden praktisch-politischen und theoretisch-ideologischen Vermittlungen gibt, die gerade für ganz konkrete politische Entwicklungen auf unserem Kontinent zunehmend relevant wird. In den USA hat sich dies offenbar ganz anders entwickelt, da dort bislang keine nennenswerte Anbindung soziobiologistischen Denkens an rechtsradikale politische Gruppierungen festzustellen ist. Vielleicht ist dies ganz einfach zu erklären; da in den USA einerseits behaviouristische Vorurteile gegen Soziobiologie eine weitaus größere Rolle als in Westeuropa spielen können und andererseits rechtsradikale und konservative politische Strukturen in den USA traditionell viel mehr an das Image der christlichen Religion gebunden sind. Westeuropäischer Rechtsradikalismus gibt sich aber gegenwärtig betont atheistisch und hat gerade das Christentum und den Marxismus zu seinen beiden Hauptfeinden erklärt. Insofern passen also beispielsweise auch bestimmte dezidierte Äußerungen E. O. Wilsons gegen den Marxismus, aber auch atheistische Selbstdarstellungen der Soziobiologie, gut in sein politisches Konzept. Unter dem Aspekt der Biologismuskritik wird diese ganze Situation aber noch komplizierter, wenn man bedenkt, daß sich gegen diesen faschistischen Biologismus nun in zunehmendem Maße auch bürgerlich-humanistisch gesinnte Kräfte aus idealistischer Denktradition engagieren werden, die großteils auch mit behaviouristischen Vorurteilen, illusionären Gleichheitsvorstellungen sowie mit bestimmten idealistisch-humanistischen Gesellschaftsidealen in die Debatte gehen werden. Insofern wird es die marxistische Philosophie, wenn sie sich in diesen Auseinandersetzungen zunächst zurückhält, perspektivisch zunehmend schwerer haben, ihre Position sowohl hinsichtlich der entsprechenden wissenschaftsinternen Problemstellungen als auch hinsichtlich ideologiekritischer Aspekte deutlich zu machen und attraktiv und offensiv zu gestalten. Mit dieser, vielleicht zu wenig optimistischen Bemerkung, die mir aber nötig erscheint, möchte ich zur Diskussion um Soziobiologie und Biologismus in der DDR zurückkehren. Daß es hier eine Tendenzwende gegeben hat, habe ich schon dargestellt. Damit im Zusammenhang kann einem nun auch öfter eine deutliche Abwehrhaltung in bezug auf die Biologismusfrage begegnen. Man kann schon allein mit der Benutzung des Wortes durchaus in die Lage geraten, damit ein Reizwort geliefert zu haben, welches sofort eine Denkhaltung hervorruft, die nicht mehr das betreffende Problem, sondern nur noch den betreffenden Benutzer des Wortes bedenkt, welcher dann von der subjektiven Seite her als jemand

betrachtet wird, der wahrscheinlich in der Biologie nicht kompetent ist und objektiv lediglich als Störfaktor für den biologischen Wissenschaftsbetrieb erscheint; insbesondere vielleicht als Störenfried für die Zusammenarbeit von Philosophie und Biologie. Diese Denkhaltung hat natürlich in der Biologie zumindest insofern ihre berechtigte Tradition, als der Biologismusvorwurf historisch zunächst aus idealistischer, insbesondere naturwissenschaftsfeindlicher Tradition stammt; eine Tradition, die ja bis in die Gegenwart reicht. Und gewiß läßt sich eine solche Haltung gegenwärtig auch leicht als Ergebnis schlechter Erfahrungen mit unsachgemäßer und oftmals allzu vehement vorgetragener Biologismuskritik seitens marxistischer Philosophen oder soziologistisch argumentierender Gesellschaftswissenschaftler interpretieren. Für die Philosophie in der DDR scheint mir eine derartige Haltung aber durchaus ein Novum zu sein. Zumindest finde ich es erstaunlich, daß der Hinweis auf die biologistischen und antibiologistischen Problemkonstellationen, in denen die Soziobiologie unter bürgerlichen Wissenschaftsbedingungen steht[11], philosophischerseits kurzerhand als „Diskreditierung der Soziobiologie“ und als der Versuch, Fachfragen mit einem „ideologischen Anstrich zu versehen“[12], bewertet wird.

Das Problem liegt hier, so glaube ich, nicht einfach auf der Ebene eines Mißverständnisses, sondern ist wohl doch mehr im allgemeineren Zusammenhang mit der bereits genannten Tendenzwende zu verstehen, innerhalb derer ja nun auch ab und an sowohl von Naturwissenschaftlern als auch von Philosophen in der DDR die Forderung auftaucht, das Wort Biologismus möglichst gar nicht mehr zu verwenden. Tatsächlich werden weitere diverse Ambivalenzen der Biologismusproblematik deutlich, wenn man diese Forderung näher bedenkt, denn diesen Begriff hat ja keineswegs der Marxismus hervorgebracht.

Der philosophisch-polemische Gebrauch dieses Wortes stammt aus der Denktradition des Neukantianismus. In der ursprünglichen Bedeutung des Begriffes Biologismus, der erst nach der Jahrhundertwende in Deutschland in den philosophischen Sprachgebrauch geriet und sich wesentlich von Heinrich Rickert herleitet, ist vor allem an den Marxismus als eine besonders gefährliche Strömung biologistischen Denkens gedacht, da dieser die Biologie für das Verständnis des Menschen, seiner gesellschaftlichen Entwicklung und seiner Erkenntnismöglichkeiten beansprucht. Es liegt wohl auf der Hand, daß in diesem Sinne Soziobiologie oder etwa auch Evolutionäre Erkenntnistheorie gerade ebensogut biologistisch sind wie der Marxismus.

Rickert, der sich als Vertreter einer bestimmten Strömung innerhalb der idealistischen Philosophie mit diesem Begriff von der Anwendung der Biologie für das Verständnis des Wesens des Menschen und menschlicher Entwicklung abgrenzen wollte, argumentierte dabei auf der Basis des innerhalb bürgerlichen Wissenschaftsbewußtseins weitgehend festgeschriebenen Gegensatzes von Geisteswissenschaften und Naturwissenschaften. Letztere können im Sinne dieses Wissenschaftsverständnisses prinzipiell nichts Substantielles zu solchen „geisteswissenschaftlichen“ Problemen wie das Wesen des Menschen, seine Perspektive, seiner gesellschaftlichen Entwicklung, zu seinen Erkenntnismöglichkeiten, zum Sinn des Lebens, zu Liebe und Glück, Freiheit und Würde usw. aussagen. Diese Position, die Rickert sehr deutlich fixiert hat, ist innerhalb bürgerlicher Ideologie freilich bis in die Gegenwart feststellbar; viele Biologismusvorwürfe, gerade auch gegenüber der Soziobiologie, die das Problem biologistischen Denkens zumeist auch unmittelbar in dieser Disziplin angesiedelt sehen wollen, resultieren aus dieser idealistischen Tradition und entsprechenden Haltungen und Konzeptionen.

Freilich war der Anlaß für RICKERTs Biologismusvorwurf damals nicht nur der Marxismus von MARX und ENGELS, sondern wesentlich auch die Entstellung des historischen Materialismus durch LANGE, insbesondere sein Buch „Die Arbeiterfrage“[13]. Konsequenter Marxismus hat sich dann wiederum gegen die Entstellung des historischen Materialismus durch LANGE gewehrt und diese als sozialdarwinistisch und letztlich idealistisch eingeschätzt. Interessant dabei ist, daß A. LANGE im wesentlichen der gleichen philosophischen Schule wie RICKERT, nämlich dem Neukantianismus, zugerechnet werden muß.

Man kann vielleicht hinsichtlich ihres Verhältnisses zur Biologie zwei Linien innerhalb idealistischer Philosophie und Ideologie unterscheiden: In der einen werden Versuche der Auswertung von Erkenntnissen der Biologie für das Verständnis des Menschen und der menschlichen Gesellschaft bekämpft, und es werden entsprechende Schlußfolgerungen und Hypothesenbildungen für prinzipiell falsch erklärt; in der anderen werden hingegen selbst entsprechende Tier-Mensch-Vergleiche, Analogien, Hypothesen usw., die sich auf Biologie berufen, entwickelt und damit ein reduktionistisches Mensch- und Gesellschaftsbild aufgebaut, welches abstrakt und in der Konsequenz idealistisch bleibt. Die eine Linie warnt vor Gebrauch der Biologie, die andere mißbraucht Biologie.

Der Begriff Biologismus resultiert nun historisch zunächst aus dem Konflikt beider idealistischer Linien untereinander und im weiteren Sinne aus dem Konflikt beider gegen den Marxismus als ursprünglichem Hauptadressat.

Nun ist es — wahrscheinlich irgendwann in der 2. Hälfte der 20er Jahre — geschehen, daß dieser Begriff in einen Funktionswandel geriet und auch von Marxisten verwendet und entsprechend umgewertet wurde. Hier richtet er sich ganz eindeutig gegen die zweite der genannten ideologischen Linien. Sicher kann man schnell zu einer einleuchtenden Hypothese für diesen Funktionswandel kommen, wenn man bedenkt, daß dies offenbar in der Auseinandersetzung mit der damals stark zunehmenden rassistischen und sozialdarwinistischen Ideologie des deutschen Faschismus geschah. Ich meine aber, daß die detaillierte Aufhellung dieses Funktionswandels und seiner Bedingungen — wir wissen ja im Detail kaum etwas darüber — auch aufschlußreich für das Verständnis gegenwärtiger Biologismusproblematik und gegenwärtiger Biologismuskritik sein kann. So wäre beispielsweise zu bedenken und zu untersuchen, inwieweit damals eine unbewußt spontane oder — etwa im Sinne der Bündnispolitik von Marxisten und bürgerlichen Humanisten — bewußte Übernahme des Begriffes erfolgte; haben damals vorwiegend strategisch-propagandistische Momente eine Rolle gespielt, oder überwog doch eher das Taktisch-Agitatorische? Und es wäre unter anderem auch zu bedenken, welche Rolle dabei beispielsweise linksradikale Tendenzen innerhalb marxistischer Diskussion spielten — ich denke etwa an die damalige Forderung K. KORCHs zur Schaffung einer „marxistischen Biologie“.

Jedenfalls — so meine ich — kann ein besseres Verständnis des damaligen Funktionswandels des Begriffs für die sinnvolle, treffsichere und sensible Anwendung dieses Begriffs im Sinne konsequenter Kritik biologistischer Ideologie unter heutigen Bedingungen von Nutzen sein.

Aus marxistischer Sicht sollte die gegenwärtige Biologismusproblematik als eine spezifische Erscheinungsform des Gegensatzes von bürgerlicher Ideologie und Wissenschaftsentwicklung aufgefaßt werden. Meines Erachtens kann das Wort „Biologismus“ dann philosophisch sinnvoll verwendet werden, wenn es als Begriff zur Kennzeichnung illusionär-ideologischer Produkte einer antagonistischen zugespitzten Widersprüchlichkeit von biologischen Erkenntnissen und der weiteren Erkenntnis der Bewegungsgesetze gesellschaftlicher Verhältnisse gilt. In diesem Sinne ist Soziobiologie als Wissenschaft freilich keineswegs biologistisch.

Bei der Bewertung und Einschätzung, aber vor allem auch bei der Kritik, entsprechend suspekter und/oder fragwürdiger Aussagen, Hypothesen, Theorien usw., die innerhalb des Spannungsverhältnisses von Biowissenschaften und Gesellschaftswissenschaften (bzw. Philosophie) entstehen, sollte marxistischerseits stets zwischen biologistischer Ideologie als Illusionsbewußtsein einerseits und den verschiedenartigsten „Biologisierungen“ andererseits verantwortungsbewußt differenziert werden. Diese Differenzierungen, bei denen es letztlich auch um die Einschätzung unterschiedlicher Qualitäten menschlichen Denkens (bzw. qualitativ verschiedener Bewußtseinsformen) geht, sollten keineswegs nur aus subjektivem Ermessen oder aus taktisch-politischen Erwägungen heraus erfolgen. Vielmehr sind sie auf der Grundlage der exakten Erforschung des jeweiligen Biologismus-Syndroms von Fall zu Fall konkret objektivierbar. Allerdings — und dies muß betont werden — eben nur aufgrund einer soliden und zumeist auch sehr arbeitsaufwendigen Forschungsarbeit.

Die Entwicklung der Diskussion um die Soziobiologie hat hier neue Erfahrungen, aber auch neue Aufgabenstellungen mit sich gebracht.

Als Biologisierung (oder als biologisierend) kann man in diesem Sinne bestimmte falsche, vielleicht zu sehr biologisch geprägte Analogieschlüsse, falsche, unberechtigte Übertragungen von biologischen Begriffen, unberechtigte Reduktionen auf biotische Zusammenhänge oder eine Überbetonung biotischer Faktoren und verzerrt dargestellte gesellschaftliche Probleme, bei denen biotischen Faktoren eine zu hohe Bedeutung beigemessen wurde usw., bezeichnen. Wenn man soziobiologische Literatur studiert, wird man nicht umhin können, eine Vielzahl solcher Biologisierungen zu vermerken. Was dabei aber biologischer (oder eben auch „außerbiologischer“) Wissenschaftsirrtum bzw. auch bewußte Übertreibung ist (wofür ja R. DAWKINS mit seinem Buch „Das egoistische Gen“[4] viele augenfällige und oft auch sehr reizvolle Beispiele geliefert hat), und was schließlich tatsächlich biologistische Ideologie ist, ergibt sich nur im Zusammenhang mit den wirklichen gesellschaftlichen Verhältnissen und im Zusammenhang mit der weiteren Wissenschaftsentwicklung, wobei freilich stets beachtet werden muß, daß unter bestimmten Verhältnissen eben jede Biologisierung zu einem Ansatz für die Bildung biologistischer Konzepte gemacht werden kann und im allgemeinen die biologistische Ideologie Biologisierungen zu ihrer methodologischen Voraussetzung hat.

Biologisierungen sind aber in der Entwicklung der Biologie und anderer Wissenschaften letztlich ein unvermeidliches Nebenprodukt menschlichen Denkens, welches sich in der weiteren wissenschaftlichen Diskussion immer wieder einstellen wird, und dann aufs Neue korrigiert werden muß. Im Unterschied zu notwendigen und berechtigten wissenschaftlichen Reduktionen, die für die wissenschaftliche Forschung unmittelbar und spezifisch erforderlich sind, erscheinen biologisierende Hypothesen immer wieder als Umweg bzw. als Abweg auf dem Wege wissenschaftlicher Wahrheitsfindung. Es gibt meines Erachtens aber keinerlei Anlaß, derartige biologisierende Hypothesen, wenn sie nicht direkt gegen den sozialen Fortschritt ideologisch relevant werden, schon als biologistisch aufzufassen. Biologisierungen sind in der weiteren Entwicklung der Biowissenschaften sicher nicht prinzipiell zu vermeiden und sollten jeweils auch in ihrer heuristisch positiven Potenz innerhalb bestimmter Diskussionen ernst genommen werden. Biologismus ist jedoch nur so lange nicht prinzipiell vermeidbar, wie es gesellschaftliche

Kräfte gibt, die ein ideologisches Interesse an der Aufrechterhaltung und Verteidigung der antagonistischen Klassengesellschaft haben. Insofern erfordert die Korrektur von Biologisierungen innerhalb der Wissenschaftsentwicklung auch andere Formen der Kritik als die notwendige Auseinandersetzung mit biologistischer Ideologie, die als fortschrittsfeindliches Denken gerade dort, wo es politisch relevant wird, von Biologen, Gesellschaftswissenschaftlern und Philosophen gemeinsam zurückgewiesen werden sollte.
Die Differenzierung von Biologisierung und Biologismus ist sowohl für das bessere Verständnis bestimmter Probleme biologischer Wissenschaftsentwicklung als auch für die konkrete Gestaltung des Bündnisses von Philosophie, Gesellschaftswissenschaften und Naturwissenschaften wichtig. Zudem ist sie gerade auch entscheidend für die wirkliche Bestimmung und Erfassung des Wesens biologistischer Ideologie in der gegenwärtigen Entwicklung von Biowissenschaften und menschlicher Gesellschaft. Meine Auffassung der Problematik — ich deutete es schon an — geht dahin, daß Biologismus als die antagonistische Erscheinungsform des dialektischen Verhältnisses von biologischen Erkenntnissen und der Erkenntnis der Bewegungsgesetze gesellschaftlicher Verhältnisse verstanden werden muß. Dieses antagonistische Verhältnis wird unter kapitalistischen Bedingungen durch die im Rahmen bürgerlicher Ideologie wirksam werdenden Tendenzen zur illusionären Integration bestimmter Ergebnisse der biologischen Wissenschaften in die bürgerliche Ideologie in der Bewegung gehalten. Durch derartige Tendenzen wird im Rahmen bürgerlicher Ideologie — über die ohnehin für sie typischen Illusionen hinaus — auch noch die spezifische ‚biologistische' Illusion produziert und vermittelt, als seien die dort gemachten Aussagen eben insbesondere durch die Entwicklung der Biologie als gesichert oder als wahrscheinlich anzusehen. Ursache des Biologismus sowie der Entstehung verschiedener Formen biologistischer Ideologie ist dabei keineswegs die Entwicklung der Biologie, sondern eben die Bewegung der bürgerlichen Gesellschaft. Das Wesen der spezifisch biologistischen Ideologie in der Gegenwart besteht in der Illusion, als könnte unter Beanspruchung der Biologie ein wirksamer Beitrag zur Bestätigung alter und neuer Aussagen der bürgerlichen Ideologie und der Daseinsweise der bürgerlichen Gesellschaft geleistet werden, als sei letztlich die Biologie besonders zum Kampf gegen den dialektischen Materialismus und die kommunistische Weltbewegung geeignet. In dieser Hinsicht hat bürgerliche Ideologie also ein aktives parasitäres Verhältnis zur Biologie. Dabei tendiert Biologismus eben stets dazu, die Biologie in pervertierter Form zu einem Vehikel zu machen; bestimmte Tendenzen der Diskussion um die Soziobiologie verdeutlichen dies.
Ich denke aber, daß es hier noch einen weiteren recht ambivalenten Aspekt der Biologismusproblematik gibt. Der im Rahmen bürgerlicher Ideologie ständig zu beobachtenden Tendenz des Funktionswandels bestimmter biologischer Erkenntnisse in Richtung unwissenschaftlicher biologistischer Ideologie kann von Fall zu Fall auch die Möglichkeit entgegenstehen, daß auch recht biologistische Denkansätze wiederum in einen Funktionswandel in Richtung politisch-ideologisch wenig relevanter Biologisierung zurückgeraten, durch den sie dann, über Umwege, wiederum der wissenschaftlich relevanten Hypothesenbildung bzw. wissenschaftlichen Diskussionen zugeführt werden und so von fruchtbarer heuristischer Wirkung sein können, also sozusagen eine oszillierende Bewegung vollführen. Möglicherweise ist dieser Aspekt gerade auch für die Entstehung und Entwicklung der Soziobiologie von besonderer Bedeutung und sollte für deren Verständnis ebenso beachtet werden wie etwa die Bedeutung der Theorien von Malthus für die Entstehung des Darwinismus.

Ich muß nun zu einer im Thema meines Beitrages selbst gestellten Frage zurückkommen. Daß es nicht sinnvoll ist, die Soziobiologie einfach als biologistisch anzusehen, habe ich versucht darzulegen. Offen bleibt die Frage, inwieweit sie auch antibiologistische Tendenzen enthält. Ich will zum Schluß versuchen, darauf einzugehen.

Insgesamt betrachtet ist sowohl die wissenschaftliche Diskussion um die Soziobiologie als auch die Soziobiologie selbst keineswegs einfach nur als innerbiologischer Wissenschaftstrend zu verstehen, sondern vielmehr Ausdruck einer allgemeineren objektiven Tendenz zur Aufhebung des im bürgerlichen Wissenschaftsbewußtsein und in der bürgerlichen Wissenschaftspraxis bis in die Gegenwart feststellbaren Gegensatzes von Natur und Geist, von Naturwissenschaften und Gesellschaftswissenschaften. Diese, eben auch wesentlich durch Soziobiologie repräsentierte objektive Tendenz zur Aufhebung dieses Gegensatzes, richtet sich ja gerade auch gegen das Grunddilemma, aus dem Biologismus erwächst und ist insofern seinem Wesen nach antibiologistisch — auch wenn seine subjektiven Träger weitgehend in unbewußter bzw. auch illusionärer Weise, also beispielsweise oft biologisierend, reduktionistisch bzw. auch biologistisch, agieren. Diese negativierende Form verlangt in der weiteren Gesellschafts- und Wissenschaftsentwicklung ihrerseits nach Negation, wobei die Objektivität dieser Negation der Negation wesentlich auch von der Philosophie, freilich gerade im Bündnis mit Natur- und Gesellschaftswissenschaften, herauszuarbeiten ist. Sinnvolle Biologismuskritik muß in dieser Herausarbeitung angesiedelt sein.

Literatur

1 P. Koslowski: Menschengeschichte als Naturgeschichte? Soziobiologie und Bioökonomie in sozialphilosophischer Perspektive. In: Evolution und Freiheit, herausgeg. von P. Koslowski, Stuttgart 1984, S. 116.

2 ebenda, S. 110.

3 ebenda.

4 E. O. Wilson: Sociobiology. The new synthesis. Cambridge/London 1975.

5 H. Hemminger: Der Mensch — eine Marionette der Evolution? Eine Kritik an der Soziobiologie. Frankfurt a. Main 1983.

6 vgl.: Nature, Vol. 282 (1979), 384.

7 M. Haller: Europa erwache! Frankreichs Neue Rechte und die Internationale des soziobiologischen Rassismus. In: Die verkannte Gefahr. Rechtsradikalismus in der BRD, herausgegeben von P. Lersch, Reinbeck bei Hamburg 1981.

8 H. Hemminger: Der Mensch — eine Marionette ..., S. 117.

9 ebenda.

10 vgl. Neokonservative und „Neue Rechte". Herausgegeben von I. Fetscher, München 1983, S. 233.

11 B. H. J. Eichler: Soziobiologie in der Diskussion. In: DZfPh, 30. Jahrgang, Heft 3, 1982.

12 Frank Naumann: Der Mensch als Einheit von Natürlichem und Gesellschaftlichem — Philosophische Untersuchung eines interdisziplinären Forschungsgegenstandes. Phil. Diss. Humboldt-Universität zu Berlin 1984, siehe insbes. S. 101 u. 121.

13 Fr. A. Lange: Die Arbeiterfrage. Berlin 1910.

14 vgl. z. B.: R. Dawkins: Das egoistische Gen. Berlin/Heidelberg/New York 1978.

Darwinism and Ethics

M. RUSE and E. O. WILSON

In this essay, the two of us (RUSE, a philosopher, and WILSON, a biologist) argue that the Darwinian theory of evolution through natural selection, particularly in its modern extensions into human "sociobiology", holds the vital clues to the status and nature of moral thought and behaviour. We claim that the time is now ripe for a full-blooded drive towards an evolutionarily informed ethics.

Historical background

Charles DARWIN's theory of evolution first appeared in his *On the Origin of Species*, in 1859. In that volume, DARWIN argued that all organisms, plants and animals, living and dead, came slowly and gradually, by natural processes, from one or a few ancient simple forms. Furthermore, DARWIN proposed a mechanism for such evolutionary change. Noting that more organisms are constantly being born than can possibly survive and reproduce, DARWIN accepted Thomas Robert MALTHUS' conclusion that there is an on-going struggle for existence. This, DARWIN saw would lead to a natural picking of certain more favoured forms over others, and ultimately to long-term change. The process of differential survival and reproduction DARWIN called "natural selection", modelling the name obviously on the artificial process of selection practised by animal and plant breeders.

In the *Origin*, deliberately, DARWIN said virtually nothing about our own species, *Homo sapiens*, but he made it very clear that he did intend his theory of evolution through natural selection to apply to us, writing at the conclusion that "Light will be thrown on the origin of man and his history" (p. 488). After the *Origin* was published, DARWIN supporters, most particularly Thomas Henry HUXLEY (1863), developed this insight showing how humans are closely related to the great apes. Then, in 1871, DARWIN himself, in his *Descent of Man*, applied his theory fully to the human species. DARWIN argued that physically, intellectually, and socially, we humans are no less a product of natural forces than is anything else in the living world. Our looks, our behaviours, our thoughts and aspirations, all go back ultimately to survival and reproduction, in the on-going struggle.

One aspect of DARWIN's thinking about our own species attracted immediate and continued attention. This was the fact DARWIN and his supporters argued that, in our social behaviour — and even our moral thought and behaviour — our biology plays a significant role. Thus, there grew up in the second half of the nineteenth century a whole movement known as "Social Darwinism", which attempted to emulate and extend DARWIN's insights in this respect (HOFSTADTER, 1959; RUSSETT, 1976). It was claimed that with the death of orthodox theological thought, it was possible to find a new foundation for our proper interactions with our fellow humans: this foundation being the evolutionary process itself. As it happens, as a number of scholars have pointed out, this Social Darwinian movement at times bore but the loosest connection and resemblance to the actual work of Charles DARWIN. Indeed, in many respects, it was more the intellectual descendant of the work of another Victorian evolutionist, Herbert SPENCER (1893). It was SPENCER indeed, more than DARWIN, who was chiefly responsible for turning a scientific theory about organic origins into a prescription for proper living.

But, whether SPENCER or DARWIN more fully deserves the credit, it is undeniable that Social Darwinism in one form or another was extremely influential. To be honest, judged from today's perspective, most versions of the movement were anything but ethically responsible. Indeed, often, Social Darwinism became little more than an apology for reactionary, capitalistic doctrines. Thus, people would argue that Darwinism shows not only that the struggle for existence is inevitable, but that its unfettered success is a morally good thing. The movement reached its apotheosis of absurdity and immorality with the claim by John D. ROCKEFELLER, founder of Standard Oil, to a Sunday School class, when he claimed that the law of big business is the law of nature and thus it is right and proper that successful organizations (like Standard Oil!) should beat all competitors to the wall.

However, in the interests of historical accuracy, it is important to note that there were many variants of Social Darwinism, and not all were quite so blatantly self-interested. For instance, the Scotch-American industrialist, Andrew CARNEGIE who made a fortune in the steel industry, devoted much of his fortune to the philanthropic founding of public libraries. CARNEGIE's aim was to make it possible that all people, including the poorest, could compete on at least some sort of equal footing in life's struggles. Through a free library the talented but poor child would be able to show its abilities and, thus, prove itself to be one of the successful members of the human species — a success which Darwinism supposedly cherishes and highlights. How close all of this is to biological evolutionary theory is perhaps a moot point, but that it was a position with some moral virtues is undenibale (RUSE, 1982a).

In this century, however, all attempts to locate morality within the evolutionary process have tended to be viewed with disfavour (FLEW, 1967). There are a number of reasons for this. First, as just noted, some (quite probably the majority) of Victorian excursions into evolutionary ethicising left much to be desired from a moral perspective. People could see that claims about the virtues of the struggle for existence had little connection with biology and even less with morality. The person who argued that their success as a capitalist was justified by evolution was seen simply to be a self-server. As HUXLEY (1893) argued, the true aim of the moral person is usually combatting the evolutionary process, not complacently acquiescing in it.

Second, it was realized that many of the best-known attempts to meld biology and morality started from an inadequate, indeed outrightly misconceived, conception of the evolutionary process. SPENCER (1852, 1857) himself, for instance, argued that evolution is progressive from monad to man and, within the human species, from savage to Englishman. Thus, argued SPENCER, one has a moral obligation to aid the evolutionary process, since the result can only be something better. However, as people realized increasingly, all ideas of progress such as SPENCER endorsed, owe little to Darwinism and much to pre-evolutionary Christian notions of an upward rise from darkness to light, from evil to good, from disbelief to full belief. The theory of evolution through natural selection in itself gives no direct guarantee that things will inevitably get better. (This is not to deny that humans can make progress through their own efforts; the point is whether or not biological evolution *per se* contains such hopes of improvement). Hence, it would seem that if one is to locate the morally good, and to tie this into an upward rise in the general state of things, a source other than biological evolution must be sought.

The third and final reason why traditional evolutionary ethicizing came to nought was that the philosophers began re-emphasizing a point first made most firmly by David HUME (1739) in the eighteenth century. There is a radical difference of meaning between claims about matters of fact and moral claims. Factual claims simply tell you how things are. Moral claims tell you how things should or ought to be. Moral claims are prescriptions to action. Factual claims are mere descriptions, and in themselves can never be calls to behaviour. For instance, it may indeed be true that I find murder a repugnant act. However, the claim that one ought not kill transcends my personal feelings of repugnance. The moral claim is a command about what I should or should not do. In this case, it goes along with my personal inclinations, but morality and inclination can certainly be in conflict.

In the case of traditional attempts to base morality on the evolutionary process, philosophers, working in the tradition of HUME, recognized that no claims about the factual nature of the evolutionary process could, in themselves, be imperatives to urge us into action. The fact that something has evolved or is aiding evolution tells us nothing about right and wrong. Backing up HUXLEY's position, philosophers showed that indeed many aspects of evolution are extremely natural, and yet it would not be moral for us to accept them complacently. To borrow a modern example, the smallpox virus was a naturally evolved phenomenon, yet when the World Health Organization strove to bring about its extinction, their actions were judged morally good by all. There was no question that it was wrong in this instance to oppose evolution. More generally, argued the philosopher, could one never hope to locate right and wrong action in natural processes, simply because they are natural. To argue otherwise is to violate "HUME's Law" or, as the British philosopher, G. E. MOORE (1903) put it, to cross the barrier from factual statements to moral statements is to commit the "naturalistic fallacy".

Thus has rested the state of affairs for nearly all of this century. It has been felt by nearly all, both biologists and philosophers, that there is little hope or point in deriving morality in any respect from an understanding of evolution. However, in recent years, this conclusion has been challenged, most forceably by the student of social behaviour, Edward O. WILSON (1975; 1978) of Harvard University (the biologist co-author of this paper). WILSON has argued that the fact that we humans are the products of evolution, rather than miraculous creations of an Almighty God on the sixth day some six thousand years ago, must surely have found implications for the status and nature of our moral thought.

Although WILSON's arguments met with hostility in certain quarters, recently a growing number of scholars both in biological sciences and in the humanities (particularly philosophy) have started to agree with WILSON that perhaps the case for a biologically informed ethics is not yet finally closed (MACKIE, 1978; MURPHY, 1982; RUSE, 1984). In this paper, as noted above, we intend to put forward as firmly as we can the case for such a revitalized evolutionary ethics. At the same time, we hope to answer some of the common questions and close off some frequent misunderstandings.

The evolution of altruism

We shall begin by discussing the modern Darwinian case for the evolution of human moral thought and behaviour. Then we can go on to consider some of the philosophical implications. Our biological starting point is the full realization of a notion which was present even in DARWIN's *Origin*. This is that, although the chief cause of evolution is natural selection brought about by a struggle for survival and reproduction, it does not at all follow that all organisms must all of the time be engaged in hand-to-hand conflict with their fellows. Indeed, DARWIN himself recognized, and this has been growingly appreciated by evolutionists, that often the most efficient way to succeed in the evolutionary process is by cooperating and helping one's fellow competitors in the struggle. Such help or aid that one organism gives to another is known technically by biologists as "altruism". It is the study of such altruism that has been of particular interest and concern to many evolutionists today; and indeed around the topic has grown a whole subdiscipline of Darwinian evolutionary studies known as "sociobiology" (WILSON, 1975).

It is, of course, one thing to agree with DARWIN that natural selection is able to produce altruistic relationships between organisms. It is, however, quite another matter to produce workable and plausible models, suggesting how in fact such altruism might evolve. It has been the triumph of sociobiology to provide just such models. Two models in particular are crucially important. The first is so-called "kin selection". It is pointed out by sociobiologists that what really matters in the evolutionary process is not individual survival as such, but rather the successful transmission of one's units of heredity, or genes. The organism which leaves a higher proportion of its own genes in succeeding generations is the successful organism. However, obviously, one does not pass on literally one's own genes to future generations, but rather copies of such genes. Now, it will be recognized that each individual is not the sole possessor of copies of his or her genes. Close relatives share copies of such genes. What this means, therefore, is that inasmuch as close relatives successfully reproduce, one is passing on by proxy as it were copies of one's own genes. Normally, it is most biologically advantageous to do one's own reproducing because relatives only share a certain proportion of one's genes. However, in rather exceptional circumstances it is to one's biological advantage to aid the reproduction of relatives, even at one's own expense, thereby reproducing vicariously. This is the key idea of the appropriately-named "kin selection" (DAWKINS, 1976; MAYNARD SMITH, 1978).

This model has been one of the great successes of sociobiological theorizing, and enabled students of social behaviour to solve one of the mysteries which has plagued the evolutionary scene since the time of DARWIN. Why is it that in the social insects, particularly the Hymenoptera (ants, bees and wasps) one finds some individuals selflessly devoting their whole lives to the welfare of the group, even to the extent of foregoing their own personal reproduction? The sociobiologist, W. D. HAMILTON (1964a, b), was able to show that such selfless behaviour by worker members of the Hymenoptera is, in fact, a direct function of kin selection. Because of a rather peculiar reproductive system (males have only mothers, whereas females have both mothers and fathers), female hymenoptera are more closely related to sisters than they are to daughters. This means, therefore, that from a biological perspective, a female hymenopteran is more profitably engaged in raising fertile sisters than fertile daughters. Thus, workers in nests of ants, bees and wasps are busily raising sisters because this is a more efficient form of personal reproduction than the more conventional raising of offspring. Altruism is thus seen to be a direct function of the force of natural selection.

The second major altruism-producing mechanism of the sociobiologists is so-called "reciprocal altruism" (TRIVERS, 1971). It is pointed out (and, in fact, was pointed out by DARWIN himself in the *Descent of Man*) that sometimes help given to others can be far outweighed by the potential of help returned by others. Suppose that you stand in danger of drowning, that if I do not help you you will undoubtedly die, but if I do help you there is only a five percent chance of your drowning (but also, alas, five percent chance of my drowning). Normally, one can see little reason why natural selection should promote the altruistic inclinations in me to help you from drowning. Why should I care about your drowning, particularly if saving you would put me at risk? However, suppose that we all stand in danger of drowning at some point. Thus, if no one helps anyone else, we shall all undoubtedly drown. Now, if I help you, I stand a five percent chance of drowning; but, suppose that if I help you, or at least if I am prepared to help you, you are likewise prepared to help me. Then, the chance of us both drowning is reduced from one hundred percent to probably around ten percent; much increased opportunities for both of us.

This is the key notion of reciprocal altruism. It works rather like an insurance policy. I help others but, in return, I have the expectation of others helping me. It is not, of course, necessary to suppose a one-on-one mechanism. I might, as it were, throw my help into the general pool where it might be drawn upon by any of my fellows. Conversely, I can myself draw from the pool where help has been put by all of my fellows. The key difference between reciprocal altruism and kin selection obviously is that the former alone can occur and promote altruism between non-relatives. However, the drawback to reciprocal altruism as opposed to kin selection is that there is always, in some sense, the expectation of direct return. In the case of kin selection, one's relatives' reproduction is in itself reward enough.

Kin selection, reciprocal altruism and related mechanisms promote altruism amongst organisms. Do note that thus far we have been speaking generally about the animal world, and have said nothing about our own species; but, it is to ourselves that we must now turn for, as will properly objected, it is one thing to talk about cooperative interactions between the Hymenoptera. It is quite another to talk of true moral sentiments between free conscious human beings. The sociobiologists argue, however, that there is a strong connection between the altruism of the animal world and human morality. At least, there is inasmuch as the underlying processes are concerned; although, as will be seen in a moment, no one wants to claim that humans are simply ants writ large.

The evolution of morality

Turning now directly to our own species, *Homo sapiens*, the fact that we, like the rest of the animal world, are the product of evolution through natural selection is indisputable. However, what has not been realized until very recently is just how much we humans are part of the evolutionary process. Now, study after study proclaims our unity with the animal world, most particularly the world of the higher primates. If you compare our genetic make-up with that of the chimpanzee or gorilla, you find that there is very close similarity. Indeed, we share some 99% of the genotype of the chimpanzee (LUMSDEN and WILSON, 1983). As has been remarked by more than one evolutionist, although through conceit or ignorance humans are classified in their own separate sub-family, if we were looking at our species from afar, we would simply have to put us in the same genus as the chimpanzee. There is less biological difference between us and the higher apes than there is between many species of fruit fly *Drosophila* (AYALA and VALENTINE, 1979). Fossil evidence, likewise, points towards our unity with the apes. Now, the most recent opinion is that humans and chimpanzees broke apart evolutionarily about six million years ago (and our common ancestors broke from the gorillas about nine million years ago). This means that, since life began (some three and one-half billion years ago), humans and chimpanzees evolved as one for 99.8% of the time (PILBEAM, 1984).

The evidence is thus overwhelming that Charles DARWIN was surely right in seeing humans as part of the animal world. The question which now has to be faced by sociobiologists is how this evolution is to be translated into the specifically human realm, for of course no one can or would deny that humans are different from other animals. We have our language and our culture and our artifacts, and everything else which goes to making the distinctively human existence. Here we must turn to some of the most recent thinking on the subject by WILSON and a young collaborator, Charles LUMSDEN. What these two sociobiologists have argued is that the key to understanding humans from a biological perspective is the notion of an "epigenetic rule". This is a kind of innate constraint of the mind (with a corresponding physical nature in the brain) which molds and influences our thinking. LUMSDEN and WILSON (1981, 1983), who have tried to integrate our cultural nature with its underlying biological genetic substratum, write as follows about the epigenetic rules:

> Existing information on cognition is most efficiently organized with reference to gene-culture theory by classifying the epigenetic rules into two classes that occur sequentially within the nervous system. Primary epigenetic rules are the more automatic processes that lead from sensory filtering to perception. Their consequences are the least subject to variation due to learning and other higher cortical processes. For example, the cones of the retina and the internuncial neurons of the lateral geniculate nucleus are constructed so as to facilitate a perception of four basic colors. The secondary epigenetic rules act on color and all other information displayed in the perceptual fields. They include the evaluation of perception through which individuals are predisposed to use certain culturgens in preference to others.

(LUMSDEN and WILSON use the notion of "culturgen" to refer to any particular unit of cultural information; for instance, a religious concept or moral rule, or some such thing.)

The basic idea behind the LUMSDEN-WILSON theory of epigenetic rules is that these rules or constraints are, as it were, imposed upon us humans by natural selection for adaptive purposes. We think in certain genetically-predetermined channels, because it is to our biological advantage to do so. Thus, amongst the primary epigenetic rules, we find human predispositions to pick out certain colours rather than others, and to identify and prefer certain tastes rather than others. It goes without saying that, in the course of our evolution, such predispositions had crucial adaptive virtues. A human, or proto human that, for instance, liked the taste of sweet things and disliked the taste of sour or decaying things was at a significant reproductive advantage. For instance, a human who acquired a taste for decaying or rotten meat would probably not last very long at all! On the other hand, a human with a liking for ripe fruits would be at an advantage, given the nutritious value of such foodstuffs.

Paradigmatic example of a secondary epigenetic rule is the incest barrier which one finds in place in virtually every human society (van den BERGHE, 1979, 1983). In particular, although humans as a whole are obsessed with sex and reproduction (for very good biological reasons!), between those persons who could most freely engage in sexual activity, namely, siblings, there seems to be an innate disinclination. Brothers and sisters simply do not want to copulate, or otherwise engage in such sexual activity as would lead to reproduction. Again, as in the case of the primary epigenetic rules, there is very strong adaptive reason why such a secondary rule promoting an incest barrier would be in place. The simple fact of the matter is that close inbreeding leads to horrendously deleterious genetic effects. Rather than leaving things to chance, natural selection has seen to it that we avoid the probabilities of such biologically inadequate inbred offspring being produced.

In fact, the evidence is that we do not have a simple genetic mechanism causing us to avoid sibling incest — rather, we have a strong predisposition to a kind of negative imprinting in childhood against sexual relations when mature, with those people with whom we were raised. Thus children who, as it were, "shared the same potty" when toddlers have diminished sexual attractions for each other when they reach adolescence. Obviously, normally, those with whom one is raised most intimately in childhood are, in fact, those with whom one has the closest biological links. Hence, through a kind of cultural effect of childhood training, the genetic ends are achieved. What we have, therefore, is a genetic tendency to negative imprinting, rather than a simple genetic predisposition to sibling incest avoidance.

How now does one put together the sociobiological hypotheses about the causes of altruism (particularly the proposed mechanisms of kin selection and reciprocal altruism) with the LUMSDEN-WILSON theory of epigenetic rules? This is the problem that we have been working on for the past while. Our belief is that such a connection can be made fairly readily. We argue that morality is encoded within the epigenetic rules, primarily the secondary rules. However, the nature and form of these rules is guided by the altruism-causing mechanisms. For the same biological reasons as affect other organisms, there are good reasons why humans would cooperate with their fellows. In fact, in the human case, there are perhaps even stronger reasons than with many other animals. Given our particular biological nature, for instance that humans demand a great deal of child-care and, being relatively physically defenseless, need to work together in hunting and defense against predators, and so forth, cooperative inclinations are absolutely crucial. (Obviously we are talking now about the evolution of humans and rather less about our present state, although our claim is that our evolution affects our present state. Also, we recognize that human social behaviour and human anatomy would be things which evolved in tandem together.)

Thus, when dealing with close relatives, humans have dispositions to help out without any sense of the need for return. We believe that we have obligations to look after our children, and to help them make their way in life; and somewhat lesser obligations towards our siblings and their children, and so forth. The senses of obligation which we feel towards family members are brought about by epigenetic rules as formed causally by kin selection processes.

When it comes to our dealings with the human race at large, or (as normally occurs) with those members of the human race with whom we come into contact directly or indirectly, we feel a sense of obligation to work harmoniously and cooperatively with them. However, this is a slightly different sense from that which we feel towards close relatives. When dealing with other people, although we do not have crude expectations of return for help given, we do nevertheless feel that they, no less than we, have an obligation to cooperate. We feel that we should help people as people, because it is right and proper to do so and, conversely, that others should also be helpful and kind, which help and kindness will benefit us, amongst others. Again, these feelings or sentiments of moral obligation are impressed upon our way of thinking and acting by natural selection in the form of epigenetic rules.

This then is the straightforward position that we endorse. Humans interact socially with each other, with feelings of morality, because it is in our biological interests to do so. We hasten to add that, because something is in our biological interests, it does not follow that we are thereby consciously aware of what is going on at the biological level (RUSE, 1979). The whole point about morality is that we think and act out of selfless, not selfish, motives. We do that which we do because it is right and proper to do so, not because we are consciously aware that such actions will rebound to our own benefit.

The important point is that, thanks to biology, we do not choose that which is right and wrong (although we may indeed choose whether to behave in a right or wrong manner). Sense of proper conduct is something which is imposed upon us by our past, rather than something which we decide for ourselves. In this respect, as sociobiologists, we differ from the existentialists who have argued that even the nature of morality is something which can be chosen (SARTRE, 1965); or, rather, we differ from the writings of some existentialists. Others, most particularly the novelist Fyodor DOSTOYEVSKY, saw very clearly that the nature of proper conduct is not something open for personal decision. Those who think otherwise (like Roskolnikov in *Crime and Punishment*) soon come to learn the error of their ways.

Of ants and men

Finally, in this biological part of our discussion, let us point to the fact that we believe the epigenetic rules give humans a significantly different nature from lower organisms, like the ants. We shall return to this point later, but you can see already that humans have a flexibility in dealing with life's situations that is not open to the ant. A human, when faced with a social question, is certainly guided by his or her innate moral dispositions, but the actual decision and action is not something locked in by the genes.

We presume that there are fairly obvious adaptive reasons for this difference — why humans have evolved in such a way that they are organisms with a certain built-in flexibility, and why conversely ants have not evolved into humans (or beings with human-like moral capacities). There is a biological cost to be paid for moral awareness. Unlike ants, we humans require a great deal more training and energy resources, and so forth. There are biological advantages to being easy-to-use, disposable units like ants. On the other hand, there are also clear benefits to be human-like, namely that, unlike ants, if something goes wrong we have the capability to try and rectify it.

You might ask why we humans have gone the route of epigenetic rules and morality. If we are going to be totally flexible, would it not be better were we simply to have large computer-like brains which would rationally weigh up all the information affecting us at any particular time (for instance, about our genetic relatedness to others, and so forth) and then make a dispassionate decision as to what is in our best biological interest? There would be no need for any morality here. Social interactions would simply be a business decision, just like any other. However, it seems to us that such a purely rational being would have fairly severe biological disadvantages; in particular, the kind of brain power which would be required for such total rationality would be quite immense compared to that which do we have even now. A being which was going to make the most rational decision in its own interests every time would have to have massive computational abilities (LUMSDEN and WILSON, 1983).

Moreover, there would be problems about speed of decision, and so forth. Often, in interacting socially, what you need is a "quick and dirty" answer rather than something which is perhaps better but takes a long time to work out. As we see it, morality is a biologically incredibly efficient short-cut device enabling humans to make good strong decisions (albeit sometime wrong decisions), with a minimum amount of brain power and energy and time spent in making such decisions. When faced with a social conundrum, we have built-in guides as to what we ought to do. Thus, we can draw upon these, and act at once. Usually, things work out just fine. However, sometimes we make the wrong decision. Hopefully, we can then go back and rethink things through.

Sometimes, obviously, we make such bad decisions that no second chance is open. We might decide to do something, and it ends in disaster for us. We die or lose our reproductive abilities. However, this is the cost that we would expect from the evolutionary process. We all know full well that natural selection does not guarantee perfection. Natural selection guarantees that things will work more or less well, more or less all of the time, but things will fail. Ultimately, of course, things will fail completely, and we humans will go extinct just like the dinosaurs. But, for the time being, morality as we see it is a remarkably efficient biological adaptation enabling humans to interact socially to their own best biological advantage. This, to us as DARWINians, is answer enough to the nature of morality.

Another argument against the huge computer brain is the fact that we were put here by evolution, not by an All-Wise Designer. As we came from the apes, our brains were much smaller (JOHANSON and EDEY, 1981; ISAAC, 1983). No doubt, with a small brain a moral sense has even more of an edge over the potential for rational calculations than it has in brains of the size possessed by us. This is not to say that we can or should now throw our morality and act purely in rational self-interest. We are as evolution has made us, and that is beings with a moral sense.

Philosophical implications

Thus far, we have been talking purely at the scientific level. We recognize that we are pushing now beyond firmly proven science, but that is precisely what is to be expected in a forward moving discipline like sociobiology. We may perhaps be shown wrong at some point by empirical facts. We doubt very much that we shall be shown completely wrong, for we look upon science as a process of progression and ever-more detailed refinement, rather than as a process of drastic swinging from one end of the spectrum to the other. But, we fully expect that our thinking about the epigenetic rules and their relevance to morality will call for revision and clarification. We welcome this.

Nevertheless, the point is that thus far we have been attempting to give some conception of the nature of the physical world, more particularly the nature of the human species as part of the world of organisms. The time has come now, however, to turn to philosophical clarification. The question we must ask now is whether the empirical discussion given above (for the sake of argument from now on, let us assume that the empirical case is well taken) has implications for our understanding of the nature of human morality. We recognize that many philosophers will think that, even if the science be sound, the philosophical payoff is minimal. They will argue that morality is a subject unto itself and that, consequently, no story about its origins can have any relevance. To this belief we stand adamantly opposed. We argue that, now grasping the nature of the evolution of morality, we are in a position to say things of great pertinence about the nature of morality itself. In other words, we are in a position to say things about which philosophers have hitherto pontificated at length.

Let us structure our discussion at this point around the two main subdivisions of moral enquiry that are traditionally made by philosophers. First, there is the question of *substantive ethics*, namely the question of the actual nature and content of morality. Second, there is the question of *meta-ethics*, that is, the question about the ultimate status or justification of morality.

Substantival implications of Darwinism

Substantive ethics tells us about the actual code of conduct which should govern our behaviour. Thus, for instance, for the Christian, substantive ethics will be a body of moral norms which looks to the Ten Commandments and Jesus' Sermon on the Mount for inspiration. We ourselves take a secular position, and here we look to the work of the great moral philosophers of the past for guidance.

Our assumption is that such thinkers about the nature of ethics will have uncovered the basic guiding principles, even though they are themselves ignorant of evolution and of its relevance to morality. What we can do is to show that such moral principles are precisely those which one would expect if one adopted such an evolutionary perspective as has been sketched thus far in this paper. After all, where else would we, as evolutionists, find the content of morality, but through that which most clearly appears to our fellow humans? We are not moral reformers in the sense of wanting to advocate some totally new moral system. To the contrary, we look upon ourselves as empirical enquirers trying to uncover the already known and acted upon moral sensitivities. This, of course, is not to preclude the possibility of advocating some change in moral thought, as you will learn shortly.

Two of the most influential substantival ethical theories are that of the utilitarians (MILL, 1863) and that of the followers of the great German philosopher, Immanuel KANT (1949, 1959). Utilitarians argue that happiness is the key to right action, and that quite simply actions are good insofar as they promote and increase the general happiness, and bad insofar as they decrease such happiness. Kantians put an emphasis on justice and the rights of the individual. KANT proposed his so-called "Categorical Imperative", one of the best-known versions of which is that one ought always to treat others as ends and not as means. This is to say we ought not use others for our own purposes; we ought, in short, be fair and recognize the rights and integrity of the individual. We see both of these philosophies as meshing smoothly with our evolutionary inquiry. We believe that it is plausible to suggest that the utilitarians' "Greatest happiness principle" and the Kantians' "Categorical imperative" take the form of secondary epigenetic rules; that is to say, that we humans are aware of these moral principles as part of our innate biological make-up. The principles then influence our thinking and behaviour.

Thus, on the one hand, one can see very good biological reasons why one should have an innate disposition to promote happiness. Happiness (in the true sense, as understood by the utilitarians) is something which is directly linked to the good things in life, and these good things are at the same time things which promote human survival and production. Thus, happiness is involved with a sense of well-being about food and sex and relationships, and so forth. We want and need happiness for ourselves, and an excellent way of promoting social relationships and trying to help others is to have a desire to promote happiness in others. On the other hand, the Kantian emphasis on justice and individual rights finds a happy and ready response in the Darwinian's breast. If others can simply walk all over me for some future end, then clearly I am at a severe biological disadvantage. I need some way of protecting myself against the encroachment by society. What better way is there than having a sentiment that I ought not encroach upon the rights of others? If one feels (as we do) that one has obligation to protect the interests of others, then others will likewise feel such a sense of obligation and this will rebound to our benefit. Ultimately, this will rebound to our survival and reproductive benefit. Hence, as with the utilitarian principles, it is most plausible to suggest that the actual forms of the moral epigenetic rules are those which include those dictates which have been enunciated by the followers of Immanuel KANT (for instance, John RAWLS, 1971).

We suggest, therefore, that humans have innate dispositions to favour the general good and happiness and, at the same time, dispositions to cherish individual liberty and freedom. This, essentially, is how we as sociobiologists deal with questions of substantive ethics. Before we go on to meta-ethics, two points of clarification should be made. First, as is well known, sometimes utilitarian and Kantian philosophies come into conflict. Sometimes, it seems that the general good (which is cherished by the utilitarian) will conflict with individual rights (which is cherished by the Kantian). We recognize that this is so, and indeed take such potential for conflict as a strong point in favour of our case. If indeed morality is a purely rational, disinterested phenomenon, as many people believe, then the fact that there will be ultimate moral conflicts is highly unsettling, to say the least. There is a feeling that somehow all moral issues must be solvable in one unique, correct way. We are not as sanguine about this possibility. As Darwinians, we expect the evolutionary process to be relatively efficient but, every now and then, it will simply not work as well as it might. This is the case in anatomy — for instance, humans have an uneasy compromise between the need for large-headed babies and for the ability of females to walk upright. It is the same for morality. We can see biological virtues in having adaptations promoting the general welfare and in having adaptations promoting individual rights. That these will sometimes come into conflict is only to be expected.

The second point of clarification is that, as sociobiologists, we do rather expect a falling away of moral sentiments as one moves literally and metaphorically away from the individual. One's feelings will be strongest towards one's family, then to one's circle of acquaintances, and only finally to total strangers (Wilson, 1978; Alexander, 1979). However, often morality is expressed in the form that one has equal obligation to everybody; that, for instance, one has as much of an obligation to a total stranger in the Third World as one has towards one's own children (Singer, 1981). In actual practice, everyone would agree that most people do behave as sociobiologists would expect, rather than as moral advocates might prescribe. Virtually everybody does spend far more time and attention on their own children, and then on their friends and acquaintances, rather than on total strangers.

Of course, the real question is what is the moral obligation here, rather than what is the way we actually behave. What we, as sociobiologists, are inclined to think is that there is in fact a falling away of moral sentiments — that most of us do, in fact feel that we have stronger obligations to people near and close to us than to strangers. We suspect that most people feel, for instance, an obligation to put things right in their own home, as it were, rather than worry unduly about the ultimate problems of the world. However, we would point out that modern technology and the like has made the world a much smaller place, and that now there are few people who are not in some sense part of our social circle. Two hundred years ago it would hardly have made much sense to say that somebody in the U.S., Canada or Russia had a moral obligation to a totally-unknown person in darkest Africa.

What we would suggest, therefore, is that here perhaps our technology has outrun our innate moral sentiments. However, we do not look upon this as a weakness of our position but rather, again, as a strength. This highlights the fact that our animal nature is, in respects, inadequate to deal with today's problems. We feel that by analyzing the nature of our animality, we can offer hope of prescriptions for the future. What we must recognize is that biologically our feelings only extend thus far. These biological feelings must be supplemented by culturally devised programs, to extend our feelings so that we will recognize fully that we have moral obligations to all peoples in the world. To do this is in an important sense to do no more than take our evolutionary-evolved powers of reason and understanding, and to apply them to our ultimate biological self-interest. Hence, in advocating the extension of our moral sensibilities, we are in no way repudiating our Darwinian nature. Rather, we are using our understanding of Darwinism to extend and refine our innate biological sensitivities.

Meta-ethical implications of Darwinism

Let us turn now to meta-ethical questions. Essentially, there are two main approaches to the question of the foundations, or support, of moral thinking (MACKIE, 1977). On the one hand, there are the so-called "objectivists". On the other hand, there are so-called "subjectivists".

Objectivists are people who believe that, in some way, morality rests in foundations which transcend or go beyond human beings. One looks, therefore, for some sort of extra-human source of morality. This is, in the minds of many religious believers, located in the desires of the Supreme Being. Other approaches have included that of the Greek philosopher, PLATO (1961), who thought that morality was located in a super-rational world of Forms. More recently, G. E. MOORE (1903) argued that we intuit right and wrong as a function of so-called "non-natural properties". Obviously, the Darwinian has no time for this kind of position. The whole point about morality is that it is a human phenomenon, which has evolved through contingent factors, in order to aid us in our social interactions with our fellow species members. The idea of objective morality belongs to pre-Darwinian notions, when it was believed that everything was progressing towards some ultimate foundation of right and wrong.

Apart from everything else, the Darwinian believes that had our evolution been different, we could well have quite different sentiments of morality. Suppose that instead of having evolved up from Savannah-dwelling primates, we had evolved from cave-dwelling beings or some such thing. Then, we might well hold that we have moral obligations to eat our children or to consume each others' feces (as, for instance, do the termites). Such moral sentiments are hardly an option for the objectivist to think on. At least, the objectivist has to admit this much — that it is quite possible that we were to have evolved in some other way, we would be quite unaware of true objective morality. This means that the will of God, or other such things, are in some very important sense irrelevant to human beliefs and actions. However, clearly, the very last things that an objective morality can be is irrelevant to what we do. If the Will of God is supposed to mean anything, it is supposed to be that which is binding on us all.

Hence, the approach to ethics excludes objectivism. This means that, in some sense, we will be subjectivists, meaning that morality is located in the human *psyche*. Obviously, we are happy to accept this. We are happy to agree that morality resides ultimately in human nature. However, we are in no way conventional subjectivists. The problem with conventional subjectivism is that morality is simply reduced to human likes and dislikes (HUDSON, 1970). However, we are highly sensitive to HUME's claim that there is an important difference between moral sentiments and ordinary likes and dislikes. There is something fundamentally different in meaning between "killing is wrong" and "I find killing highly distasteful". The whole point about the moral claim is that it has an authority, a prescriptive nature, which is totally lacking rom the description of ordinary human feelings. Morality works because it has this sense of obligation about it. Thus, although we are subjectivists in a sense, we nevertheless defend the claim that morality is not as other feelings.

Wherein lies the essential difference of morality? It is obviously in the fact that morality is taken to have some sort of authority which regular feelings do not have. If one says that one does not like spinach, then this is purely a matter of personal taste. However, moral claims are intended to be authoritative: above us all. In other words, we humans think that morality has some sort of objective referent. Thus, what we claim is that humans "objectify" morality, in a way that humans do not objectify other sentiments. The important thing about morality is that humans think that it is something over and beyond us — "killing is wrong" is not something for discussion or individual choice; it is something binding on us all. Thus, our sociobiologically-based argument is that morality is a collective illusion of the human species. By the word "illusion" in this context, we do not mean that morality does not exist. Of course it does! Rather, we argue that the apparent objective referent of morality is illusory, in much the way that the apparent objectives of many beliefs in supreme beings are illusory. Obviously, in thus drawing an analogy between morality and religion, we do not in any sense imply that morality is as dangerous or counter-productive as many religious beliefs clearly are.

In a sense, then, as Darwinians we steer between objectivism and subjectivism. We acknowledge the point that objectivists use to counter subjectivists, namely that there is something binding or authoritative about morality. However, against objectivists we deny that this referent really has a true home. With the subjectivists, we believe morality ultimately is a function of human nature. However, as Darwinian biologists, we are able to go beyond crude subjectivism.

We argue, therefore, that our empirical Darwinian case can account adequately for the philosophical foundations of morality. There is no ultimate morality. It is just that we humans think there is, and there are obviously good biological reasons why we would thus think this. It is because we believe that morality is objective that we are prepared to help others. If we thought that it was just a matter of personal choice, then we would probably frequently not help others. But, because we think it is objective, we help others and, equally importantly, others help us. Thus, the mechanisms of kin selection and reciprocal altruism can come into play and affect human social behaviour. Morality is subjective, but it seems objective.

Ultimate questions

We want to conclude our discussion of modern evolutionary theory and its relevance to moral thought by raising and discussing some of the obvious questions which will occur in connection with any such discussion as ours. We hope thereby to extend the reader's understanding of our position and, at the same time, to block some possible misunderstandings.

First, let us ask about what one might describe as the ultimate metaphysical stand that we take. We are, in one word, "Darwinians". We take our stand from the theory of evolution through natural selection as it has been handed down to us from the time of DARWIN. This theory is our guide, our support and our inspiration. However, we do emphasize that we think of it as an empirical, scientific theory, and not just as some philosophical world view (RUSE, 1982b). Ultimately, therefore, our approach to ethics is a „naturalistic“ approach; that is to say, we believe that through the study of nature, including ourselves, an understanding of human moral thought and behaviour emerges (WILSON, 1978).

Our naturalism means that, in important respects, we are materialists; that is to say, we have no time whatsoever for vital forces or miraculous occurrences, or any such thing. At least within the context of discussion, we take an atheistic stand. We do not, as such, deny the existence of God; although, clearly, our beliefs about the non-objectivity of morality bears heavily on certain orthodox Christian beliefs. However, we do believe that our discussion proceeds as if there were no God. In stressing the fact that we are materialists, we do nevertheless want to stress equally that we do not thereby see ourselves as blind "reductionists", or some such thing. We believe that nature, including human beings, is made up of material particles. However, we do not see it as part of our position that a full understanding of the world can simply be deduced from an understanding of the particles.

We have no doubt that, in a full understanding of the organic world, it will be important to take into account the organization and functioning of the living whole (Ruse, 1977). This organization or functioning could not be derived solely from a knowledge of the constituent parts, but in important respects demands an understanding of the way in which the parts are integrated together. We have made no attempt in our discussion of ethics to deduce moral principles from the molecules. Indeed, we would argue that this is precisely the fault of traditional evolutionary ethics, and one to which we are particularly sensitive. Moral claims are not properties of molecules, rather like position and weight. Rather, they are things which emerge out of the complex interaction of molecules as they constitute themselves in individual members of the human species. We see ourselves as using our knowledge of the physical world to explain and understand morality. It is certainly not our intention to argue that morality is just a straight consequence of the physical world. Indeed, as has been seen above, in important respects we argue that morality has an illusory nature. You cannot deduce an illusion from reality. What you can do, as we have tried to do, is use reality to show why we have illusions.

Moving along, let us turn now to a related question. We have been talking about the nature of morality. However, surely, a necessary condition for true morality is some degree of freedom? As Aristotle (1984) pointed out, only the free person has potentiality to be the moral person. If you are bound and are unable to choose, then whatever it is that you do or, rather, whatever it is that happens to you, has no moral implications whatsoever. Suppose, for instance, you are bound and thrown from a window and that your falling body strikes a passer-by, killing him. Assuming that you have no part in your binding or your throwing, then clearly you are in no sense at fault. The choice to strike the passer-by was not yours. Conversely, suppose that your falling struck someone about to assassinate a great and wise leader. Obviously, your striking this person would benefit the common good (not to mention the well-being of the leader). However, once again, if you yourself had no choice in your thus falling and striking, you deserve no moral credit. What happened to you merits no praise for you.

Now, the problem with such a naturalistic approach as we have proposed is that all possibilities of freedom may seem to be excluded. Apparently we are proposing a deterministic position (or, as critics sometimes say, a "genetic deterministic" position), and such a position leaves no scope for free and, consequently, moral behaviour. Billiard balls, bouncing around a table, are determined and there is no morality at issue here. Inasmuch as we argue (as we do) that humans are products of the evolutionary process, apparently we have excluded the possibility of free action and thus excluded the possibility of choosing between right and wrong (Lewontin et al., 1984).

In response, let us sort out a number of issues being made in this very natural query that many will have about our Darwinian-infused ethics. Part of the problem here, of course, is that different people use different terms in different senses, and so let us first deal with the charge of so-called "genetic determinism". What is meant when people accuse Darwinian sociobiologists of genetic determinism is that, supposedly, the sociobiologists argue that all organic features, including human thoughts, inclinations and behaviours, are straight products of the underlying genetic substrata. Thus, apparently and supposedly, the genes lock humans rigidly into fixed courses of action, and there is nothing that anybody or anything can do about this.

Obviously, such a naive view of the evolutionary process is not ours. No true Darwinian would ever argue that organic features of any species are caused solely by the genes (AYALA and KIGER, 1984). Causality is always a function of the genes working in coordination with environmental factors. This applies to the lowliest of organisms, and it applies also to ourselves. Human development and human action is at least, in major part, a function of causes other than the genes. In particular, it is a function of environmental factors, like education and so forth. Thus, for instance, the fact the English speak English and the Russians speak Russian is not because the English and the Russians have different genes, but because they grew up in English and Russian speaking environments respectively. Where the genes are important is in giving us the ability to speak at all; that is the difference between us and the chimpanzees, for instance.

Hence, in arguing for a biological understanding of morality, the very last thing we are doing is claiming that the genes determine morality rigidly as the charge of genetic determinism supposes. We do certainly believe that the genes influence and constrain the nature of our brains and, consequently, our thought and action; but, this influence and constraint is something which occurs in a perfectly orthodox way, just as the genes influence and constrain typical physical characteristics. We are quite prepared to accept that, through strong environmental manipulations, it might well be possible to get humans to believe quite differently from that which they do, although how stable such belief would be, and whether such beliefs would be at all desirable is, of course, another matter (LUMSDEN and WILSON, 1983). Even in the natural course of events, as occurs today, despite underlying similarities, we get variations in moral attitudes between cultures. No doubt, these variations are (like languages) primarily environmentally caused. Economic, historical, social, and other factors enter in here. Thus, we can say quite unambiguously that, as Darwinians, we reject genetic determinism of any kind applied to any organism. It is, therefore, quite irrelevant to our approach to moral thought and action.

Moving now to perhaps a more central notion of determinism; here you might feel that the criticism really begins to bite. Surely, as empirical scientists, we are reducing humans to part of the natural world and, as empirical scientists, we are committed to a fully causal understanding of the world. Therefore, we must surely believe that humans are causally-determined, whether this be by the genes or by the environment or by the two working in coordination, or by other factors as well. Thus, as a consequence, since humans are locked in by their causes — since humans are determined — this means no true morality is possible. The ties that bind us may be invisible, but they are no less real than cords wrapped around our outer bodies.

In response, we would admit that this is an important and serious charge, although it is hardly one which uniquely impinges upon us. It is a problem that anyone must face if they are to take a naturalistic approach to human beings, whether they be Darwinians or any other such thing (HUDSON, 1970). We admit quite freely that we believe in a universal scheme of causality, and that if humans be natural objects — which we believe they are — then they are part of this causal nexus. Therefore, if one could, as it were, take a God's-eye view of humans, you would see that everything we do is part of the causal chain, just as much as are billiard balls bouncing around a table.

In fact, we would say that unless one presupposes some such causal understanding of human beings, not only is morality not defended but morality makes little sense. If human actions are simply wild, totally uncaused, occurring by chance, then no possibility of morality seems possible. If, for instance, someone walks in and stabs a friend and defends himself on the grounds that it was "pure chance or uncaused", then any hope of moral blame or condemnation seems ruled out. We can only blame or praise people if they are responsible beings, and such responsibility means a great deal more than random actions which a denial of causation seems to entail (HUME, 1739).

So humans are undoubtedly caused. What we would argue, in common with many philosophers, is that such causation in no way denies the possibility of freedom, in the sense that the moral theorist demands (HARE, 1963). To be free to choose morally means to be physically unbound, and also that one is not in the grip of some irresistable psychic force (for instance, like a delusion that one is Jesus Christ or NAPOLEON). Nothing in our Darwinian position implies that all humans are within the grip of such forces. We do not argue that humans are rigidly biologically programmed to behave as they do. That is the whole point. Humans are not thus determined, like ants, wasps and bees. Rather, humans have the innate dispositions to regard certain courses of action as right, and certain courses of action as wrong. This is something given to them by their biology; but, once they have got these dispositions, what they actually do is going to be a function of these dispositions, together with other factors, and then the result of a consciously made choice — or, as often happens in life, a rather subconsciously hurried decision. Our position, therefore, allows just as much freedom to human beings, as would any analysis of human beings which takes seriously our human nature.

Of course, we do believe, as explained above, that the actual moral dispositions that we have are, as it were, imposed on us. Under normal circumstances, the epigenetic rules develop and give us a sense that there are certain things which we ought to do, and certain things which we ought not to do. These feelings of right and wrong are, as we have explained, basically not subject to decision although, obviously through environmental manipulation, we believe that one could possibly change one's sense of right and wrong. Furthermore, as has already been explained, we believe that it is possible (and perhaps necessary) to extend the scope of our moral thinking, now that technology has rather altered the domain of our social interaction. However, other than the existentialists, no one generally wants to argue that the freedom to act morally also demands the freedom to decide on that which is right and that which is wrong.

Moral action requires one to have freedom to act against the background of certain moral norms. Given the knowledge of that which one should do, one then has the freedom to choose whether one will in fact do it or refuse to do it. But, the freedom of morality has never been taken to involve decisions about the norms themselves. Thus, for instance, those people who believe that ethics is objective (which, as we have explained, includes all of us most of the time) believe that ethics is something which is authoritative: it is, as it were, laid upon us rather than something which we ourselves choose. Hence, our emphasizing that ethical norms are given to us as a consequence of the evolutionary process, and that we have no choice about these norms, in no way denies the true freedom that morality requires. Indeed, our position is one very much in tune with the usual thinking about morality.

Conclusion

These, then, are answers to some of the most obvious objections that will be brought against us. In conclusion, let us emphasize once again that in this discussion we do not regard ourselves as seers or prophets, in the sense of people trying to say absolutely what one ought to do. Nor, more pertinently, are we moralists with brand new prescriptions about how we ought to change our behaviour. Our approach is essentially the descriptive approach of the empirical scientist. We are trying to offer an analysis of the nature of morality, its causes and status, just as in another field a biogeographer might try to offer an analysis of the distribution of DARWIN's finches on the Galapagos, and their origin and their adaptive capabilities.

However, we do admit, and have indeed tried ourselves briefly to show, that our analysis of morality can have important implications for future behaviour. We believe that humans are, in many respects, ill-fitted for today's world (WILSON, 1978). We have adaptations which evolved when we lived in far different circumstances; when we lived in small bands as hunters and gatherers, and so forth, with virtually no technology other than a few crude tools. Now we find ourselves in a large world, with easy methods of communication and, hanging over us always, the dreadful threat of horrendous weapons. We believe that, if the human species is to survive and to grasp the great opportunities which lie before it, it can do so only by recognizing fully our evolutionary past and coming to terms with it — not by accepting it complacently or with a fatalistic spirit. The path to the future lies in understanding our animal nature, recognizing its limitations, recognizing its potentialities, and then using this nature to turn on itself and to devise a better world — a morally better world — for us all.

Bibliography

ALEXANDER, R.: Darwinism and human affairs. Seattle: University of Washington Press 1979.

AYALA, F. J. and J. KIGER: Modern genetics, 2nd ed. Reading, Mass.: Addison-Wesley 1984.

AYALA, F. J. and J. W. VALENTINE: Evolving: The theory and processes of organic evolution. California: Benjamin Cummings 1979.

DARWIN, C.: On the origin of species. London: John Murray 1859.

DARWIN, C.: Descent of man. London: John Murray 1871.

DAWKINS, R.: The selfish gene. Oxford: Oxford University Press 1976.

FLEW, A. G. N.: Evolutionary ethics. London: Macmillan 1967.

HAMILTON, W. D.: The genetical evolution of social behaviour. I. J. Theor. Biol., 7 (1964a), 1–16.

HAMILTON, W. D.: The genetical evolution of social behaviour. II. J. Theor. Biol., 7 (1964b), 17–32.

HARE, R. M.: Freedom and reason. Oxford: Oxford University Press 1963.

HOFSTADTER, R.: Social darwinism in american thought. New York: Braziller 1959.

HUDSON, W. D.: Modern moral philosophy. London: Macmillan 1970.

HUME, D.: A Treatise of human nature. London: John Noon 1739.

HUXLEY, T. H.: Evidence as to man's place in nature. London: Williams and Norgate 1863.

HUXLEY, T. H.: Evolution and ethics. (The Romanes Lecture for 1893). In Collected Essays, 9. London: Macmillan 1893.

ISAAC, G.: Aspects of human evolution. In D. S. BENDALL (ed)., Evolution from molecules to men. Cambridge: Cambridge University Press 1973, p. 509—43.

JOHANSON, D. and M. EDEY: Lucy: The beginnings of humankind. New York: Simon and Schuster 1981.

KANT, I.: Critique of practical reason trans. L. W. Beck. Chicago: Chicago University Press 1949.

KANT, I.: Foundations of the metaphysics of morals, trans L. W. Beck. Indianapolis: Bobbs-Merrill 1959.

LEWONTIN, R. C., S. ROSE and L. J. KAMIN: Not in our genes. New York: Pantheon 1984.

LUMSDEN, C. and E. O. WILSON: Genes, mind, and culture. Cambridge, Mass.: Harvard University Press 1981.

LUMSDEN, C. and E. O. WILSON: Promethean fire. Cambridge, Mass.: Harvard University Press 1983.

MACKIE, J. L.: Ethics: Inventing right and wrong. Harmondsworth, Middlesex: Penguin 1977.

MACKIE, J. L.: The law of the jungle. Philosophy, **53** (1978), 553—73.

MAYNARD SMITH, J.: The evolution of behavior. Scientific American, **239** (3) (1978), 176—193.

MILL, J. S. 1863. Utilitarianism (London). Reprinted in, J. M. SMITH and E. SOSA eds Mill's Utilitarianism. Belmont, Calif.: Wadsworth, 1969.

MOORE, G. E.: Principia ethica. Cambridge: Cambridge University Press 1903.

MURPHY, J.: Evolution, morality, and the meaning of life. Totowa, N. J.: Rowman and Littlefield 1982.

PILBEAM, D.: The descent of hominoids and hominids. Scientific American, **250** (3) (1984), March, 87—97.

PLATO: The collected dialogues. E. HAMILTON and H. CAIRNS (eds), Princeton: Princeton University Press 1961.

RAWLS, J.: A theory of justice. Cambridge, Mass.: Harvard University Press 1971.

RUSE, M.: Is biology different from physics? In R. COLDNY (ed.), Logic, Laws, and Life. Pittsburgh: University of Pittsburgh Press 1977, p. 89—127.

RUSE, M.: Sociobiology: sense or nonsense? Dordrecht: Reidel 1979.

RUSE, M.: Social Darwinism: the two sources. Rivista Di Filosofia, **22—23** (1982a), 36—52.

RUSE, M.: Darwinism defended: A guide to the evolution controversies. Reading, Mass.: Addison-Wesley 1982b.

RUSE, M.: The morality of the gene. The Monist, **67** (2) (1984a), April, 167—199.

RUSSETT, C.: Darwin in America: The intellectual response 1865—1912. San Francisco: Freeman 1976.

SARTRE, J. P.: Existentialism and humanism. In W. BASKIN (ed.), The Philosophy of Existentialism. New York: Philosophical Library 1965.

SINGER, P.: The expanding circle: Ethics and sociobiology. New York: Farrar, Straus and Giroux 1981.

SPENCER, H.: A theory of population, deduced from the general law of animal fertility. Westminster Rev., **1** (1852), 468—501.

SPENCER, H.: Progress: its law and cause. Westminster Review. In Essays, **1** (1857), 1—60.

SPENCER, H.: Principles of Ethics. London: Williams and Norgate 1893.

TRIVERS, R. L.: The evolution of reciprocal altruism. Quarterly Review of Biology, **46** (1971), 35—57.

van den BERGHE, P.: Human family systems: An Evolutionary View. New York: Elsevier 1979.

van den BERGHE, P. L.: Human inbreeding avoidance: culture in nature. Behavioral and Brain Sciences, **6** (1983), 91—124.

WILSON, E. O.: Sociobiology: The new synthesis. Cambridge, Mass.: Harvard University Press 1975.

WILSON, E. O.: On human nature. Cambridge, Mass.: Harvard University Press 1978.

Zum Menschenbild der marxistischen Philosophie und der Soziobiologie

S. Kirschke

> ‚Der Mensch' ist immer eine Spukgestalt, solange er nicht an dem empirischen Menschen seine Basis hat.
>
> Friedrich Engels (1844)

> ... eines der edelsten Ziele der revolutionären Arbeiterbewegung: die allseitige Entwicklung der Fähigkeiten und Talente der Persönlichkeit zum Wohle des einzelnen und der ganzen sozialistischen Gesellschaft.
>
> Programm der SED (1976)

Seit Beginn der 70er Jahre erfolgt in der philosophischen Literatur der UdSSR, der DDR und anderer sozialistischer Länder eine stärkere Erörterung der Wechselbeziehungen von Biotischem und Sozialem im Menschen, in die in jüngerer Zeit die menschliche Psyche ausdrücklich mit einbezogen wurde. Um das Verstehen des Menschen als biopsychosoziale Einheit ringen inzwischen Vertreter nahezu aller Wissenschaftsgebiete, deren Forschungsgegenstand der Mensch ist. Im Vordergrund stehen dabei zum einen Bemühungen um eine Synthese der vielfältigen und zahlreichen Einzelerkenntnisse über den Menschen, zum anderen der Wunsch, benachbarte Disziplinen zu fruchtbarem Gedankenaustausch und konstruktiver Zusammenarbeit zu veranlassen und zum dritten die Anregung, künftige disziplinäre Arbeiten mit dem Blick auf den Menschen als Ganzes zu planen und zu realisieren. Gefragt sind in dieser interdisziplinären Diskussion nicht nur theoretische Einsichten, sondern auch praktikable Schlußfolgerungen.

Daran erinnernd, daß K. Marx den Kommunismus als realen, praktischen Humanismus verstand, hat I. T. Frolov (1986, 14, 35), der schon viele Jahre an dem „großen Buch über Mensch, Wissenschaft und Humanismus" arbeitet, den entscheidenden Beweggrund für das wachsende Interesse der sozialistischen Gesellschaft an allen den Menschen berührenden Fragen ausgesprochen: „Zum höchsten Ziel der Gesellschaft wird die Entwicklung des Menschen, die zugleich Bedingung für die weitere Entwicklung der Gesellschaft selbst ist".

Darüber hinaus werden bekanntlich um viele den Menschen betreffende Fragen seit langem heftige weltanschauliche Auseinandersetzungen geführt. Auch das fordert die marxistische Philosophie immer aufs neue heraus, sich als zuverlässiger, ideenreicher

und streitbarer Bündnispartner der Natur-, Human-, technischen und Gesellschaftswissenschaften unserer Zeit zu bewähren.
Besondere Aufmerksamkeit wird in den Diskussionen immer wieder dem Ringen um das richtige *Menschenbild* geschenkt, denn diese Problematik tangiert nicht nur den Erkenntnisfortschritt in Philosophie und Einzelwissenschaften in hohem Maße, sondern wird von ihm selbst nachhaltig beeinflußt. Dies ist nur zu verständlich, wenn unter Menschenbild eine *Auffassung vom Menschen als konkretes strukturiertes Ganzes aus der Sicht einer Weltanschauung, die auf einem historischen Erkenntnisstand beruht*, verstanden wird.
In diesem Sinne seien zunächst einige grundlegende Züge des Menschenbildes der marxistischen Philosophie skizziert, die insbesondere dem MARXschen Gedanken von den spezifischen Aneignungsweisen der Welt durch den Menschen (K. MARX 1857 [1961, 632f.]) verpflichtet sind.
1. Der Mensch entstand als (biotisches) Lebewesen im Ergebnis der Stammesentwicklung von nichtmenschlichen Hominiden zum *Homo sapiens sapiens* und existiert als lebendes Individuum in allen ökonomischen Gesellschaftsformationen. Ohne Zweifel entsteht der Mensch zu allen geschichtlichen Epochen aus einer befruchteten Eizelle, muß ernährt werden oder muß sich ernähren, um leben und sich entwickeln zu können, ist wie andere Lebewesen auch durch Gesundheit und Krankheit gekennzeichnet, besitzt einen spezifischen Genotyp, den er in Form eines haploiden Chromosomensatzes an seine Nachkommen weitergibt, seine Lebenstätigkeit wird von Stimmungen, Gefühlen und Leidenschaften beeinflußt und das individuelle Leben jedes Menschen endet unweigerlich mit dem Tode. Kurz, alle gesellschaftlichen Lebensäußerungen des Menschen sind an seinen Organismus und dessen Funktionen geknüpft.
Die Begründer der marxistischen Weltanschauung haben an dieser „erste(n) Voraussetzung aller Menschengeschichte", also der „Existenz lebendiger menschlicher Individuen" und der „körperliche(n) Organisation dieser Individuen und ihr dadurch gegebenes Verhältnis zur übrigen Natur" (K. MARX und F. ENGELS 1845/46 [1958, 20f., 28]) nie einen Zweifel gelassen und stellten weiter unmißverständlich fest: „Zum Leben aber gehört vor Allem Essen und Trinken, Wohnung, Kleidung und noch einiges Andere". Die „Erzeugung der Mittel zur Befriedigung dieser Bedürfnisse" bezeichneten sie als „eine Grundbedingung aller Geschichte, die noch heute, wie vor Jahrtausenden, täglich und stündlich erfüllt werden muß, um die Menschen nur am Leben zu erhalten".
2. Das *Wesen* des Menschen wird jedoch nicht durch das bestimmt, was der Mensch mit anderen Lebewesen gemeinsam hat, nämlich biotische und andere natürliche Parameter seiner Existenz als Individuum, als Vertreter der menschlichen Gattung, sondern durch seine Fähigkeit, mittels zweckmäßiger materiell-gegenständlicher Tätigkeit, Arbeit, einen Stoffwechsel mit der Natur zu vollziehen und sich Natürliches in dieser oder jener Form anzueignen — ein Vermögen, das sich im Verlauf der Anthropogenese aus Formen tierlicher Wechselwirkung mit Artgenossen und mit der gegenständlichen Umwelt als etwas qualitativ Neues entwickelt hat. Im Arbeitsprozeß erzeugt der Mensch (als Angehöriger historisch-konkreter sozialer Gruppen) aber nicht nur seinen Lebensunterhalt, sondern produziert und reproduziert zugleich — unbeabsichtigt, aber unumgänglich — gesellschaftliche Verhältnisse, die nach marxistischer Auffassung sein spezifisches menschliches Wesen ausmachen (K. MARX 1845 [1958, 6]). Auf die Dynamik dieses Vorganges wies K. MARX (1867 [1962, 192]) mit den Worten hin: „Indem er

durch diese Bewegung auf die Natur außer ihm wirkt und sie verändert, verändert er zugleich seine eigne Natur".

3. Das Menschenbild der marxistischen Philosophie faßt den gesellschaftlichen Menschen jedoch auch als geistigen Aneigner der materiellen Welt auf. Im Prozeß des Hervorgehens aus tierlichen Vorfahren hat der Mensch auf der Grundlage eines hochentwickelten Nervensystems und dank der praktisch-gegenständlichen Tätigkeit die qualitativ neue Fähigkeit erworben, die materielle Welt ideell abzubilden. Diese gedankliche Reproduktion der Welt erfolgt mit Hilfe der menschlichen Sprache und ermöglicht dem gesellschaftlichen Menschen, seine Handlungen im voraus zu planen, die Ergebnisse seiner künftigen Tätigkeit geistig vorwegzunehmen, also nicht nur abzubilden, sondern auch zu entwerfen. Ja, er vermag sich auch Illusionen über die Welt, sich selbst und anderes zu machen und an sie zu glauben — eine spezifisch menschliche Eigenschaft, die nicht nur negativ zu bewerten ist.

4. Im Menschenbild der marxistischen Philosophie wird der Tatsache Rechnung getragen, daß der Mensch sich die Wirklichkeit auch ästhetisch anzueignen vermag, wovon Malereien, Gravierungen, Reliefs und Zeichen auf Felswänden sowie Plastiken aus Steinen, Knochen und anderem Material zeugen, die erstmals im Jungpaläolithikum auftauchen. Wenn auch diese und andere Bestandteile der geistigen Kultur (z. B. Musik und Tanz) zunächst in unverkennbarem Zusammenhang zu den vorgenannten Formen der Umweltaneignung standen, so erschöpft sich ihre Funktion doch keineswegs darin, sondern sie bringen die dem gesellschaftlichen Menschen eigenen Fähigkeiten zum Ausdruck, geistig-kulturelle Werte zu schaffen und zu genießen. „Der Kunstgegenstand — ebenso jedes andre Produkt — schafft ein kunstsinniges und schönheitsgenußfähiges Publikum", bemerkte K. Marx (1857 [1961, 624]).

5. Das Bild vom Menschen erfaßt auch seine Fähigkeit zur moralischen Wertung, zur Herstellung praktisch-geistiger Beziehungen zur Wirklichkeit. Originär hängen diese anfänglich auch mit der praktisch-gegenständlichen Aneignung der Welt zusammen, denn was gut oder böse im Verhalten des gesellschaftlichen Menschen zu seinesgleichen war, ergab sich zunächst daraus, ob es der Erhaltung des Lebens der jeweiligen menschlichen Gemeinschaft und der Befriedigung elementarer Bedürfnisse diente oder schadete. Das praktisch-geistige Verhalten des gesellschaftlichen Menschen gehört gleichfalls zu den qualitativ neuen Zügen, die den Menschen von seinen tierlichen Ahnen unterscheiden.

6. Daß die grundlegenden Züge des Menschenbildes miteinander zusammenhängen, wurde bereits mehrfach angedeutet. Vor allem ist jedoch zu beachten, daß das Menschenbild der marxistischen Philosophie einen jeweils konkret-historischen Inhalt hat. Damit wird die Tatsache theoretisch zum Ausdruck gebracht, daß die sich verändernden materiellen und ideologischen gesellschaftlichen Verhältnisse, Ergebnis der Betätigung menschlicher Wesenskräfte, in der Generationenfolge ein sich wandelndes menschliches Wesen konstituieren und daß in Abhängigkeit davon auch das geistige, ästhetische bzw. moralische Verhältnis zur Wirklichkeit keine abstrakten und konstanten Größen sind.

Da das Menschenbild auf historisch gewachsenem Wissen über den Menschen beruht, ist es erforderlich, Erkenntnisfortschritte in dafür bedeutsamen Disziplinen aufmerksam zu verfolgen und zu prüfen, welche neuen Einsichten philosophisch verarbeitet werden müssen, um zur Weiterentwicklung des Menschenbildes zu gelangen.

Zweifellos gehört die Verhaltensbiologie, insbesondere die vergleichende Verhaltensforschung am Menschen (Humanethologie), seit einiger Zeit zu den Wissenschaften, die erheblich zum besseren Verständnis zahlreicher biotischer Parameter des Menschen beigetragen haben. Diese relativ junge biologische Disziplin erfaßt zwar unter den Funktionskreisen tierlichen Verhaltens auch das biosoziale Verhalten, aber inzwischen hat sich herausgestellt, daß Fragen nach dem Zustandekommen und der Funktionsweise tierlicher Sozialstrukturen sowie nach den Eigentümlichkeiten des Sozialverhaltens verschiedener Tierarten so komplex und gewichtig sind, daß sie intensiver eigenständiger Erforschung bedürfen.

Diese Aufgabe hat ein biologisches Arbeitsgebiet übernommen, für das sich inzwischen die Bezeichnung *Soziobiologie* international durchgesetzt hat. Von ihren Konzepten und Ergebnissen wurden auch Lösungsansätze für bislang noch offene Probleme der Soziogenese unserer eigenen Spezies sowie weitere Aufschlüsse über die biotischen Grundlagen gegenwärtigen menschlichen Sozialverhaltens erwartet. Dafür kamen einerseits Forschungen über soziale Phänomene bei rezenten nichtmenschlichen Primaten, Schimpansen, Orang-Utans und Gorillas in Frage, und andererseits vergleichende Untersuchungen, beispielsweise an Insekten, Vögeln und Säugetieren, also an sehr unterschiedlichen sozial lebenden Tiergruppen, aus denen allgemeine Struktur- und Funktionsbeziehungen sozialer Gruppen ermittelt werden sollten.

Interesse an biosozialen Phänomenen und an Mensch-Tier-Vergleichen läßt sich bis in die Antike zurückverfolgen. Bei Vergil gelten die Bienen wegen ihrer harmonischen Sozialgefüge als Zeugen des Goldenen Zeitalters. Wissenschaftlich angelegte biosoziale Fragestellungen und entgegengesetzte diskutable Lösungsansätze datieren aber erst aus der zweiten Hälfte des 19. Jahrhunderts und stehen im Zusammenhang mit Darwins Variabilitäts-Selektions-Theorie. Darwin erkannte selbst die Schwierigkeiten, die seiner Theorie erwuchsen, wenn sie auf sozial lebende Insekten angewendet wurde. Ihn bewegte vor allem die Frage, wie Morphologie und Verhalten der sterilen Kasten von Bienen, Wespen, Ameisen und Termiten, die erheblich zum Erfolg ihrer Art beitragen, selektiert worden sein können, da sich die Angehörigen dieser Kasten nicht selbst reproduzieren. In einem Brief vom 30. September 1859 bekannte C. Darwin (1888, 164f.) gegenüber C. Lyell: „Ich erinnere mich noch, wie lange Jahre es gedauert hat, ehe ich einigen der Schwierigkeiten voll in's Gesicht sehen konnte, ohne ganz und gar in Verlegenheit zu gerathen. Ich zog bei dem Falle der geschlechtslosen Insecten beinahe die Flagge ein". Die Lösung, die Darwin (1859 [1980, 295]) schließlich fand, formulierte er so: „Diese scheinbar unüberwindliche Schwierigkeit wird meines Erachtens vermindert oder gar ganz beseitigt, wenn wir bedenken, daß die Zuchtwahl sowohl bei der Familie wie beim Individuum hervortritt und also zu dem gewünschten Ziel führen kann".

Während mit dieser Hypothese von der Selektion auf Familienebene unbeirrt an der entscheidenden Rolle der natürlichen Auslese in der Evolution der Organismen festgehalten wurde, versuchten andere Forscher, dieselben biotischen Phänomene mit der Annahme eines entgegengesetzten Prinzips zu erklären. P. Kropotkin (1920), W. C. Allee (1938) u. a. vertraten die Ansicht, daß es unter den Tieren eine natürliche Kooperation gebe, die zum Kampf ums Dasein im Gegensatz stehe. Erinnert sei auch an F. Engels' (1875 [1985, 49f.]) Bemerkung, mit der er den Kampf ums Dasein als universelles Erklärungsprinzip zu relativieren versuchte. Ohne hier weiter auf den Meinungsstreit um die überzeugende Erklärung des Zusammenwirkens verschiedener Individuen in Biosozietäten eingehen zu können, sei doch festgestellt, daß die wissen-

schaftlich tragfähige Lösung im Einklang mit der synthetischen Theorie der Evolution, d. h. im Sinne von DARWINS theoretischem Ansatz gefunden wurde.
Der Durchbruch wurde mit Arbeiten von J. B. S. HALDANE (1955) und W. D. HAMILTON (1964) erreicht, in denen das Konzept der Gesamteignung (inclusive fitness) eingeführt bzw. gründlicher durchdacht und weiterentwickelt wurde. Es basiert auf der Theorie der Individualselektion und argumentiert folgendermaßen: Wenn ein Tier in einer Sozietät sich so verhält, daß auf Kosten seines eigenen Wohlergehens das Wohlergehen anderer Individuen der Sozietät gesteigert wird, dann wird dadurch möglicherweise ein größerer Effekt im Kampf ums Dasein erreicht, als wenn sich das Tier umgekehrt verhalten würde. Wenn beispielsweise ein rufender Vogel durch seinen Alarmschrei die Überlebenschancen seiner Verwandten erhöht, trägt er zur Gesamteignung der Gruppe bei, auch wenn er selbst dem Freßfeind zum Opfer fällt. Das gilt unter der ja erfüllten Voraussetzung, daß seine Verwandten eine beträchtliche Anzahl von Genen mit dem Vogel gemeinsam haben, der sie gewarnt hat. Weniger dramatisch, aber in die gleiche Richtung wirkend ist die bei Vögeln und Säugetieren verbreitete Jungenaufzucht durch Elterntiere oder andere Verwandte. Auch dieses Verhalten trägt zur Steigerung der Gesamteignung bei. Die genetische Disposition für dieses Verhalten wird sich demzufolge in der Population durchsetzen und erhalten bleiben. Es ist irreführend, wenn dieses Verhalten — wie es häufig geschieht — als altruistisch bezeichnet wird, denn es handelt sich um ein Verhalten, für das eine genetische Information vorliegt, die im Zentralnervensystem umgesetzt wird und dem betreffenden Tier keine moralisch bewertbare Entscheidungsmöglichkeit läßt. J. C. ECCLES (1984) nennt dieses Verhalten deshalb Pseudaltruismus und I. FOERSTER und S. KIRSCHKE (1984) gebrauchen dafür den Ausdruck Bioaltruismus.
Eng verbunden mit dem Konzept der Gesamteignung ist das von J. MAYNARD SMITH (1964) aufgestellte Konzept der Verwandtenauslese (kin selection), das besagt, daß das pseudoaltruistische Verhalten um so stärker ausgeprägt ist, je enger die Individuen miteinander verwandt sind. Auch hierbei werden von den in Frage kommenden Tieren keine Entscheidungen getroffen, weswegen Ausdrücke wie Nepotismus oder dergleichen unangebracht sind.
Im Anschluß an diese Theoreme wurden von R. L. TRIVERS (1972, 1980) die Hypothesen vom elterlichen Aufwand (parental investment) und vom Eltern-Jungtier-Konflikt (parent-offspring conflict) aufgestellt. MAYNARD SMITH (1972) wandte die Spieltheorie in der biosoziologischen Forschung an und begründete damit, wie in Biosozietäten evolutiv stabile Zustände entstehen können.
Diese und weitere Erkenntnisse bereiteten gewissermaßen den Boden für die Soziobiologie, die sich nach E. O. WILSON (1975) nicht als Zusammenfassung vorliegender Ergebnisse und auch nicht als Fortsetzung der Sammlung empirischer Daten über biosoziale Phänomene versteht, sondern eine *Synthese* aus biosoziologisch relevanten Erkenntnissen der Verhaltensbiologie, Physiologie, Genetik, Populationsbiologie und Ökologie auf der Grundlage der synthetischen Theorie der Evolution sein will. Im Zusammenhang mit seinen international hochgeschätzten Forschungsergebnissen über Insektensozietäten äußerte WILSON bereits 1971 seine Überzeugung, daß dieselben Prinzipien der Populationsbiologie und der vergleichenden Zoologie, die sich so gut für die Erklärung der starren Systeme der sozialen Insekten eigneten, Punkt für Punkt auf die Wirbeltiere angewendet werden könnten. Bereits dieser Anspruch wird nicht allgemein akzeptiert, denn „alle Säugetier-, ja alle organisierten Wirbeltiergesellschaften

beruhen nämlich auf Individualität und persönlicher Bekanntschaft der beteiligten Individuen untereinander; genau das spielt in den sogenannten Insektenstaaten keine Rolle", hob P. LEYHAUSEN (1983, 239) hervor. Aber 1975(4) ging WILSON noch einen Schritt weiter, indem er auch den Menschen in die (allgemeine) Soziobiologie einbezog und als ihren Untersuchungsgegenstand die „biotischen Grundlagen sämtlichen Sozialverhaltens" bestimmte. Es wird noch im einzelnen zu zeigen sein, daß in dieser Formulierung WILSONS Anspruch enthalten ist, alle Spezifika, die aus der materiell-gegenständlichen Tätigkeit der gesellschaftlichen Menschen hervorgehen, die Erscheinungen des geistig-kulturellen Bereiches, das moralische Verhalten des Menschen u. a. m. allein mit den Prinzipien und Verfahren der Soziobiologie erklären zu wollen. C. J. LUMSDEN und E. O. WILSON (1983 [1984, 45]) bekräftigten kürzlich erneut, daß die Soziobiologie „eine wissenschaftliche Disziplin und als solche zu definieren (ist) als die systematische Untersuchung der biologischen Grundlagen aller Formen des sozialen Verhaltens (einschließlich des Sexualverhaltens und des Verhaltens der Eltern gegenüber ihren Kindern) an lebenden Organismen einschließlich des Menschen". Nicht wenige Forscher, die die Bemühungen der Soziobiologie um die Erforschung tierlichen Sozialverhaltens würdigen, haben Bedenken dagegen, das menschliche Sozialverhalten ohne weiteres in den Gegenstand der Soziobiologie einzugliedern und plädieren — wie G. TEMBROCK (1982, 7f.) — dafür, von einer Kennzeichnung der tiefgreifenden Unterschiede beim Menschen gegenüber allen Interaktionsformen zwischen Artgenossen bei Tieren auszugehen. Doch bereits im abschließenden Kapitel "Man: From Sociobiology to Sociology" erweiterte WILSON (1975) seinen Anspruch noch um den erklärten Vorsatz, die Soziobiologie an die Stelle der bisherigen Sozialwissenschaften zu setzen. Dieses Anliegen einer Human-Soziobiologie führte er in seinem Buch "On Human Nature" (1978 [1980]) detaillierter aus. Zusammen mit C. J. LUMSDEN (1981 und 1983 [1984, 45, 49f.]) widmete sich WILSON seither vor allem der „Soziobiologie des Menschen, die ausschließlich den Menschen betreffende Themen behandelt". Beide Autoren gaben auch Auskunft über ihre Auffassung vom Menschen, die ihren Arbeiten zugrunde liegt: „In der jeweiligen Gegenwart ist der einzelne Mensch natürlich der über allem anderen stehende Sinn und Zweck des Daseins, betrachtet man aber die Entwicklung über viele Generationen, dann kann man die Menschen in einem anderen Licht sehen — als zeitweilige Träger der Gene, die durch sie vermehrt und verbreitet werden. Aus der Sicht der Evolutionstheorie und damit auch der Soziobiologie sind alle Eigenschaften der Individuen potentielle Instrumente für die Ausbreitung der Erbanlagen, welche diese Eigenschaften bestimmen".

Da die moderne Evolutionstheorie nur auf diejenigen Merkmale eines Lebewesens anwendbar ist, die ganz oder mindestens teilweise auf Informationen aus dem Erbgut zurückgehen und die tatsächlich durch eine Anpassung an Selektionskräfte der Umwelt entstanden sind, beruht das Menschenbild der Soziobiologie folgerichtig auf der Annahme, daß das menschliche Sozialverhalten als Anpassung an den natürlichen Ausleseprozeß der Evolution im streng darwinschen Sinn zu verstehen sei. Ein Verhalten, das in diesem Sinn erfolgreich ist, das also zu einer Erhöhung der eigenen Nachkommenzahl im Verhältnis zu der anderer Individuen führt, muß sich in der Evolution durchsetzen und das menschliche Handeln bestimmen: „Wenn das Gehirn sich durch die natürliche Auslese entwickelt hat, dann sind zwangsläufig auch die Fähigkeiten, sich für bestimmte ästhetische Urteile und religiöse Überzeugungen zu entscheiden, durch diesen mechanistischen Prozeß entstanden. Diese Fähigkeiten stellen entweder direkte

Anpassungen an Umgebungen der Vergangenheit dar, in denen die Populationen der menschlichen Vorfahren sich entwickelt haben, oder höchstens Konstruktionen, die sekundär aus tieferliegenden, weniger leicht erkennbaren Aktivitäten hervorgehen, welche einmal im strengeren biologischen Sinne adaptiv gewesen sind" (WILSON 1978 [1980]).

Diese programmatische Feststellung charakterisiert den Ausgangspunkt des Menschenbildes der Soziobiologie WILSONS außerordentlich deutlich. Ist das zweifellos in der natürlichen Evolution entstandene Gehirn des Menschen aber in seinen einzelnen Fähigkeiten, beispielsweise, wenn es ästhetische, ethische, soziale oder andere Entscheidungen trifft, mechanistisch festgelegt? Wie weit WILSONS Erklärungsanspruch reicht, läßt sich an seiner Auflistung menschlicher Verhaltensweisen zeigen, die von der Soziobiologie erklärt werden sollen: Körperschmuck, Arbeitsteilung, Sitten der Brautwerbung, Inzest-Tabus, ethische Regeln, Pubertätsriten, Begräbnissitten, Regierungsformen, Erbrecht, Zauberei u. a. Viele der genannten Verhaltensweisen haben keine unmittelbare Verbindung zur Biologie.

Wie steht es tatsächlich um die Erblichkeit und Angepaßtheit menschlichen Verhaltens? Für WILSON steht fest, daß menschliches Verhalten in hohem Maß erblich bedingt ist, weil das menschliche Sozialverhalten in allen Kulturen immer wieder ähnliche Züge aufweist. Tatsächlich gibt es in nahezu allen Kulturen Ehen, Wettstreite, Hierarchien, religiöse und andere Bewußtseinsformen, Riten und zahlreiche andere soziokulturelle Erscheinungen menschlichen Verhaltens. Für nicht zwingend halten wir jedoch WILSONS Schluß, daß sich aus diesen gemeinsamen Grundzügen menschlicher Gesellschaftsformen auch die Erblichkeit jedes einzelnen Verhaltensmusters ableiten lasse. Dagegen läßt sich nicht nur anführen, daß die einzelnen gesellschaftlichen Normen und Werte bei verschiedenen Völkern recht unterschiedlich sind, sondern daß es im Verlaufe der gesellschaftlichen Entwicklung bereits mehrfach innerhalb weniger Generationen zu Normen- und Wertewechseln gekommen ist.

Unbestritten existiert eine von der Stammesgeschichte vorgegebene Grundlage menschlichen Verhaltens, die sich auch in sozialen Handlungsmustern ausdrückt. Durch die Entwicklung des menschlichen Organismus entsteht bereits ein für alle Menschen ähnlicher Verhaltensrahmen, ein ähnliches Möglichkeitsfeld des Verhaltens. Alle Menschen teilen ähnliche Sinnesleistungen und Sinneserfahrungen miteinander, für alle gibt es Geburt, Pubertät, Krankheit und Tod, und alle haben sehr ähnliche körperliche Bedürfnisse, die sie befriedigen wollen. Darüber hinaus gibt es ebenfalls vorgegebene Verhaltenszusammenhänge in der Reaktion von Erwachsenen auf Kinder und umgekehrt, im Rhythmus von Schlafen und Wachen u. v. a. Innerhalb dieses Rahmens der allgemeinen menschlichen Natur können durch *soziokulturelle Einflüsse* auf den Einzelnen und die Gruppe unglaublich viele Variationen menschlichen Verhaltens entstehen. Gegenüber dieser soziokulturell bedingten Variabilität sind die biotisch vorgegebenen Handlungs- und Reaktionstendenzen des Menschen bei all ihrer Kompliziertheit doch von einer eher generellen Natur, wenn man sie mit der Vielfalt der Strukturen tatsächlichen menschlichen Verhaltens vergleicht.

Was die zitierte Position von WILSON so extrem macht, ist seine Behauptung, daß einzelne konkrete Muster des Sozialverhaltens vom Erbgut der betreffenden Menschen hervorgebracht würden. U. E. beruht der Gedanke WILSONS auf einer unzulässigen Identifizierung der natürlichen Grundlagen der menschlichen Verhaltensentwicklungl die erblich und in der Evolution angepaßt sind, mit den ausgeformten, soziokulturel,

festgelegten Verhaltensmustern, die sich nur indirekt und oft überhaupt nicht auf natürlich vorgegebene Verhaltenstendenzen zurückführen lassen.
Hierbei handelt es sich zudem um ein zentrales Anliegen der auf menschliches Sozialverhalten angewandten Ergebnisse der Soziobiologie, nämlich der Human-Soziobiologie. In dieselbe Richtung stießen im Anschluß an WILSON auch andere Vertreter der Soziobiologie vor, so u. a. der niederländische Anthropologe Jan WIND der eine (west)europäische soziobiologische Gesellschaft ins Leben gerufen hat, die regelmäßig Kongresse abhält und 1984 eine Nummer des "Journal of Human Evolution" thematisch mit Beiträgen zur soziobiologischen Interpretation vielfältiger kultureller, sozialer und gesellschaftlicher Probleme des Menschen gestaltete. WIND vermutet sogar die Existenz „ethischer Gene", die nach seiner Ansicht einen Selektionsvorteil gegenüber „unethischen Genen" haben könnten und dadurch zur Aufstellung eines ethischen Verhaltenskodex in jeder menschlichen Gesellschaft führen.
Der reduktionistische Charakter des Menschenbildes der Human-Soziobiologie wird am augenfälligsten deutlich, wenn man LUMSDENS und WILSONS Haltung zum Altruismus etwas genauer betrachtet. Durch Nivellierung der wesentlichen Unterschiede zwischen dem Pseudoaltruismus (Bioaltruismus), von dem schon die Rede war, und dem erst beim Menschen auftretenden Altruismus reduzieren LUMSDEN und WILSON (1983 [1984, 56]) diese spezifisch menschliche soziale Verhaltensweise faktisch einerseits auf einen genetisch streng determinierten Vorgang: „... der uneingeschränkte und freiwillige Altruismus, der nicht mit irgendwelchen Gegenleistungen rechnet, (ist) bei Tieren und Menschen gewöhnlich auf die nächsten Verwandten beschränkt". Andererseits scheinen sie sich altruistisches Verhalten des Menschen, das über den engsten Verwandtenkreis hinausgeht, nur als eine Art Tauschhandel vorstellen zu können: „Beim Menschen und bei wenigen der intelligentesten Baum- und Menschenaffen erweitert sich der Kreis der sich altruistisch verhaltenden Individuen insofern, als bei ihnen dieses altruistische Verhalten auf Gegenseitigkeit beruht. Bei dieser schon verwässerten Form des Altruismus wird der Verzicht in der Erwartung geleistet, daß der Nutznießer irgendwann eine Gegenleistung erbringen wird".
Es kann mit J. C. ECCLES (1984, 185) als sicher angenommen werden, daß die *Fähigkeit* zu altruistischem Verhalten in der Evolution entstand und als Eigenschaft des Neuronenapparates des menschlichen Gehirns vererbt wird. *Altruistisches Handeln*, das sich in zwischenmenschlichen Beziehungen realisiert, ist dagegen immer beabsichtigtes Handeln und von Rücksicht auf das Wohl anderer bestimmt; es muß *gelernt* werden. ECCLES (1984, 194) ist über WILSONS bereits 1978 geäußertes Altruismus-Verständnis entsetzt und bezeichnet es als „Zynismus von einer besonders anstößigen Sorte. Anstatt die anmutigste aller menschlichen Tugenden zu sein, wird Altruismus mit Lüge, Verstellung und Täuschung besudelt, so daß er zu einer monströsen Heuchelei wird ..."
I. EIBL-EIBESFELDT (1984, 132) führt Untersuchungsergebnisse bei den Binumarian im Hochland von Neuguinea an, wo genetisch Verwandten bei der Gartenarbeit bzw. Schweinehaltung nicht mehr geholfen wird als Stiefverwandten und Adoptivkindern und die als Wildbeuter lebenden Ache Paraguays teilen Fleisch und Honig mit allen Mitgliedern der Gruppe, ohne Sippenmitglieder zu bevorzugen. „Versuche, die Rentabilität altruistischer Akte nach dem Grad der Blutsverwandtschaft zu kalkulieren, sind bisher gescheitert".
Nicht erst beim Menschen, sondern bereits verbreitet bei Vögeln und Säugetieren entsteht nicht jede funktionierende und erfolgreiche Verhaltensweise durch natürliche

Auslese. Wirbeltiere verfügen auch über andere Möglichkeiten, ihr Verhalten an die Erfordernisse der Umwelt anzupassen, und zwar vor allem durch individuelle Lernvorgänge, die bekanntlich nicht auf die Erbinformation zurückgehen, sondern vom Individuum während seiner Ontogenese erworben werden. Eine Fertigkeit eines Tieres — mag sie noch so nützlich sein — taucht eben nicht in der nächsten Generation häufiger auf, wenn sie durch persönliche Erfahrung erworben wurde. Ihre Weitergabe kann — wenn die dafür erforderlichen Voraussetzungen bereits vorhanden sind — durch Lernen von Artgenossen erfolgen. Deshalb läßt der Charakter erlernter Verhaltensweisen eine evolutionstheoretische Betrachtung entweder gar nicht oder nur mit Einschränkungen zu. Jeder *indirekte* Zusammenhang zwischen Genwirkung und Verhalten, z. B. ein über Lernprozesse vermittelter Zusammenhang, relativiert oder eliminiert die notwendige Kausalbeziehung zwischen der Nützlichkeit eines Merkmals und seiner Häufigkeit in der nächsten Generation. Es muß in jedem Falle sorgfältig geprüft werden, welche Anteile oder Voraussetzungen eines Merkmals noch auf erbliche Information zurückgehen und wie diese Anteile oder Prädispositionen mit der durch Erfahrung erworbenen Information zusammenwirken. Nur dann läßt sich beurteilen, inwieweit das betreffende Merkmal durch die natürliche Auslese angepaßt werden kann und auf welche Einzelheiten sich die Anpassung zu erstrecken vermag.

Eine solche Prüfung des menschlichen Sozialverhaltens kann davon ausgehen, daß es sich aus dem Sozialverhalten nichtmenschlicher Primaten entwickelt hat. Deshalb können aus der Untersuchung von Primatensozietäten Hinweise auf die stammesgeschichtlichen Ursprünge menschlichen Verhaltens gewonnen werden.

Die meisten Arten der höheren Primaten leben als soziale Tiere in Gruppen mit anderen Artgenossen zusammen. In ihnen spielt das soziale Lernen eine entscheidende Rolle, um das Verhalten jedes einzelnen Individuums zu formen. Eine Voraussetzung dafür ist, daß die Gruppen weitgehend, aber nicht vollständig geschlossen sind. Es werden relativ selten fremde Tiere aufgenommen, und ebenso selten wandert ein Tier aus der Gruppe ab. Die Geschlossenheit wird nicht durch irgendein unpersönliches Merkmal bewirkt, sondern dadurch, daß jedes Gruppenmitglied jedes andere Mitglied individuell kennt. Es besteht daher eine verhältnismäßig feste und dauerhafte persönliche Bindung aller Gruppenmitglieder untereinander. Jedes dazugehörige Tier wird klar von jedem fremden Tier unterschieden.

Darüber hinaus gibt es innerhalb solcher Gruppen eine komplizierte Verteilung sozialer Positionen. In Abhängigkeit von der jeweiligen Position zeigen die Individuen unterschiedliche soziale Reaktionen. Beispielsweise gibt es in einer solchen Primatensozietät eine Rangordnung mit typischen Verhaltensmustern für den jeweiligen Rang, es gibt Verwandtschaftsbeziehungen, die besondere Reaktionen hervorrufen und es gibt ein Geflecht persönlicher Beziehungen der Gruppenmitglieder untereinander. Diese Beziehungen stehen nicht ein für allemal fest, sondern sind das Ergebnis sich verändernder persönlicher Zu- und Abneigungen.

Bei den sozialen Insekten, in deren Verbänden es ebenfalls verschiedene soziale Funktionen gibt, sind die Angehörigen der einzelnen Kasten auf ihre Funktion für die gesamte Dauer ihrer individuellen Existenz streng genetisch festgelegt. Dagegen wird die erbliche artspezifische Verhaltensanpassung in einer Primatenherde durch individuelle Verhaltensanpassung ergänzt, die auf Informationen beruht, die über *Lernprozesse* aus der Umwelt gewonnen werden.

Fast jedes Tier einer solchen Herde vermag relativ schnell eine andere soziale Funktion zu übernehmen, wenn die Gruppensituation es möglich oder nötig macht. Zum Beispiel kann ein vorher rangniedriges Weibchen, wenn es plötzlich durch ein ranghohes Männchen unterstützt wird, umgehend Droh- oder Imponiergesten zeigen, die es vorher nie oder fast nie äußerte. Die unterschiedlichen Verhaltensmuster verschiedener Individuen zeichnen sich — anders als bei sozialen Insekten — also gerade dadurch aus, daß jedes Tier im Prinzip über das ganze Repertoire des Sozialverhaltens verfügt, es aber an seine besondere Position anpaßt.

Natürlich entsteht auch das komplexe individuelle Verhaltensmuster nichtmenschlicher Primaten auf einer genetisch vorgegebenen Grundlage, die z. B. die besonderen Züge der Geschlechterreaktionen, der Verhaltensweisen kindlicher und jugendlicher Tiere mitbestimmt. Das Verhalten paßt sich nicht nur der sozialen Umgebung, sondern auch dem Entwicklungsstand, dem Geschlecht und der besonderen Gestimmtheit jedes Tieres an. Über den Zusammenhang von ererbten und erlernten Komponenten sozialen Verhaltens in nichtmenschlichen Primatenherden läßt sich sagen, daß die Sozietät im Möglichkeitsfeld der für die Art typischen genetischen Vorstrukturierung durch *individuelle Lernprozesse* geformt und aufrechterhalten wird.

Die Vermutung liegt nahe, daß die Wurzeln des menschlichen Sozialverhaltens in der Stammesgeschichte ähnlich beschaffen waren. Auch der Mensch erwirbt sein soziales Verhaltensrepertoire auf der Grundlage einer erblichen Vorstrukturierung durch individuelle Lernprozesse. Dabei kommt es zu großen Variationen zwischen den Individuen, aber auch zu einer hohen Flexibilität des einzelnen Individuums während seiner Ontogenese. Bei solchen in hohem Maße vom Lernen abhängigen Verhaltensweisen stellt sich jedoch immer die Frage, ob und in welchem Sinne sie überhaupt einer natürlichen Auslese unterliegen.

Um darauf antworten zu können, muß der Vorgang des Lernens, der hier auftritt, etwas näher dargestellt werden. Vor allem besteht er in der Entwicklung von Verhaltensprogrammen durch individuelle Erfahrungen mit der Umwelt. Als Voraussetzung dafür muß ein zentrales Nervensystem mit sogenannten „offenen Programmen" existieren. Das heißt aber: das durch den artspezifischen Genotyp vorgebildete Organ der Informationsverarbeitung muß so gebaut sein, daß seine Funktionen die Veränderbarkeit durch Erfahrung bereits vorsehen. Über ein solches Nervensystem verfügen im Prinzip alle Säugetiere. Die Primaten sind auf diese Art der Verhaltenssteuerung aber regelrecht spezialisiert, und das menschliche Gehirn übertrifft in seiner „Offenheit" die Tierwelt um ein Vielfaches.

Die genetisch offene Verhaltensentwicklung durch individuelles Lernen beruht darauf, daß nach der Ausführung eines Verhaltens eine Information über den Erfolg oder Mißerfolg auf das Gehirn zurückwirkt. Das Verhaltensprogramm wird entwickelt und weiterentwickelt, indem Erfolge und Mißerfolge registriert und künftig berücksichtigt werden. Die Regeln, denen diese Entwicklung folgt, lassen sich auf einem hohen Abstraktionsniveau mit dem Begriff des „Lust-Unlust-Prinzips" beschreiben. Dieses Prinzip besagt, daß die durch das Lernen bewirkten Veränderungen in der Verhaltenssteuerung vor allem durch Belohnungs- und Straferlebnisse zustande kommen, die auf der Ebene der Emotionen erfahren werden. Das Lernen des Individuums wird von starken Emotionen besonders angeregt, und die Veränderungen im Verhalten zielen darauf, angenehme Gefühlslagen zu erhalten sowie unangenehmen zu entkommen oder von vornherein zu vermeiden. Obwohl diese Problematik außerordentlich kompliziert ist, beschränken wir uns für unseren Gedankengang auf die Feststellung, daß die

Lust- und Unlusterfahrungen des Menschen und diesbezügliche Homologa bei Säugetieren von ihren vitalen und sozialen Bedürfnissen bzw. Ansprüchen abhängen. Diese drücken sich in Antrieben oder Bereitschaften aus, die insbesondere von Funktionen des Zwischenhirns ausgehen. Es unterliegt keinem Zweifel, daß die Nervenzentren eine genetische Grundlage haben und von der natürlichen Auslese beeinflußt werden können. Eine optimale Struktur der Antriebe ist also „selektierbar". Da die Lernprozesse, die durch die Interaktion mit der Umwelt angeregt werden, von der Antriebsstruktur abhängen, ist die Richtung dieser Lernprozesse in gewisser Weise genetisch vorgegeben. Allerdings kann die genetisch bedingte Antriebsstruktur die Wirkung der individuellen Lernerfolge nur ganz grob vorgeben.

Aus diesen Überlegungen läßt sich folgender Schluß ziehen: Sobald ein Lebewesen über die Fähigkeit zur individuellen Entwicklung komplexer Verhaltensprogramme verfügt, kann das „Lust-Unlust-Prinzip" oder Homologa in Konkurrenz zum Prinzip der natürlichen Auslese treten. Die Lernprozesse und die Ausleseprozesse können das tatsächliche Verhalten in unterschiedlicher Weise anpassen. H. Hemminger (1983a, 306) konstatiert in diesem Zusammenhang treffend: „Die darwinistische Evolution hebt sich teilweise selbst auf, indem sie ein hochgradig lernfähiges Gehirn hervorbringt".

Deshalb ist es bei einem Lebewesen mit hoher Lernfähigkeit, dessen soziales Verhalten sich nachgewiesenermaßen durch individuelle Lernprozesse entwickelt, von vornherein verfehlt, *einzelne Elemente des Sozialverhaltens* unter strikt evolutionstheoretischen Gesichtspunkten zu betrachten. Diese wichtige Einschränkung gilt in gewissem Maß bereits für nichtmenschliche Primaten und trifft noch viel mehr auf den Menschen zu. Mit Hemminger (1983b) kommen wir zu dem Schluß, daß die eingangs angeführten soziobiologischen Vorstellungen über das Entstehen konkreter Verhaltensprogramme beim Menschen bereits im Ansatz verfehlt sind. Hieran zeigt sich ein weiteres Mal, daß Einsichten in tierliches Sozialverhalten *kein* geeigneter Schlüssel für das Verständnis menschlichen Sozialverhaltens sind!

Wenn nun aber die einzelnen Verhaltensprogramme bei Organismen mit komplexer Lernfähigkeit nicht auf „Fitneß" maximiert werden können, wie kann dann diese Lernfähigkeit selbst überhaupt entstehen? Die Ursache dafür liegt darin, daß die individuelle Anpassung das Verhaltens an die Umwelt so viel schneller und effektiver ist als die Anpassung geschlossener Programme durch die natürliche Auslese, daß eine hohe Lernfähigkeit einen enormen Vorteil darstellt — zumindest für Tiere, die wegen des dafür notwendigen Energieaufwands groß genug sind und einen für Lernvorgänge ausreichend langen individuellen Lebenszyklus haben.

Der Vorteil der Lernfähigkeit besteht also gerade in der auf nichtgenetischem Wege erreichten hohen Anpassungsfähigkeit, die das Verhalten durch sie gewinnt und die von der stammesgeschichtlichen Anpassung nicht erreicht werden kann.

Ein *lernfähiger* Primat ist seinen weniger lernfähigen Artgenossen bei der Nahrungssuche, bei der Abwehr von Raubtieren und vielleicht sogar im Gruppenverband derart überlegen, daß es für seine „Fitneß" völlig bedeutungslos ist, ob er einige soziale Verhaltensweisen zeigt, die von seinen persönlichen Vorlieben bestimmt sind und durch die die Zahl seiner Nachkommen nicht direkt maximiert wird.

Homo sapiens sapiens erlangte in den zurückliegenden reichlich 30000 Jahren seine Überlegenheit über alle anderen Arten nicht mehr durch stammesgeschichtliche Anpassungen einzelner Verhaltensweisen, sondern durch seine Fähigkeiten als biopsychosoziales Lebewesen. Dazu gehören vor allem das Erlernen schwieriger Fertigkeiten, das materiell-gegenständliche Tätigsein, die vielfältige Kooperation mit Angehörigen der Sippe, des Stammes und anderer gesellschaftlicher Gemeinschaften, die Entwicklung einer geistigen Kultur und moralischer zwischenmenschlicher Beziehungen. F. M. WUKETITS (1984, 138) resümiert zu Recht: „Nur die Anfangsbedingungen soziokultureller Evolution liegen in der Bio-Evolution, der spezifische Verlauf der soziokulturellen Entwicklung ist nicht von den Gesetzlichkeiten der Bio-Evolution determiniert. Spezielle kulturelle Phänomene bedürfen also anderer Interpretationen und finden in der Biologie bzw. Soziobiologie keine hinreichende Erklärung."

Seit Begründung der materialistischen Geschichtsauffassung vor nahezu eineinhalb Jahrhunderten und der Entwicklung marxistisch-leninistischer Gesellschaftswissenschaften liegen auch zu zahlreichen Problemen der soziokulturellen Entwicklung Antworten bzw. Lösungsansätze vor, die ernsthaft um diese Probleme bemühte Naturwissenschaftler zur Kenntnis nehmen sollten.

Die Kritik an WILSONS biologischem Determinismus, d. h. an der Nichtberücksichtigung von Lernprozessen in nichtanonymen Sozietäten bzw. der Rolle der materiellen und geistigen Kultur in menschlichen Gesellschaften, hat dazu geführt, daß WILSON in Zusammenarbeit mit LUMSDEN ein Konzept der Gen-Kultur-Koevolution ausarbeitete, das der Erklärung und Voraussage menschlichen psychischen, sozialen und kulturellen Verhaltens dienen soll. Allerdings beruht auch dieses erweiterte soziobiologische Konzept auf demselben Menschenbild, das sich bereits in WILSONS früheren Arbeiten als seduktionistisch verkürzt und deshalb für den Wissenschafts- und Menschheitsfortrchritt als ungeeignet erwiesen hat.

Literatur

ALLEE, W. C.: The Social Life of Animals. New York 1938.

DARWIN, C. 1859: On the origin of species by means of natural selection ... London. Dt. Die Entstehung der Arten durch natürliche Zuchtwahl. Leipzig 1980.

DARWIN, C.: Gesammelte Werke. 15. Band. Stuttgart 1888.

ECCLES, J. C.: Die Psyche des Menschen. München und Basel 1984.

EIBL-EIBESFELDT, I.: Die Biologie des menschlichen Verhaltens. München und Zürich 1984.

ENGELS, F.: Brief an Karl Marx vom 19. 11. 1844. In MEW. Band 27. Berlin 1963.

ENGELS, F. 1875: Struggle for Life. In MEGA. Erste Abteilung. Band 26. Berlin 1985.

FOERSTER, I. und S. KIRSCHKE: Soziobiologie oder Biosoziologie? Wiss. Z. Univ. Halle. 33 M. H. 4 (1984), 51–67.

FROLOV, I. T.: Mensch — Wissenschaft — Humanismus. Berlin 1986.

HALDANE, J. B. S.: Population genetics. New Biology. 18 (1955), 34–51.

HAMILTON, W. D.: The Genetical evolution of social behaviour. I and II. The Journal of Theoretical Biology. 7 (1964), 1–16, 17–52.

HEMMINGER, H.: Der unangepaßte Mensch. In H. WENDT und N. LOACKER (Hrsg.). Kindlers Enzyklopädie Der Mensch. Band V. 298–311. Zürich 1983.

HEMMINGER, H.: Der Mensch, eine Marionette der Evolution? Frankfurt am Main 1983(a).

KROPOTKIN, P.: Gegenseitige Hilfe in der Tier- und Menschenwelt. Leipzig 1920.

LEYHAUSEN, P.: Sozialverhalten, Kulturentwicklung und Bevölkerungsdichte. In H. WENDT und N. LOACKER (Hrsg.). Kindlers Enzyklopädie Der Mensch. Band V. 223–242. Zürich 1983(b).

LUMSDEN, C. J. and E. O. WILSON: Genes, mind, and culture. Cambridge (Mass.) and London 1981.

LUMSDEN, C. J. and E. O. WILSON 1983. Promethean Fire. Cambridge (Mass.) and London. Dt. Das Feuer des Prometheus. München und Zürich 1984.
MARX, K. 1845. /Thesen über Feuerbach/. In MEW. Band **3**. Berlin 1958.
MARX, K. 1857. Einleitung /zur Kritik der politischen Ökonomie/. In MEW. Band **13**. Berlin 1961.
MARX, K. 1867. Das Kapital. Erster Band. In MEW. Band **23**. Berlin 1962.
MARX, K. und F. ENGELS 1845/46. Die deutsche Ideologie. In MEW. Band **3**. Berlin 1958.
MAYNARD SMITH, J.: Group selection and kin selection. Nature. **201** (1964), 1145–1147.
MAYNARD SMITH, J.: On Evolution. Edinburgh 1972.
Programm der Sozialistischen Einheitspartei Deutschlands s. Berlin 1976
TEMBROCK, G.: Grundfragen der Biologie des Sozialverhaltens. Zeitschrift für Psychologie. Supp. **4** (1982), 7–24.
TRIVERS, R. L.: Parental investment and sexual Selection. In B. G. CAMPBELL (Ed.). Sexual Selection and the Descent of Man. 1871–1971. 136–179. Chicago 1972.
TRIVERS, R. L.: Parent-offspring conflict. In J. H. Hunt (Ed.). Selected Readings of Sociobiology 111–130 New York et al. 1980.
WILSON, E. O.: The insect societies. Cambridge (Mass.) 1971.
WILSON, E. O.: Sociobiology. The new synthesis. Cambridge (Mass.) and London 1975.
WILSON, E. O. 1978. On human nature. Cambridge (Mass.) and London. Dt. Biologie als Schicksal. Frankfurt am Main, Berlin (West) und Wien 1980.
WUKETITS, F. M.: Evolution, Erkenntnis, Ethik. Darmstadt 1984.

Zur „Theorie der Gen-Kultur-Koevolution" von Ch. I. Lumsden und E. O. Wilson aus philosophischer Sicht

I. FOERSTER

Von den Kritikern der „human-soziobiologischen" Konzeption E. O. WILSONS der siebziger Jahre wurde einhellig der Vorwurf erhoben, daß sie zu genetisch orientiert sei und demzufolge dem Lernen und der Entscheidungsfreiheit, dem sogenannten freien Willen, d. h. der Psyche des Menschen, sowie der Vielfalt der menschlichen Kulturen keine Rechnung trage[1]. Nur diese Seite der Kritik wurde von WILSON wirklich ernst genommen, und er antwortete darauf mit der von ihm und Ch. J. LUMSDEN in dem Buch "Genes, Mind, and Culture. The Coevolutionary Process" (1981) aufgestellten „Theorie der Gen-Kultur-Koevolution"[2].

Seit 1981 konzentriert sich die Erörterung der „human-soziobiologischen" Ansichten WILSONS insbesondere auf die „Theorie der Gen-Kultur-Koevolution" („Theorie der GKK"). Da in dieser „Theorie" die ursprünglichen „human-soziobiologischen" Grundpositionen WILSONS erhalten sind, stellt die kritische Auseinandersetzung mit ihr die Fortsetzung der Diskussion um die WILSONsche „Human-Soziobiologie" von der Mitte bis zum Ende der siebziger Jahre in spezifizierter Form dar, und sind die entsprechenden Publikationen im Zusammenhang zu betrachten.

Mit der „Theorie der GKK" suchen ihre Schöpfer nicht nur den genetischen Determinismus in der „traditionellen human-soziobiologischen" Konzeption WILSONS zu überwinden, sondern sie haben auch das Bestreben, jeglichen „umweltdeterministischen", wie sie es nennen, und dualistischen Auffassungen im Hinblick auf das menschliche Verhalten endgültig den Boden zu entziehen[3]. Ihrer Ansicht nach ist dieses Phänomen weder ein reines Gen- noch ein reines Umweltprodukt, sondern das Resultat von Genen und Umwelt, aber nicht in dem Sinne einer parallelen, voneinander unabhängigen Einflußnahme, sondern in Art einer Verknüpfung ihrer Wirkungen.

---

[1] Einen Einblick in die WILSONsche „Human-Soziobiologie und die darum geführte Diskussion in den siebziger Jahren geben u. a. I. FOERSTER & S. KIRSCHKE, 1984.

[2] Von dem genannten Werk wurde 1983 "Promethean Fire. Reflections on the Origin of Mind" unter dem im Titel angeführten Aspekt ein populärwissenschaftlicher Abriß veröffentlicht, der 1984, mit einem Vorwort von W. WICKLER versehen, als „Das Feuer des Prometheus. Wie das menschliche Denken entstand" in deutscher Sprache publiziert wurde.

[3] LUMSDEN und WILSON bezeichnen als „Umweltdeterminismus" nicht nur den US-amerikanischen psychologischen Behaviorismus im Sinne B. F. SKINNERS, sondern auch die Kritik vor allem von Kulturanthropologen, z. B. von M. SAHLINS (1977), an der „Human-Soziobiologie" WILSONS. Unter „Dualismus" verstehen die Autoren vor allem die Auffassungen z. B. W. H. DURHAMS (1976 u. a.) und von M. W. FELDMAN & L. L. CAVALLI-SFORZA (1976 u. a.) über das Verhältnis von genetischer und kultureller Evolution (Vergl. dazu die Fußnote 1, Seite [282]).

LUMSDEN und WILSON betrachten ihre „Theorie der GKK" als eine Weiterentwicklung entsprechender Ansichten, insbesondere von R. BOYD & P. J. RICHERSON (1976) bzw. P. J. RICHERSON & R. BOYD (1978), W. H. DURHAM (1976, 1978, 1979) und M. W. FELDMAN & L. L. CAVALLI-SFORZA (1976), und sie stellten sie „im modernen wissenschaftlichen Sinne", d. h. auf der Grundlage von Erkenntnissen bisher mehr oder weniger voneinander getrennter Wissenschaftsdisziplinen, wie Neurobiologie, Psychologie, Sprachwissenschaften, Kulturanthropologie, Soziologie, Demographie, Genetik, Evolutionsbiologie, Biogeographie und Soziobiologie auf. Außerdem nutzten sie auch Ergebnisse der Systemtheorie, Informatik, Mathematik und Physik.
Der springende Punkt war für LUMSDEN und WILSON vor allem das Problem der Verknüpfung von Genen und Kultur, insbesondere, worin der Mechanismus dieser Verknüpfung liegt, und sie meinten, in der Onto- bzw. Epigenese des Menschen, in erster Linie in seiner psychischen Entwicklung, den Schlüssel für seine Lösung gefunden zu haben: Die Gene steuern nicht direkt das kulturelle Verhalten des Menschen, und es gibt auch keine spezifischen menschlichen Kulturverhaltensgene, sondern — im Zusammenwirken mit der Umwelt — nur bestimmte biotische Prozesse, sogenannte epigenetische Regeln, von denen die „epigenetischen Regeln" des Gehirns eine besondere Bedeutung besitzen. Die „epigenetischen Hirnregeln" kanalisieren die psychischen Aktivitäten und diese das individuelle kulturelle Verhalten; das kulturelle Verhalten vieler Individuen schafft kulturelle Verhaltensmuster, die in elementarer Form durch ethnographische Wahrscheinlichkeitsverteilungen charakterisiert sind; das Verhalten der Individuen in bestimmten kulturellen Rahmen bestimmt ihr Überleben und ihre Reproduktion, folglich auch ihre genetische Eignung (fitness) und die Rate, mit der sich die Gen-Ensembles in der Population ausbreiten oder verdünnen (CH. J. LUMSDEN & E. O. WILSON, 1981, 344). Damit nehmen LUMSDEN und WILSON im Gegensatz zur „traditionellen Human-Soziobiologie", die die Übertragung von den Genen auf die Kultur als „black box" behandelte, in diesem Zusammenhang 3 Schritte an — von den Genen zu den „epigenetischen Hirnregeln", von den „epigenetischen Hirnregeln über die psychischen Aktivitäten zum individuellen Kulturverhalten und vom individuellen Kulturverhalten zur Kultur einer Gemeinschaft (Population, Gesellschaft) — und sie erklären, daß die ersten zwei Schritte vorrangig in der Domäne der Neurowissenschaften und Psychologie liegen, und der dritte Schritt in den Bereich der Populationsbiologie und Sozialwissenschaften gehört.
LUMSDEN und WILSON nehmen auch eine Rückwirkung der Kultur auf die Gene an, indem sie feststellen, daß umweltbedingte Veränderungen in den biotisch adaptiven kulturellen Verhaltensmustern über Generationen hinweg (kulturelle Evolution genannt) vor allem vermittels der natürlichen Auslese zu Veränderungen in den Genfrequenzen (genetische Evolution genannt) führen, wobei als wichtigstes Bindeglied wiederum die „epigenetischen Regeln" des Gehirns fungieren.
LUMSDEN und WILSON behaupten, daß durch die „epigenetischen Regeln" des Gehirns Gene und Kultur über die oben beschriebene, aus zwei Teilen bestehende positive Rückkopplungsschleife derart eng verbunden sind, daß der Ausdruck „Koevolution" gerechtfertigt erscheint[1]. Die formale Beschreibung des „großen Kreislauf(s) von Ur-

---

[1] In Anlehnung an das Verständnis der Koevolution von D. H. JANZEN (1980, 61ff.) wurde der biologische Terminus von LUMSDEN und WILSON erweitert, um, wie sie sagen, die reziproken Effekte der genetischen und kulturellen Evolution zu erfassen. Allgemeiner verstehen die

sachen und Wirkungen ... der von den Genen zur Architektur des Gehirns und weiter von den die geistige Entwicklung steuernden epigenetischen Regeln über das Entstehen der Kultur schließlich über die natürliche Auslese und andere Evolutionsfaktoren zurück zur Evolution der Gene verläuft", betrachten sie daher als den Inhalt der „Theorie der GKK" (Ch. J. LUMSDEN & E. O. WILSON, 1984, 237).
Für einen genaueren Einblick in die „Theorie der GKK" sowie ihre Bewertung ist vor allem wichtig zu wissen, was ihre Schöpfer unter einem „Gen" und „Kultur" verstehen, und was es näher mit den „epigenetischen Regeln" des Gehirns auf sich hat. Während LUMSDEN und WILSON von einem sehr begrenzten Genbegriff ausgehen, indem sie unter einem „Gen" grob das Äquivalent eines Cistrons, d. h. einen Abschnitt der DNA, der Informationen zur Steuerung eines einzelnen Peptids enthält, verstehen, fassen sie den Kulturbegriff relativ weit. „Kultur" ist ihrem Verständnis nach die Summe aller geistigen Konstruktionen und Verhaltensweisen aber auch die Konstruktion und der Einsatz von Artefakten, die durch Imitation, Lernen, Lehre und Reifikation[1] vor allem während des Sozialisationsprozesses in der Jugend von einer Generation auf die andere übertragen werden. Auf dieser Grundlage wird angenommen, daß Kultur und kulturelle Evolution nicht nur beim Menschen auftreten, sondern bei allen sozial lebenden Tieren prinzipiell möglich sind und bei der überwiegenden Mehrheit auch tatsächlich vorkommen. Während jedoch bei den Tieren die kulturelle Evolution eine geringe Rolle spielt und relativ unabhängig von der genetischen Evolution verläuft, ist sie beim Menschen von wesentlicher Bedeutung, und tritt seit ca. 3—2 Millionen Jahren eben die „Gen-Kultur-Koevolution" auf, deren Voraussetzung und Resultat zugleich die Evolution der Psyche bzw. des Gehirns des Menschen ist.
Auf dem Hintergrund des weiten Kulturbegriffs ist es LUMSDEN und WILSON denn auch möglich, in ihre „Theorie der GKK" außer der (Eu-)Kultur des Menschen, die insbesondere durch den Übertragungsmechanismus der Reifikation gekennzeichnet sein soll, auch die (Proto-)Kulturen vor allem der Rhesus-Affen und Schimpansen, die durch den Übertragungsmechanismus Imitation, Lernen und Lehre charakterisiert sein sollen, einzuschließen, ja, diese „Theorie" soll darüber hinaus auch alle bisher nur in der Vorstellung bestehenden Kulturen umfassen. Damit wird der Anspruch einer allgemeinen „Kulturtheorie" erhoben, in der Aussagen über den Menschen letztendlich als einer Art unter vielen anderen wirklichen und möglichen Arten enthalten sind (Ch. J. LUMSDEN und E. O. WILSON, 1981, 343).
In Anknüpfung an andere Autoren, insbesondere jedoch R. DAWKINS (1976), fassen auch LUMSDEN und WILSON die Kultur als ein partikuläres Phänomen auf, und nennen die kleinste Einheit „culturgen"[2]. Unter einem „culturgen" verstehen LUMSDEN und

---

Autoren unter Koevolution die diachronischen Veränderungen zweier oder mehrerer in Interaktion stehender Objekte oder Systeme (Ch. J. LUMSDEN und E. O. WILSON, 1981, 367).

[1] Unter Reifikation verstehen LUMSDEN und WILSON im Unterschied zu anderen Autoren eine geistige Aktivität, durch die nur verschwommen wahrgenommene und relativ schwer erfaßbare Phänomene, wie komplexe Bereiche von Objekten oder Aktivitäten, konkretisiert, vereinfacht und mit Wörtern oder anderen Symbolen bezeichnet werden.

[2] Das „culturgen" soll das Äquivalent zum „artifact-type" in der Archäologie (D. L. CLARKE, 1978) sein und in — allerdings unterschiedlichem Maße — z. B. dem „mnémo-type" von H. F. BLUM (1963), der „idea" von J. S. HUXLEY (1962) und L. L. CAVALLI-SFORZA (1971), dem „sociogen" von L. P. SWANSON (1973), der „instruction" von F. T. CLOAK, Jr. (1975) und vor

WILSON einen relativ homogenen Satz von Artefakten, Verhaltensweisen oder Mentifakten (geistige Konstruktionen ohne oder nur mit geringer Beziehung zur Realität), die entweder ausnahmslos über ein oder mehrere funktionell wichtige Eigenschaften oder zumindest einen ständig wiederkehrenden Bereich solcher Eigenschaften innerhalb eines gegebenen polythetischen Satzes verfügen. Sie meinen, daß die „culturgens" bedeutend in der Klarheit, mit der sie voneinander getrennt werden können, variieren: von direkten Gegensätzen, z. B. Annahme oder Ablehnung des Inzesttabus, bis zu subtileren und komplexeren Phänomenen, wo eine willkürliche Unterteilung vorgenommen werden muß. LUMSDEN und WILSON erklären, daß zuerst von Einheiten ausgegangen werden muß, die am leichtesten und schärfsten zu definieren sind und als „Paradigmen" in komplexere Phänomene, die weniger leicht zu erfassen sind, überführt werden können, um letztere aufzuhellen. Darüber hinaus sollen die „culturgens" dem Lehren und Lernen gleichermaßen zugänglich sein und in die Neuronennetzwerke des Langzeitgedächtnisses überführt werden können, wodurch sie in vielen Fällen mit diesen identisch werden. Beim Menschen soll die Kultur jeder Gemeinschaft durch bestimmte „culturgens" charakterisiert sein, die der gesamten Art zukommen und durch solche, die idiosynkratisch sind.

Es ist unverkennbar, daß von LUMSDEN und WILSON die Kultur vermittels Begriffen der Genetik simuliert wird. Neben dem weiten, d. h. auch auf die Tiere ausgedehnten, Kulturbegriff wird insbesondere mit der „Atomisierung" der Kultur in „culturgens" eine der wesentlichsten Voraussetzungen für die Verknüpfung von Genen und Kultur in der von LUMSDEN und WILSON in ihrer „Theorie" vorgenommenen Art und Weise geschaffen.

Die Aneignung der „culturgens" schließt, LUMSDEN und WILSON zufolge, beim Menschen die Möglichkeit der Auswahl zwischen alternativen Zuständen in sich ein, was durch entsprechende kognitive Prozesse geschehen soll. Diese kognitiven Prozesse unterliegen jedoch neurobiologischen Einschränkungen, die die Wahl eines „culturgen"-Zustandes im Vorzug vor einem anderen beeinflussen. Diese neurobiologischen Einschränkungen sind eben die von LUMSDEN und WILSON eingeführten „epigenetischen Regeln" des Gehirns.

Die „epigenetischen Hirnregeln" werden von ihren Schöpfern in zwei Kategorien unterteilt. Während die primären streng genetisch determiniert, stark selektiv und kaum umweltabhängig, d. h. mehr automatische Prozesse von der sensorischen Filterung bis zur Wahrnehmung sein sollen, werden als „sekundäre" nicht so streng genetisch determinierte und selektive, d. h. stärker umweltabhängige und flexiblere Einschränkungen angenommen, die insbesondere die Gedächtnisprozesse, vor allem des Langzeitgedächtnisses, die emotionalen Reaktionen und die Entscheidungsfindung umfassen. Gerade letzteren wird die Grundlage für die oben genannte Möglichkeit, Auswahlen und Entscheidungen zwischen alternativen „culturgens" zu treffen, zugesprochen. Als Beispiele für „primäre epigenetische Hirnregeln" führen LUMSDEN und WILSON unter anderem die angeborene Bevorzugung von süßem Geschmack gegenüber klarem Wasser und von geordneten gegenüber wirren Mustern bei Kleinstkindern sowie die Klassifikation in die Grundfarben gelb, rot, grün und blau trotz ankommenden Farbkontinuums

allem dem „meme" von R. DAWKINS (1976) sowie dem „culture-type" von R. BOYD & P. J. RICHERSON (1976) ähneln.

des Sonnenlichts an. Fremdenangst in der Kindheit, Inzestablehnung zwischen Geschwistern und Phobien verschiedener Art (gegenüber Höhe, Tiefe, fließendem Wasser, aber nicht Messern) sehen sie dagegen als Ausdruck des Wirkens „sekundärer epigenetischer Hirnregeln" an. LUMSDEN und WILSON zufolge sind erst einige der „epigenetischen Regeln" des Gehirns entdeckt, doch weitere Entdeckungen, so meinen sie, werden folgen — trotz der Komplexität des menschlichen Gehirns und der menschlichen Psyche[1].

Die Richtigkeit der „Theorie der GKK" wird von ihren Begründern an vier Beweisklassen geknüpft: 1. Nachweis der Existenz nicht uniformer „epigenetischer Regeln", welche alltäglich, aber nicht universell sind; 2. Beweis für eine genetische Varianz in den „epigenetischen Regeln" innerhalb menschlicher Populationen durch Stammbaumanalysen, Standardvergleiche zwischen ein- und zweieiigen Zwillingen und Langzeitentwicklungsstudien; 3. Verifizierung eines Bindegliedes zwischen der kulturellen Praxis und der genetischen Eignung (fitness) innerhalb menschlicher Populationen; 4. Beweis der Existenz molekularer und zellulärer Mechanismen, die die Gene direkt mit der psychischen, vor allem kognitiven Entwicklung verbinden. LUMSDEN und WILSON behaupten, daß bereits jetzt für alle Beweisklassen genügend Belege vorliegen. Als das zentrale empirische Problem ihrer „Theorie" sehen sie den Grad der Strenge und Spezifität der „epigenetischen Regeln" an. Sie erklären, wenn in einer bestimmten Population stets ein und dasselbe „culturgen" ausgewählt wird, dann ist diese Verhaltensweise streng genetisch determiniert, wenn jedoch einem „culturgen" gegenüber einem anderen ein gewisser Vorzug gegeben wird, dann liegt eine vorwiegend umweltbedingte Verhaltensweise vor.

Unter der Zielstellung der Schaffung einer allgemeinen **quantitativen** Theorie nahmen LUMSDEN und WILSON auf der Basis ihrer theoretischen Aussagen zur „Gen-Kultur-Koevolution" eine zum Teil stark mathematisierte Modellierung sowohl einzelner Schritte des Weges von den Genen zur Kultur als auch des „koevolutionären Kreislaufs" insgesamt vor. Dabei nutzten sie, in mehr oder weniger abgewandelter Form, nicht nur, wie in der bisherigen Soziobiologie bereits üblich, Prinzipien und Modelle der Populationsgenetik und -ökologie, sondern vor allem auch der Bio-, insbesondere Inselbiogeographie und leiteten einige für die Erklärung der kulturellen Vielfalt, der schnellen kulturellen gegenüber der langsameren biotischen Evolution des Menschen in den letzten 10000 Jahren und des „freien Willens" von ihnen als bedeutsam erachtete allgemeine Schlußfolgerungen ab: 1. Selbst kleine Differenzen in den „epigenetischen Hirnregeln" können zu großer kultureller Vielfalt führen. 2. Selbst, wenn die „epigenetischen Hirnregeln" streng genetisch determiniert sind und demzufolge stark einschränkend wirken, ist dennoch eine große kulturelle Vielfalt möglich, und wird der „freie Wille" nicht ausgeschaltet, im Gegenteil, indem die Gene über die „epigenetischen Regeln" des Gehirns auf die Kultur einwirken, schaffen sie die Möglichkeit, bewußt eine Auswahl zu treffen und zu entscheiden. 3. Kultur erniedrigt zwar die Rate der genetischen Evolution, doch die „Koevolution" tritt noch schnell

[1] Zumindest ein Teil der von LUMSDEN und WILSON als „epigenetische Regeln" des Gehirns bezeichneten Prozesse sind die von Neurobiologen sowie kognitiven und Wahrnehmungspsychologen erforschten tatsächlich vorhandenen biotischen Grundlagen menschlicher psychischer Aktivitäten, wie Aufnahme, Verarbeitung, Speicherung und Abrufung von Informationen, Entscheidungsfindung, logische Operationen, Freude, Angst usf.

genug für die Gene auf, um viele Formen der kulturellen Evolution nach sich zu ziehen, d. h. 50 Generationen bzw. 1000 Jahre reichen aus, um konkurrierende Allele von „culturgens" und damit von „epigenetischen Regeln" zu ersetzen („Tausendjahrregel"), und es ist daher möglich, daß eine wesentliche genetische Evolution während der historischen Zeit auftrat und sich noch bis auf den heutigen Tag fortsetzt.
Diese für LUMSDEN und WILSON so „bedeutsamen" Schlußfolgerungen sind empirisch allerdings kaum belegt. Wie die Aussagen der „Theorie der GKK" so lassen auch die aus ihnen abgeleiteten Modelle und daraus gezogenen Schlußfolgerungen das unbedingte Bestreben LUMSDENS und WILSONS erkennen, obwohl dafür die hinreichenden wissenschaftlichen Grundlagen fehlen, die Kultur an die genetische Leine (leash principle) zu legen, die darüber hinaus für relativ kurz und straff gehalten wird, was eben nicht nur eine quantitative, sondern vor allem qualitative Frage ist. Für die enge Bindung der Kultur an die Gene in der von LUMSDEN und WILSON vorgenommenen Weise ist nicht nur, wie sie meinen, vor allem der Nachweis „epigenetischer Hirnregeln" von entscheidender Bedeutung, sondern insbesondere auch, wie oben bereits angeführt wurde, der Beweis der tatsächlichen Existenz von „culturgens" als kleinsten Einheiten der menschlichen Kultur. R. CORLUY (1984) zufolge besteht das Hauptproblem der „Theorie der GKK" überhaupt in der entsprechenden Interpretation und Quantifizierung des „culturgen"-Konzepts — dessen Lösung eben durch das Fehlen von Fakten erschwert ist. Seiner Ansicht nach kann das Eingreifen der Gene in die Kultur mittels aus der Populationsgenetik gewonnener Modelle nur untersucht werden, wenn das „culturgen"-Konzept eingeführt wird, und ist die Brauchbarkeit der Modelle erst von dem Moment an einschätzbar, wo die **Sozialwissenschaften** Daten lieferten, die in „culturgen"-Begriffen ausdrückbar sind[1].
Auf den ersten Blick erscheint die „Theorie der GKK" als eine dialektische Lösung des Problems des Verhältnisses von Genen und Umwelt im Hinblick auf das kulturelle Verhalten und die Kultur des Menschen. Bei näherer Betrachtung offenbart sich jedoch die offensichtliche Tendenz zum genetischen Determinismus, die mit dieser „Theorie" gerade überwunden werden sollte. Die Ursache dafür liegt in erster Linie in der begrenzten Auffassung vom Menschen, einschließlich seiner Gesellschaft und damit

---

[1] Erstmalig stellte R. DAWKINS in seinem Buch "The Selfish Gene" (1976) die Behauptung auf, daß kulturelle Veränderungen modelliert werden könnten, wenn man die Regeln untersuchte, durch die Artefakte jeglicher Art (philosophische Idee, Heiratsbrauch, Steinaxt) von Person zu Person übertragen werden. CAVALLI-SFORZA und FELDMAN (1981) modellierten diese Idee später mathematisch, wobei sie sich voll der Grenzen dieser Art Beschreibung der realen, komplizierten Welt im klaren waren. Aus ihren Gleichungen zogen sie u. a. die Schlußfolgerung, daß der bei Sippengesellschaften auftretende Konservatismus in der Kultur sich daraus erklärt, daß die Übertragung der Kultur nahezu ausschließlich durch die Eltern, also nicht so sehr durch Lehrer oder „Massenkommunikationsmittel" erfolgt. Im Hinblick auf die Beziehung zwischen genetischer und kultureller Evolution äußerten sie sich vorsichtig und stellten fest, daß die empirischen Beobachtungen zeigen, daß die kulturelle Evolution die Stämme schneller differenziert als die genetische und verwiesen dabei auf afrikanische Stämme (Populationen) mit sehr ähnlichen Blutgruppen und dicht beieinander lebend, jedoch mit einem Häuserbau ganz verschiedener Art und Weise. J. TURNER (1981) stellte in diesem Zusammenhang fest, daß wir das nicht ungewöhnliche Phänomen vor uns haben, daß es der Außenseiter WILSON, der Nicht-Genetiker, ist, der kühn die Genetik in die Argumentation einbringt, wo sich die besser Qualifizierten fürchten hinzutreten.

Kultur, und in der mechanisch-materialistischen Entwicklungsvorstellung, in der die Kontinuität gegenüber der Diskontinuität überbetont wird. Der Mensch wird lediglich als ein Vertreter der sozialen Tierarten und reines Naturwesen im Sinne von L. FEUERBACH und nicht als „Ensemble der gesellschaftlichen Verhältnisse" im Sinne von K. MARX begriffen. Obwohl von LUMSDEN und WILSON ein Umwelteinfluß auf das kulturelle Verhalten und die Kultur des Menschen zugestanden wird, kümmern sie sich letztendlich nicht in angemessener Form um ihn und seine menschliche Spezifik. Auf die unzulässige Vernachlässigung gerade der gesellschaftlichen (soziokulturellen) Umwelt weisen insbesondere auch J. WIND (1984), O. J. FLANAGAN, Jr. (1984), J.-M. LEGAY (1984) und M. F. WUKETITS (1985) hin. FLANAGAN, Jr. fordert z. B., die „vertikale" Betrachtung des Zusammenhangs zwischen Genen und Kultur unbedingt durch eine „horizontale" des Zusammenhangs von Umwelt und Kultur zu ergänzen, wodurch die Rolle und Bedeutung der Gene einerseits und der Umwelt andererseits im Hinblick auf die Kultur überhaupt erst erfaßbar werden.

Da von LUMSDEN und WILSON die Kultur in rein informationellem Sinne verstanden und im Prinzip auf die Realisierung eines in den Genen bereits vorliegenden Programms reduziert wird, erkennen oder anerkennen sie nicht, daß das Kulturverhalten des Menschen Teil seiner Persönlichkeit und die Kultur Teil der menschlichen Gesellschaft ist, die in letzter Instanz auf der gesellschaftlichen Tätigkeit, vor allem Arbeit bzw. materiellen Produktion beruhen und durch sie hervorgebracht wurden und werden. Die gesellschaftliche materielle Produktion durchdringt alle Bereiche der Gesellschaft, einschließlich Kultur, und alle ihre Organisationsformen bis hin zur Familie und Sexualpartnerschaft. Dadurch sind die menschlichen Gemeinschaften nicht in erster Linie, wie das jedoch von LUMSDEN und WILSON irrtümlich angenommen wird, biotische Reproduktionseinheiten, sondern vorrangig sozial-ökonomische Produktionseinheiten, in denen sich das menschliche Individuum nicht passiv verhält, sondern durch seine Tätigkeit, vor allem Arbeits- aber auch Kulturtätigkeit, als aktives Subjekt zur Persönlichkeit entwickelt. Doch für LUMSDEN und WILSON ist die Arbeit, wie auch GOULD (1983) feststellte, Anathema. Ch. WOOLFSON nahm diese Tatsache zum Anlaß für sein Buch "The Labour Theory of Culture. A Re-examination of Engels's Theory of Human Origins" (1982), das als eine Kritik an LUMSDEN-WILSONS „Kultur-Theorie" gedacht ist.

Da in der „Gen-Kultur-Koevolution" die Kontinuität gegenüber der Diskontinuität überbetont und somit die Spezifik der kulturellen Evolution des Menschen und ihr Verhältnis zur genetischen Evolution nicht erfaßt wird (vgl. dazu insbesondere N. P. DUBININS „Theorie von der genetischen und sozialen Vererbung" in N. P. DUBININ, 1974), kommen LUMSDEN und WILSON notwendigerweise zu der Auffassung, daß aufgrund der phylogenetischen Herkunft des Menschen aus dem Tierreich auch gegenwärtig noch in der Menschheitsentwicklung die Gene und die genetische Evolution durch natürliche Selektion als Haupttriebkraft die bestimmende Rolle spielen und damit das Grundlegende und Umfassende sind.

Diese und andere, oben dargelegte, mechanisch-materialistische Auffassungen von LUMSDEN und WILSON zeigen sich auch in ihrem methodischen Herangehen an die Lösung des Problems des Verhältnisses von Genen und Umwelt im Hinblick auf die Kultur des Menschen bzw. sind darin begründet. Sie bekennen sich offen zur Anwendung der reduktiven, d. h. analytisch-synthetischen, von ihnen selbst auch als reduktionistisch bezeichneten, Methode. Es ist jedoch äußerst fraglich, ob die menschliche Gesellschaft und ihre Kultur tatsächlich so „kompressible" Systeme sind, die sich in einzelne Individuen, „epigenetische Regeln", „culturgens" usw. aufspalten lassen und nach entsprechender Synthese ihrer Elemente vermittels logischer und mathematischer Verfahren vollgültig verstanden, erklärt und vorausgesagt werden können, wie das von LUMSDEN und WILSON angenommen wird (Ch. J. LUMSDEN & E. O. WILSON, 1984, 239). Es ist S. MANGHI (1984) zuzustimmen, der vorschlägt, das reduktive Vorgehen LUMSDENS und WILSONS durch eine Methode zu ergänzen, die sich aus der Theorie der Selbstorganisation herleiten läßt und sich bereits als tragfähig für das Verständnis komplexer und komplizierter Systeme erwiesen hat.

LUMSDEN und WILSON erheben den Anspruch, daß ihre „Theorie der GKK" nicht nur eine Ausweitung und relative Abrundung der Soziobiologie darstellt, sondern auch einen wesentlichen Beitrag zu einer, allerdings erst zu schaffenden, „neuen Anthropologie" bzw. „neuen Humanwissenschaft" leistet, die die Menschheit als Produkt der Evolution auffaßt, und der es gelingen könnte, die Geschichte „als das Ergebnis der Wechselwirkungen zwischen Biologie und Kultur zu interpretieren. Es wird oft gesagt, man könne alles nur verstehen, wenn man es im Licht der Geschichte betrachtet, und damit sind die im Lauf einiger Jahrhunderte eingetretenen kulturellen Veränderungen gemeint. Man kann, um genauer zu sein, alles nur verstehen, wenn man es im Licht der organischen Evolution betrachtet, und diese Evolution besteht aus eng miteinander verknüpften Formen kultureller und genetischer Veränderungen, die sich in Hunderttausenden von Jahren vollzogen haben" (Ch. J. LUMSDEN und E. O. WILSON, 1984, 236f.).

LUMSDEN und WILSON gehen von dem Leitprinzip aus, daß alle Natur- und Sozialwissenschaften über den gesamten Forschungsbereich vermittels eines zusammenhängenden Netzes aus Theorien und deren praktischer Verifizierung letztendlich einmal ein nahtloses Ganzes bilden werden, wo die Chemie mit der Physik, die Biologie mit der Chemie, die Psychologie mit der Biologie und die Soziologie mit der Psychologie verbunden sein werden. Im Gegensatz zu den bereits bestehenden Brücken zwischen Physik und Chemie einerseits und Chemie und Biologie andererseits bewerten sie die Brücke zwischen der Biologie und der Psychologie als eine Art „Glaubensartikel", dessen Richtigkeit gegenwärtig von der Neurobiologie und der Hirnforschung bestätigt wird, und im Hinblick auf darüber hinausgehende Verbindungen mit den Sozialwissenschaften stellen sie fest, daß der Gedanke daran nach wie vor auf resoluten Widerstand stößt und „der neueste Schurke in diesem Drama, der von allen Seiten angegriffene Spitzenreiter beim Vormarsch der Naturwissenschaften, die Soziobiologie ist" (a. a. O., 239). Insbesondere in der „Human-Soziobiologie" — und hier wiederum in der „Theorie der GKK" — sehen sie diejenige „Brückenwissenschaft" bzw. „-theorie", die die Evolutionstheorie in die bis dahin vom Darwinismus noch unbeeinflußten Gebiete der Psychologie und der Sozialwissenschaften hineintragen und damit die Biologie mit diesen Wissenschaften verbinden könne (a. a. O., 239, 237).

Ursprünglich vertrat WILSON die anmaßende Auffassung, daß durch den oben genannten Vorgang die Psychologie und Sozialwissenschaften verschlungen („cannibalized") würden, da sie gezwungen wären, ihre Grundlagen gänzlich umzuformulieren (E. O. WILSON, 1975, 4). Inzwischen ist er milderer Ansicht: „Die Biologie ist der Schlüssel zur menschlichen Natur, und die Sozialwissenschaftler können es sich nicht leisten, ihre entdeckten Prinzipien zu ignorieren. Doch die Sozialwissenschaften sind ihrem Inhalt nach potentiell weitaus reicher. Schließlich werden sie die relevanten

Ideen der Biologie in sich aufnehmen und darüber hinausgehen" (E. O. WILSON, 1977, 138).

Es unterliegt keinem Zweifel, daß die Sozialwissenschaften die Erkenntnisse der Biologie im Hinblick auf den Menschen aufnehmen. Das beweisen die marxistisch-leninistisch orientierten Sozialwissenschaften seit ihrer Begründung. Der Anspruch auf die Einnahme einer Schlüsselstellung der Biologie bei der Lösung ihrer Probleme muß jedoch von ihren Vertretern zurecht zurückgewiesen werden. „Mehr die Geschichte als die Genetik" stellte z. B. GOULD (1983, 6) fest, „muß die Grundlage unserer Forschung sein, um die kulturelle Vielfalt und Veränderung zu verstehen".

Mit der Anwendung der allerdings noch weiter auszuarbeitenden „Theorie der GKK" soll es, LUMSDEN und WILSON zufolge, schließlich möglich sein, komplexe und komplizierte historische Ereignisse und geschichtliche Abläufe, die sich bisher noch der wissenschaftlichen Untersuchung vermittels in den Naturwissenschaften gebräuchlicher analytisch-synthetischer Verfahren entziehen, zu erklären und auch vorauszusagen. „Es gibt bis heute keinen wissenschaftlichen Beweis dafür, daß sich die entscheidenden Qualitäten Karls des Großen oder des Quattrocento nicht auch mit einer auf die Gen-Kultur-Koevolution gestützten Theorie erklären lassen, wenn sie auf die Geschichte angewendet wird" behaupten LUMSDEN und WILSON in ihrem letzten Buch „Das Feuer des Prometheus" (1984, 240) und fügen sinngemäß hinzu: Obwohl der menschliche Geist und die menschliche Kultur sehr viel komplexer sind als solche elementaren Vorgänge, wie die Flugbahn einer Rakete, das Brechen einer Welle oder der zyklische Verlauf einer Epidemie, die erklärt und vorausgesagt werden können, wenn man die Gesetze, sowie die Anfangs- und Randbedingungen, die diese Vorgänge regeln, kennt, gibt es keinen Grund zu glauben, daß sie nicht im Rahmen eines vergleichbaren Verfahrens, insbesondere unter Einbeziehung der Kenntnis ihrer Voraussetzungen, Entstehung und Weiterentwicklung, stufenweise untersucht und so besser verstanden werden können (a. a. O., 241). Und ein wesentliches Ergebnis „einer wohlbegründeten Humanwissenschaft" könnte, LUMSDEN und WILSON zufolge, die Schaffung einer vereinfachten Form sozialer Manipulation sein, welche an die tiefsten Schichten menschlicher Motivation und moralischen Handelns rührt (a. a. O., 253).

Ihr eigentliches Anliegen wird jedoch erst in den folgenden Ausführungen deutlich. Die Aufstellung der „Theorie der GKK" gebe Veranlassung, so stellen sie fest, bestehende „mächtige politische und religiöse Überzeugungen zu überprüfen" (a. a. O., 235). Es ist sicher kein Zufall, daß als einzige „mächtige politische und religiöse Überzeugung" der „traditionelle Marxismus" näher betrachtet wird. Schon in "On Human Nature" von 1978 kennzeichnete WILSON den Marxismus, er spricht hier von „institutionalisierte(m) Sowjetmarxismus" als „hübsch herausgeputzte Form der Religion" (E. O. WILSON, 1980, 161). In „Das Feuer des Prometheus" behaupten LUMSDEN und WILSON: „Der traditionelle Marxismus betrachtet den menschlichen Geist als biologisch unstrukturiert. Er leugnet praktisch die Existenz einer konstanten menschlichen Natur. Die Geschichte ist für ihn die Folge des Wirkens äußerer Kräfte, insbesondere ökonomischer Veränderungen und des Klassenkampfes, welche die Revolution vorantreiben und den Menschen in die klassenlose Gesellschaft führen. MARX selbst hat, nachdem er sich lange unschlüssig war, schließlich erklärt, nicht das Bewußtsein der Menschen bestimme ihr Sein, sondern ihr gesellschaftliches Sein bestimme ihr Bewußtsein. Daraus folgt, daß die menschliche Natur, wenn sie existiert, durch die Geschichte fortwährend verändert wird. Demnach könne eine sozialistische Utopie oder jede andere Utopie in Angriff genommen werden, ohne daß man die biologischen Tatsachen berücksichtigt ... Die traditionelle marxistische Auffassung steht in fundamentalem Widerspruch zu der Entdeckung einer vielfältigen Struktur im Funktionieren des menschlichen Geistes und in der Entwicklung des Sozialverhaltens, das großenteils mit sozioökonomischen Kräften nichts zu tun hat. Ob die marxistisch orientierten Forscher in der Lage sein werden, diese Erkenntnisse zu akzeptieren, ohne ihre zentralen metaphysischen Überzeugungen aufzugeben, wird ein lehrreiches Experiment im Rahmen der Soziologie der Wissenschaft sein ...“ (Ch. J. LUMSDEN & E. O. WILSON, 1984, 235).

Aus diesen Worten spricht eine ganz offene, nicht nur ihnen inhärente oder so interpretierbare, anti-marxistische Grundhaltung, eine unvollständige Kenntnis und Entstellung der durch die Klassiker des Marxismus begründeten materialistischen Auffassung vom Menschen sowie eine Umgehung der Wissenschaftsentwicklung im Hinblick auf den Menschen in den sozialistischen Ländern, und man kann mit Sicherheit sagen, daß damit LUMSDEN und WILSON der Soziobiologie als Wissenschaft nicht dienen, sie reihen sich nur in die traurige Phalanx der professionellen „MARX-Töter“ ein.

Die Ignoranz der Theorie und Praxis des Marxismus hat bei ihnen Tradition, denn WILSON vermerkte bereits in seinem Buch “On Human Nature” von 1978 unter anderem, daß „der Marxismus ... Soziobiologie ohne Biologie“ sowie „lediglich ein unvollkommenes Produkt des wissenschaftlichen Materialismus“ sei, und daß „mittlerweile ... die Entdeckungen der Human-Soziobiologie für ihn zu einer tödlichen Bedrohung geworden“ seien (E. O. WILSON, 1980, 180). In “Genes, Mind, and Culture” von 1981 antworten LUMSDEN und WILSON auf die von ihnen selbst gestellte Frage, ob der Marxismus eine wirkliche Theorie sei, die die Geschichte mit strenger Folgerichtigkeit erklären und vielleicht sogar voraussagen kann, mit einem deutlichen Nein. „Viele sozialistische Revolutionen“, so stellen sie fest, „fanden rund um die Welt statt, meist unter dem Banner des Marxismus, aber keine von ihnen folgte dem Skript von MARX selbst“ (Ch. J. LUMSDEN & E. O. WILSON, 1981, 355). Man braucht in diesem Zusammenhang nur das Protokoll der Marxkonferenz von 1983 in Berlin in die Hand zu nehmen, um die Haltlosigkeit dieser Behauptung zu erkennen.

Man könnte die Entstellungen und Verleumdungen des Marxismus überlesen und ignorieren, wenn die Autoren nicht den unbescheidenen Anspruch erheben würden, den Marxismus abzuschaffen und durch die auf der Grundlage ihrer „Theorie der Gen-Kultur-Koevolution“ „geläuterten“ bürgerlichen Sozialwissenschaften zu ersetzen, und diese Attacke nicht unter konkret-historischen Raum-Zeit-Bedingungen führen würden. Sie stützen objektiv den Neo-Konservatismus, dessen praktische Ausführung sich REAGAN als Exponent der aggressivsten Kreise der USA verschrieben hat, indem er bekanntlich den Kommunismus auf den Müllhaufen der Geschichte werfen möchte.

Die entschiedene Zurückweisung der biologistischen und antimarxistischen Auffassungen LUMSDENS und WILSONS zu Fragen der Gesellschaftsgeschichte und ihrer grundlegenden Gesetzmäßigkeiten bedeutet keinesfalls etwa voreingenommen, die produktiven Anregungen und Denkansätze sowie die wissenschaftlich begründeten Aussagen der Soziobiologie nicht in unsere marxistisch-leninistischen Auffassungen vom Menschen aufzunehmen, denn der Marxismus-Leninismus ist eine lebendige, sich stets weiterentwickelnde Wissenschaft. Seine niemals vorliegende Abgeschlossenheit erfordert geradezu ein sorgfältiges Beachten auch der Ergebnisse der Soziobiologie, einschließlich im Hinblick auf den Menschen.

Das trifft auch auf die „Theorie der GKK“ von LUMSDEN und WILSON zu, obwohl diese, wie die Darlegungen zeigen, mehr eine Konzeption als schon eine echte Theorie ist, da sie wegen der letztendlich höchst unzureichenden direkten, analogen und indirekten Beweise eher ein Aussagensystem über etwas, was sein könnte als was tatsächlich existiert, darstellt. Die starke Orientierung LUMSDENS und WILSONS auf die Naturwissenschaften bei der Erforschung vor allem der Psyche und des Verhaltens des Menschen ist als eine Anregung und Aufforderung, insbesondere für die kognitive und Entwicklungspsychologie sowie Humangenetik und -ethologie zu sehen, disziplinär und interdisziplinär, letzteres auch im Zusammenwirken mit der Neurobiologie, Indokrinologie und Humanökologie, eingehend nicht nur die biotischen (einschließlich genetischen) Grundlagen der genannten Phänomene, sondern auch ihre phylogenetische Herkunft zu erforschen, um die gesicherten Ergebnisse dann z. B. in der Psychiatrie, Pädagogik, Soziologie und Demographie zum Wohle des Menschen im Ergebnis kooperativer und integrativer Tätigkeit zwischen diesen gesellschaftswissenschaftlichen und den entsprechenden humanwissenschaftlichen Disziplinen nutzbar zu machen.

Literatur

BLUM, H. F.: On the origin and evolution of human culture. American Scientist, **51** (1) (1963), 32–47.

BOYD, R. and P. J. RICHERSON: A simple dual inheritance model of the conflict between social and biological evolution. Zygon, **11** (3) (1976), 254–262.

CAVALLI-SFORZA, L. L.: Similarities and dissimilarities of sociocultural und biological evolution. In F. R. HODSON, D. G. KENDALL and P. TAUTU, eds., Mathematics in the archaeological sciences, pp. 535–541. Edinburgh 1971.

CAVALLI-SFORZA, L. L. and M. W. FELDMAN: Cultural transmission and evolution. Cambridge, Mass. etc 1981.

CLARKE, D. L.: Analytical archaeology, 2nd ed., rev. by B. CHAPMAN. Columbia University Press, New York 1978.

CLOAK, F. T., Jr.: Is a cultural ethology possible? Human Ecology, **3** (3) (1975), 161–182.

CLONINGER, C. R.: The channeling of social behavior. Science **213** (1981), 749–751.

CORLUY, R.: The WILSON-LUMSDEN model of the coevolutionary process of genes and culture. Journal of Human Evolution **13** (1984), 41–48.

DAWKINS, R.: The Selfish Gene. Oxford 1976.

de WINTER, K. W.: Biological und cultural evolution: Different manifestations of the same principle. A system-theoretical approach. In: Journal of Human Evolution **13** (1) (1984), 61–70.

DICKEMANN, M.: Human sociobiology: the first decade. In: New Scientist **108** (1477) (1985), 38–42.

DUBININ, N. P.: Neue Kategorien der Evolution des Menschen. In E. GEISSLER, A. KOSING, H. LEY und W. SCHELER, eds., Philosophische und ethische Probleme der Molekularbiologie. Berlin 1974.

DURHAM, W. H.: The adaptive significance of cultural behavior. Human Ecology, **4** (2) (1976), 89–121.

DURHAM, W. H.: The coevolution of human biology and culture. In N. BLURTON JONES and V. REYNOLDS, eds., Human adaptation and behavior, pp. 11–32. New York 1978.

DURHAM, W. H.: Toward a coevolutionary theory of human biology and culture. In N. A. CHAGNON and W. IRONS, eds., Evolutionary biology and human social behavior: an anthropological perspective, pp. 39–59. North Scituate, Mass. 1979.

FELDMAN, M. W. and L. L. CAVALLI-SFORZA: Cultural and biological evolutionary processes, selection for a trait under complex transmission, Theoretical Population Biology, **9** (2) (1976), 238–259.

FLANAGAN, O. J., Jr.: The Science of the Mind. Cambridge, Mass. 1984.

FOERSTER, I. und S. KIRSCHKE: Soziobiologie oder Biosoziologie? In: Wiss. Z. Univ. Halle XXXIII '84 M. H. 4: 51–67.

GOULD, St. J.: Genes on the brain. In: The New York Review of Books, Vol. **XXX**, Number 11, June 30 (1983), 4–8.

HUXLEY, J. S.: Evolution: biological and human. In: Nature, **196** (4851) (1962), 203–204.

IGNAT'EV, V. N.: Sociobiologija čeloveka: teorija genetiko-kul'turnoj koevoljucii. In: Vopr. fil., No. **9** (1982), 134–141.

JANZEN, D. H.: What is coevolution? In: Evolution, **34** (3) (1980), 611–612.

KOMAŘOV, M. S.: Sociobiologija: novy sintez ili vozroždenie redukcionizma? In: Sociologičeskie issledovanija, No. **4** (1984), 140–148.

KOMAROV, M. S.: Sociobiologija i problema čeloveka. In: Vopr. fil. No. **4** (1985), 129–137.

KUKARKIN, A. S.: Kritičeskij analiz sovremennoj sociobiologii. In: Vopr. psichol. No. **2**, 35–42. Vergl. dazu auch: SWGB **5** (1985), 527–533.

LEGAY, J.-M.: Wer hat Angst vor der Wissenschaft? Leipzig, Jena, Berlin 1984.

LEWIN, R.: Cultural diversity tied to genetic differences. In: Science, Vol. **212**, 22 May 1981, 908–910.

LUMSDEN, Ch. J. and E. O. WILSON: Genes, Mind, and Culture. The Coevolutionary Process. Cambridge, Mass. and London, Engld. 1981.

LUMSDEN, Ch. J. and E. O. WILSON: Promethean Fire. Reflections on the Origin of Mind. Cambridge, Mass., and London, Engld. Übers. aus dem Amerikan. ins Deutsche von H. J. Baron von KOSKULL und herausgg. unter dem Titel „Das Feuer des Prometheus. Wie das menschliche Denken entstand. München und Zürich 1984.

MANGHI, S.: Two biosocial paradigms compared. Sociobiology and the self-organization of life. In: Journal of Human Evolution **13** (1984), 49–59.

MAYNARD SMITH, J.: The birth of sociobiology. In: New Scientist **107** (1985), 48–50.

REYNOLDS, V.: The relationship between biological and cultural evolution. In: Journal of Human Evolution **13** (1) (1984), 71–79.

RICHERSON, P. J., and R. BOYD: A dual inheritance model of the human evolutionary process: I, basic postulates and a simple model. In: Journal of Social and Biological Structures, **1** (2) (1978), 127–154.

SAHLINS, M.: The Use and Abuse of Biology. London 1977.

SWANSON, C. P.: The natural history of man. New York 1973.

TURNER, J.: Prometheus bounded? In: New Scientist, 1. 10. 81.

WILSON, E. O.: Sociobiology: the new synthesis. Cambridge, Mass. 1975.

WILSON, E. O.: Biology and the social sciences. In: Daedalus **106** (4) (1977), 127–140.

WILSON, E. O.: 1978. On human nature. By the President and Fellows of Harvard College. Aus dem Amerikan. ins Deutsche übersetzt von F. GRIESE und hrsgg. unter dem Titel „Biologie als Schicksal. Die soziobiologischen Grundlagen menschlichen Verhaltens". Frankfurt/M., Berlin und Wien 1980.

WIND, J.: Sociobiology and the human sciences. An introduction. In: Journal of Human Evolution **13** (1) (1984), 3–24.

WIND, J., ed.: Essays in human sociobiology. In: Journal of Human Evolution **13** (1) (1984).

WOOLFSON, Ch.: The labour theory of culture. A re-examination of Engels's theory of human origins. London, Boston, and Henley 1982.

WUKETITS, F. M.: Soziobiologie und Evolution des Menschen. In: Biologie in unserer Zeit. 15. Jahrg. 1985, Nr. **1** (1985), 16–23.

Soziobiologie als Evolutionskonzept

K. Wenig

Die moderne Verhaltensbiologie hat in den letzten drei Jahrzehnten durch den phänomenologischen Ansatz, aus der Struktur des Verhaltens in Tiersozietäten allgemeine Prinzipien sozialer Verhaltensweisen bei Tieren abzuleiten, in der Soziobiologie neue Problemfelder und Antriebe erhalten[1]. Ins öffentliche Bewußtsein rückte die Soziobiologie allerdings erst durch das Buch des US-amerikanischen Zoologen Edward O. Wilson "Sociobiology. The New Synthesis" (1975), in dem er sich in überaus anspruchsvoller Weise „die systematische Erforschung der biologischen Grundlage jeglicher Formen des Sozialverhaltens bei allen Arten von sozialen Organismen einschließlich des Menschen"[2] zur Aufgabe gestellt hat. Bei dieser Suche nach Antworten auf ungelöste Fragen aus der Verhaltensbiologie entwickelte die Soziobiologie — wenn auch umstrittene — Hypothesen zur Erklärung der Struktur des Verhaltens in tierlichen Sozietäten und deren Evolution. Mit der Ausdehnung ihrer Erkenntnisse von Biosozietäten auf das Sozialverhalten des Menschen provozierte sie zugleich traditionelle Vorstellungen der Human- und Gesellschaftswissenschaften.

Die Erkenntnis, daß der Mensch als Resultat natürlicher Evolution je nach dem Verwandtschaftsgrad mehr oder weniger ausgeprägte stammesgeschichtliche Gemeinsamkeiten mit seinen tierischen Vorfahren besitzt und auch sein Verhalten solche evolutiven Wurzeln im Tierreich hat, wird heute kaum noch ernsthaft bestritten. Im Gegenteil, die konsequente Einbeziehung des Entwicklungsprinzips in den Prozeß der Erkenntnis materieller Strukturen erweist sich als typischer und heuristisch wirksamer Trend moderner Wissenschaftsentwicklung[3]. Die vorwiegend weltanschaulichen Diskussionen und Widerstände gegen einige Schlußfolgerungen der Soziobiologie resultieren also weniger aus der Frage nach der biotischen Determiniertheit und den stammesgeschichtlichen Wurzeln menschlichen Verhaltens, als aus der Fragwürdigkeit des methodologischen Ansatzes, Verhaltensanalogien zwischen biosozialen und sozialen Verhaltensweisen evolutionistisch zu übertragen.

Gerade das durch die Soziobiologie mit biologischen Methoden skizzierte Menschenbild führte interessanterweise in den USA zu vehementen weltanschaulichen Auseinandersetzungen. Bei aller Berechtigung der Kritik eines reduktionistisch verkürzenden Menschenbildes einiger Soziobiologen, sollten aber die bisherigen Ergebnisse der gesamten Disziplin einer Kontroverse um die Gültigkeit dieser Prämissen für den Menschen nicht geopfert werden. Deshalb soll zunächst in der gebotenen Kürze auf einige Grundkonzepte der Soziobiologie hingewiesen werden, die über biosoziales Verhalten vorliegen.

Gemeinschaftliche Lebensweise besitzt evolutiv offensichtlich Vorteile und hat sich

als relativ stabile Überlebensstrategie gegen den hohen Selektionsdruck in großer Formenmannigfaltigkeit durchgesetzt[4]. Bereits Ch. Darwin beobachtete und beschrieb bioaltruistisches Verhalten bei sozial lebenden Insekten[5]. Zur Erklärung solchen Verhaltens reichte sein Prinzip des "struggle for life" allerdings nicht aus, und er begründete dieses Verhalten mit seiner lange Zeit gültigen Familien-Selektionshypothese. Darin wird aber keine Antwort auf adäquates Verhalten unter weniger oder nicht verwandten Organismen gegeben. Eine allgemeine Rahmenhypothese bioaltruistischen Verhaltens gaben P. Kropotkin (1920), W. C. Allee (1938) u. a. durch die Idee der gegenseitigen innerartlichen Unterstützung als Pendant zum „Kampf ums Dasein".
V. C. Wynne-Edwards stellte 1962 die Hypothese der Gruppenselektion auf und initiierte die weitere Erforschung der Phänomene bioaltruistischen Verhaltens bei sozialisierten Organismen.
Die genetische Theorie des Sozialverhaltens von W. D. Hamilton (1964) betonte die Eignungsbestimmung der Organismen unter Einbeziehung aller eignungsfördernden Einflüsse des Individuums (individual fitness) auf die verwandten Organismen (inclusive fitness), in deren Maximierung die Soziobiologie den Haupttrend der Evolution sieht[6]. Maynard Smith (1964) interpretierte die Intensität bioaltruistischen Verhaltens gegenüber anderen Individuen in Abhängigkeit vom Verwandtschaftsgrad, wobei die Kooperation und Reproduktion in ganzen Verwandtschaftsgruppen (kin selection) erfolgt. Das Problem bioaltruistischen Verhaltens zwischen nichtverwandten Organismen erklärte R. Trivers (1971) als für den jeweiligen Organismus vorteilhafte und damit egoistische Verhaltensstrategie (reciprocal altruism). Hier erscheint mir auch das von Maynard Smith (1974) vorgelegte Konzept hervorhebenswert, in spieltheoretischer Modellierung antagonistischer Konflikte zwischen Organismen in den Populationen evolutiv stabile Verhaltensstrategien (ESS) als Mischstrategien des Verhaltens zu untersuchen.
Bei allen wissenschaftlichen Kontroversen, die es innerhalb der Verhaltensbiologie um die Konzepte der Soziobiologie zur theoretischen Interpretation biosozialen Verhaltens gibt, wie die Frage nach der Operationsebene der Selektion oder nach dem Verhältnis von genetischer und Umweltdetermination, haben diese Untersuchungen ein umfangreiches Beobachtungsmaterial erbracht, das auf der Basis der Theorie der natürlichen Auslese, der Populationsgenetik und Ökologie verarbeitet wurde. Besonders die Beobachtungsergebnisse der Feldforschung sind abgesehen von ihrer konzeptionellen Interpretation ein kaum noch wegzudenkender Bestandteil der modernen Verhaltensbiologie[7].
Weltanschaulich brisant wurde die Diskussion um die Soziobiologie erst, als von der weniger spektakulären Erforschung des biosozialen Verhaltens zur Untersuchung des sozialen Verhaltens des Menschen übergegangen wurde. Edward O. Wilson kommt im Schlußkapitel seines von soliden verhaltensbiologischen Ergebnissen über das Sozialverhalten staatenbildender Insekten getragenen Buches "The Insect Societies" (1971) zu der Ansicht, „daß dieselben Prinzipien der Populationsbiologie und vergleichenden Zoologie, die sich so gut zur Erklärung der starren Systeme der sozialen Insekten eigneten, Punkt für Punkt auf die Vertebraten angewendet werden können"[8]. Nach umfangreichen Literaturstudien über das Verhalten der Wirbeltiere, speziell der Primaten, entstand die "Sociobiology: The New Synthesis" (1975). Darin schlußfolgerte Wilson unter der Überschrift "Man: From Sociobiology to Sociology" provokant, „daß die biologischen Prinzipien, die nun ziemlich gut für Tiere allgemein ausgearbeitet

waren, profitabel auf die Sozialwissenschaften ausgedehnt werden können". Diese Folgerung konsequent abarbeitend hielt er die Zeit für gekommen, „die berühmte Lücke zwischen den zwei Kulturen (gemeint sind die Betrachtungsweisen der Natur- und der Sozialwissenschaften — K. W.) zu schließen und daß die allgemeine Soziobiologie, die bloß die Ausdehnung der Populationsbiologie und Evolutionstheorie auf die soziale Organisation ist, das passende Instrument für dieses Vorhaben darstellt"[9]. In "On Human Nature" (1978) begründete WILSON dann auf der Basis seines soziobiologischen Ansatzes eine Rahmenhypothese für die Sozialwissenschaften mit dem Anspruch „mehr als nur Vergleiche und Analogien zwischen menschlichem und tierlichem Verhalten her(zu)stellen, worin die Stärke der Ethologie bestand. Mit ihren Methoden — den Theorien und Techniken der Genetik, der Ökologie und der Populationsbiologie — kann der Inhalt der Sozialwissenschaften neu gedeutet, können neuartige und oft tiefgreifende Erklärungen von Territorialverhalten, Polygamie, Nepotismus, sexueller Bindung und Kindermord, ja sogar von Altruismus und Religion geliefert werden"[10].

Vom methodologischen Ansatz her erscheint der Vergleich sozialer Verhaltensweisen in Biosozietäten, ihren verschiedenen Entwicklungsstufen und Übergangsfeldern bis zum Menschen auf der Basis der biologischen Evolutionstheorie mit dem Ziel prinzipiell legitim, mehr oder weniger erfolgreiche Verhaltensstrategien im erweiterten Sinne von evolutiv stabilen Strategien als Invarianten in der Verhaltensevolution aufzufinden und biotische (genetische) Grundlagen im Verhalten des Menschen zu einer „Entwicklungstopographie des menschlichen Verhaltens"[11] einschließlich der das traditionelle Denken provozierenden Hypothesen auszuarbeiten. Ein ähnliches, wenn auch weniger anspruchsvolles Ziel wird mit Längs- und Querschnittstudien aus verschiedenen Phasen der Ontogenese des Menschen[12] sowie über den Vergleich dieser Ergebnisse mit Daten von Lebewesen aus unserer Stammesgeschichte angestrebt, um die biotisch-evolutive Seite für das Verständnis der „Geschichtlichkeit des Menschen" zu skizzieren[13]. Auf der Grundlage solcher empirischen Untersuchungen erweist sich die interdisziplinäre Diskussion zwischen Natur- und Gesellschaftswissenschaftlern als fruchtbar und extreme soziologistische bzw. biologistische Auffassungen über die Bedeutung des biotischen Determinantengefüges des Menschen können abgebaut werden[14].

Zur Aufklärung der biotischen Grundlagen menschlichen Verhaltens ist die Soziobiologie zu hinterfragen, welchen konkreten Beitrag sie mit ihren bisherigen methodologischen Ansätzen und Ergebnissen zur Aufklärung des biotischen Determinationsgefüges menschlichen Sozialverhaltens und seiner Evolution geleistet hat und weiter zu leisten vermag.

WILSON erinnert, daß es keine unüberbrückbare Kluft zwischen Menschen und Tieren gibt[15], um über das kontinuierliche Wirken der Evolution auf die Existenz weit vor der Hominisation entstandener Sozialstrukturen hinzuweisen, die auch beim rezenten Menschen anzutreffen sind. Aber eine atomistische Auflistung in der biotischen Evolution entstandener Verhaltenselemente, die in das Determinationsgefüge menschlichen Verhaltens eingefügt sein können, bleibt solange flacher Evolutionismus, wie ihre jeweilige Integration in der neuen Qualität des Verhaltens des Menschen vernachlässigt wird. WILSON ist sich des qualitativen Unterschiedes zwischen menschlichem und tierlichem Verhalten methodologisch durchaus bewußt: „Die soziale Evolution der Menschen vollzieht sich auf einer doppelten Spur der Vererbung — einer kulturellen und einer biologischen. Die kulturelle Evolution ist lamarckistisch und verläuft sehr schnell, während die biologische Evolution darwinistisch ist und gewöhnlich sehr langsam verläuft"[16].

Für die Aufklärung des Sozialverhaltens rezenter Menschen können auf den Gesetzen der biologischen Evolutionstheorie fußende Überlegungen dann hilfreich sein, wenn das infolge der Überlagerung der biotischen Evolution durch die soziale entstandene neue Bedingungsgefüge, das zum typischen soziokulturellen Niveau der Gattung Homo führte[17], aufgeklärt wird.

Das Hauptproblem des WILSONschen Konzepts, „festzustellen, wie streng die durch die Programmierung verursachten Zwänge sind, deren Ursprungsort im Gehirn zu finden und durch die Rekonstruktion der Evolutionsgeschichte des Geistes ihre Bedeutung zu entschlüsseln"[18], liegt meines Erachtens darin, den jeweiligen Gültigkeitsbereich zu beachten, aus dem die Gesetze abgeleitet wurden.

Die philosophische Entwicklungstheorie, die auf der Grundlage der Prinzipien des philosophischen Materialismus in philosophischer Analyse naturwissenschaftlicher Evolutionskonzeptionen ausgearbeitet wurde (H. HÖRZ; K.-F. WESSEL, 1983), verweist auf die allgemeine Struktur von Entwicklungsprozessen. Sie beinhaltet theoretische Grundlagen über das Wechselverhältnis zwischen den sich qualitativ unterscheidenden Bewegungsformen und Strukturniveaus materiellen Daseins, ihre systemische Vernetzung und Eigengesetzlichkeit, die für die Erforschung der Evolution des Biosozialverhaltens bis zum menschlichen Sozialverhalten einschließlich der biotischen Tradierung sozialer Existenzformen von Bedeutung sind. WILSON räumt methodologisch auch hier ein, daß die Gesetze eines Gegenstandsbereiches zur Erklärung des nächst komplexeren zwar wesentlich, aber nicht hinreichend sind[19]. Jede Disziplin, die eine höhere Komplexität untersucht, besitzt ihre „Antidisziplin" auf einer weniger komplexen Untersuchungsebene. Als Vertreter einer solchen „Antidisziplin", wie es die Soziobiologie für die Sozialwissenschaften oder die Chemie für die Physik ist, fordert er, daß die Gesetze der nächst komplexeren Disziplin im Sinne der „Antidisziplin" umzuformulieren seien[20]. Damit fordert WILSON zu theoretischen Standpunkten über die Beziehungen zwischen Systemen unterschiedlicher Komplexitätsgrade bzw. Entwicklungshöhe heraus.

Die gradweise abgestufte Mannigfaltigkeit des Lebens auf der Erde hat sich im Verlaufe der Evolution als enkaptische Hierarchie von Biosystemen verschiedener Komplexitätsgrade herausgebildet. Die Struktur statistischer Gesetze[21], die den Gesetzescharakter auch von Evolutionsprozessen widerzuspiegeln versucht, berücksichtigt auf der komplexen Systemebene die Tendenz des Übergangs eines Systems zu einem neuen (anderen oder höheren) Zustand in Abhängigkeit von seinem Bedingungsgefüge. Für die Elemente des Systems besteht ein Möglichkeitsfeld für deren bedingt-zufällige Verwirklichung im Rahmen der Systemparameter, wobei bestimmte Wahrscheinlichkeiten für das Elementverhalten entsprechend der Haupttendenz vorhanden sind. Das Möglichkeitsfeld für die Verwirklichung der Elemente beinhaltet aber zugleich auch andere und Gegentendenzen, woraus sich Entwicklungsprozesse als Einheit von progressiven, stagnativen und regressiven Tendenzen bei sich durchsetzender Progression erklären lassen. In dieser Konzeption wird sowohl die für das Elementverhalten mögliche Varianzbreite angesprochen, die von den Systemgesetzen limitiert wird, als auch der Determinationsumfang der Elemente auf die Systemstruktur.

Wenn biotische (genetische) Determinanten bis hin zu einer geographischen Varianz menschlichen Verhaltens als Individualverhalten im Sinne einer Elementarstruktur eines Systems (Gesellschaft) untersucht werden, dann geht diese Varianzbreite individuellen Verhaltens als Bedingungsgefüge in das System der Gesellschaft mit ein, ohne seine Systemstruktur qualitativ zu bestimmen. „Gesellschaftliche Gesetze sind Resultanten im Kräfteparallelogramm koexistierender, voneinander abhängiger und einander widersprechender Verhaltensstrategien", bemerkte Herbert Hörz. „Deshalb liefert die biotisch-genetische Grundlage des Individualverhaltens keine Erklärung für die Struktur gesellschaftlicher Entwicklungsgesetze mit ihrem Möglichkeitsfeld für differentes Verhalten"[22]. Aus diesem Ansatz argumentierte Hörz auch prinzipiell gegen die Soziobiologie, daß „bei der Untersuchung gesellschaftlicher Verhaltensweisen in ihrem Determinationsgefüge von der genetisch-biotischen Grundlage dann abgesehen werden kann, wenn sie die Variabilität der Verhaltensstrategien nicht wesentlich beeinflußt, sondern relativ konstante Grundlage des Sozialverhaltens ist"[23].

Bilden sich durch die Ähnlichkeit individueller biotischer Ausstattung in der menschlichen Population Gruppen bestimmter Verhaltensweisen heraus, die gemeinsame Reaktionsnormen gegenüber den systemexternen Einflüssen entwickeln, dann strukturieren diese Gruppen die Systemebene der Gesellschaft stärker. Aus den bisherigen Untersuchungen der biotischen Grundlagen für menschliches Verhalten deuten sich solche Gruppenstrukturen an, wie unterschiedliche Aktivitätsmuster entsprechend der Tageszeit (Morgen- und Abendtypen), Charaktertypen sowie Individualitätstypen, die im Erkenntnisprozeß gegenständlich-induktive oder logisch-deduktive Aneignung bevorzugen. Dieses Problem bedarf sicher noch der weiteren Präzisierung, wobei für die Evolution solcher Gruppenbildungen des Verhaltens die Existenz verschiedener Populationen mit jeweils spezifischem Kulturhintergrund zu beachten ist.

Das Menschenbild und die Übertragung evolutiv entstandener Biosozialstrukturen auf kulturell-gesellschaftliche Prozesse wird von der Soziobiologie häufig reduktionistisch gezeichnet[24]. Besonders extrem kommt dieser Reduktionismus bei R. Dawkins zum Ausdruck, der den Menschen als bloße Überlebensmaschine seiner Gene ausweist, für dessen Evolution dann keine anderen als populationsgenetische Mechanismen gelten können[25].

Obwohl Wilson diesem Reduktionismus nicht verfällt, werden seine methodologischen Prämissen über die Gültigkeit von Gesetzesaussagen für bestimmte Komplexitätsgrade untersuchter Strukturen dann zum bloßen Statement, wenn die Verhaltenregulative der menschlichen Gesellschaft auf biotisch vortradierte Verhaltensmechanismen reduziert werden.

„Der kulturelle Wandel ist vielmehr das statistische Ergebnis der individuellen Verhaltensreaktionen einer großen Zahl von Menschen"[26], schreibt E. O. Wilson. Da die biotische Evolution alle Organismen einschließlich den Menschen hervorgebracht hat, bleiben für ihn alle biotischen Gesetzmäßigkeiten auf der Systemebene gesellschaftlicher Existenzform voll gültig und genügen als Erklärungshintergrund für ihre Entwicklung.

„Gesellschaften, die aufgrund der genetischen Neigung ihrer Mitglieder, eine im Konkurrenzkampf schwächere Kultur hervorbringen, einen Niedergang erleben, werden durch andere Gesellschaften verdrängt, deren Mitglieder eine angemessenere genetische Ausstattung besitzen"[27].

Das Verhalten des Menschen besitzt sicher biotische Grundlagen, was sich im pathologischen Bereich explizit abzeichnet. Für spezielle Verhaltensgene existieren bisher aber ebensowenig Beweise wie für Kulturgene.

Das biotische Determinationsgefüge des Menschen ist selbst kein evolutives Fixum, sondern ein Möglichkeitsfeld, das im Rahmen individueller genetischer Varianz in Wechselwirkung mit den Umwelteinflüssen realisiert wird, wobei für Umwelt natürliche, gesellschaftliche und systemeigene biotische Einflüsse stehen. In einem systemisch vernetzten Wechselwirkungsprozeß zwischen diesen Einflußsphären, die selbst wieder als Möglichkeitsfelder aufgefaßt werden sollten, entsteht eine individuelle Persönlichkeitsstruktur mit einem eigenen Wert- und Normensystem, das sich an der Gesellschaft orientiert, aber kein Abbild der kulturellen Werte und Normen einer Gesellschaft darstellt. Möglicherweise besitzen auch unsere kulturellen Wertehierarchien einen biotischen Hintergrund, was noch zu beweisen wäre, „aber die Beschreibung und/oder Erklärung dieses Verhaltens in biologischen Termini liefert noch keine Hinweise darauf, was wir tun **sollen**“[28].

Der weitere Beitrag der Soziobiologie zur Aufklärung der biotischen Grundlagen menschlichen Sozialverhaltens wird künftig weitgehend davon abhängen, welchen Erklärungshintergrund man für den reichen Fundus an Beobachtungsergebnissen wählt und ob der Gültigkeitsbereich der Aussagen eingehalten wird. Um den „Sozialwissenschaften eine neue Basis“ zu geben, um disziplinäre Vorbehalte und Aversionen gegen die biologische Fundierung eines möglicherweise soziologisch überbetonten Menschenbildes abzubauen, sind eigenwillige Terminologien, Spekulation mit Fakten und überzogener Reduktionismus wenig geeignet. Der evolutive Ansatz der Soziobiologie ist sicher richtig. Zur Erklärung des menschlichen Sozialverhaltens ist der soziobiologische Ansatz bisher allerdings über provokative Absichtserklärungen nicht wesentlich hinausgegangen; wissenschaftlich solide Fakten für die meisten Behauptungen stehen noch aus[29].

Für die weitere Erforschung der biotischen Grundlagen menschlichen Sozialverhaltens ergeben sich aus der Sicht der philosophischen Entwicklungstheorie eine Reihe von weiterzudenkenden Fragestellungen:

1. Genauer herausgearbeitet werden müßte, wie sich die biosozialen Verhaltensmuster bzw. ihre Dispositionen mit den Umweltgegebenheiten vernetzen und qualitativ verschiedene Entwicklungsstufen biosozialen bis zu sozialen Verhaltensweisen gebildet haben. Mit einer deutlichen Unterscheidung der Ebenen kann der bestehende Evolutionismus in der Betrachtung aufgehoben werden.
2. Die Deduktion der Ergebnisse der Soziobiologie von Biosozietäten auf die menschliche Gesellschaft vernachlässigt die Populationsebene der Verhaltensdetermination weitgehend. Die Untersuchung bzw. Rekonstruktion sozialer Verhaltensstrategien in den Populationen im Prozeß der Menschwerdung würde als Zwischenstufe für die Erklärung der biotischen Voraussetzungen des Sozialverhaltens der rezenten Gesellschaft und ihrer verschiedenen Kulturkreise hilfreich sein können.
3. Mit einem evolutiven Ansatz könnte ein Beitrag geleistet werden, die Gruppenspezifik menschlichen Sozialverhaltens aufzuklären, ähnlich dem Anliegen der evolutionären Erkenntnistheorie zur Untersuchung biotischer Grundlagen des Erkenntnisprozesses. Der Nachweis und die Aufklärung gruppenspezifischen Verhaltens wäre bedeutsam für die Weiterentwicklung gesellschaftlicher Strategien zur Schaffung humanerer Existenzbedingungen für solche Individualitätstypen.

Literatur

1 TEMBROCK, G.: Grundlagen der Biologie des Sozialverhaltens. In: Forschungen zu stammesgeschichtlichen Verhaltensanpassungen beim Menschen und aktuelle Probleme der Sozio-

biologie, hrsg. v. G. TEMBROCK. Zschr. f. Psychol. u. Zschr. f. angewandte Psychol. Suppl. 4 (1982), Leipzig, S. 7–24.

2 WILSON, E. O.: Biologie als Schicksal. Die soziobiologischen Grundlagen menschlichen Verhaltens. (dt. Übersetzung von "On Human Nature") Frankfurt am Main, Berlin (West), Wien 1980, S. 6.

3 HÖRZ, H.; K.-F. WESSEL: Philosophische Entwicklungstheorie. Berlin 1983.

4 STEPHAN, B.: Die Evolution der Sozialstrukturen. Berlin 1977.

5 DARWIN, Ch.: Die Entstehung der Arten durch natürliche Zuchtwahl. Leipzig 1980. S. 294 bis 300.

6 LUNDBERG, U.: Soziobiologie – pro und contra. In: Forschungen zu stammesgeschichtlichen Verhaltensanpassungen beim Menschen und aktuelle Probleme der Soziobiologie, hrsg. v. G. TEMBROCK. A. a. O. S. 46–60.

7 FOERSTER, I.; S. KIRSCHKE: Soziobiologie oder Biosoziologie? In: Wiss. Z. Univ. Halle XXXIII '84 M. H. S. 51–67.

8 WILSON, E. O.: On human nature. Toronto, New York, London, Sydney 4th Ed. 1982. p. XI.

9 Ebd. p. XII.

10 ders.: Biologie als Schicksal. A. a. O. S. 10.

11 ders.: On Human Nature. A. a. O. p. 62.

12 JOHST, V. (Hrsg.): Biologische Verhaltensforschung am Menschen. Berlin 1976. 2. überarb. Aufl. 1982.

13 Biologische Grundlagen der Geschichtlichkeit des Menschen. Nova Acta Leopoldina N. F. **55** (1983), Nr. 253.

14 Eine solche integrative Funktion erfüllte das X. Kühlungsborner Kolloquium zu philosophischen und ethischen Problemen der modernen Biowissenschaften, das unter der Thematik „Der Mensch als biopsychosoziale Einheit" Genetiker, Verhaltensbiologen, Neurobiologen, Mediziner, Psychologen, Pädagogen und Philosophen zu einem interdisziplinären Dialog über das biotische Determinationsgefüge des Menschen zusammenführte.

15 WILSON, E. O.: On human nature. A. a. O. p. 26.

16 Ebd. p. 81.

17 KATTMANN, U.: Evolutionsökologie des Menschen. In: Mathemat. naturwiss. Unterr. (MNU) **36** (1983), S. 126–140.

18 WILSON, E. O.: On human nature. A. a. O. p. 6.

19 Ebd. p. 14.

20 Ebd. p. 7.

21 HÖRZ, H.; K.-F. WESSEL: Philosophische Entwicklungstheorie. A. a. O. S. 107 ff.

22 HÖRZ, H.: Soziobiologie zur Verhaltensdetermination des Menschen. In: Wiss. Z. Univ. Halle XXXIV '85, H. 1. S. 154.

23 HÖRZ, H.: Rezension zu: WILSON, E. O.: Biologie als Schicksal. Die soziobiologischen Grundlagen menschlichen Verhaltens. Frankfurt am Main, Berlin (West), Wien 1980. In: Jahrbuch für Soziologie und Sozialpolitik Berlin 1982. S. 340–343.

24 LÖTHER, R.: Der soziobiologische Monismus und seine Stellung zu evolutionärer Erkenntnistheorie, Soziobiologie und Konzeptionen der kulturellen Evolution. In: Wiss. Hefte d. Pädagog. Hochsch. „W. Ratke" Köthen, H. 3/1980.

25 DAWKINS, R.: The selfish gen. New York 1976.
ders.: The Extended Phenotype. Oxford and San Francisco 1982.

26 WILSON, E. O.: On Human Nature. A. a. O. p. 81.

27 Ebd. p. 82.

28 WUKETITS, F. M.: Soziobiologie und Evolution des Menschen. In: Biologie in unserer Zeit. Weinheim **15** (1985), 1, S. 16–23.

29 GEISSLER, E.: Rezension zu: Edward O. WILSON: Biologie als Schicksal. Die soziobiologischen Grundlagen menschlichen Verhaltens. A. a. O. In: Deutsch. Zeitschr. f. Philosophie **30** (1982), 3, S. 424–427.

Semantik in Kunst und Naturwissenschaft

G. S. Stent

In der allerersten Nummer der neu-gegründeten amerikanischen Zeitschrift *Critical Inquiry* erschien im Herbst 1974 ein Aufsatz des Musikologen Leonard B. Meyer über das Verhältnis von Kunst und Naturwissenschaft[1]. Zu Beginn seines Aufsatzes stellte Meyer fest, daß in den letzten Jahrzehnten das Verhältnis von Kunst und Naturwissenschaft Thema vieler verworrener Debatten gewesen war. Meyer schrieb einen großen Anteil dieser Verworrenheit fragwürdigen Gleichnissen zu, die von solchen Leuten aufgestellt werden wie „Gunther S. Stent, einem Molekularbiologen, der einen Standpunkt einnimmt, der nicht selten von Naturwissenschaftlern und sogar manchmal auch von Künstlern und Laien vertreten wird. Wie andere Autoren, die dieses Thema behandelt haben, behauptet Stent, daß Kunst und Naturwissenschaft in grundlegender Weise vergleichbar sind." Obwohl Meyer Verständnis zeigte für meinen Wunsch, C. P. Snows sogenannte "Two Cultures" — Kunst und Naturwissenschaft — zusammenzubringen, bezweifelte er jedoch, daß eine lebensfähige Ehe zwischen ihnen dadurch zustande kommen kann, indem man ihre wichtigen Differenzen einfach unter den Tisch kehrt. Meyer sagt, daß er in seinem Essay zeigen wird, daß die von mir angestrebte Vermählung von Kunst und Naturwissenschaft lediglich eine "shotgun-marriage" wäre, die nicht im Himmel gefügt sei und daß mein Versuch, grundsätzlich verschiedene geistige Gattungen miteinander zu vermählen, nur unfruchtbare Mißverständnisse zur Welt bringen könne. Die von mir angestrebte Zwangsheirat der "Two Cultures" hätte keine Überlebenschancen, denn Künstler und Naturwissenschaftler können nur in einer, was wir in Kalifornien "significant relationship" nennen, zusammenleben, wenn sie sich auch einen Humanisten als Hausfreund halten.

Ich fühlte mich sehr geehrt, daß ein führender amerikanischer Kunsttheoretiker ein langes (sehr langes) an Fachkollegen gerichtetes Essay meinen Ansichten widmete, die ich 1971 bei einem Schering Workshop in Berlin als Schlußrede vorgetragen hatte und die ich dann im folgenden Jahre im *Scientific American* veröffentlichte[2]. Allerdings war ich auch von Meyers Kritik an mir überrascht, da ich glaubte, mit meinem Vortrag nur einen stark verwässerten Tee von Meyers eigenen Ideen aufgebrüht zu haben. Denn Meyers hervorragendes Buch *Music, the Arts and Ideas* war, und ist immer noch, die Hauptquelle meiner eigenen Vorstellungen vom Wesen der Kunst[3].

In den inzwischen vergangenen Jahren habe ich mich oft gefragt, warum die Debatten über das Verhältnis von Kunst und Naturwissenschaft so verworren sind; warum es einerseits offensichtlich ist, daß Kunst und Naturwissenschaft sich grundsätzlich ähneln, aber warum andererseits es ebenso offensichtlich ist, daß, wie Meyer ganz richtig behauptet, sie grundsätzlich verschieden voneinander sind. Endlich wurde mir klar, daß die Ursache dieses Paradoxons im ungelösten, und möglicherweise unlösbaren, tiefen Problem der Semantik liegt, nämlich in unserem Unvermögen zu explizieren, was wir denn eigentlich damit meinen, wenn wir sagen, daß eine Struktur einen Sinn hat.

Der ursprüngliche Ansporn meiner Berliner Schering Workshop-Schlußrede war die Lektüre eines Stapels von Rezensionen von James WATSONs Autobiographie *Die Doppel-Helix*[4,5]. Diese Rezensionen waren im Frühjahr 1968, kurz nach der Veröffentlichung von WATSONs Buch, erschienen, und mir war von der *Quarterly Review of Biology* der Auftrag gegeben worden, eine Rezension der Rezensionen anzufertigen[6]. Mehr als irgend ein anderes Buch trugen WATSONs eigene Erinnerungen seiner und Francis CRICKs Entdeckung der Struktur des DNA-Moleküls zur post-modernen Revision der traditionellen Auffassung der Naturwissenschaft bei. Gemäß dieser traditionellen Auffassung ist die Naturwissenschaft ein autonomes, von körper- und affektlosen Geistern betriebenes Streben der reinen Vernunft, das sich unerbittlich in Richtung einer objektiven Erkenntnis der Natur bewegt.

Jedoch, wie Ludwik FLECK schon in den 30er Jahren zeigte[7] und wie später, in den 60er Jahren, Thomas KUHN und Paul FEYERABEND philosophisch und James WATSON literarisch weiter belegten, entspricht diese Auffassung nicht der Tatsache, daß die Naturwissenschaft ein von voreingenommenen, allzu menschlichen Menschen betriebenes, soziales Unternehmen ist. Bei meiner Lektüre der Rezensionen der *Doppel-Helix* die fast alle von Naturwissenschaftlern verfaßt waren, konnte ich feststellen, daß sie genau so viele, allerdings unabsichtliche, Einsichten in die Soziologie der Naturwissenschaft und in die Moralpsychologie der Forscher lieferten, wie das Buch selbst. Peter MEDAWAR war einer der wenigen Rezensenten, der sofort den großen literarischen Wert von WATSONs Buch erkannte, dem er eine Zukunft als Klassiker voraussagte[8].

Der Biochemiker Erwin CHARGAFF, der selbst eine wichtige Rolle in WATSONs Geschichte spielt, fand jedoch genauso wenig Verdienst an WATSONs literarischen Bemühungen wie er von Anfang an an WATSONs und CRICKs Entdeckung der DNA-Struktur gefunden hatte.[9] Ihm gefiel WATSONs Buch überhaupt nicht; weiterhin erklärte er, daß Autobiographien von Naturwissenschaftlern ein allgemein sehr unerquickliches Genre darstellen. Warum denn? Weil Naturwissenschaftler uninteressante Leute sind, die ein langweiliges und ereignisarmes Leben führen. Aber warum ist das Leben von Naturwissenschaftlern so langweilig und ereignisarm im Vergleich, zum Beispiel, zu dem von Künstlern, die, wie jedermann weiß, viel interessantere biographische Subjekte darstellen? Weil, so glaubt CHARGAFF, es einen wichtigen Unterschied gib zwischen der Einmaligkeit der Schöpfungen von Künstlern einerseits und denen von Naturwissenschaftlern andererseits. *Timon of Athens* wäre nie geschrieben worden, *Les Desmoiselles d'Avignon* nie gemalt worden, behauptet CHARGAFF, wenn SHAKESPEARE und PICASSO nicht existiert hätten. Aber von wievielen naturwissenschaftlichen Errungenschaften kann Gleiches behauptet werden? Man könnte fast sagen, daß, abgesehen von wenigen Ausnahmen, es nicht Leute sind, die Naturwissenschaft machen, sondern es die Naturwissenschaft ist, die Leute macht. Was Doktor A heute erreicht hat, würden die Doktoren B, C und D sicher morgen erreichen.

CHARGAFFs Argumentation erstaunte mich sehr, denn einerseits erklärt er die Entwicklung der Kunst mittels der „Große Männer"-Theorie, die den Ablauf der Geschichte als ein kontingentes Produkt des Auftretens einer einmaligen Folge von einmaligen Genies ansieht. Andererseits erklärt er die Entwicklung der Naturwissenschaft mittels der HEGELschen oder marxistischen Theorie des historischen Determinismus, die den Ablauf der Geschichte als ein Produkt von unabänderlichen, zwingenden Kräften ansieht. Da ich kaum daran glauben wollte, daß CHARGAFF wirklich an derartig inkoherenten Ideen festhielt, hegte ich zuerst den Verdacht, daß er seine Behauptung der Unersetzlichkeit von SHAKESPEARE und der Ersetzlichkeit von Doktor A nur aus dem Ärmel zog, um den Wert der Entdeckung von WATSON und CRICK herabzusetzen. Aber ich sollte bald herausfinden, daß mein Verdacht vollkommen unberechtigt war. In den folgenden Monaten fragte ich manche Kollegen, ob sie vielleicht auch glauben, daß die Errungenschaften der Kunst einmalig und die der Naturwissenschaft unabänderlich und daher banal sind. Zu meiner Überraschung mußte ich feststellen, daß die Mehrzahl meiner Respondenten (unter ihnen auch Francis CRICK[10]) mit CHARGAFF einer Meinung sind und der Aussage Bedeutung zumessen, daß wir heute zwar die Struktur der DNA, aber nicht *Timon of Athens* hätten, falls weder WATSON und CRICK noch SHAKESPEARE gelebt hätten. So wurde mir klar, daß die Unzulänglichkeit der Behauptung einer unterschiedlichen Einmaligkeit der Schöpfungen in Kunst und Naturwissenschaft nicht vollkommen selbstverständlich zu sein scheint. Daher wählte ich dieses Thema für meine Schering-Schlußrede um zu zeigen, daß diese Behauptung weder von philosophischem noch von historischem Wert ist.

Um die Möglichkeit einer unterschiedlichen Einmaligkeit ihrer Schöpfungen zu untersuchen, brauchte ich zuerst einmal eine ausdrückliche Explikation der Begriffe „Kunst" und „Naturwissenschaft". Gemäß dieser Explikation sind Kunst und Naturwissenschaft beide Tätigkeiten, deren Ziel es ist, Wahrheiten über die Wirklichkeit, in der wir unser Leben leben, zu entdecken und mitzuteilen. So teilen sich Kunst und Naturwissenschaft die Eigenschaften des Entdeckens und des Mitteilens, und daher sind beide um das Erschaffen von semantischen Strukturen bemüht. Wo sich Kunst und Naturwissenschaft grundlegend unterscheiden, ist in dem Bereich der Wirklichkeit, auf den sich die Inhalte ihrer semantischen Strukturen hauptsächlich beziehen. Der Bereich, an den sich der Künstler wendet, ist die innere, subjektive Wirklichkeit der Affekte[11]. Die in Kunstwerken enthaltenen Mitteilungen beziehen sich daher hauptsächlich auf Zusammenhänge zwischen privaten Phänomenen von affektiver Bedeutung. Der Bereich, an den sich der Wissenschaftler wendet, ist dagegen die äußere, objektive Wirklichkeit der Dinge. Die in naturwissenschaftlichen Werken enthaltenen Mitteilungen beziehen sich daher hauptsächlich auf Zusammenhänge zwischen öffentlichen Phänomenen ohne affektive Bedeutung. Mit dieser Zweiteilung der Interessen-Gebiete soll natürlich nicht behauptet werden, daß ein Kunstwerk überhaupt keine Aussagen über die Außenwelt macht. Zum Beispiel teilt ein Bild von CANALETTO manches über das öffentliche Phänomen des Venedigs des Settecento mit. Noch soll behauptet werden, daß einem naturwissenschaftlichen Werk jede Bedeutung für die Innenwelt fehlt. Zum Beispiel sagt FREUDS „Deutung der Träume" etwas über den privaten Bereich des Unterbewußtseins aus. Daher bilden Kunst und Naturwissenschaft trotz des grundlegenden Unterschiedes zwischen den hauptsächlichen Brennpunkten ihrer Interessen ein thematisches Kontinuum, und es ist zwecklos zu versuchen, eine scharfe Demarkationslinie zwischen ihnen zu ziehen. Denn beide haben die Übertragung von Information und das Erkennen von Sinn in dieser Information als ihr eigentliches Wesen. Kunst- und Wissenschaftswerke stehen nicht einfach in der Gegend herum. Sie haben einen semantischen Sinn; sie sollen etwas bedeuten.

Diese Explikation ermöglichte es mir, nun zu untersuchen, ob die Behauptung vertretbar ist, daß nur SHAKESPEARE die als *Timon* bezeichnete semantische Struktur erschaffen haben könnte, während sicherlich auch andere Leute die Mitteilung gemacht hätten, die WATSON und CRICK im April 1953 in Nummer 4356 der Zeitschrift *Nature* veröffentlichten[12]. Hier wird sofort klar, daß die genaue Wortfolge des WATSON-CRICK-Berichts nie niedergeschrieben worden wäre, wenn WATSON und CRICK nicht existiert hätten, genausowenig wie die genaue Wortfolge von *Timon* nie ohne SHAKESPEARE geschrieben worden wäre, wenigstens nicht bis die fabelhaften Affen-Stenotypisten ihr aleatorisches Tippen im British Museum erfolgreich beendet haben. Daher sind sowohl der Bericht in *Nature* als auch das Theaterstück beide historisch einmalige semantische Strukturen.

Wenn wir jedoch von der *schöpferischen* Einmaligkeit einer sprachlichen Struktur reden, sind wir ja gar nicht so sehr an ihrer genauen Wortfolge interessiert: was uns interessiert, ist die Einmaligkeit des semantischen Inhalts. Und so gab ich sofort zu, daß es höchst wahrscheinlich ist, daß wir, auch ohne WATSON und CRICK, heute ein zufriedenstellendes Modell des DNA-Moleküls hätten. Somit wäre der semantische Inhalt des Berichts in *Nature* nicht einmalig. Was jedoch den semantischen Inhalt von SHAKESPEAREs Theaterstück anbetrifft, wies ich darauf hin, daß die Geschichte der Misere seines Protagonisten Timon nicht nur möglicherweise ohne SHAKESPEARE geschrieben worden wäre, sondern tatsächlich ohne ihn geschrieben worden war. SHAKESPEARE hatte lediglich die Timon-Geschichte umgearbeitet, die er in William PAINTERs Sammlungen klassischer Erzählungen, *The Palace of Pleasure*, gelesen hatte, und PAINTER bezog sich seinerseits auf PLUTARCH und LUCIAN als Quellen für diese Geschichte.

Immerhin liegt der wichtigste kreative Aspekt des Stücks auch nicht in Timons Geschichte: worauf es hier hauptsächlich ankommt, sind die tiefen Einsichten in die menschlichen Affekte, die SHAKESPEARE uns in seinem Stück anbietet. In *Timon* zeigt er uns, wie ein Mensch auf die ihm vom Leben zugefügten seelischen Verletzungen reagiert, wie er sich umdreht aus einer Haltung des leichtherzigen Wohlwollens zum leidenschaftlichen Haß seiner Mitmenschen. Können wir uns nun sicher sein, daß *Timon* einmalig ist in Hinsicht auf diesen semantischen Kern des Dramas? Nein, das können wir mitnichten, denn wie sollten wir wissen, ob, hätte SHAKESPEARE nicht existiert, kein anderer Dramatiker uns nicht die gleichen Einsichten geboten hätte? Jener andere Dramatiker würde sicherlich eine ganz andere Geschichte benützt haben, um das gleiche Thema zu behandeln, wie SHAKESPEARE es ja selbst noch einmal tat in seinem viel erfolgreicheren *King Lear*.

Daher kann man lediglich behaupten, daß *Timon* nur in dem Sinne einmalig ist, daß kein anderer Autor als SHAKESPEARE (falls tatsächlich er und nicht der Earl of Oxford Verfasser seiner Stücke war) uns diese Einsichten in derselben hervorragenden Weise angeboten hätte. Jedoch dürfen wir dann nicht WATSON und CRICK zu kurz kommen lassen, indem wir es einfach als gegeben annehmen, daß die Doktoren B, C und D, die inzwischen die Struktur von DNA gefunden hätten, sie uns in derselben hervorragenden Weise angeboten hätten und einen Bericht darüber veröffentlicht hätten, der den gleichen, sofortigen Umsturz der Biologie ausgelöst hätte. Auf Grund meiner persönlichen Bekanntschaft mit den Leuten, die sich mit dem Problem der DNA-Struktur in den frühen fünfziger Jahren beschäftigten, sprach ich in meiner Schlußrede meine Überzeugung aus, daß die von WATSON und CRICK in einem einzigen Paket gelieferten Einsichten ohne sie nur bruchstückhaft herausgekommen wären, langsam über eine Zeitspanne von vielen Monaten oder gar Jahren. In seiner Rezension von

WATSONS Buch drückte Peter MEDAWAR eine ähnliche Ansicht aus: der einmalige Aspekt von WATSON und CRICKS Entdeckung war "its completeness, its air of finality.". MEDAWAR dachte, daß "if WATSON and CRICK had been seen grasping toward an answer ... if the solution had come out piecemeal instead of in a blaze of understanding, then it would still have been a great episode in biological history." Aber die Doppel-Helix wäre nicht die blendende Errungenschaft gewesen, die sie tatsächlich war.

Woher kommt es dann, daß so viele Naturwissenschaftler gleichzeitig an die Einmaligkeit kontingenter künstlerischer Schöpfungen und an die Banalität unabänderlicher wissenschaftlicher Entdeckungen glauben? In meiner Schlußrede bot ich diverse Erklärungen für diese seltsame Tatsache an, wie zum Beispiel die mangelhafte Bekanntschaft mit der Arbeitsweise von Künstlern. Naturwissenschaftler neigen dazu, sich den künstlerischen Schöpfungsakt à la Hollywood vorzustellen. Cornel WILDE, in der Rolle des einmaligen Genies Frédéric CHOPIN, liebäugelt mit Merle OBERON, die seine Muse und Maitresse George SAND spielt, während er an seinem Pleyel Pianoforte sitzt und — eins, zwei, drei — seine *Préludes* komponiert. Wissenschaftler wissen natürlich, daß Wissenschaft ganz anders gemacht wird: Dutzende von stereotypen, ehrgeizigen Forschern schuften in gleichartigen Laboratorien; alle versuchen ganz ähnliche Entdeckungen zu machen; alle gebrauchen mehr oder weniger gleiches Wissen und gleiche Technik; manche von ihnen sind erfolgreich, und andere ziehen Nieten. Künstler ihrerseits neigen dazu, sich den wissenschaftlichen Schöpfungsakt in ähnlich wirklichkeitsfremder Weise vorzustellen. Paul MUNI in der Rolle des einmaligen Genies Louis PASTEUR steht an seinem Labortisch im Institut PASTEUR. Er hat die plötzliche Eingebung, diese und jene Flaschen vom Regal zu nehmen, ihre Inhalte zu mischen, und, Eureka!, das herausfallende weiße Pulver ist der Impfstoff gegen die Tollwut. Künstler wissen natürlich, daß Kunst ganz anders gemacht wird: Dutzende von stereotypen, ehrgeizigen Schriftstellern, Malern und Komponisten schuften in gleichartigen Dachstuben; alle versuchen ganz ähnliche Werke zu produzieren; alle gebrauchen mehr oder weniger gleiches Wissen und gleiche Technik; manche von ihnen sind erfolgreich, und andere ziehen Nieten.

Ein wichtigeres Hindernis als Unkenntnis der Arbeitsmethoden für die Diskussion des Problems der Einmaligkeit der Schöpfung ist die scheinbar schwer zu vermeidende Verwechslung zwischen *Werken* einerseits und ihrem *Inhalt* andererseits. Ein Theaterstück oder ein Bild ist ein Kunst*werk*, während eine wissenschaftliche Theorie oder Entdeckung kein Wissenschaftswerk ist, sondern der *Inhalt* eines solchen, wie eines Buches, Berichtes, Briefes oder Vortrages. So formuliert ist CHARGAFFS Satz von der unterschiedlichen Einmaligkeit noch nicht einmal falsch; er ist Unsinn. Denn statt den semantischen Inhalt eines Kunstwerks mit dem Inhalt eines Wissenschaftswerks zu vergleichen, vergleicht er das Kunstwerk selbst (Timon) mit dem Inhalt von WATSON und CRICKS Bericht in *Nature* (mit der DNA Doppel-Helix).

Nicht nur CHARGAFF sondern auch MEYER, der Kunsttheoretiker, scheinen unfähig zu sein, Werke und ihre Inhalte auseinander zu halten. Denn MEYER behauptet, daß es einen grundlegenden Unterschied gibt zwischen wissenschaftlichen Theorien und Kunstwerken: wissenschaftliche Theorien sollen propositional sein und Kunstwerke darstellend. MEYERS Antinomie des Propositionalen und des Darstellenden ist aber hier offensichtlich unangebracht, denn alle Werke, ob in Kunst oder Wissenschaft, stellen dar (in MEYERS Sinne, daß eine Darstellung eine konkrete Struktur ist, die dem Betrachter Anlaß zu einer erfreulichen, interessanten und bewegenden Erfahrung gibt).

Dagegen bezieht sich die Eigenschaft des Propositionalen (im logico-philosophischen Sinne, daß eine Proposition eine Aussage ist, die fähig ist, wahr oder unwahr zu sein) nicht auf Werke, sondern auf ihren semantischen Inhalt. Nun ist es tatsächlich der Fall, daß nicht jede darstellende Struktur notwendigerweise einen propositionalen Inhalt hat. Zum Beispiel weist MEYER richtigerweise darauf hin, daß manche Naturphänomene, wie ein Sonnenuntergang oder der Mt. Everest, darstellende Strukturen ohne propositionalen Inhalt sind. Eine unserer Hauptaufgaben muß es daher sein zu klären, ob Inhalte von Kunstwerken, wie die von Wissenschaftswerken, möglicherweise doch propositionalen Inhalt haben. Mit dieser Kernfrage werden wir uns noch später beschäftigen.

In meiner Schering-Schlußrede behauptete ich, daß eine der gravierendsten Ursachen für die weitverbreitete Ansicht, daß die Errungenschaften der Kunst einmalig und die der Naturwissenschaft banal sind, eine epistemologisch widersprüchliche Ansicht der Phänomene der Außen- und Innenwelt ist. Die Außenwelt, die die Naturwissenschaft zu ergründen sucht, wird gewöhnlich vom Standpunkt des naiven Realismus betrachtet, dem zufolge Phänomene und ihre Zusammenhänge objektiv existieren, unabhängig von ihrer Wahrnehmung von einem menschlichen Beobachter. Weiterhin soll diese Welt tatsächlich so sein wie wir sie sehen, hören, riechen und fühlen. Daher ist die Außenwelt mit ihren Naturgesetzen einfach da, und es ist Aufgabe des Naturwissenschaftlers, sie aufzuklären. Dagegen wird die Innenwelt, die die Kunst zu ergründen sucht, gewöhnlich vom Standpunkt des Idealismus aus betrachtet, der Phänomenen und ihren Zusammenhängen keine andere Wirklichkeit zuspricht als ihre Gegenwart im menschlichen Geist. Daher ist in der Innenwelt nichts zu entdecken, und die Schöpfungen der Kunst sind einfach frei erfunden. In dieser Welt könnten B, C und D nie morgen finden, was A heute fand, denn was A heute fand, war ja gestern noch nicht da.

Dieser inkoherente epistemologische Dualismus wird auch von MEYER geteilt, der behauptet, daß nur Naturwissenschaftler Wahrheiten entdecken; sie erschaffen nichts, mit Ausnahme vielleicht von vergänglichen Theorien. Er meint, daß die Struktur der DNA doch schon war, was sie heute noch ist, ehe WATSON und CRICK ihre Theorie derselben aufstellten. MEYER glaubt, wir haben gute Gründe anzunehmen, daß, obwohl unsere Theorien die die Natur erklären sollen, sich ändern mögen, die Grundsätze, die die Zusammenhänge der natürlichen Welt regieren, unabhängig von Zeit und Ort sind. Dagegen ist er der Meinung, daß Künstler nichts entdecken; sie erschaffen ihre Werke, die keine vorherige Existenz haben, aus dem Nichts.

Vor ungefähr 30 Jahren machte Immanuel KANTS definitive Lösung des uralten epistemologischen Konflikts zwischen Idealismus und naivem Realismus endlich Schule in den Humanwissenschaften, unter dem Banner des Strukturalismus. Der Strukturalismus erschien gleichzeitig, scheinbar unabhängig, und in diversen Formen in verschiedenen Arbeitsgebieten, wie zum Beispiel in der Psychologie, der Linguistik, der Anthropologie und der Biologie. Sowohl der naive Realismus als auch der Idealismus nehmen es als gegeben an, daß die gesamte von unseren Sinnen gesammelte Information unseren Geist erreicht. Der naive Realismus stellt sich vor, daß aufgrund dieser Information ein Spiegelbild der Außenwelt im Geist auftritt, während der Idealismus sich vorstellt, daß diese Sinnesinformation dem Geist zur Erfindung der Wirklichkeit dient. Der Ptrukturalismus jedoch brachte die Einsicht, daß unser Wissen von der Welt der Shänomene den Geist nicht als rohe Daten sondern als abstrakte Formen erreicht, nämlich als Strukturen. In einem unterbewußten Vorgang, der die Daten der primären Sinneswahrnehmung schrittweise in Strukturen umwandelt, geht Information notwendigerweise verloren, da das Aufbauen von Strukturen oder die Erkenntnis von Mustern nichts anderes ist als die selektive Zerstörung von Information. Da der Geist somit keinen direkten Zugang zu den vollen Daten der Außenwelt hat, kann sich in ihm kein Spiegelbild der Wirklichkeit bilden. Jedoch erfindet der Geist auch keine Wirklichkeit auf Grund dieser Strukturen. Vielmehr *sind* diese Strukturen die Wirklichkeit, die durch transformative Abstraktionen unserer Wahrnehmungen der phänomenalen Welt entsteht.

Dieser Neo-KANTsche strukturalistische Realismus (der immerhin eine Art des Realismus ist, da er an eine objektive Wirklichkeit glaubt) führt zur Einsicht, daß jede Schöpfung in Kunst und Naturwissenschaft sowohl einmalig als auch banal ist. Einerseits ist jede Schöpfung banal, in dem Sinne, daß wir alle sehr ähnliche Nervensysteme haben, die mehr oder weniger gleiche transformative Abstraktionen der primären Daten der Außen- und Innenwelt ausführen. Das heißt, wir sind alle Menschen. Andererseits ist jede Schöpfung einmalig, in dem Sinne, daß keine zwei Personen, noch nicht einmal identische Zwillinge, identische Nervensysteme haben und daher nie die genau gleichen transformativen Abstraktionen derselben primären Daten ausführen. So beendete ich meine Schlußrede mit einer Paraphrase von George ORWELL: Obwohl alle Schöpfungen in Kunst und Wissenschaft sowohl einmalig als auch banal sind, sind manche Schöpfungen dennoch einmaliger als andere.

Nach diesen mehr einführenden Bemerkungen komme ich nun zu meinem Hauptpunkt. Wenn wir MEYERS Aufsatz als einen typischen Beitrag zur Debatte über das Verhältnis von Kunst und Naturwissenschaften ansehen, so erkennen wir, daß die Ursache ihrer Verworrenheit nicht in der Aufstellung von fragwürdigen Gleichnissen zu suchen ist, deren MEYER mich bezichtigt, sondern in der schwer zu handhabenden Art der ihr unterliegenden kognitiven Probleme. Um diese Probleme augenfälliger zu machen, sollten wir zuerst die Verwirrung aufklären, die MEYERS Behauptung innewohnt, daß der Begriff „Entdeckung" sich nur auf die Naturwissenschaft bezieht, während der Begriff „Schöpfung" nur auf die Kunst bezogen ist. Wie ich bereits bemerkte, ist eine wissenschaftliche Theorie eine abstrakte Transformation der Außenwelt, die unseren Sinnen eine fast unendliche Anzahl von Phänomenen vorstellt. So selektieren Wissenschaftler bei ihrer Arbeit notwendigerweise nur einen winzigen Bruchteil dieser Phänomene, um ihm ihre Aufmerksamkeit zu widmen. Daher, im Gegensatz zur naivrealistischen Deutung der Entdeckung der DNA Doppel-Helix, war die Struktur des DNA-Moleküls mitnichten, was sie war, ehe WATSON und CRICK sie so formulierten, denn es gab nicht, und es gibt noch immer nicht so etwas wie ein DNA-Molekül in der natürlichen Welt. Das DNA-Molekül ist eine Abstraktion, die ihr Entstehen den hundert Jahre langen Bemühungen vieler Biochemiker verdankt, welche ihre Aufmerksamkeit auf gewisse Ensembles natürlicher Phänomene richteten. Mit anderen Worten, die DNA-Doppel-Helix ist in gleichem Maße Schöpfung als auch Entdeckung, und der Bereich ihres Daseins ist die Gedankenwelt und Literatur der Naturwissenschaft, nicht aber die natürliche Welt (ausgenommen in dem Sinn, in dem diese Welt auch die Träger von Gedanken und Literatur einschließt). Demzufolge hat der Unterschied zwischen Entdeckung und Schöpfung in der Naturwissenschaft wenig philosophische Bedeutung.

MEYER weist die Explikation von Kunst und Naturwissenschaften als Tätigkeiten, die

Wahrheiten über die Welt entdecken und mitteilen, zurück und behauptet, daß der Begriff der Wahrheit einfach nicht auf die Kunst anwendbar ist. Falls MEYERS Behauptung zutreffe, könnten Kunstwerke tatsächlich keinen propositionalen Inhalt haben (im Sinne, daß ihr Inhalt nicht fähig wäre, wahr oder unwahr zu sein), und von Künstlern könnte man dann nicht behaupten, daß sie etwas „entdecken". Künstler würden einfach darstellende Strukturen ohne propositionalen Inhalt erzeugen, genau so wie der liebe Gott Sonnenuntergänge erzeugt, deren keiner einen Inhalt hat, von dem man sagen könnte, er sei wahr oder unwahr. Allenfalls gibt MEYER zu, daß, im Gegensatz zu Sonnenuntergängen, „große Kunstwerke unsere Zustimmung gebieten. Genauso wie bestätigte Theorien erscheinen sie selbstverständlich und unwidersprechlich, sinnvoll und notwendig, unfehlbar und einleuchtend. Sie haben zweifellos die Aura der ‚Wahrheit'." MEYER besteht jedoch darauf, daß in diesem Zusammenhang das Wort „Wahrheit" lediglich im metaphorischen und nicht im wörtlichen Sinn gebraucht wird. Warum? Weil vom naiv-realistischen Standpunkt, mit dem MEYER an dieses tiefe Problem herangeht, eine wörtlich wahre Proposition aussagt, was tatsächlich und objektiv der Fall ist, d. h. direkt oder indirekt in der wirklichen Welt beobachtet werden kann. Und da keine vorstellbaren Beobachtungen die Wahrheit des Inhalts eines Kunstwerks zu bestätigen vermögen, würde es folgen, daß dieses nur im metaphorischen, aber nicht im wörtlichen Sinne „wahr" sein könnte.

Falls wir jedoch an unser kognitives Verhältnis zur Welt vom Standpunkt des strukturalistischen Realismus herantreten, kommen wir zu einem anderen wörtlichen Sinn des Wahrheitsbegriffs. Da die Wirklichkeit, in der etwas wahr oder unwahr sein soll, von jeder Person von der Welt der Phänomene abstrahiert wird, muß hier der Wahrheitsbegriff gelockert werden. So ist eine wissenschaftliche Proposition wahr (für mich), insofern sie mit meinem verinnerlichten Bild der Welt (d. h. *meiner* Wirklichkeit) im Einklang ist und *meine* Zustimmung gebietet. Dieser wörtliche Sinn von „Wahrheit" ist offensichtlich nicht ein objektiver sondern ein subjektiver. Er führt zum Begriff der objektiven Wahrheit nur, falls ich davon überzeugt bin, daß eine Proposition, die für mich wahr ist, auch die Zustimmung jeder anderen Person gebietet, die dazu qualifiziert ist, dieses Urteil zu fällen. Das Ideal der absoluten objektiven Wahrheit wird nur dann erreicht, wenn auch Gott der Proposition zustimmt. Daher ist vom strukturalistisch-realistischen Standpunkt der Bezug von „Wahrheit" auf den Inhalt eines Kunstwerkes keineswegs metaphorisch; es ist derselbe wörtliche Sinn wie der, der für den Inhalt eines Wissenschaftswerkes gilt. Denn es ist genau, weil sie Zustimmung gebieten, daß wir auch an die Wahrheit von naturwissenschaftlichen Propositionen glauben. In den nunmehr vierzig Jahren, die ich als ein forschender Naturwissenschaftler verbracht habe, habe ich von den Propositionen, von deren Wahrheit ich überzeugt bin, nur einen winzigen Teil persönlich bestätigt (falls so etwas wie eine Bestätigung überhaupt möglich ist), oder auch die von anderen Personen veröffentlichten Berichte ihrer Bestätigungen kritisch untersucht. Der Rest der wahren Propositionen gebietet einfach meine Zustimmung für dieselben Anlässe, die MEYER als Grundlagen der Aura der Wahrheit von Kunstwerken anführt.

Dank dieser Einsichten können wir nun nochmals das thematische Kontinuum untersuchen, das von Kunst und Naturwissenschaft in Hinsicht auf die Brennpunkte ihrer Interessen in der Innen- und Außenwelt gebildet wird. Die Musik, die als die reinste Kunstform erscheint und die am wenigsten über die Außenwelt zu sagen hat, liegt an einem Ende dieses Kontinuums. Demgemäß hat die Musik auch die kleinste thematische Überschneidung mit der Naturwissenschaft, die ihrerseits am anderen Ende des Kontinuums liegt. Werke der Musik haben einen affektiv reineren Inhalt als die Werke irgendwelcher anderer Kunstformen, denn der musikalische Symbolismus bezieht sich nur selten auf Modelle der Außenwelt, der er sowieso kaum gerecht werden kann. Deswegen ist der Sinn musikalischer Strukturen fast ausschließlich auf Modelle der Innenwelt bezogen. Der musikalische Symbolismus sollte sich gar nicht mit Modellen der Außenwelt beschäftigen, da nach Suzanne LANGER "the forms of human feeling are much more congruent with musical forms than are the forms of spoken language; music can *reveal* the nature of feelings with a detail and truth that language cannot approach[11]." Die Musik teilt das Unsägliche mit; sie ist inkommensurabel mit der Sprache und selbst mit figürlichen Symbolen wie die Bilder der Malerei und die Gesten des Tanzes. Daher scheint die Lage einer Kunstform auf diesem Kontinuum — d. h. ihre Nähe zum naturwissenschaftlichen Ende und das Ausmaß ihrer Ausrichtung auf die Außenwelt — eng mit dem Grad verbunden zu sein, in dem ihr Symbolismus in der Sprache eingebettet ist. Die bildenden Künste — Malerei und Bildhauerei — liegen immerhin noch in der Nachbarschaft der Musik und des Endes der „reinen" Kunstformen, wie auch die Poesie, die sich zwar der Sprache als Mittel bedient, jedoch von Worten in quasimusikalischer Weise Gebrauch macht. Literatur und Drama, mit ihrer hauptsächlich sprachlichen Symbolik und ihren der Außenwelt nahen thematischen Beziehungen liegen halbwegs zwischen Musik und Naturwissenschaft. Natürlich ist die Naturwissenschaft vollkommen abhängig von der Sprache als ihrer semantischen Modalität.

Nun stellen uns die semantischen Abwicklungen der Kunst vor ein sehr schwieriges Problem. Was *ist* der Sinn der Propositionen, die implizit in Kunstwerken formuliert sind? Worauf sind die Zusammenhänge, die Kunstwerke erläutern, bezogen? Wovon handeln sie? Offensichtlich steigt die Schwierigkeit, diese Fragen zu beantworten, wenn wir uns entlang des Kontinuums von Naturwissenschaft in Richtung Musik bewegen. Haben wir die Musik erreicht, deren Symbolismus inkommensurable mit der Sprache ist, können diese Fragen überhaupt nicht (verbal) beantwortet werden. Zum Beispiel berichtet eine von MEYER zitierte Legende, daß, nachdem jemand BEETHOVEN nach dem Sinn der soeben von ihm gespielten Mondschein-Sonate fragte, er sich wieder ans Klavier setzte und als Antwort das Stück nochmals durchspielte. MEYER findet BEETHOVENS Antwort nicht nur passend sondern auch zwingend. Demgegenüber, denkt MEYER, können wir berechtigterweise den Schluß ziehen, daß wir verulkt werden, wenn wir einen Physiker nach dem Sinn des Schwerkraftgesetzes fragten und dieser als Antwort einfach ein Objekt zu Boden fallen ließe.

Ich stimme vollkommen mit MEYER überein, daß BEETHOVENS Antwort angemessener ist als die des komischen Physikers, aber nicht aus dem von MEYER angeführten Grund, nämlich daß die Mondschein-Sonate mitnichten von der Welt handelt und auf nichts bezogen ist, während das Schwerkraftgesetz sehr wohl von der Welt handelt und auf etwas bezogen ist. Nein, BEETHOVENS Antwort ist angemessen, weil ihm eine Frage gestellt wurde, auf die es keine hinreichende verbale Antwort gibt, während die Antwort des Physikers unangemessen ist, weil er uns sehr wohl etwas Aufklärendes gesagt haben könnte. Hier ist das Paradoxon: die Logik fordert, daß, da die Mondschein-Sonate einen Zusammenhang erläutert, sie einen sinnvollen Inhalt hat, daß sie — im Gegensatz zu einem Sonnenuntergang, dem ein solcher fehlt — auf etwas bezogen sein muß. Dennoch können wir nicht sagen, was dieses etwas ist. In dieser Sprachlosigkeit über den Sinn der Inhalte von Werken der Musik ähneln wir den von Roger SPERRY untersuchten Patienten mit gespaltenem Gehirn: Diese der Sprache völlig fähigen Leute erkennen ihnen bereits bekannte Objekte, die ihnen in der linken Hälfte ihres Gesichtsfeldes gezeigt werden, sind aber nicht imstande, diese Objekte verbal zu identifizieren (siehe WOLFS Beitrag).

Bewegen wir uns auf dem thematischen Kontinuum von der Musik weg in Richtung Naturwissenschaft, durch die bildenden Künste zur Literatur und zum Drama, werden verbale Erklärungen von Inhalten, wenn auch noch sehr schwierig und teilweise unbefriedigend, immerhin möglich. Tatsächlich stellen solche Erklärungen genau die Arbeit dar, mit der sich die Hermeneutik befaßt. Ursprünglich auf die Interpretation von heiligen Texten beschränkt, macht sich die Hermeneutik in jüngerer Zeit zur Aufgabe, den Sinn explizit ans Licht zu fördern, der in einer breiten Spanne von semantischen Strukturen implizit verborgen ist. Es würde eine massive Arbeitslosigkeit unter Hermeneutikern zur Folge haben, falls MEYERS Behauptung tatsächlich stimmte, daß der Inhalt von Kunstwerken sich auf nichts bezieht und nicht von der Welt handelt. Nehmen wir an, um bei unserem ursprünglichen Beispiel zu bleiben, wir haben soeben einer Vorführung von *Timon* beigewohnt und fragen einen uns begleitenden Anglisten nach dem Sinn des Dramas — worum es sich eigentlich hier handelt. Nehmen wir weiterhin an, daß, anstatt uns eine verbale Antwort zu geben, der Anglist uns einfach am nächsten Abend wieder ins Theater zurückführt, damit wir uns das Spiel nochmals ansehen. Würden wir nicht auch diese Antwort als einen Ulk verstehen, ähnlich der des komischen Physikers? Das soll nicht heißen, daß es wahrscheinlich wäre, daß eine verbale Antwort des Anglisten den *vollen* Sinn des Dramas auffangen würde. Auf Grund der Schwierigkeit, Kunstwerke zu paraphrasieren, müßte unser Anglist ein SHAKESPEARE ebenbürtiges Genie sein, um diese Leistung zu vollbringen. Besäße er jedoch ein bißchen von hermeneutischer Geschicklichkeit, könnte er uns doch immerhin eine recht gute Idee vom tiefen Sinn des Stücks geben und nicht nur einfach die Handlung zusammenfassen. Was höchstwahrscheinlich von der verbalen *Timon*-Interpretation des Anglisten fehlen würde, ist gerade der Teil des sinnvollen Inhalts, der nicht denotativ direkt im Text enthalten ist, sondern der nur konnotativ aus der von SHAKESPEARE geschaffenen kontextuellen Situation entsteht.

Wir kommen zum Ende der langen Reise, die wir bei CHARGAFFS Bemerkungen über die Unerquicklichkeit wissenschaftlicher Autobiographien antraten und die uns in die bodenlosen Tiefen der Epistemologie und kognitiven Philosophie führte. Unterwegs sahen wir, daß Kunst und Naturwissenschaft semantische Betätigungen sind, die sich bemühen, Wahrheiten zu entdecken und mitzuteilen über die Wirklichkeit, in der wir unser Leben leben. Hierbei wendet sich die Kunst hauptsächlich an die Innenwelt der Affekte, und die Naturwissenschaft wendet sich hauptsächlich an die Außenwelt der Dinge. Wir erkannten eine wichtige Ursache der Verworrenheit der Debatten über das Verhältnis von Kunst und Naturwissenschaft, nämlich daß die Außenwelt, mit der sich die Naturwissenschaft befaßt, gewöhnlich vom Standpunkt des naiven Realismus und die Innenwelt, mit der sich die Kunst befaßt, vom Standpunkt des Idealismus aufgefaßt wird. Diese widersprüchliche epistemologische Haltung gegenüber der Welt führt zu dem falschen Gegensatz, daß Naturwissenschaftler nur entdecken, was sowieso da ist — sie erschaffen nichts — während Künstler etwas erschaffen, was vorher noch nicht da war — sie entdecken nichts. Dann faßten wir jedoch unser Verhältnis zur Welt vom Standpunkt des strukturalistischen Realismus auf, der vorsieht, daß der Geist die Wirklichkeit weder widerspiegelt noch erfindet, sondern sie konstruiert mittels eines Vorgangs der Abstraktion einer fast unendlichen Anzahl von Phänomenen. Dank dieser Auffassung wurde uns klar, daß sich in der Kunst sowohl als in der Naturwissenschaft die Begriffe Entdeckung und Schöpfung auf gleiche Vorgänge beziehen. Die Art des semantischen Inhalts von Kunstwerken stellte sich als schwierigster Teil dieser Diskussion heraus. Wir fragten, ob der Begriff der Wahrheit, der offensichtlich auf den Inhalt von Naturwissenschaftswerken Bezug hat, auch wörtlich, und nicht nur metaphorisch, auf den Inhalt von Kunstwerken bezogen werden kann. Wir bejahten diese Frage, weil vom strukturalistischen Standpunkt gesehen der Bezug des Wahrheitsbegriffs auch auf naturwissenschaftliche Propositionen lediglich Einklang mit meinem inneren Weltbild bedeutet, d. h. *meiner* Wirklichkeit und Gebot *meiner* Zustimmung. Und da große Kunstwerke in ähnlicher Weise mit der inneren Wirklichkeit im Einklang stehen und Zustimmung gebieten, gilt dieser Wahrheitsbegriff wörtlich auch für deren Inhalt. Immerhin, was das Mitteilen von Wahrheiten anbetrifft, gibt es einen wichtigen Unterschied zwischen Kunst und Wissenschaft: Naturwissenschaftswerke teilen ihre Wahrheiten explizit durch die Sprache mit, während Kunstwerke ihre Wahrheiten implizit in sprachlichen, tonlichen oder bildlichen Strukturen mitteilen. Aber was ist der den Kunstwerken implizite Sinn? Worauf ist die Mondschein-Sonate bezogen? Hier treffen wir auf ein tiefes semantisches Paradoxon: Obwohl wir den Sinn des Inhalts eines Kunstwerks verstehen mögen, können wir nicht sagen, was dieser Sinn ist.

So sehen wir, daß, selbst wenn der Himmel die Heirat der Two Cultures gefügt hätte, ihre Ehe doch nicht die erste wäre, in der die Gatten Schwierigkeiten haben, miteinander zu reden. Vielleicht wäre es doch angebracht, wenn sie sich einen Hermeneutiker als Hausfreund hielten.

Literatur

1 MEYER, L. B.: Concerning the sciences, the arts — AND the humanities. Critical Inquiry **1** (1974), 163—217.

2 STENT, G. S.: Prematurity and uniqueness in scientific discovery. Sci. Amer., December 1972: 84—93. (Nachdruck in G. S. Stent, Paradoxes of Progress, 95—113. Freeman, San Francisco.)

3 MEYER, L. B.: Music, the arts and ideas. University of Chicago Press, Chicago 1967.

4 WATSON, J. D.: The double helix. New York: Atheneum 1968.

5 WATSON, J. D.: The double helix. A Critical Edition, (G. S. Stent, ed.). New York: Norton 1980.

6 STENT, G. S.: What they are saying about honest Jim. Quart. Rev. Biol. **43** (1968), 179—184. (Nachdruck in Ref. **5**, pp. 161—175.)

7 FLECK, L.: Entstehung und Entwicklung einer wissenschaftlichen Tatsache, Basel: Schwabe 1935.

8 MEDAWAR, P. B.: Lucky Jim. New York Review of Books, March **28** (1968), 3—5. (Nachdruck in Ref. **5**, pp. 218—224.)

9 CHARGAFF, E.: A quick climb up Mount Olympus. Science **159** (1968), 1448—1449.

10 CRICK, F. H. C.: The double helix; a personal view. Nature **248** (1974), 776—769. (Nachdruck in Ref. **5**, 137—145.)

11 LANGER, S. K.: Philosophy in a new key. New York: Mentor Books 1948.

12 WATSON, J. D. and F. H. C. CRICK: A structure for deoxyribonucleic acid. Nature **171** (1953), 737—738. (Nachdruck in Ref. **5**, pp. 237—241.)

Genetik und das Wesen des Menschen

E. Geissler

Jeder Mensch ist einzigartig, das heißt, die Menschen unterscheiden sich in natürlicher und sozialer Hinsicht. Die Ungleichheit der Menschen ist auch biotisch bedingt. Zum ersten beruht dies auf genetischen Unterschieden zwischen den einzelnen Menschen, die auf die außerordentliche Heterogenität und Variabilität des genetischen Materials sowie auf die bei der Bildung und Vereinigung der Keimzellen wirkenden Zufallsprozesse zurückzuführen sind. Ayala (1978) hat daraus berechnet, daß jeder von uns theoretisch 10^{1000} genetisch unterschiedliche Nachkommen zeugen könnte. Zum Vergleich sei angemerkt, daß bisher noch nicht einmal 10^{12} Menschen auf unserem Planeten gelebt haben.

Die Methoden zum Nachweis der genetischen Ungleichheit des Menschen gipfeln besonders eindrucksvoll in der erst kürzlich entwickelten Technik des „DNA fingerprinting": Mittels bestimmter DNA-DNA-Hybridisierungen läßt sich nachweisen, daß jeder von uns durch ein unikales Muster an hoch polymorphen DNA-„Minisatelliten" charakterisiert ist, die aus Tandem-Wiederholungen einer zentralen („core"-)Sequenz von 10 bis 15 Nukleotidpaaren bestehen. Die Minisatelliten werden entsprechend den Mendelschen Gesetzen stabil vererbt und ihr Muster unterliegt auch somatischer Stabilität (Jeffreys et al., 1985). Durch Ermittlung des Minisatelliten-Musters kann dafür schon auf der Ebene des genetischen Materials die Einmaligkeit eines jeden von uns — von eineiigen Zwillingen abgesehen — nachgewiesen werden (so daß sein Nachweis u. a. verspricht, erfolgreich in der forensischen Medizin eingesetzt werden zu können, Gill et al., 1985).

Der molekulargenetische Nachweis der Einmaligkeit des bzw. der Unterschiedlichkeit der Menschen hat nicht selten zu Biologismen geführt (vgl. Eichlers Beitrag in diesem Band)[1]. Belege dafür gibt es in Hülle und Fülle, besonders eindrucksvoll akkumuliert auf dem 1962er Ciba-Symposium "Man and His Future". Dort fiel auch Joshua Lederbergs immer wieder zitierter Satz: "Now we can define man. Genotypically at least, he is six feet of a particular molecular sequence of carbon, hydrogen, oxygen, nitrogen and phosphorus atoms — the length of DNA tightly coiled in the nucleus of his provenient egg and in the nucleus of every adult cell, 5 thousand million paired nucleotide units long" (Lederberg, 1963, S. 263—264).

---

[1] Oft handelt es sich dabei um naheliegende, aber nicht zu rechtfertigende Überbetonungen der *genetischen* Komponente, so daß man eigentlich präziser von „Genetisierung" und „Genetismus" reden müßte.

Selbst in der jüngsten einschlägigen Literatur wird immer wieder auf diese Formulierung zurückgegriffen. Dabei wird die in diesem Zusammenhang entscheidende Einschränkung "genotypically at least" meistens unterschlagen oder zumindest überlesen. Außerdem wird bei heutiger Bezugnahme in der Regel verschwiegen, daß dieses Zitat mittlerweile schon ein Vierteljahrhundert alt ist. Gerade in unserem Zusammenhang ist dies ein besonders bezeichnendes Indiz: Auf kaum einem anderen naturwissenschaftlich-technischen Gebiet hat es in den letzten Jahren und Jahrzehnten einen derart stürmischen Erkenntniszuwachs, einen derart drastischen Methodenfortschritt, derart unerwartete neue Zugänge und Prinziplösungen für praktische Konsequenzen gegeben wie in der Molekulargenetik. Aber zu ihrer Bewertung wird häufig mit völlig antiquierten Belegen argumentiert, die bestenfalls wissenschaftshistorisches Interesse verdienen.

Zum Ausdruck kommen die Biologisierungen auch in dem schönen, Jaques Monod zugeschriebenen[1] Bonmot aus der Hoch-Zeit der Mikrobengenetik „Was für *E. coli* zutrifft, gilt auch für E lefant" (wobei unausgesprochen mitschwingt, daß dies dann natürlich auch auf E lisabeth und E duard übertragen werden könnte), das manch einem heute immer noch den Blick trübt: Hitlers Wahnvorstellung "We will create the perfect race" ist ein Angsttraum, der den progressiven Wissenschaftler Jonathan Beckwith, einen exzellenten Mikrobengenetiker, angesichts der gentechnischen Möglichkeiten befällt[2]. Derlei Angstträume sind, kombiniert mit den verstaubten Erinnerungen an realitätsferne Spekulationen der 1962er Ciba-Ideenkonferenz und mit einer Minimalportion von (Halb)wissen über die tatsächlichen zelltechnischen Möglichkeiten, Quellen für noch immer und heftiger denn je artikulierte Befürchtungen hinsichtlich der Möglichkeiten zum Mißbrauch des biopsychosozialen Wesens durch die Genetiker.

Erstens wird dabei übersehen, daß es mit dem im genetischen Material des Menschen verschlüsselten genetischen Programm allein nicht getan ist. Die Prozesse des von Waddington bereits 1957 beschriebenen ontogenetischen Rauschens ("developmental noise") werden überhaupt nicht in Rechnung gestellt (Stent, 1981). Das Phänomen des ontogenetischen Rauschens beruht auf der Verschiedenartigkeit der epigenetischen Prozesse: Unterschiedliche Raum- und Zeitbedingungen, unterschiedliche Konzentrationen von Substraten und Endprodukten, unterschiedliche Einflüsse des inneren und äußeren Milieus tragen dazu bei, daß die im genetischen Material gespeicherten Informationen jeweils individualspezifisch realisiert werden, so daß sich jeweils mehr oder weniger unterschiedliche Phänotypen entwickeln — selbst bei zunächst völlig identischen Ausgangsbedingungen. Die in diesem Band bereits mehrfach erwähnten Unterschiede nicht nur im Aussehen, sondern auch im Befinden und Verhalten monozygotischer Zwillinge sind dafür eindrucksvolles Beispiel: Trotz identischen genetischen Materials und identischer genetischer Information und trotz ontogenetischer Entwicklung im gleichen Uterus resultieren unterschiedliche Individualitäten, selbst wenn sie auch postnatal in der gleichen Umwelt heranwachsen.

---

[1] Ich habe dafür leider keinen Original-Beleg gefunden, abgesehen von der Bemerkung, daß der „chemische Apparat von der Bakterie bis zum Menschen im wesentlichen der gleiche ist — in seiner Struktur wie in seiner Funktionsweise" (Monod 1971, S. 131).

[2] Mitglieder der von Beckwith maßgeblich mitbegründeten und beeinflußten "Science for the People"-Bewegung entrollten im März 1977 ein Transparent mit diesem Text auf einer Gentechnik-Tagung der Akademie der Wissenschaften der USA.

Gentechnische Untersuchungen der letzten Jahre ergaben zudem, daß selbst bei monozygotischen Zwillingen — trotz der Existenz identischer DNA-fingerprints — nur in Bezug auf die frühesten Embryonalstadien von völliger Identität des genetischen Materials und der genetischen Information gesprochen werden kann: Zumindest bei der Ausbildung der genetischen Anlagen des Immunsystems finden in begrenzten Bereichen des genetischen Materials umfangreiche Strukturumbauten und Punktmutationen statt, die zur Schaffung von Millionen unterschiedlicher, jeweils auf einzelne Zellklone verteilter Immunglobulin-Gene führen. Diese Gene sind in den Keimzellen (noch) nicht vorhanden und man könnte sie deshalb vorläufig — bis man sich auf eine einheitliche Terminologie geeinigt hat — als „somatische Gene" bezeichnen. Sie sind dafür verantwortlich, daß jeder von uns befähigt ist, ein individualspezifisches Sortiment von Millionen unterschiedlicher Antikörper zu produzieren[1]. Möglicherweise erfolgt die Kontrolle anderer komplexer biotischer Funktionen auch über derartige somatische Gene, aber dazu gibt es derzeit noch keine experimentellen Beweise.

Natürlich bedingt die genetische und epigenetische Ungleichheit der Menschen auch eine psychische Unterschiedlichkeit. Speziell im Beitrag von WOLF, aber auch in anderen Aufsätzen dieses Bandes wurde ja darauf hingewiesen, daß -zigtausende, möglicherweise sogar hunderttausende verschiedenartige Gene im Zentralnervensystem exprimiert werden, und zwar in unterschiedlichen Lokalisationen und vermutlich auch zu unterschiedlichen Zeiten. Es liegt nahe, daß schon der Aufbau der neuronalen Grundstruktur, speziell die spezifische Ausbildung von Synapsen, zumindest zum Teil auch auf differentielle Genaktivitäten zurückzuführen ist und daß es Klone von Neuronen gibt, die sich durch verschiedenartige Genaktivitäten auszeichnen. Im Gegensatz zu WOLF würde ich daraus allerdings nicht den Schluß ziehen, daß nun doch die Gesamtzahl der Gene des Menschen entsprechend höher veranschlagt werden muß: Wenn geschätzt wird, daß die „Keimbahn" des Menschen insgesamt nur etwa 30000 bis 50000 Gene enthält, dann basiert das ja vor allem auch darauf, daß im überwiegenden Teil des genetischen Materials der höheren Eukaryoten keine expliziten genetischen Informationen (GEISSLER, 1981) gespeichert sind. Ich *vermute* daher, ohne dies mit entsprechenden konkreten Befunden belegen zu können, daß auch Aufbau und Funktion des ZNS zumindest unter anderem durch „somatische Gene" kontrolliert werden, die analog den „somatischen Genen" des Immunsystems erst während der Embryonalentwicklung und damit absolut individualspezifisch evolvieren.

Aber selbst wenn diese Annahme irrig sein sollte, kann Struktur und Funktion unseres ZNS keineswegs in einer 1:1-Beziehung dem genetischen Programm eines jeden von uns zugeordnet werden. PICKENHAIN und andere Autoren dieses Bandes haben darauf bereits hingewiesen. Und deshalb besitzen ja, worauf STENT und WOLF aufmerksam machen, auch eineiige Zwillinge keine identischen Nervensysteme, zumal deren Feinstrukturen nicht nur genetisch determiniert werden, sondern auch durch die Einwirkung von Außenfaktoren modifizierbar sind (VOGEL, dieser Band). Und aus diesen Gründen können keine zwei Personen, und nicht einmal identische Zwillinge, die gleichen transformativen Abstraktionen derselben primären Daten ausführen.

---

[1] Entsprechende Untersuchungen über die Kreation somatischer Immunglobulin-Gene bei monozygotischen Zwillingen sind mir noch nicht bekannt, aber ich bin überzeugt, daß hinsichtlich der Ausstattung mit derartigen somatischen Genen selbst monozygotische Zwillinge genetisch unterschiedlich sind.

Damit werden nun erstens Einsichten exakt begründet, auf denen unter anderem eine der fundamentalsten Maximen des Marxismus beruht: Wenn jeder nach seinen *Fähigkeiten* eingesetzt und jedem nach seinen *Bedürfnissen* gegeben werden soll, dann impliziert das, daß sich die einzelnen auch unter Bedingungen wesentlicher sozialer Gleichheit *natürlich*, d. h. biotisch und psychisch und damit letztlich genetisch sowohl hinsichtlich ihrer Fähigkeiten als auch ihrer Bedürfnisse unterscheiden. Wenn MARX bemerkte, „der eine ist aber physisch oder geistig dem anderen überlegen" (1891, S. 20), und wenn LENIN feststellte, „indes sind die einzelnen Menschen nicht gleich: Der eine ist stärker, der andere schwächer" (1918, S. 479), lassen sich dafür jetzt molekularbiologische Beweise und Begründungen anführen.

Nicht nur von Fälschern und Ignoranten wurde den Marxisten dagegen immer schon unterstellt, eine biotische Gleichmacherei anzustreben und dafür womöglich sogar Methoden der „Menschenzüchtung" einsetzen zu wollen. In einem Vorwort zu Bernhard SHAWS Aufsatz „Der Sozialismus und die geistig Begabten" zitiert KORSCH (1919, S. 8) den Berliner Nationalökonomen Gustav SCHMOLLER (1918, S. 634) folgendermaßen: „Der sozialistische Gedanke setzt ein Verschwinden aller Arbeits- und Berufsteilung, aller Unterschiede der Rasse, der Talente, der Begabungen, ... eine Vernichtung aller höher Begabten, wie ein Verschwinden aller roheren und geringeren Kräfte, womöglich *ein künstliches Züchtungssystem voraus*, das lauter Menschen des Mittelschlages schüfe" (Hervorhebung von mir, E. G.). Etwa 60 Jahre später wird immer noch mit ähnlichen Unterstellungen antikommunistische Propaganda betrieben, und zwar mit der Behauptung, „dogmatische und konservative Marxisten mit einer gewissen Wissenschaftsgläubigkeit" gingen bei der Beurteilung der Möglichkeiten der modernen Genetik so weit, „daß man die Anpassung des Menschen an die Folgen des wissenschaftlichen Fortschritts propagiert und nicht etwa darüber nachdenkt, wie denn nun eigentlich der wissenschaftlich-technische Fortschritt zum Wohle des Menschen gestaltet werden kann" (PURICHTER, 1986).

Selbst Michael RUSE behauptete kürzlich, als er sich auf dem VIII. Kühlungsborner Kolloquium schon einmal mit einigen (marxistischen) Kritikern der Soziobiologie auseinandersetzte, "good Marxists ... were committed not simply to the essential equality of every human, but to a much stronger thesis about identity, and about the causes of human social and behavioural differences. They believe that what makes one man a doctor and another a lavatory attendant are not innate differences, but social forces ... Like the Jesuits and the behaviourists they believe that we are all born essentially the same, and the differences then come about, because of impinging environmental causes" (RUSE, 1983, S. 241).

Natürlich findet man solche soziologistischen Vorstellungen (GEISSLER, 1982) auch heute noch gelegentlich bei Marxisten. Aber RUSE irrt, wenn er annimmt, die Meinung dieser „guten Marxisten" sei repräsentativ für die marxistische Einschätzung der Rolle der biotischen Komponente des Menschen: Schon ENGELS (1894, S. 99) hat doch darauf hingewiesen, daß der „wirkliche Inhalt der proletarischen Gleichheitsforderung die Forderung der Abschaffung der Klassen (ist). Jede Gleichheitsforderung, die darüber hinausgeht, verläuft notwendig ins Absurde". Und LENIN ergänzte, „wenn die Sozialisten von Gleichheit sprechen, verstehen sie darunter stets die soziale Gleichheit, die Gleichheit der physischen und geistigen Fähigkeiten der einzelnen Personen" (1914, S. 140). Unter Bezugnahme auf genau dieses Zitat meint EYSENCK (1982), "the misrepresentation of the essential views of MARX and LENIN in this fashion cannot be said to contribute to a better understanding of the ruling ideology in the USSR. Only the recognition that both sides are concerned with the scientific validity of theories which have a firm empirical basis and are not simply expressions of the class structure, is likely to bring researchers in these two countries together in a common endeavour. We are both concerned with finding out as best as we can the truth about these complex and difficult problems, misinterpretations of the kind described here are not likely to make the task any easier". Und sicher hat er mit der Bemerkung recht, daß "the Marxist-Leninist philosophy has suffered a great deal in the Western World (in my opinion at least) because it has been misunderstood and misinterpreted by many ideologically and politically motivated people who have never bothered to read the originals, or understand what MARX and LENIN really said and thought!" (EYSENCK, 1983).

Für nicht minder problematisch halte ich es, wenn die Erkenntnis von der biotischen Ungleichheit der Menschen andererseits nicht nur als nazistisches Gedankengut, sondern sogar als Motiv für die faschistischen Massenmorde ausgegeben wird, speziell wenn dies in einem so ernst zu nehmenden Buch geschieht wie in MÜLLER-HILLS erschütternder Darstellung der Verstrickung von deutschen Humangenetikern in die Verbrechen des „Dritten Reiches": „Die Ideologie der Nationalsozialisten ist leicht zu beschreiben: Die Verschiedenartigkeit der Menschen ist biologisch begründet, sagen sie" (MÜLLER-HILL, 1984, S. 26)[1]. Aber das ist eine falsche und zudem höchst gefährliche Konstruktion: Entscheidend für die Motivierung der faschistischen Massenmörder war ja nicht die Erkenntnis der realen biotischen Ungleichheit der Menschen, sondern die daran geknüpfte, aber ja auch schon lange vor der Herausbildung der (Human)Genetik von Rassisten aller Coleur propagierte Einteilung in Höher- und Minderwertige (GEISSLER, 1986)!

Aber auch dieser Fehlschluß ist kein Einzelbeispiel, und auch hier schrecken andere im — zugegebenermaßen human motivierten — Übereifer nicht einmal vor Fälschungen zurück. J. BECKWITH und D. FRAENKEL (1983, S. 9) behaupten beispielsweise in einem Nachruf auf den bedeutenden, auch gesellschaftlich sehr engagierten Mikrobengenetiker Luigi GORINI, dieser habe 1974 in einem Vortrag gesagt, "*referring to genetic theories of inequality:* All this nonsense could be disregarded as no more than science fiction in bad tase if it were not the fact that in this way science is dangerously and irresponsibly misused to justify the right to power and wealth for the benefit of only a few racial groups, or families, or individuals, no matter what were the means of these groups or their ancestors used to acquire their present dominant position in society." (Hervorhebung von mir, E. G.). Aus dem vollständigen Wortlaut seines Vortrages (GORINI,

---

[1] Dieses Zitat habe ich schon in anderem Zusammenhang verwendet (GEISSLER, 1986). MÜLLER-HILL (1986) hat mir daraufhin vorgeworfen, das Zitat aus dem Zusammenhang gerissen und dadurch seinen Sinn verändert zu haben. An der Aussage der beiden auch hier zitierten Sätze ändert sich aber auch dann nichts, wenn man die folgenden Sätze mitliest: „Das, was die Juden zu Juden, die Zigeuner zu Zigeunern, die Asozialen zu Asozialen und die Geisteskranken zu Geisteskranken macht, liegt im Blut bzw. in den Genen. Alle die Obengenannten und andere mehr sind minderwertig. Daher darf es keine rechtliche Gleichheit zwischen Minderwertigen und Hochwertigen geben. Es besteht die Möglichkeit, daß die Minderwertigen sich schneller vermehren als die Hochwertigen. Daher muß man die Minderwertigen absondern, sterilisieren, ausmerzen, ausschalten, d. h. töten."

1974) ergibt sich jedoch völlig eindeutig, daß dieser sich mit der zitierten Bemerkung nicht gegen die Theorie von der biotischen Ungleichheit wendet, sondern gegen rassistische Eugenik-Konzeptionen und darauf begründete menschenfeindliche Aktionen wie Holocaust und Genozid. "Concerning heredity" ist es dagegen auch für GORINI vielmehr "quite obvious that characteristics like morphology and physiology are genetically determined and that this applies also to the mechanical aspect of neurophysiology".

Wegen der Erkenntnis, daß das biopsychosoziale Wesen innerhalb der oben und an vielen anderen Stellen dieses Buches angegebenen Grenzen einem genetischen Programm unterliegt, wird zweitens — nicht nur von der bürgerlichen Boulevardpresse — befürchtet, die genetische Manipulation des Menschen stehe vor der Tür und werde von den Genetikern geradezu triebhaft angestrebt. Dabei wird sowohl die Klonierung des Menschen als auch genetische Einflußnahme auf menschliches Wesen, also Menschenzüchtung für möglich gehalten. Begünstigt werden solche Befürchtungen natürlich durch die Tatsache, daß die Gentechnik die Isolierung und/oder in-vitro-Synthese von genetischem Material auch des Menschen, dessen gerichtete Mutagenese und/oder in-vitro-Rekombination sowie dessen Transfer in somatische und Eizellen bzw. Zygoten ermöglicht und daß darüber hinaus die Zelltechnik in-vitro-Befruchtung, Embryotransfer und -fragmentierung sowie Kryokonservierung möglich macht.

So meinte DER SPIEGEL in einer Titelgeschichte unter der Überschrift „Von der Menschenzüchtung triebhaft fasziniert", „mit der Technik des Klonens (rücke) die Erfüllung eines uralten Menschheitstraumes näher: Das Verfahren verspricht, wie ein Forscher formulierte, ‚eine Art von Unsterblichkeit'. Nicht auszuschließen, daß selbstverliebte Exzentriker, Künstler, Industrie-Tycoone oder machtbewußte Politiker gern ein jüngeres Duplikat ihrer selbst in die Welt setzen würden — einen ‚identischen Zwilling' (so der Fachausdruck), der den Tod des Vorläufers womöglich um Jahrzehnte überleben würde.

‚Delayed Twinning' (verzögerte Herstellung von Zwillingen) heißt eine einfache, in der Pferdezucht schon bewährte Methode zur Produktion solcher Ideal-Erben. Ein Keimling wird dabei, nach wenigen Zellteilungen, in zwei Hälften zerlegt; die eine wird sogleich zum Austragen in den Mutterleib transferiert, wo sie sich, heranwachsend, schnell wieder vervollständigt. Die andere Hälfte wird zunächst eingefroren und erst später ausgetragen: Zur Welt kommt eine exakte biologische Kopie des vielleicht sogar schon verstorbenen Zwillings.

Der US-Kolumnist T. A. Heppenheimer hat sich ausgemalt, wie es wäre, wenn das Verfahren schon vor Jahrzehnten weit verbreitet gewesen wäre. Amerikas Demokraten, meint er, hätten nicht immer wieder erklären müssen, ihre Präsidentschaftskandidaten stünden in der ruhmreichen Tradition von Franklin Delano Roosevelt oder John F. Kennedy; stattdessen hätten sie leibhaftige ‚Klone von FDR und JFK nominieren können'.

Für Frauen, so ein Hinweis des US-Biologen George Seidel, biete die Methode des ‚Delayed Twinning' ganz besondere Reize: Es werde ihnen damit die Möglichkeit eröffnet, eine identische Zwillingsschwester selber zur Welt zu bringen und so eine Klon-Familie zu gründen — den Ehemännern, falls vorhanden, meint Kommentator Heppenheimer, werde somit eine zweite, wesentlich jüngere, gleichwohl mit der ersten identische Gattin beschert. Die Überlegungen der furchtlosen Zukunftsdenker lassen erkennen, daß der Weg in die schöne neue Welt der Biotechnik schon vorgezeichnet ist. Am Abbau der noch verbliebenen Hindernisse arbeiten, vorneweg, die emsigen Fortpflanzungshelfer in den gynäkologischen Kliniken. ‚Wenn jemand geklont werden will', lehrt Dr. Shettles, ‚sollte er ein Recht darauf haben, genau wie jeder jetzt schon ein Recht darauf hat, künstlich befruchtet zu werden'." (Anonym, 1986, S. 176—177).

Auch der New Yorker Philosophie-Professor Hans JONAS (1985, S. 12—13) hält das Klonieren von Menschen im Prinzip für möglich und antwortet auf die selbst gestellte Frage „wozu das?":

„Man mag die Seltenheit von Genies in der Gesamtbevölkerung beklagen, die im Tode verlöschende Einmaligkeit jedes von ihnen, und sich bzw. der Menschheit mehr von dieser oder jener Sorte wünschen — Dichter, Denker, Forscher, Führer, Spitzensportler, Schönheitssieger, Heilige und Helden. Und der Wunsch läßt sich erfüllen, wenn man, je nach Wertwahl, Serien oder Einzelduplikate von Mozarts und Einsteins kloniert, von Lenins und Hitlers, von Mutter Theresas und Albert Schweitzers. Auch an Kandidaturen der Eitelkeit oder Ersatzunsterblichkeit wird es nicht fehlen, gepaart mit der nötigen Finanzkraft; noch an musikliebenden unfruchtbaren Ehepaaren, die einen unverwässerten Rubinsteinsprossen einem genetisch anonymen Adoptivkind vorziehen. Wo die Wissenschaft heute steht, ist das alles kein Witz mehr, sondern nur noch eine Frage technischen Fortschritts."
Entsprechend schätzte Albin Eser, Direktor des MPI für ausländisches und internationales Strafrecht, Freiburg Brsg., ein, daß durch das Klonieren „die individuelle Eigenart und Unverfälschlichkeit des Menschen gefährdet (wird): und zwar nicht nur dadurch, daß der entkernten Eizelle eine völlig andere Identität oktroyiert wird, sondern auch dadurch, daß auf diese Weise möglich wäre, eine beliebig große Zahl gleichsam ‚identischer Individuen' herzustellen" (Eser, (1985, S. 252).

Bedauerlicherweise wird das Klonieren von Menschen gelegentlich selbst von sonst ernst zu nehmenden Biowissenschaftlern — zumindest prinzipiell — für möglich gehalten, wenn auch meist mit bestimmten Einschränkungen.
„Techniken, die auf Klonierungsverfahren beim Menschen durch Kerntransplantation abzielen", hält D. Sperlich (1984, S. 39), Inhaber des Tübinger Lehrstuhls für Populationsgenetik, für „bedenklich. Ein groß angelegter Einsatz dieser Methode erscheint jedoch ohne Mitwirkung breiter Bevölkerungsschichten nicht möglich." Auch der Hallenser Genetiker Reinhard Piechocki grenzt sich in seiner ansonsten sehr empfehlenswerten populären Darstellung „Genmanipulation — Frevel oder Fortschritt" (Leipzig, 1983) nicht von der Mär klonierter menschlicher Persönlichkeiten ab (S. 218) ... Tatsächlich kann er ja auch darauf verweisen, daß „eine Liste von Wissenschaftlern, die das Klonieren befürworten ... nicht nur lang (wäre), sondern auch angefüllt mit vielen Namen hervorragender Wissenschaftler": B. Glass, J. B. S. Haldane, J. Lederberg, E. A. Carlson, J. Rostand und andere propagierten das Klonieren, um Menschen mit herausragenden Fähigkeiten zu vervielfältigen, um den Generationskonflikt zu entschärfen, um Kopien mumifizierter berühmter Toter herzustellen.
Selbst Gunther S. Stent (1984, S. 93) hielt noch vor kurzem das Klonieren für „möglicherweise schon bald praktische Wirklichkeit". Zwar denkt er hierbei speziell an das Klonieren von Nutztieren und hält es für wenig wahrscheinlich, daß dieses Verfahren auch beim Menschen in größerem Maß zur Anwendung kommen wird. Seine Einschränkung resultiert aber nicht aus Zweifeln an der Realisierbarkeit, sondern aus Bedenken an der Wünschbarkeit, „und zwar deshalb, ... weil die Aussicht auf eine mit Klonen genetisch identischer Menschen bevölkerte Erde so gar nichts Verlockendes hat. Natürlich wäre es ganz witzig, wenn Kant, Beethoven und Einstein auf unseren Straßen herumspazierten, aber die Vorstellung, sie in hunderten oder tausenden von Exemplaren zu sehen, ist ziemlich bedrückend."
Es ist wohl nicht überraschend, daß das Klonieren einhellig abgelehnt wird — bis hin zum Ruf nach entsprechenden gesetzgeberischen Maßnahmen.

„Für alle Menschen, die das Recht auf Individualität sowie die Würde jedes einzelnen Menschen akzeptieren, müssen solche Überlegungen als unwürdig und menschenverachtend erscheinen", meinte Piechocki (1984, S. 218).

Nach STENT (1984, S. 93) muß „diese nahezu überall auftretende Abscheureaktion gegenüber der Vorstellung, es mit einer Horde völlig gleich aussehender menschlicher Serienprodukte zu tun zu haben, ihre Ursache im Glauben an die Einzigartigkeit der Seele haben. Wenn auch nach Plato die Seele nicht körperlich gedacht werden darf, ordnen wir sie dennoch einem bestimmten Leib zu, und wir können uns nur schwer einzigartige Seelen vorstellen, die Tausende einander völlig gleiche Leiber bewohnen. So würden geklonte Menschen nicht als wirkliche Personen angesehen, sondern lediglich als kartesianische Automaten in Menschengestalt.“[1]
Nach Ansicht des Freiburger Rechtsprofessors E. BENDA, des früheren Präsidenten des Bundesverfassungsgerichtes, müßte „der Mensch ... als Wesen verarmen, wenn er in Serie gefertigt würde. Auch wenn dabei lauter kleine Mozarts oder wer immer sonst entstehen würden, wäre die Menschheit nicht reicher, sondern ärmer. Aus dem Beispiel des Klonens ergibt sich die Bedeutung der Frage, ob die Würde nur des einzelnen Menschen durch Art. 1 GG geschützt wird, oder ob es auch um das Menschenbild im ganzen geht“ (BENDA, 1985, S. 223–224).
Auch nach Meinung von Arthur KAUFMANN, Professor für Strafrecht, Strafprozeßrecht und Rechtsphilosophie an der Ludwig-Maximilians-Universität München, ist „das Klonen von Menschen ... unvereinbar mit der menschlichen Würde (Art. 1, Abs. 1 Grundgesetz)“, da „die Menschenwürde ja ganz wesentlich auf der unverwechselbaren Individualität und Einmaligkeit der Person (beruht)“, durch Klonen (aber) — falls man es kann — eine beliebig große Zahl identischer Exemplare hergestellt werden (kann)“ (KAUFMANN, 1985, S. 272).

Entsprechend befand die im Mai 1984 durch die Bundesminister der Justiz und für Forschung und Technologie der BRD unter Vorsitz von BENDA eingesetzte „Arbeitsgruppe ‚In-vitro-Fertilisation, Genomanalyse und Gentherapie‘ das Klonen zur Herstellung von Menschen ist ohne Rücksicht auf die Art der angewandten Methode unzulässig“, denn es „verstößt in besonders schwerwiegender Weise gegen die Menschenwürde“ (BENDA et al., 1985, S. 59).
Bedauerlicherweise wird aber nur ganz gelegentlich explizit darauf hingewiesen, daß hier eine Auseinandersetzung mit Phantasiegebilden geführt wird, weil es völlig unmöglich ist, menschliche Individuen vervielfältigen zu können. Nicht einmal rein biotisch wäre es möglich, exakte Kopien von uns herzustellen: Selbst wenn das Klonieren von Säugern technisch zu realisieren sein sollte, was offenbar noch nicht einmal bei Mäusen gelungen ist[2] (Anonym, 1985a), würden die entstandenen Klone nicht einmal biotisch vollständige Kopien ihrer Eltern und/oder Geschwister sein: Erstens finden auch während ihrer Embryonalentwicklung die vielfältigen Prozesse des ontogenetischen Rauschens statt, und zweitens erfolgt die Embryonalentwicklung von Säugern im mütterlichen Uterus, wobei eine Fülle von metabolischen und vermutlich auch psychischen Einflüssen der (Ammen-)Mutter wirksam werden. Noch lange nicht sind wir soweit, daß „Retortenbabys“ — zu denen dann auch klonierte Embryonen zu zählen wären — wie in Aldous HUXLEYS „Schöner neuer Welt“ wirklich in „Retorten“ gezogen werden. Jedenfalls müßte sich jeder klonierte Embryo in einer anderen Ammenmutter entwickeln, und wenn sich schon aus dem gleichen Mutterleib hervorgegangene eineiige Zwillinge unterscheiden, dann würde das allemal für in unterschiedlichen Müttern herangewachsene Menschen-„Klone“ gelten, selbst wenn sie anfänglich alle

---

[1] Vergleiche dazu aber HÖRZ (1977).

[2] Karl ILLMENSEES Klonierungsexperimente mit Mäusen sind heute mehr umstritten denn je (Anonym, 1985a). Darüber hinaus weisen Ergebnisse entwicklungsbiologischer Forschungen darauf hin, daß eine ungeschlechtliche Vermehrung von Säugern — vom „delayed twinning“ abgesehen — aus biotischen Gründen unmöglich sein dürfte.

identisches genetisches Material besessen hätten. Daran würde sich natürlich auch nichts ändern, wenn man die Ammenmütter völlig gleichen natürlichen und gesellschaftlichen Umwelteinflüssen aussetzt, etwa durch Kasernierung oder gar in Konzentrationslagern.

Drittens ist das Klonieren auch deshalb nicht zur Vervielfältigung von menschlichen Persönlichkeiten geeignet, weil dies biopsychosoziale Wesen sind, deren Befinden und Verhalten, deren Wesen also, wie in diesem Band dargestellt, sowohl durch Biotisches (und damit schon multifaktoriell) als auch durch Psychisches und Soziales höchst individual-spezifisch determiniert werden — einmal ganz abgesehen davon, daß die Klone ja mit einer mehr oder weniger großen zeitlichen Verzögerung und all deren Konsequenzen heranwachsen würden. STENT hat völlig recht: Wenn man unter „Seele" personales Bewußtsein, jeweils individuell bewußt gewordenes Sein versteht, dann braucht man keine Furcht vor noch so kleinen Auflagen klonierter Persönlichkeiten zu haben: Es wird sie nie und nimmer geben. So weist in einer einschlägigen Diskussion mit STENT u. a. auch P. H. HOFSCHNEIDER darauf hin, daß sich eineiige Zwillinge zwar in vieler Hinsicht sehr ähnlich seien. „Trotzdem tun sie aber überraschenderweise manchmal ganz verschiedene Dinge. Bei den beiden letzten, die ich traf, war der eine ein hervorragender Geschäftsmann, der andere ein Naturwissenschaftler. Warum? Wie ich glaube, muß die grundsätzliche Antwort lauten: Die Verknüpfungen des zentralen Nervensystems sind keineswegs nur genetisch vorgegeben, sondern werden in einem höheren Grade als wir bisher annehmen auch durch Außenweltreize bestimmt. Wenn dem so ist, dann ist eine Klonierung des perfekten Menschen mit genetischen Methoden nicht möglich" (HOFSCHNEIDER, 1984, S. 108).

Ein sehr einleuchtendes Argument hierzu stammt von dem prominenten Mediziner und Wissenschaftspublizisten Lewis THOMAS, dem Präsidenten des New York Memorial Sloan-Kettering Cancer Center (THOMAS, 1980, S. 42): „Angenommen, man will einen prominenten, besonders erfolgreichen Diplomaten klonieren ... Dazu muß man ihm eine Zelle entnehmen. Dann muß man die Embryonalentwicklung abwarten und mindestens noch weitere 40 Jahre ... Außerdem muß man seine Umwelt rekonstruieren, vielleicht bis ins letzte Detail. ‚Umwelt' ist ein Begriff, der praktisch Mitmenschen bedeutet, so daß man also sehr viel mehr Menschen klonieren muß als nur den Diplomaten selbst. Dies ist ein sehr wichtiger Aspekt des Klonierungs-Problems, der bei unserer Aufregung über die Klonierung von Individuen meist übersehen wird ... Was das Wort ‚Umwelt' wirklich bedeutet, sind andere Menschen ..., die dichte Menge von nahestehenden Leuten, die einen Menschen ansprechen, ihm zuhören, ihn anlächeln oder finster anblicken, ihm geben oder vorenthalten, ihn heimlich oder offen stoßen, ihn liebkosen oder schlagen. Unabhängig vom Informationsgehalt des Genoms haben diese Leute eine Menge mit der Formung des Charakters zu tun. Ja, wenn man nur das Genom hätte und keine Leute drum herum, dann würde man nur ein bestimmtes Wirbeltier aufziehen, mehr nicht. Zunächst müßte man natürlich die Eltern klonieren ... Deren Eltern natürlich auch ... Die ganze Familie muß kloniert werden ... Und die Mitmenschen aller Familienangehörigen. Man muß die ganze Welt klonieren, nicht weniger."

Nur eine einzige Möglichkeit zur Nutzung, und zwar zu mißbräuchlicher Nutzung des Klonierens von Menschen sehe ich, das Klonieren von Menschen aus wissenschaftlicher Neugier, aus abartigem Forscherdrang, etwa um die oben angedeuteten Probleme des ontogenetischen Rauschens aufzuklären oder um konkrete Aufschlüsse über die Beziehungen zwischen Biotischem und Sozialem zu erlangen. Derartige Experimente wären mit der Würde des Menschen, auch des klonierten Menschen, nicht vereinbar und sollten daher ähnlichen Verboten unterliegen wie Experimente am und mit „natürlich" gezeugten Menschen auch! Und Übertretungen dieses Verbotes wären ebenso zu ahnden wie andere Gesetzesübertretungen auch — sicher aber doch nicht global zu befürchten. Und ob dann solche wissenschaftlich motivierten Gewaltverbrechen tatsächlich geahndet werden, ist nicht ein Problem, das mit dem wissenschaftlich-technischen Fortschritt, sondern mit der Klassenfrage, mit der jeweils herrschenden Gesellschaftsordnung zusammenhängt.

Gelegentlich wird sogar allen Ernstes befürchtet, die Genetiker könnten (und wollten gar) die gen- und zelltechnischen Methoden zur „Menschenzüchtung" mißbrauchen.

Ein prominenter DDR-Autor hält es allen Ernstes für möglich, daß die neuen genetischen Erkenntnisse uns über kurz oder lang in die Lage versetzen (werden), in das Wesen des Menschen überhaupt einzugreifen, ... so schaurig, daß man es sich überhaupt nicht ausmalen kann.

„Warum nicht Menschen ‚bauen', die Lungen- und zugleich Kiemenatmung besitzen und zu Land, wie unter Wasser leben könnten", fragt ein BRD-Journalist und meint gar, man könne „gegen Atomstrahlung unempfindliche Soldaten oder gegen Dreck und Lärm widerstandsfähige Bergleute ... in Retorten" züchten (Kraus-Weysser, 1983).

Einer Umfrage unter 883 US-„leaders" zufolge hielten es 1984—1985 21% für sehr wahrscheinlich ("very likely"), daß innerhalb der kommenden 20 Jahre eine genetische Modifikation des Menschen möglich sei. Diese Einschätzung war übrigens fast völlig unabhängig von der Ausbildung und von der Tätigkeit der interviewten Funktionäre: sie wurde von 24% der 159 befragten religiösen Führer, von 22% der 94 Environmental Organization Leaders und von 20% der 630 Science Policy Leaders geteilt, darunter auch von 20% der 101 Science Policy Leaders, die eine biowissenschaftliche Ausbildung hatten (Miller, 1985)! Da ist es kein Wunder, daß selbst NATO-Militärs von einer Anpassung des Menschen an die Bedingungen des Schlachtfeldes von Morgen träumen: In einem internen Arbeitspapier der „Denkfabrik" der US-Armee, des US Army Training and Doctrin Command (Tradoc) zur Strategie der "AirLand Battle 2000" heißt es (USA 1983): „Wir erwarten zusätzlich zu mehr und schlimmeren physischen Verwundungen mehr psychische Streßopfer ... Möglicherweise werden wir human engineering brauchen, um unsere Soldaten gegen Streß zu immunisieren, so wie wir sie heute gegen Krankheiten impfen". Weitere Beispiele für solche irrealen Wunsch- oder Angstträume habe ich an anderer Stelle erwähnt (Geissler, 1984). Sie beruhen letztlich alle auf der biologisierenden, wenn nicht biologistischen Grundannahme, sämtliche Äußerungen menschlichen Lebens seien genetisch determiniert, und noch dazu in einer strikten eins-zu-eins-Beziehung. Aus vielen Beiträgen dieses Bandes geht klar hervor, daß dem keineswegs so ist und daß demzufolge alle — noch so human motivierten — Überlegungen hinsichtlich einer genetischen Manipulation jeglicher realer Grundlage entbehren.[1]

Natürlich könnte mittels genetischer Maßnahmen nachteilig in menschliches Erbgefüge eingegriffen und damit menschliches Wesen negativ beeinflußt werden. Wer je ver-

---

[1] Das bedeutet allerdings nicht, daß es prinzipiell unmöglich wäre, gewisse biotische, streng monogen kontrollierte Unzulänglichkeiten des Menschen gen- und zelltechnisch zu beseitigen — ganz abgesehen von den offenbar (in den USA) unmittelbar vor der Tür stehenden ersten „Gentherapie"-Experimenten. Wir haben an anderer Stelle dazu Stellung genommen (Geissler et al., 1985).

sucht hat, mit einem feinen Schraubendreher im Werk seiner Armband- oder Taschenuhr herumzustochern, wird wissen, daß die Uhr hernach nicht durch größere Genauigkeit ausgezeichnet ist, sondern überhaupt nicht mehr geht. Aber um wie vieles komplexer ist schon der Organismus eines Säugetiers, geschweige denn der eines Menschenwesens, „konstruiert" als eine noch so kostbare Markenuhr? Chancen gibt es für die Uhr nur, wenn ein Könner einen gezielten Eingriff vornimmt und ein *bestimmtes* Teil exakt gegen ein passendes anderes austauscht. Dadurch kann man Fehler beheben, aber nicht die Ganggenauigkeit verbessern.

Auch nahezu jeder unkontrollierte Eingriff in die genetische Grundausstattung des Menschen würde nachteilige Konsequenzen haben und körperliche und/oder geistige Schäden bewirken, die weder in ihrer Spezifik noch in ihrem Ausmaß vorhersagbar wären. Dies kann man schon aus der Erfahrung ableiten, daß die Mehrzahl der bisher bekanntgewordenen genetisch bedingten Erkrankungen neben körperlichen bzw. Stoffwechselschäden auch mehr oder weniger gravierende psychische Störungen zur Folge haben. Pflegefälle wären also die Folge ungezielter genetischer Eingriffe — aber wer könnte daran Interesse haben?

Trotz aller immer noch berechtigten Ängste vor dem militärisch-industriellen Komplex der USA und ihrer engsten Verbündeten und vor ihren Bemühungen, den wissenschaftlich-technischen Fortschritt zur Erlangung militärischer Überlegenheit, zur Erringung von Erstschlagkapazität zu mißbrauchen, ist nicht zu befürchten, daß NATO-Genetiker massenweise Pflegefälle durch genetische Manipulation erzeugen. Im Gegenteil: Pflegefälle waren es, die dem Euthanasieprogramm der deutschen Imperialisten zum Opfer fielen und hingemordet wurden. Die geistig, weitgehend körperlich und mit schwarzem Tuch uniformierten Mordeinheiten der SS dagegen waren nicht das Produkt von Klonierungsexperimenten oder genetischen Menschenzüchtungsprogrammen, sondern Produkte gesellschaftlicher Manipulation!

Um Menschen physisch und/oder psychisch zu schädigen oder gar zu zerstören, braucht man tatsächlich nicht die aufwendigen Techniken der Geningenieure: Wir kennen die breite Palette der in einigen imperialistischen Staaten praktizierten Verdummungsmethoden. Wo „Feldzüge gegen Darwin" geführt, Biologie-Bücher gekürzt und/oder kreationistisch umgeschrieben und nicht nur Salingers „Fänger im Roggen", sondern auch das „Tagebuch der Anne Frank" aus den Schulbüchereien verbannt werden (Anonym, 1985b; Geissler, 1982a), braucht man keine Genetiker (die dazu auch gar nicht imstande wären), um in einer weitgehend desinformierten Gesellschaft junge Menschen heranwachsen zu lassen, die trotz aller ererbten biotischen Potenzen auf plumpe fundamentalistische, rassistische und antikommunistische Agitation hereinfallen.

Andererseits gibt es natürlich Möglichkeiten, den fälschlicherweise als „genetisches Zuchtziel" beschriebenen „Menschen nach Maß", seinen vorgegebenen genetisch-biotischen Rahmenbedingungen entsprechend, tatsächlich zu formen: Durch unsere gemeinsame gerichtete Einflußnahme auf die psychosozialen Komponenten des gesellschaftlichen Lebewesens. Und da sind viele Möglichkeiten noch nicht ausreichend erschlossen. R. Mocek (S. ...) hat recht: So, und nur so, in der Entfaltung aller seiner Anlagen, in der Freisetzung alles Menschenmöglichen, ist die „fortgesetzte Umwandlung der Natur des Menschen" zu verstehen, von der Marx sprach.

Literatur

1 Anonym: Von Mäusen und Menschen. Süddeutsche Zeitung, 14. 10. 1985a.

2 Anonym: Nichts unveräußerlich. DER SPIEGEL **39** (1985b), Nr. 41, 282–283.

3 Anonym: „Von Menschenzüchtung triebhaft fasziniert". DER SPIEGEL **40** (1986), Nr. 3, 166–178.

4 AYALA, F. J.: The mechanisms of evolution. Scientific American **239** (1978), No. 3, 48–61.

5 BECKWITH, J. and D. FRAENKEL: Luigi GORINI, November 13, 1903–August 13, 1976. In: J. BECKWITH, J. DAVIES, and J. A. GALLANT (Hrsg.): Gene Function in Prokaryotes. Cold Spring Harbor Laboratory 1983, 3–22.

6 BENDA, E.: Erprobung der Menschenwürde am Beispiel der Humangenetik. In: FLÖHL (1985), 205–231.

7 BENDA, E. et al.: Bericht der Arbeitsgruppe „In-vitro-Fertilisation, Genomanalyse und Gentherapie", Bonn, November 1985.

8 ENGELS, F.: Herrn Eugen Dührings Umwälzung der Wissenschaft. In MEW **20** (1984), 1–303 (1962).

9 ESER, A.: Genetik, Gen-Ethik, Gen-Recht? Rechtspolitische Überlegungen zum Umgang mit menschlichem Erbgut. In: FLÖHL (1985), 248–259.

10 EYSENCK, H. J.: The sociology of psychological knowledge, the genetic interpretation of the IQ, and Marxist-Leninist ideology. Bull. Brit. Psychol. Soc. **35** (1982), 449–451.

11 EYSENCK, H. J. 1983: persönl. Mitteilung.

12 FLÖHL, R. (Hrsg.): Genforschung – Fluch oder Segen? Interdisziplinäre Stellungnahmen. Gentechnologie, Chancen und Risiken, Band **3** (1985), München.

13 GEISSLER, E.: Beziehungen zwischen genetischem Material und genetischer Information. In: E. GEISSLER und W. SCHELER (Hrsg.): genetic engineering und der Mensch. Berlin, 209–223.

14 GEISSLER, E. 1982a: Sintflut – ja, Apfel – nein. URANIA Nr. **5** (1981), 68–71.

15 GEISSLER, E.: Soziologismus contra Biologismus? Dtsch. Z. Phil. **30** (1982), 303–316.

16 GEISSLER, E.: Bruder Frankenstein oder – Pflegefälle aus der Retorte? Sinn und Form **36** (1984), 1289–1319.

17 GEISSLER, E.: Frankensteins Tod – Bemerkungen zu einer Diskussion. Sinn und Form **38** (1986), 158–177.

18 GEISSLER, E., H. E. HÖRZ und H. HÖRZ: Zum Stand der Diskussion um philosophisch-ethische Probleme genetischer Eingriffe beim Menschen. Ergebn. exp. Med., Berlin **45** (1985), 20–26.

19 GILL, P., A. J. JEFFREYS and D. J. WERRETT: Forensic application of DNA 'fingerprints'. Nature **318** (1985), 577–579.

20 GORINI, L.: Genetics and society. Vortrag an der Southern University Baton Rouge, Louisiana, 21. February 1974.

21 HOFSCHNEIDER, P. H. 1984: Diskussion zu STENT: (1984), 103–114.

22 HÖRZ, H.: Humangenetik und Individualität (Bemerkungen zu den philosophischen Auffassungen des Molekularbiologen Gunther STENT). Wiss. Z. Friedrich Schiller Univ. Jena, GeWi Reihe, Nr. **5** (1977), 707–712.

23 JEFFREYS, A. J., V. WILSON, and S. L. THEIN: Individual-specific 'fingerprints' of human DNA. Nature **316** (1985), 76–79.

24 JONAS, H.: Technik, Ethik und Biogenetische Kunst. Betrachtungen zur neuen Schöpferrolle des Menschen. In: FLÖHL (1985), 1–15.

25 KAUFMANN, A.: Der entfesselte Prometheus. Fragen der Humangenetik und der Fortpflanzungstechnologien aus rechtlicher Sicht. In: FLÖHL (1985), 259–277.

26 KORSCH, K.: Vorwort zu B. SHAWS „Der Sozialismus und die geistig Begabten", Hannover 1919.

27 KRAUS-WEYSSER, F.: In den Labors tickt eine biologische Zeitbombe. Neue Ruhr-Zeitung, 12. 12. 1983.

28 Lederberg, J.: Biological future of man. In: G. Wolstenholme (ed.) Man and his future. A Ciba Foundation Volume, London, 1963, 263—273.
29 Lenin, W. I. 1914: Ein liberaler Professor über die Gleichheit. In Werke 137—140 (1973).
30 Lenin, W. I. 1918: Staat und Revolution. In Werke 393—507 (1972).
31 Marx, K.: Kritik des Gothaer Programms. In MEW 19 (1891), 11—32.
32 Miller, J. D.: The attitudes of religious, environmental, and science policy leaders toward biotechnology. Recombinant DNA Techn. Bull. 8 (1985), 141—172.
33 Monod, J.: Zufall und Notwendigkeit. München 1971.
34 Müller-Hill, B.: Tödliche Wissenschaft. Hamburg 1984.
35 Müller-Hill, B. 1986: persönl. Mitteilung.
36 Piechocki, R.: Genmanipulation — Frevel oder Fortschritt. Leipzig 1983.
37 Purichter, C.: Genforschung in der DDR. Interview. Deutschlandfunk 21. 1. 1986.
38 Riesenhuber, H.: Ethische und rechtliche Probleme der Anwendung zellbiologischer und gentechnischer Methoden am Menschen. Dokumentation eines Fachgesprächs im Bundesministerium für Forschung und Technologie. Gentechnologie, Chancen und Risiken, Band 1. München 1984.
39 Ruse, M.: The ideology of Darwinism. In: E. Geissler und W. Scheler (eds.) Darwin Today. Berlin, 1983, 233—256.
40 Schmoller, G.: Die soziale Frage. München/Leipzig 1918.
41 Sperlich, D.: Stellungnahme zu „Überlegungen zur Anwendung gentechnischer Methoden am Menschen". In: Riesenhuber (1984), 36—40.
42 Stent, G. S.: Strength and weakness of the genetic approach to the development of the nervous system. Ann. Rev. Neurosci. 4 (1981), 163—194.
43 Stent, G. S.: Ethische Dilemmas der Biologie. In: Verantwortung und Ethik in der Wissenschaft. Max-Planck-Gesellschaft, München, Berichte und Mitteilungen, Heft 3 (1984), 88—102.
44 Thomas, L.: The medusa and the snail. Toronto, New York, London 1980.
45 USA 1983: Airlands Battle 2000. Internes Arbeitspapier des US Army Training and Doctrine Command (TRADOC). Blätter für Deutsche und Internationale Politik, Nr. 10, 1377—1383

Autorenverzeichnis

Bach, Prof. Dr. H., Institut für Anthropologie und Humangenetik der Friedrich-Schiller-Universität, Kollegiengasse 10
Jena 6900

Belkina, Dr. G. L., Institut für Philosophie, Volkshonka 14
Moskau 119842, UdSSR

Dörner, Prof. Dr. G., Institut für exp. Endokrinologie der Humboldt-Universität, Schumannstr. 20–21
Berlin 1040

Eichler, Dr. B., Zentralinstitut für Philosophie d. AdW, Otto-Nuschke-Str. 10–11
Berlin 1080

Ermisch, Prof. Dr. A., Sektion Biowissenschaften, Wb Zellbiologie und Regulation der Karl-Marx-Universität, Talstr. 33
Leipzig 7010

Erpenbeck, Prof. Dr. J., Zentralinstitut für Philosophie d. AdW, Otto-Nuschke-Str. 10–11
Berlin 1080

Foerster, Dr. Ingeborg, Institut für Marxismus-Leninismus der Medizinischen Akademie Magdeburg, Leipziger Str. 44
Magdeburg 3010

Freye, Prof. Dr. H.-A., Institut für Biologie (Bereich Medizin) der Martin-Luther-Universität, Universitätsplatz 7
Halle (Saale) 4020

Friedrich, Prof. Dr. W., Zentralinstitut für Jugendforschung, Stallbaumstr. 9
Leipzig 7022

Frolov, Prof. Dr. I., Wiss. Rat f. philos. u. soziale Probleme von Wissenschaft und Technologie, Volkhonka 14
Moskau 119842, UdSSR

Geissler, Prof. Dr. E., Zentralinstitut für Molekularbiologie der AdW, Robert-Rössle-Str. 10
Berlin-Buch 1115

Hagemann, Prof. Dr. R., Sektion Biowissenschaften, WB Genetik der Martin-Luther-Universität, Domplatz 1
Halle (Saale) 4010

Hörz, Prof. Dr. H., Zentralinstitut für Philosophie d. AdW, Otto-Nuschke-Str. 10–11
Berlin 1080

Jun, MR Dr. med. Gerda, Ges. f. ärztl. Psychotherapie der DDR, Sektion Kinder- und Jugendpsychotherapie, Hermann-Duncker-Str. 116
Berlin 1157

Kirschke, Doz. Dr. S., Sektion Marxistisch-leninistische Philosophie, Lehr- und Forschungs-

gruppe Philosophische Probleme der Naturwissenschaften, Martin-Luther-Universität, Große Steinstr. 73
Halle (Saale) 4010

KOSSAKOWSKI, Prof. Dr. Dr. h. c. A., Institut für Pädagogische Psychologie der Akademie der Pädagogischen Wissenschaften, Böcklinstr. 5
Berlin 1035

LÖTHER, Prof. Dr. R., Zentralinstitut für Philosophie d. AdW, Otto-Nuschke-Str. 10—11
Berlin 1080

MEHLHORN, Prof. Dr. H.-G., Hochschule für Musik
Leipzig 7022

MOCEK, Prof. Dr. R., Kiefernweg 3
Halle (Saale) 4020

PICKENHAIN, MR Prof. em. Dr. L., Holzhäuser Str. 8
Leipzig 7027

RUSE, Prof. Dr. M., University of Guelph, College of Arts, Dept. Philosophy, Guelph, Ontario, Canada N1G 2W1

SANDER, Dr. Sigrid, Bereich Philosophie/Naturwissenschaften der Humboldt-Universität, Universitätsstr. 3b
Berlin 1086

SCHMIDT, Prof. Dr. H.-D., Sektion Psychologie der Humboldt-Universität, Oranienburger Str. 18
Berlin 1020

SCHMIDT-KOLMER, Prof. em. Dr. Eva, Leninplatz 1/2006
Berlin 1017

STENT, Prof. Dr. G. S., University of California, Berkeley, Dept. Molecular Biology, Wendell M. Stanley Hall
Berkeley, California 94720, USA

TEMBROCK, Prof. Dr. G., Sektion Biologie der Humboldt-Universität, Invalidenstr. 43
Berlin 1040

VOGEL, Prof. Dr. F., Institut für Anthropologie und Humangenetik der Ruprecht-Karls-Universität, Im Neuenheimer Feld 328
D-6900 Heidelberg

WASZ-HÖCKERT, Prof. Dr. O., Kinderklinik der Universität, Stenbäckinkatu 11
SF-00290 Helsinki

WENIG, Dr. K., Zentralinsitut für Philosophie d. AdW, Otto-Nuschke-Str. 10—11
Berlin 1080

WESSEL, Prof. Dr. K.-F., Sektion Marxistisch-leninistische Philosophie der Humboldt-Universität, Universitätsstr. 3b
Berlin 1086

WILSON, Prof. Dr. E. O., Harward University, Cambridge
Massachusetts, USA

WOLF, Prof. Dr. G., Institut für Biologie der Medizinischen Akademie Magdeburg, Erich-Weinert-Str. 3
Magdeburg 3014

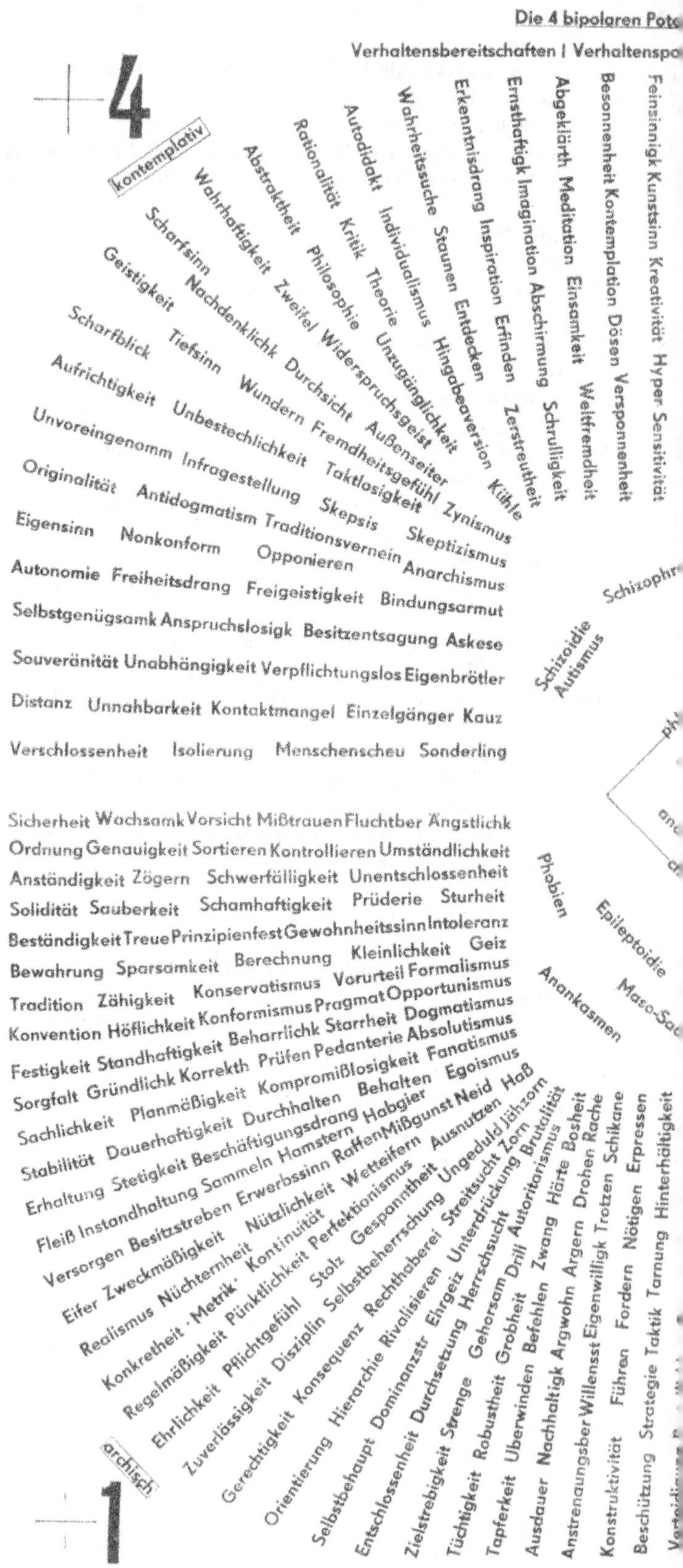

Tabelle zum Beitrag Jun

›sychischen Grundstruktur (Detail: vorläufige Zuordnung)

Haltungen und Handlungen (Strebungen)

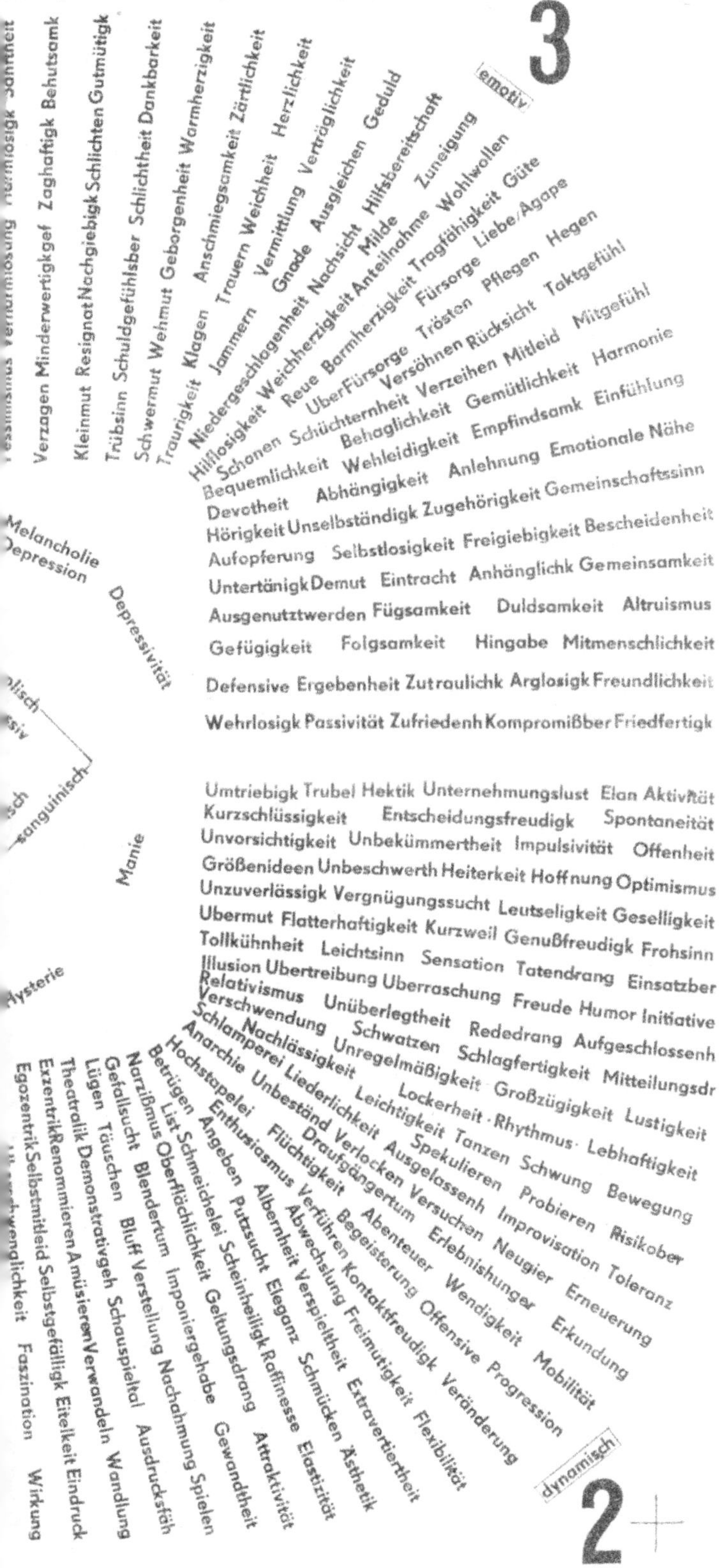